新编临床护理丛书

NURSING ROUTINE

护理常规 上册

第②版

主编　于卫华　潘爱红

中国科学技术大学出版社

内 容 简 介

本书结合国内外医疗技术新进展、现代医院发展新要求,以人的健康为中心,以整体护理观为指导,以护理程序为主线,包含门(急)诊、重症医学科、内科、外科、妇产科、儿科、老年科、中医科、皮肤科、感染科、介入治疗科、手术室等护理,对各科一般护理常规、各种疾病护理常规、特殊症状护理常规、常用诊疗技术护理配合都有详尽的叙述,可作为临床工作和护理教学活动遵循的规范和标准。

本书可作为广大临床护理工作者、护理管理者、护理教育者的工具书及培训用书。

图书在版编目(CIP)数据

护理常规/于卫华,潘爱红主编. —2 版. —合肥:中国科学技术大学出版社,2022.4(2025.2重印)

ISBN 978-7-312-05358-0

Ⅰ. 护… Ⅱ. ①于… ②潘… Ⅲ. 护理学 Ⅳ. R47

中国版本图书馆 CIP 数据核字(2022)第 049691 号

护理常规

HULI CHANGGUI

出版	中国科学技术大学出版社
	安徽省合肥市金寨路 96 号,230026
	http://press. ustc. edu. cn
	https://zgkxjsdxcbs. tmall. com
印刷	合肥华星印务有限责任公司
发行	中国科学技术大学出版社
开本	787 mm×1092 mm　1/16
印张	72.75
字数	1868 千
版次	2017 年 5 月第 1 版　2022 年 4 月第 2 版
印次	2025 年 2 月第 3 次印刷
定价	120.00 元

编 委 会

主　编　于卫华　潘爱红

副主编　余　梅　魏道琳　何　蕾　周晓隆　李桂平　陈　霞
　　　　　党爱林

编　委
苏晓军	王素真	陈永倩	尹建华	邹　蓉	文　静
陆　宏	柳海燕	孙　云	赵士琴	罗　俊	王海燕
周秀荣	李业桂	董　玲	王　琎	温　洁	贾金丽
施茹萍	余新颜	熊丽丽	李　燕	曹　豫	程惠敏
娄海林	张　颖	刘　荆	程　茹	刘克琼	程　梅
耿蕾芳	郑国华	王胜琴	赵　方	吴宝玉	唐志红
杨　彬	张玲妹	邓　勤	陶　园	吴旭峰	杨亚婷
汤　丽	陈　颖	刘蕾蕾	王群翠	鲁　莹	张　丽①
刘　敏	翟丛芳	赵　红	黄　英	耿春花	吕　利
高蓓蓓	胡玉连	胡玉萍	吴寿梅	崔巍巍	吴　闽
张　玲	陈莉莉	徐佩丽	程　琳	张　丽②	何世银
戴　玲	许红霞	汪兴玲	彭潇潇	王　荣	陈晓菊
傅敏燕	高兴怡	张春秀	高明珠	张　静③	张　静④
黄淑红	李　云	唐泽花	王坤昌	杨　敏	王梅娟
方文萍	彭　敏	王小梅	温　芳	周桂花	唐月美
朱以敏	孙　洪	徐芳芳	陆菊英	王　健	

---

① 甲乳外科；② 内镜中心；③ 眼科；④ 妇科。

序

随着现代医学技术的飞速发展，新技术、新方法在临床中广泛应用，优质护理内涵式发展，疾病谱发生变化等，人民群众对医疗卫生服务的需求不断提升，护理学正向更广阔、更深入的领域发展，推动了护理理念的深入，增强了护理操作的规范性和护理人员职业行为的专业性。国家颁发的《护士条例》等纲领性文件特别强调要对护士进行护理理论、护理技能、护理新技术、护理新知识等专业培训，将"提高护士队伍专业化水平和护理管理科学化水平"作为主要目标。

获得全国首批国家临床重点专科"临床护理专业项目"的合肥市第一人民医院护理学科，十分重视提高护理人员的临床业务水平及全面促进临床疾病护理与现代医疗科技协同发展。于卫华、潘爱红等同志以近年来临床医学及临床护理的快速发展为导向，以科学、实用、严谨的态度，在遵循循证证据的基础上，结合国家及中华护理学会制定的疾病治疗指南和多项团体标准，融入自身的临床实践和研究成果，编写了该书。该书"以人的全生命周期健康为中心，以整体护理观为指导，以护理程序为主线"，重视护理评估、健康教育与康复，注重整体结构的优化和临床应用的指导性，结合临床专科发展需求，除一般常规护理内容外，同时融入了康复、灾害、居家、中医等护理内容。在借鉴其他同类图书的基础上，该书适用范围更广泛，内容更详实，融入了近年来护理学领域涌现的新知识、新观点、新技术、新标准、新规范，顺应了现代医学模式的转变和医疗科技的发展。

该书是编写人员博采众长、融会创新的成果，具有实用性，既是护理人员工作的指南，也是检查临床专科护理质量的依据，还可供各级护理专科院校作为教学参考书。

在此，我谨向在该书编写过程中付出辛勤劳动的全体人员表示敬意！

中华护理学会理事长 吴欣娟

2022 年 4 月

前　　言

　　本书结合现代医学分科越来越细的现状,临床新业务、新技术的广泛应用以及医学知识的不断更新,较全面、系统地阐述了各种疾病的护理常规以及当前各项新业务、新技术的护理要求,并将"以患者为中心"的护理理念和护理程序贯穿于各项护理服务中,从而使护理工作更加规范化、标准化、人文化。

　　本书分为23章,包括门(急)诊、重症医学科、内科、外科、妇产科、儿科、老年科、中医科、皮肤科、感染科、介入治疗科、手术室等专科护理常规,并结合现代医学发展增加了灾害护理、康复科护理、社区及居家护理,以及临床开展的各种新业务、新技术涉及的护理内容。合肥市第一人民医院一批多年从事护理工作的专家、专科护士组成本书创作团队,在查阅大量文献的基础上遵循循证证据,结合国内外医疗技术的新进展、现代医院发展的新要求,经认真讨论和总结编写了本书。本书条目简明扼要,针对每种疾病护理从定义、护理评估、护理措施、健康指导与康复四个层面展开,对各科一般护理常规、各种疾病护理常规、特殊症状护理常规、常用诊疗技术护理配合都作了详尽的阐述,形成了临床护理工作和护理教学活动遵循的规范,以满足广大读者了解护理知识和指导护理人员在临床一线开展工作的需要。

　　本书作为护理专业工具书,可供各级护理人员在临床工作中参照使用,也可作为医学、护理院校的教学辅导用书。本书第1版受到了广大读者的欢迎,相信第2版对提高临床护理质量更有指导作用。

　　本书虽然历经了近一年时间的编写、审校,参与编写的人员不辞劳苦,但可能还有不完善的地方,热忱欢迎广大读者提出宝贵意见和建议,我们在此深表谢意!

　　在2022年"5·12"国际护士节来临之际,向全国的护士朋友致以节日的祝福!

编　者

2022 年 4 月

目　　录

上　　册

下　册

护理常规

第一章 门诊护理常规

一、门诊分诊护理常规

（1）分诊护士须掌握门诊常见病症状、体征及辅助检查的临床意义，准确分诊。对于疑难病例请医生协助分诊。

（2）热情接待患者，态度和蔼，耐心解答患者提出的各类问题。

（3）分诊护士应提前上岗，做好开诊前各项准备工作，备齐诊疗常用物品，妥善放置于固定位置。

（4）根据挂号先后，指导患者配合电子呼叫系统叫号，有序就诊，对老、弱、残、重患者，适当优先安排就诊。

（5）保持就诊环境清洁整齐、安全舒适，维持好就诊秩序，做到一医一患。

（6）根据患者病情测量体温，必要时测脉搏、血压，观察呼吸状况，并记录在门诊病历上。

（7）经常巡视候诊患者，及时发现病情变化，必要时护送至急诊科。一旦发现传染病患者，立即送至传染科门诊，对患者接触过的物品及环境及时采取消毒措施，严防院内感染。

（8）通过电子屏、宣传栏、宣传册、健康教育处方等多种方式做好就诊患者的健康教育。诊疗过程中，对需要进行特殊检查和治疗的患者，做好相关宣教解释，指导患者正确配合。

（9）为患者进行肛门、乳房检查时，应用屏风遮挡或提供专用的诊室。男医生检查女患者会阴及肛门时，须有护士陪同。

（10）保持室内清洁卫生，空气流通，做好就诊环境的消毒工作。

二、感染性疾病门诊护理常规

（1）按照门诊一般护理常规护理。热情接待患者，接诊时须关注最新发现的传染病动向，做好预检分诊工作。

（2）呼吸道传染病患者必须给予佩戴口罩，并指导患者正确使用。

（3）严格执行传染病门诊工作制度和消毒隔离制度，认真做好相关隔离和防护工作。

（4）感染性疾病门诊设独立区域，分区明确，标识清楚。指导不同传染病患者在不同区域候诊、就诊，不得随意走动。一般患者不可到感染性疾病门诊就诊。

（5）对前来感染性疾病门诊就诊的患者，须详细询问病史，测体温、脉搏和呼吸，必要时测血压。观察患者有无皮疹、黄疸、发热、脱水、烦躁不安、意识障碍等，及时采取相应措施处理。

（6）对就诊的呼吸道传染病患者做好流感样监测工作，对符合咽拭子采样标准的患者进行咽拭子采样,做好标本管理,及时送检。

（7）对就诊的腹泻患者协助做好粪便标本的留取工作,及时送检。

（8）候诊室护士须密切观察患者病情,合理安排诊疗护理工作,遇到危重患者或出现病情变化时,立即报告医生,给予提前就诊或立即就地抢救。

（9）诊疗物品不得交叉使用,每个诊室只能诊治一种传染病或按规定消毒处理后方可接诊另一种传染病。

（10）传染病患者就诊结束前,应向患者全面交代相关隔离消毒、治疗注意事项和复诊、转诊事项。

（11）认真做好各项登记工作,对法定传染病应督促医生进行传染病网报。

三、伤口、造口门诊护理常规

（1）保持伤口、造口门诊环境清洁、整齐,区域划分明确,物品摆放有序。

（2）热情接待患者,根据伤口性质分室安置患者,在处理患者伤口或造口时做好相关解释和安抚工作。

（3）根据患者病情及其伤口情况选择合适体位,操作时动作轻柔,体现爱伤观念,注意保护患者的隐私。操作过程中随时观察患者病情变化,并及时处理。

（4）严格执行无菌技术操作规程,防止院内感染。对于特殊感染患者,做好相关隔离工作,按要求规范处理污染物品。

（5）正确评估伤口,按照伤口的性质,准确处理创面并选择敷料。原则上先处理清洁伤口后,再处理污染伤口。

（6）正确评估造口及造口周围皮肤情况,根据有无造口并发症、患者的经济情况选择合适的造口护理产品。积极落实健康教育。

（7）对于需要实施侵入性操作的患者,履行告知义务,并让患者或家属在知情同意书上签字。

（8）按照院内感染要求处理换药物品及各类医疗废物。治疗室每日实行湿式清扫,室内空气进行紫外线消毒。

四、门诊手术室护理常规

（1）规范门诊手术室管理,禁止闲杂人员出入,医务人员进入手术室必须更换衣裤、鞋,戴口罩、帽子。

（2）保持手术室清洁整齐,布局合理,物品放置有序。无菌物品分类放置,标签清楚。

（3）严格区分清洁区和污染区,按照清洁手术和污染手术分室安置患者。

（4）认真落实查对制度,接待患者须查对患者手术通知单、姓名、性别、手术名称、手术部位。

（5）手术前督促医生完成术前谈话及签字手续。督促手术医生严格执行手术室工作程序、消毒隔离规范和技术操作规程。

（6）热情接待手术患者,手术前及手术过程中做好解释和安慰工作,消除患者紧张、恐惧心理,取得患者的配合。

（7）配合医生为患者准备适当的手术体位和手术灯光。

（8）手术后详细向患者交代注意事项。

（9）手术过程中严密观察手术患者的病情变化，听取患者主诉。备齐抢救物品，随时配合医生就地抢救。

（10）术中取下的标本应妥善保管，护士及时、准确填写相关信息及时送检，防止标本遗失。

（11）严格按院内感染要求进行空气消毒、处理医用垃圾，每台手术后必须进行湿式清扫，防止交叉感染，定时做好相关监测。

五、门诊注射室护理常规

（1）保持室内整洁、布局合理、空气新鲜，定期做空气消毒与培养，清洁卫生工作应在上班前和下班后进行。

（2）热情接待患者，针对注射患者疑问，给予耐心解释，消除其疑虑。

（3）注意保护患者隐私，必要时用屏风遮挡。

（4）注射时护士必须衣帽整齐，洗手、戴口罩，应保持注意力集中，认真负责。严格执行无菌技术及操作规程。做好"三查、七对、一注意"（三查：操作前查、操作中查、操作后查；七对：对治疗卡、姓名、药名、剂量、浓度、用法、时间；一注意：注意用药后反应）。

（5）易过敏药物做皮试时应注意：

① 评估患者病情，询问患者用药史、药物过敏史及家族过敏史，并将试验结果记录在门诊治疗单上。

② 药液现配现用，不宜久置。

③ 对皮试结果有怀疑，则应用生理盐水做对照试验判定。

④ 皮试阳性者，不可使用该药物，并在治疗单上注明，同时将结果告知患者及家属。

⑤ 青霉素停药 3 天或用药期间药品更换批号的患者，须再做皮试。

⑥ 使用不同剂型青霉素和半合成青霉素时均用原液做过敏试验，不得互相替代。

（6）注射后向患者交代注意事项，嘱患者观察 15—20 min，无异常反应后方可离开。

（7）注射室备齐各种抢救物品、药物及器械，定位放置。护士注意观察病情变化，随时配合医生抢救。

（8）所有物品须按院感要求处理。

六、门诊治疗室护理常规

（1）规范治疗室管理，非工作人员禁止入内。

（2）保持室内清洁、整齐，空气新鲜，布局合理，物品放置有序，器械、物品应分类固定存放，无菌物品与非无菌物品分类放置，标签醒目。

（3）热情接待患者，操作前做好解释和安慰工作，消除患者焦虑和恐惧心理，取得患者配合。操作时动作轻柔，听取患者主诉，观察患者反应。

（4）进行治疗操作时，必须衣帽整齐，洗手、戴口罩，严格执行消毒隔离规范和无菌技术操作规程，认真执行查对制度。保持注意力集中，对于疑难病例及时请教当班专科医生，治疗结束后详细向患者交代注意事项。

（5）对于隐匿性检查及侵袭性操作，注意保护患者隐私，履行告知义务，必要时填写知情同意书。

（6）严密观察治疗患者的病情变化，备齐抢救物品，随时配合医生进行就地抢救。

（7）按院内感染要求处置用药，处理医用垃圾，对物体表面和地面进行湿式擦拭和清扫，并定时做好相关监测。

七、门诊输液室护理常规

（1）热情接待患者，认真核对医嘱单与药品是否相符，药瓶有无破损，药品是否过期，药品数量是否相符。

（2）询问输液患者既往有无药物过敏史，对于须做皮试的药物，严格核对皮试结果，确认阴性方可使用。

（3）严格执行"三查、七对"制度和无菌操作原则，"七对"包括：对患者姓名、日期、瓶次、剂量、浓度、皮试结果、治疗单。双人核对后按序正确配置药液。

（4）选择合适的血管，避开关节、静脉瓣、瘢痕、红肿、炎症和皮肤溃烂处；避开手腕、手指、脚趾等皮下组织少的部位。按操作规范正确执行输液穿刺。

（5）穿刺结束，再次核对患者和药物，按年龄、药液性质调整滴速，交代输液患者当日输液瓶数，药物作用、副作用及注意事项，患者有疑问时须及时给予解释，待患者无疑问后方可离去。

（6）输液期间加强巡视，注意观察患者穿刺部位有无红肿、皮疹、外渗和全身有无输液反应等，如有异常及时给予相应处理。发生输液反应时须立即停药并及时向值班医生汇报处理，做好相关登记工作。

（7）输液期间及时满足患者需要，如协助如厕、提供开水，必要时联系医生和家属等，并做好相关宣教。

（8）输液完毕，及时交代患者或家属正确按压穿刺部位和合适的按压时间，防止因按压不当造成出血或血肿，影响下次穿刺。

第二章 急诊护理常规

第一节 急诊一般护理常规

一、院前急救一般护理

院前急救(pre-hospital care)是指急危重症患者进入医院前的医疗救护,包括患者发生伤病现场呼救、现场救护、途中监护和运送等环节。及时有效的院前急救,对进一步创造诊治条件、提高抢救成功率、减少致死率具有极其重要的意义。

(1)急救车内的急救物品、药品齐全,相关设备性能良好,处于备用状态。

(2)接听急救电话时,详细询问病情、地点及方位、联系方式等,并记录来电时间。

(3)以最快的速度到达现场,市区要求15 min以内,条件好的区域要在10 min以内,郊区原则上要求30 min以内。

(4)抵达现场后,对病情做出初步判断,对病情危重患者,配合医生对患者实施救护措施,包括胸外心脏按压、人工呼吸、气管插管、心脏电除颤、心电监护、止血、骨折固定等。

(5)根据病情协助患者取合适体位。

(6)建立静脉通道,遵医嘱应用急救药物。

(7)关怀、安慰患者,使其保持镇静,向患者及家属介绍病情,以取得合作与理解。

(8)如患者病情允许,应尽快、安全地将患者转运到医院急诊科,以做进一步诊断和治疗。

二、急诊预检分诊

(1)急诊预检分诊护士应有爱护患者的观念,态度和蔼,具有高度的责任心和丰富的临床经验。救护车到达急诊门口,立即出迎患者。

(2)预检分诊护士应具备一定资质和专业能力,熟悉急诊范围,对各种常见急症有鉴别诊断的能力,能迅速做出判断,按病情轻重缓急分科处置。对危重急诊患者必须护送到抢救室,并立即通知有关医护人员进行抢救,做到先抢救后挂号并开放急诊绿色通道。

(3)遇有成批患者就诊时,应检伤分类并立即通知有关科主任及医务处(科),组织抢救工作,对传染性强的传染病按传染报告制度及时汇报;涉及刑事、民事纠纷的伤员应向公安、保卫部门报告。

(4)根据预检标准进行分级分科,安排患者到有关科室就诊。

(5) 登记内容包括患者姓名、性别、年龄、联系方式、地址、就诊时间、就诊科室、病情分级和初步诊断。

三、急诊抢救室设置及管理要求

(1) 急救器械:除一般诊室应有常规设备外,还应备有洗胃机、除颤仪、呼吸机、心电图机、吸引器、多功能监护仪、微量泵、输液泵、控温仪、床边快速检测系统、称重床、自动心肺复苏仪等急救设备。

(2) 急救治疗包:备有开胸包、气管切开包、静脉切开包、胸腔穿刺包、腰椎穿刺包、导尿包、清创缝合包、脑室减压包、中心静脉压、各种引流管及敷料等,还需要备有各类注射器。

(3) 急救药品:应备有抗休克,强心,抗心绞痛,抗心律失常,降压,解毒,安定镇静,止血,抗凝,抗惊厥,激素,调节水、电解质及酸碱平衡,降颅压等类的急救药品及外用药。

(4) 管理要求:

① 急诊抢救室为抢救危重患者的专用场所,专室专用,疑似传染病的重症患者抢救应在单独抢救间开展。

② 一切抢救物品实行"五定"管理,即定数量品种、定点安置、定人保管、定期消毒灭菌、定期检查维修,各类器械要保证性能良好,呈备用状态。

③ 药品、器械用后均须及时清理、消毒和补充,并纳入交班内容,无菌物品须注明有效日期,过期应重新消毒。贵重精密仪器应由专人保管。

④ 在抢救危重患者时护士应主动观察病情、正确执行医嘱、协助留取标本检验、维持秩序、加强患者的基础护理与心理护理,并在6 h内完成抢救记录。在执行医生口头医嘱前,护士要复述一遍,经核对无误后方可实施,同时把各种急救药物用完后的空安瓿、空输液瓶、空输血袋等集中放置,便于查对与统计。

四、急诊抢救护理通则

(1) 迅速接诊危重患者并立即安置在抢救室,协助患者取合适体位,根据病情采取相应急救措施,如心电监护、吸氧、建立静脉通道等,同时通知值班医生。

(2) 准确、迅速执行医嘱,抢救时口头医嘱须复述2次再执行,并保留空安瓿以便核对,做好病情和用药记录。

(3) 抢救室护士应随时动态观察病情并采取适当的急救措施,有变化及时通知医生。

(4) 病情稳定后,专人护送患者至病房,病情危重者由医生、护士共同护送;根据病情携带氧气枕、呼吸囊、监护仪等抢救仪器。

(5) 做好终末处理,还原抢救车内药品、物品,使之处于备用状态。

(6) 做好各种登记,如120交接登记、会诊登记、抢救登记等。

第二节 急诊常见急危重症疾病护理常规

一、心搏骤停救护

心搏骤停(CA)是指患者的心脏在正常或无重大病变的情况下,受到严重打击引起的心脏有效收缩和泵血功能突然停止。一旦发生,将立即导致脑和其他脏器血液供给中断,组织严重缺氧和代谢障碍。对心搏骤停者应立即采取恢复有效循环、呼吸和大脑功能的一系列抢救措施,称为心肺脑复苏(CPCR)。

(一)身心评估

(1)检查患者有无意识及反应。

(2)大动脉搏动是否消失。

(3)是否有呼吸或仅是喘息(即呼吸不正常)

(4)10 s内同时检查呼吸和脉搏。

(二)护理措施

1. 紧急处理措施

(1)人工循环:立即进行胸外心脏按压,按压部位在胸骨中下段,按压频率为100—120次/min,按压深度成人5—6 cm,婴儿和儿童至少为胸部前后径的1/3(婴儿大约为4 cm,儿童大约为5 cm),并及时呼叫医生,立即取得体外自动除颤器(AED)时,需要时应尽快使用除颤器,当不能立即取得AED时,应立即开始心肺复苏。

(2)畅通气道、人工呼吸:畅通气道是实施人工呼吸的首要条件。以面罩球囊控制呼吸,连接氧气予8—10 L/min吸氧,如有条件者立即气管插管,进行加压给氧,无条件时应行口对口人工呼吸,每次吹气量为400—600 mL。每15—18 s给予2次人工呼吸。

(3)迅速建立两条静脉通道:一般首选上腔静脉系统给药,如肘静脉、锁骨下静脉、颈外静脉或颈内静脉,以便药物尽快起效。

(4)心电监护:观察抢救效果,出现室颤波立即非同步电除颤。

(5)脑复苏:头部置冰帽,体表大血管处,如颈、腹股沟、腋下置冰袋;同时应用脑复苏药物,如冬眠药物、脱水药及能量合剂等。

(6)纠正酸中毒:可选用碳酸氢钠注射液。

2. 病情观察

(1)观察患者的通气效果:保持呼吸道通畅,并根据SpO_2给氧,维持SpO_2在92%—98%(《2020美国心脏协会心肺复苏及心血管急救指南》),必要时行气管插管和使用人工呼吸机。使用呼吸机通气的患者有痰鸣音及时吸痰;每次吸痰时间不超过15 s,同时定时分析,根据结果调节呼吸机参数。新生儿不应使用100%纯氧。

(2)观察循环复苏效果:观察有无窦性心律,心搏的频率、节律,心律失常的类型以及心脏对复苏药物的反应;观察血压的变化,随时调整升压药,在保持血容量的基础上,使血压维持在正常水平,以保证心、脑、肾组织的血供;密切观察瞳孔的大小及对光反射、角膜反射、吞咽反射和肢体活动等;密切观察皮肤的色泽,并测量温度。

(3) 观察重要脏器的功能:留置导尿管,观察尿量、颜色、性状,定时监测尿素氮、肌酐等,保护肾功能。

(4) 复苏有效指征:能触及大动脉搏动;面色、口唇由发绀转为红润;自主呼吸恢复;动脉收缩压大于或等于 80 mmHg;瞳孔由大变小;有眼球活动或出现睫毛反射、瞳孔对光反射;手脚抽搐,开始呻吟。

(5) 复苏终止指征:

① 脑死亡:对任何刺激无反应;自主呼吸停止;脑干反射全部消失(瞳孔对光反射、角膜反射、吞咽反射、睫毛反射);脑电活动消失。

② 心脏停搏的时间超过 30 min,又坚持心肺复苏 30 min 以上,无任何反应,心电图示波屏上呈一条直线。

3. 一般护理

(1) 预防感染,严格遵守各项无菌操作,做好口腔护理、皮肤护理、眼部护理等。

(2) 准确记录 24 h 出入液量,维持电解质酸碱平衡,防止并发症发生。

(3) 备好各种抢救仪器及药品,防止再次发生心搏骤停。

(三)健康指导与康复

(1) 安抚神志清楚的患者,保持患者情绪稳定,使患者配合治疗。

(2) 与家属沟通,获得理解与支持。

二、昏迷救护

昏迷是觉醒状态、意识内容以及躯体运动均完全丧失的一种极严重的意识障碍。正常意识状态的维持需要结构完整、功能健全的大脑皮质和脑干网状上行激活系统两者功能的协调一致,其中任一结构和功能异常都会出现不同程度的意识障碍。

昏迷的临床表现为随意运动丧失,对外界刺激失去正常反应并出现病理反射活动。根据程度分为:

① 浅昏迷:对强烈痛刺激有反应,基本生理反应存在,生命体征正常。

② 中度昏迷:对痛刺激的反应消失,生理反应存在,生命体征正常。

③ 深昏迷:除生命体征存在外,其他反应均消失。

(一)身心评估

(1) 评估患者意识障碍指数及反应程度。

(2) 了解昏迷程度。

(二)护理措施

(1) 保持呼吸道通畅。取头高足低位,头部抬高 15°—30°并偏向一侧,持续氧气吸入,及时吸痰,必要时行气管插管、气管切开,自主呼吸停止者,给予机械通气。

（2）密切观察病情，及时发现病情变化，迅速给予救治。

（3）维持水、电解质平衡，根据病情补充钾、钠等成分。定期测量血电解质含量，防止水、电解质失衡。

（4）对症处理：消除脑水肿，常用20％甘露醇125 mL快速静脉滴注；促进脑功能恢复，遵医嘱使用营养脑及神经药物；保持亚低温冬眠疗效。

（5）根据不同的病因，遵医嘱给予药物治疗或术前准备。

（6）密切观察病情变化。昏迷初期应每0.5—1 h观察和记录一次患者神志、瞳孔、脉搏、体温、呼吸、血压、尿量的变化。当出现昏迷加深、瞳孔进行性散大或不等大、呼吸不规则、血压不稳定时，常提示预后不良，应及时报告医生，采取相应的急救措施。

（7）积极预防并发症。

（三）健康指导与康复

（1）取得家属配合，指导家属对患者进行相应的意识恢复训练，帮助患者肢体被动活动与按摩。

（2）心理护理：关心鼓励患者，使患者认识到自己在家庭和社会中的价值，以增强其战胜疾病的信心。

三、休克救护

休克是机体由于受到外来的或内在的强烈致病因素打击或二者共同作用而出现的以机体代谢异常和循环功能紊乱为主的一组临床综合征。

（一）身心评估

（1）评估患者发病快慢。
（2）评估患者意识状态，生命体征，皮肤色泽、温度，尿量等情况。
（3）评估患者有无并发症。
（4）全面检查，防止误诊和漏诊。

（二）休克类型

1. 心源性休克

心源性休克是指心脏泵功能受损或心脏血流排出通道受阻引起心排血量快速下降[<2.2 L/(min·m^2)]而代偿性血管收缩不足所致的有效循环血量不足、低灌注和低血压状态。如大面积心肌梗死、充血性心力衰竭、急性心肌炎、心肌病、严重心脏瓣膜病变、严重段心律失常以及心脏压塞等。其主要特点如下：

① 原发病段症状和体征：如胸闷、胸痛、气促、心脏扩大、心前区抬举感、心律失常、心音遥远、出现第三和（或）第四心音、出现心脏杂音、颈静脉充盈或怒张、肺部出现细湿啰音，急性心肌梗死患者有典型性心电图及心肌酶学改变。

② 血压：动脉收缩压不大于80 mmHg，舒张压小于60 mmHg，原高血压患者的收缩压不大于90 mmHg，或由原水平降低30％以上。

③ 循环不良体征：皮肤苍白、发绀或出现花斑，皮肤湿冷，手、足背静脉塌陷，脉搏细速，

胸骨部位皮肤指压恢复时间大于 2 s 等。

④ 意识精神状态改变：烦躁不安、焦虑、反应迟钝、昏睡甚至昏迷。

⑤ 其他：呼吸深快、心动过速、尿量减少。

心源性休克的护理措施如下：

① 绝对卧床休息，根据病情给予休克体位。如发生心搏骤停，则按心搏骤停抢救。

② 严密观察病情，注意患者神志的变化，有无皮肤湿冷、花斑、发绀、心前区疼痛等。注意患者心律、心率、中心静脉压的变化及每小时尿量，做好记录，及时告知医生。

③ 给予氧气吸入，氧流量控制在 2—4 L/min，必要时监测血气分析。

④ 建立静脉通道，遵医嘱应用血管活性药物，注意调节药物浓度、滴速，使收缩压维持在 90—100 mmHg，注意输液通畅，防止药物外渗。

⑤ 注意保暖，避免受凉。按时翻身，做好口腔及皮肤护理，预防压力性损伤。

⑥ 关心体贴患者，做好健康教育及心理护理。

2. 失血性休克

失血性休克（hemorrhagic shock）是各种创伤和疾病引起的急性失血所导致循环血容量短期内大量丢失，超过机体应急代偿能力而出现的有效循环血量与心排血量减少，继而引起组织灌注不足、细胞代谢紊乱和功能受损的一系列病理生理过程。

（1）立即建立 1—2 条静脉输液通道，保证输血、输液通畅。

（2）抽血做交叉配血试验，准备输血并按医嘱准备平衡液、碳酸氢钠等。

（3）妥善安排输注液体的先后顺序并在尚未配好新鲜血时输注平衡液，1 h 内输液 1500—2000 mL，晶体与胶体比例为 3∶1，休克者不应给予含糖液体进行补液。在进行液体复苏时，应坚持"先晶后胶"的原则。必要时采取加压输液方法，大量快速输液时注意监测中心静脉压，防止急性左心衰竭发生。

（4）积极配合原发病因治疗，做好术前准备，加强病情观察。

病情观察：

① 监测血压、脉搏、呼吸，每 15—30 min 测量一次并记录，注意患者体温变化，同时应观察患者神志、皮肤色泽，测量肢体温度，记录尿量，监测中心静脉压。

② 根据尿量、中心静脉压、血压、心率、皮肤弹性判断患者的休克程度。若中心静脉压低、血压低、心率快、皮肤弹性差、尿量少则提示血容量不足，应给予补液、输血；若中心静脉压高、血压低、心率快、尿量少，提示心功能不全，应给予强心、利尿。若心率快、尿量少、中心静脉压及血压波动正常可用冲击试验。

（5）成人快速输注 300 mL 液体，若尿量增多、中心静脉压不变可考虑为血容量不足；若尿量不见增多、中心静脉压升高 2 cmH$_2$O 可考虑为心功能不全。

（6）采取平卧位以利脑部血液供应，或将上身和下肢适当抬高 10°—30°，以利呼吸和下肢静脉回流，保持患者安静，减少搬动。

（7）保持呼吸道通畅，氧流量控制在 6—8 L/min，必要时床边行紧急气管插管或气管切开术，给予呼吸机辅助通气。

（8）输注血管活性药物的注意事项：

① 滴速必须均匀，避免血压急骤上升或下降，如无医嘱不可中断，每 15—30 min 测血压、脉搏和呼吸各一次，详细记录。

② 血管扩张药物必须在补充血容量充足的前提下应用，否则会导致血压急剧下降。

③ 在患者四肢厥冷、脉微细和尿量少的情况下,不能使用血管收缩药来提高血压,以防止引起急性肾衰竭。

④ 正性肌力药和血管扩张药可按医嘱合用,增加心排出量。

(9) 防止继发感染:严格执行无菌操作;保持皮肤清洁干燥,定时翻身,防止压力性损伤发生;定时叩背、吸痰,防止肺部感染;更换各引流袋及尿袋,每日擦洗会阴 2 次。

(10) 密切观察急性肾衰竭、呼吸窘迫综合征、酸中毒等并发症,实行相应护理。

(11) 营养补充:不能进食者,给予鼻饲含高蛋白、高维生素的流质饮食,供给足够热量,提高机体抵抗力,但要警惕消化道出血。

3. 感染性休克

感染性休克(septic shock)是由于感染导致有效循环血容量不足、组织器官微循环灌注急剧减少的急性循环功能衰竭综合征。感染性休克的患者多具有全身炎症反应综合征(SIRS):① 体温大于 38 ℃ 或小于 36 ℃;② 心率大于 90 次/min;③ 呼吸急促,呼吸大于 20 次/min 或过度通气,$PaCO_2$ 小于 4.3 kPa;④ 白细胞计数大于 $12\times10^9/L$ 或小于 $4\times10^9/L$,或未成熟白细胞大于 10%。

(1) 严密观察患者的神志、生命体征。每 15—30 min 测量脉搏、血压、呼吸各一次,观察呼吸频率、节律和用力程度、胸廓运动的对称性,并做好记录,发现异常及时通知医生处理。

(2) 改善微循环:迅速建立两条静脉通道,给予扩容、纠正酸中毒、抗休克等治疗。输液滴宜先快后慢,用量宜先多后少,尽快改善微循环,逆转休克状态。

(3) 给予氧气吸入(3—4 L/min),并给予加盖棉被或应用热水袋保温,改善末梢循环,热水袋温度控制在 50—60 ℃,避免过热引起烫伤。

(4) 保持呼吸道通畅,使用呼吸机通气者,必要时吸痰。

(5) 认真记录 24 h 尿量。尿量能正确反映肾脏微循环血液灌流情况:若尿量持续小于 30 mL/h,提示有休克可能;如超过 12 h 无尿,血压正常,提示可能发生急性肾衰竭。出现异常应及时通知医生对症处理。

(6) 加强皮肤护理:保持皮肤清洁、干燥,每 2 h 翻身一次,预防褥疮,每日行口腔护理、会阴冲洗 2 次,防止感染。

(7) 加强营养:给予高蛋白、高热量、高维生素饮食,增强患者的抵抗力。

(8) 做好心理护理,消除患者的恐惧心理,使其积极配合治疗、护理。

4. 过敏性休克

过敏性休克是由于一般对人体无害的特异性过敏源作用于过敏患者,导致急性周围循环灌注不足为主的全身性速发型过敏反应。

(1) 立即停药,脱离过敏环境,就地抢救,患者取平卧位。

(2) 立即皮下注射 0.1% 盐酸肾上腺素 0.5—1 mL,小儿酌减。

(3) 根据医嘱给予地塞米松、氢化可的松等药物。

(4) 氧气吸入 4—6 L/min,注意保暖。

(5) 保持呼吸道通畅,有喉头水肿呼吸抑制时,遵医嘱给予呼吸兴奋药,必要时行气管插管或气管切开。

(6) 肌肉注射抗组胺类药物:异丙嗪(非那根)、苯海拉明等。

(7) 密切观察患者病情,及时测量生命体征并采取相应的措施。

(8) 患者心搏骤停时,按心肺复苏抢救程序进行抢救。

四、中暑救护

中暑(heat stroke)是指在暑热季节、高温和无风的环境条件下引起机体体温调节中枢障碍、汗腺功能衰竭和(或)水、电解质大量丢失而发生的以中枢神经系统和(或)心血管系统功能障碍为主要表现的急性疾病。

(一)身心评估

(1)健康史。

(2)身心状况。

(3)辅助检查。

(二)护理措施

(1)立即脱离高温环境,把患者安置在阴凉通风处或室内,取平卧位,调节室温至22—25℃,脱去衣物,促进散热。

(2)迅速评估,同时施以必要的应急措施:

① 判断患者神志、呼吸、大动脉搏动,心脏骤停者立即行心肺复苏。

② 保持呼吸道通畅,充分供氧,评估患者神志、瞳孔、肢体活动及各种反射,必要时人工机械通气。

③ 予心电监护及血氧饱和度监测,评估患者生命体征。

(3)迅速降温:

① 物理降温:立即戴冰帽,颈部、腋下、腹股沟等大血管处放冰袋,对无循环衰竭及虚脱的患者,可用冷水和酒精擦浴或将躯体浸入27—30℃水中降温。

② 药物降温:输注4℃葡萄糖氯化钠注射液1000—2000 mL,匀速滴完,滴速以30—40滴/min为宜,以免诱发心律失常。氯丙嗪25—50 mg加入5%的葡萄糖注射液250—500 mL静脉滴注,2 h滴完,如无效可重复一次,血压低者慎用。病情紧急时可用氯丙嗪及异丙嗪各25 mg稀释于5%葡萄糖液100—200 mL中,在10—20 min内静滴完毕。如1 h内体温仍未下降可重复一次。肛温降至38℃左右应暂停,如体温回升可重复应用,有心血管病史慎用。

(4)病情观察:

① 密切观察患者神志、瞳孔、生命体征、尿量,做好动态病情记录。

② 体温监测:体温降至38℃即终止降温,维持体温稳定直至正常状态。

③ 血压监测:收缩压维持在90 mmHg以上,谨防脱水休克,维持循环功能,补充血容量,维持水、电解质及酸碱平衡,保持尿量30 mL/h以上。

④ 预见性观察:弥散性血管内凝血是中暑发展过程中的一种严重并发症,主要表现为高热、休克、出血(皮肤瘀斑、尿血、便血、呕血等),应做好对症护理。

(5)对症处理:

① 控制脑水肿可应用脱水药甘露醇注射液、糖皮质激素和呋塞米。

② 有心力衰竭者及早应用洋地黄制剂,有烦躁或抽搐时用地西泮10 mg或苯巴比妥钠0.1—0.2 g/次肌肉注射。

③ 有急性肾衰竭者注意限制水盐的输注;发生弥散性血管内凝血者,遵医嘱使用肝素或低分子肝素,防止发生多器官功能衰竭。

④ 如有肺水肿,氧气可用 30%—50% 乙醇湿化吸入,合理供氧,并保持呼吸道通畅。危重者可行高压氧治疗。

(6)心理护理:护士应热情接待患者,迅速将其置于 20—25 ℃ 的环境中,保持病室安静,阴凉通风,尽力解除患者痛苦,缓解患者及家属的紧张情绪。

(三)健康指导与康复

从事高温环境工作,要有足够的防暑措施。酷暑季节,老年人、久病卧床者、产妇的居住环境要保持通风。高温环境下及繁重体力劳动者应补充清凉含盐饮料,发现头晕、心悸、胸闷、恶心、四肢无力等症状时应及早就诊。

五、电击伤救护

电击伤是指由于人体直接触及电源或高压电(包括雷击)通过空气或其他导电介质传递电流通过人体,引起的组织损伤和功能障碍,严重者将出现抽搐、休克、呼吸和心搏骤停。

(一)身心评估

(1)评估患者生命体征。

(2)评估电击原因、电击部位、电压情况、局部烧伤程度。

(二)护理措施

(1)现场急救:应立即脱离电源,将患者处于平卧位。

(2)对心搏骤停者行心肺复苏术,维持呼吸及循环功能。

(3)院内急救:迅速安置患者至抢救室,呼吸、心搏骤停者,立即行胸外心脏按压,对心室行颤者应用直流电除颤。

① 保持呼吸道通畅,充分给氧(4—6 L/min),评估患者神志、瞳孔、肢体活动及各种反射,必要时行人工机械通气。

② 建立有效静脉通道,予心电监护及血氧饱和度监测,评估患者生命体征。

③ 创面处理:清创并止血包扎,同时注射破伤风抗毒血清预防破伤风,并给予抗生素预防感染。特别要注意厌氧菌感染的防治,加强创面护理。

④ 进一步支持疗法:如保护心肌及重要脏器功能,预防心律失常和感染等并发症。

(4)病情观察:

① 密切观察患者的神志、瞳孔、生命体征、尿量,并做好动态病情记录。

② 维持血压,保持水、电解质平衡,纠正酸中毒,防止心律失常及急性肾衰竭等并发症。

③ 心电监护:常规行十二导联心电图检查,持续心电监护 24—48 h,观察心率、心律、ST段变化,注意心肌受损情况,做好除颤等准备。

④ 复合伤:伴有高处坠落伤者,注意有无脑损伤、骨折及其他重要脏器损伤等,谨防漏诊。

⑤ 纠正缺氧:电击伤后一般氧疗不能奏效,可用高压氧治疗,提高氧含量,增加氧分压。

⑥ 进行早期心理干预。

（5）急性期应绝对卧床休息,部分患者电击后处于精神亢奋状态,应强迫其卧床休息,对神志不清者,可采取保护性约束,防止其坠床。

（6）心理护理:热情接待患者,对于清醒患者给予心理安慰,稳定其情绪,使其配合治疗,消除患者及家属的恐惧心理。

（三）健康指导与康复

宣教安全用电常识,预防电击。电击伤复苏成功后,多无明显后遗症,部分患者可能有轻度头痛,如有不适,及时随诊。

六、溺水救护

溺水是指人淹没于水中,呼吸道被水、污泥、杂草等物所堵塞,同时大量水被吸入肺内引起窒息和缺氧,导致机体发生一系列病理生理变化的状态。

（一）身心评估

（1）评估患者生命体征。

（2）评估患者咳嗽等呼吸道症状。

（二）护理措施

（1）现场急救的主要措施是畅通呼吸道,对呼吸、心搏停止者应迅速进行心肺复苏。立即清除口鼻中泥沙污物:用手指将舌头拉出口外,急救者取半跪位,将溺水者的腹部放在膝盖上,使其头部下垂,用手平压背部,倒出呼吸道内的水。还可采用肩顶法或抱腹法,将溺水者头部向下,轻轻晃动或奔跑,倒出呼吸道内的水。

（2）院内急救:

① 迅速将患者安置于抢救室,注意保暖。

② 保持呼吸道通畅,吸痰,给氧（4—6 L/min）,必要时行气管插管或气管切开,机械辅助呼吸,以维持呼吸功能。

③ 症状护理:

Ⅰ. 有心力衰竭和肺水肿时,应限制输液量,吸入 30%—50%乙醇湿化的氧气,应用快速利尿药和强心药。

Ⅱ. 防治脑水肿,应用大剂量糖皮质激素和脱水利尿药治疗,有条件者可行高压氧治疗。

Ⅲ. 纠正酸中毒和电解质失调,可静脉滴注 5%碳酸氢钠注射液 100—200 mL,并根据血气结果给予调整;淡水淹溺时可静脉输注 2%—3%氯化钠溶液,海水淹溺时可静脉补充 5%葡萄糖液。

Ⅳ. 防止肺部感染,应给予抗生素预防或治疗。

Ⅴ. 镇静止惊,当患者出现阵发性抽搐时,可静脉推注地西泮或肌内注射苯巴比妥钠等。

Ⅵ. 及时处理并发症,如外伤等。

④ 病情观察：

Ⅰ. 监测呼吸、血氧饱和度、心律、心率、血压、尿量、体温等变化。

Ⅱ. 根据病情调整输液滴速，正确应用药物，密切观察用药后的不良反应。

⑤ 加强基础护理：急性期禁食，待胃肠恢复蠕动后可进富含营养、易消化的食物，对昏迷者行鼻饲，防止呼吸道、泌尿系统感染以及压力性损伤等并发症。

⑥ 心理护理：抢救过程中，及时与家属沟通，缓解家属紧张情绪，增强患者及家属的安全感。

（三）健康指导与康复

急性期戒烟、酒，以免加重呼吸道症状，加重缺氧。儿童尽量不接近水域，有心脑血管等疾病的患者，不宜游泳。

七、冻伤救护

冻伤是指在一定条件下由于寒冷作用于人体，引起局部乃至全身的损伤。损伤程度与寒冷的强度、风速、湿度、受冻时间以及局部和全身的状态有直接关系。寒冷引起的局部组织损伤，以四肢和面部多见。发生的主要原因为在寒冷环境中逗留时间过长，穿着过紧或潮湿鞋靴。临床表现为冻伤处皮肤苍白、冰冷、疼痛、麻木、红肿，出现水泡，甚至溃疡，冻伤严重者可出现干性坏疽。有水肿和继发感染者转为湿性坏疽。可分为反应前期（前驱期）、反应期（炎症期）和反应后期（恢复期）。

反应前期：系指冻伤后至复温融化前的一个阶段，其主要临床表现有受冻部位冰凉、苍白、坚硬，感觉麻木或丧失。由于局部处于冻结状态，其损伤范围和程度往往难以判定。

反应期：包括复温融化和复温融化后的阶段。冻伤损伤范围和程度，随复温后逐渐明显。

反应后期：系指冻伤愈合后和冻伤坏死组织脱落后，肉芽创面形成的阶段。此期可出现：① 皮肤局部发冷，感觉减退或敏感；② 对冷敏感，寒冷季节皮肤出现苍白或青紫；③ 痛觉敏感，肢体不能持重等。这些表现系由于交感神经或周围神经损伤后功能紊乱所引起的。

（一）身心评估

（1）评估患者生命体征。

（2）评估体温及皮肤冻伤情况。

（二）护理措施

（1）迅速脱离寒冷环境，防止继续受冻，解除寒冷潮湿或紧缩性衣物，进行保暖，防止出现外伤。

（2）尽早快速复温，如有条件，应立即用温水快速复温。

（3）改善局部微循环，可应用低分子右旋糖酐静脉滴注。

（4）全身性冻伤患者，应根据病情给予抗休克或复苏治疗；局部冻伤者，抬高病变部位，保持创面干燥清洁。

（5）局部涂擦冻伤药水或软膏，水泡不宜刺破，防止继发感染。

① 水疱的处理:应在无菌条件下抽出水疱液,如果水疱较大,也可低位切口引流。

② 感染创面和坏死痂皮的处理:感染创面应及时引流,防止痂下积脓,对坏死痂皮应及时清除脱痂。

③ 待肉芽创面新鲜后应尽早植皮,消灭创面。

(6) 抗休克、抗感染,并应用内服活血化瘀类药物。

(7) 复温过程中要注意患者生命体征变化。

(三) 健康指导与康复

(1) 采取防冻措施。

(2) 可常年采用 5—15 ℃冷水洗手洗脸。

(3) 防寒防湿。

(4) 在寒冷环境中应适当活动,避免久站不动。

八、烧伤救护

烧伤泛指由热力、电流、化学物质、激光、放射线等造成的组织损伤。通常所称的烧伤,一般指热力造成的烧伤。烧伤主要原因:

(1) 热力烧伤:由高温造成的损伤,包括热水、热液、蒸汽、火焰和热金属等。

(2) 化学烧伤:体表接触化学物质或药品造成烧伤。临床常见盐酸烧伤、硫酸烧伤、石灰烧伤、氨水或氨气烧伤、沥青烧伤、磷烧伤、汽油浸泡烧伤等。

(3) 电损伤:人体接触带电设备或带电导体时,造成躯体损伤。临床常见有电接触伤、电弧烧伤、电火花烧伤、闪电烧伤。

(4) 放射性烧伤:由于放射治疗一次性照射量过大或短期内多次小剂量照射而致的损伤,如 β 射线、X 射线、钴 60 等。

(一) 身心评估

(1) 评估患者生命体征是否稳定,有无口渴、面色苍白或发绀、皮肤湿冷、尿量减少、烦躁不安或意识障碍等血容量不足的表现;有无寒战、高热或体温不升、中性粒细胞比值升高等全身感染的征象。

(2) 了解患者烧伤原因和性质、受伤时间、现场情况,迅速评估烧伤面积、深度和程度,有无吸入性损伤,有无合并危及生命的损伤以及院前处理措施。

(二) 护理措施

(1) 了解致伤原因、受伤环境、受伤过程、受伤时间及受伤程度。

(2) 尽快脱离致伤源:

① 火焰烧伤者尽快撤离现场,尽快脱去燃烧衣物,就地翻滚或跳入水池灭火。忌奔跑或用双手扑打火焰。

② 强酸强碱烧伤者,立即用清水冲洗;生石灰烧伤者,要先除去石灰颗粒,再用水冲洗;磷烧伤者,应将烧伤部位浸入水中,与空气隔绝。

③ 电烧伤者,用绝缘体中断电流。

④ 高温液体烫伤者,应先行降温,后脱去被热液浸湿的衣服,注意避免撕破皮肤,将受伤部位浸于水中。

(3) 全面检查有无危及生命的合并伤,配合抢救。

(4) 保持呼吸道通畅,吸氧,必要时行气管插管或气管切开。

(5) 镇静、止痛。

(6) 保护创面,减少污染机会。

(7) 口服含盐饮料,静脉补液。尽快建立静脉通道,给予补液治疗,避免过多饮水,以免发生呕吐及水中毒,可适量口服淡盐水或烧伤饮料。

(三) 病情的判断

(1) 烧伤面积的评估是伤情判断和早期处理的主要客观依据。

① 九分法:此法以"9"为规律,运用方便,容易记忆,但不够精确。头颈为9%,双上肢为18%,躯干(包括会阴)为27%,双下肢及臀部为46%。

② 小儿面积计算法:

$$小儿头颈部面积=[9+(12-年龄)]\%$$
$$小儿双下肢面积=[46-(12-年龄)]\%$$

③ 手掌法:以患者自己的手掌大小为标准,五指并拢的手掌面积是1%。

(2) 烧伤深度的评估可用三度四分法,如表2.1所示。

表2.1 三度四分法

烧伤深度		组织损伤	局部表现	预后
Ⅰ度(红斑性)		表皮浅层	皮肤红斑、干燥、灼痛,无水疱	3—7日脱屑痊愈
Ⅱ度(水疱性)	浅Ⅱ度	表皮全层、真皮浅层	红肿明显,疼痛剧烈,有大小不一的水疱,疱壁薄,创面基底潮红	1—2周内愈合,多有色素沉着,无瘢痕
	深Ⅱ度	真皮深层	红肿明显,痛觉迟钝,拔毛痛;水疱较小,疱壁较厚,创面基底发白或红白相间	3—4周愈合,常伴有瘢痕形成和色素沉着
Ⅲ度(焦痂性)		皮肤全层,皮下、肌肉或骨骼	痛觉消失,创面无水疱,干燥如皮革样坚硬,呈蜡白或焦黄色甚至炭化,形成焦痂,痂下可见树枝状栓塞的血管	3—4周后焦痂自然脱落,愈合后留有瘢痕或畸形

(3) 烧伤程度的评估:

① 轻度:总面积为10%以下的Ⅱ度烧伤。

② 中度:总面积为11%—30%的Ⅱ度烧伤或面积为10%以下的Ⅲ度烧伤。

③ 重度:总面积为31%—50%的Ⅱ度烧伤或面积为11%—20%的Ⅲ度烧伤;或Ⅱ度、Ⅲ度烧伤面积未达到上述百分比,但已发生休克、吸入性损伤及有较重复合伤者。

④ 特重:总面积为50%以上的Ⅱ度烧伤或面积为20%以上Ⅲ度烧伤者,或存在较重的吸入性损伤、复合伤等。

(4) 转送患者:

① 选择合适时机,发生休克的患者应待其病情稳定后再转送。

② 建立静脉通道,保证途中血容量的补充。

③ 选择转运工具,患者取平卧位,躯体与行驶方向平行。

④ 途中不能应用冬眠或血管活性药物,对疼痛者可适当应用止痛剂。

(四) 健康指导与康复

(1) 加强营养。

(2) 进行功能锻炼。

(3) 保护新生皮肤。

(4) 尽量避免日光照射。

(5) 减少瘢痕挛缩畸形。

九、咬伤救护

(一) 动物咬伤

狂犬病(rabies)是指被犬、猫、狼等动物咬伤、抓伤或舔舐伤口及黏膜后,狂犬病毒侵入引起中枢神经系统的急性传染病,又称恐水症。一旦发病,病死率极高。

1. 身心评估

咬伤时间、部位、伤口情况及初步处理情况。

2. 护理措施

(1) 咬伤后紧急处理措施:

① 伤口处理:立即用3%过氧化氢溶液反复冲洗,再用生理盐水冲洗伤口,然后用0.5%碘伏消毒伤口并敞开,不予缝合。

② 狂犬病疫苗注射:被狗等动物咬伤,应首先注射狂犬疫苗,按第0、3、7、14、28天的顺序进行肌肉注射,每次1支(液体疫苗2 mL,冻干疫苗1 mL或2 mL),儿童用量相同。

③ 必要时注射抗狂犬病免疫血清,按40 U/kg注射,一半肌肉注射,另一半伤口周围注射;或注射狂犬病免疫球蛋白,按20 U/kg注射。注射前应做皮试,阳性者应脱敏注射。

④ 破伤风抗毒素和抗生素的使用:肌肉注射破伤风抗毒素1500 U。使用前应做皮试,阳性者应脱敏注射或注射其他非过敏药物,如肌肉注射蓉生逸普250 U。还应给予敏感抗生素,预防伤口感染。

(2) 狂犬病发作的救护:

① 隔离:高度可疑狂犬病者首先应隔离,安置单人暗室病房,避免声、光、水等刺激,患者唾液污物及其他物品应焚烧。用具应彻底消毒。接触患者要戴口罩、帽子和橡皮手套,穿防护服,严格做好标准预防。

② 用药护理:兴奋期应给予足量镇静药物:如地西泮成年人20—40 mg/日,小儿0.5—1 mg/(kg·日)肌肉注射或静脉滴注。苯妥英钠成年人0.1—0.2 g/次,小儿5 mg/(kg·次),也可使用水合氯醛等人工冬眠药物。

(3) 对症治疗:

有呼吸困难者应吸痰、给氧,必要时行气管切开,麻痹期应使用呼吸机控制呼吸,输液,注意纠正酸碱失调,不能进食者应给予静脉营养。

(4)病情观察。狂犬病发病典型分期分为三期:1 期前驱期,2 期兴奋期,3 期麻痹期。全病程一般 6—8 天,偶见 10 天。

① 前驱期:表现为发热、头痛、恶心、呕吐、全身不适、伤口疼痛、有麻木或蚁行感。

② 兴奋期:过度兴奋、烦躁不安、恐惧、发热、多汗、流涎、吞咽和呼吸困难;对水、风、声、光的刺激非常敏感,尤饮水、见水或听到水声都产生恐惧,故称恐水症。

③ 麻痹期:间歇期,痉挛停止,转为弛缓性瘫痪,下颌下坠、流涎,表现安静,反射消失,呼吸减弱或停止,因循环衰竭而死亡。

3. 健康指导与康复

(1)患狂犬病者,均有被疯狗、病猫等动物咬伤病史,潜伏期 15 天至 12 个月,短者为 10 天,长者达 1 年以上。

(2)注射疫苗期间避免进食刺激性食物,不要剧烈运动。按要求正规接种预防。

(二)毒蛇咬伤

毒蛇咬人时,其毒液通过尖锐的毒牙注入人体,人体吸收后迅速扩散到全身,造成机体重要生理功能紊乱,重者甚至死亡。根据主要毒性作用,蛇毒分为神经毒素、血液毒素、混合毒素三类。

(1)神经毒素的主要特征是局部仅有微痒和麻木、疼痛或感觉消失,伤后数小时内出现头晕、视力模糊、胸闷、呼吸困难,严重者出现昏迷、休克、呼吸肌麻痹甚至死亡。

(2)血液毒素的主要特征是局部疼痛、显著红肿,并伴有水疱、出血、坏死,全身表现为黄疸,高热,出血及肝、肾衰竭。

(3)混合毒素以血液毒类症状为主,并伴有神经毒类症状。

1. 身心评估

(1)蛇咬伤时间。

(2)当时患者情况、初步处理情况、毒蛇种类等。

2. 护理措施

(1)一般护理:

① 稳定患者情绪,限制肢体活动,切不可伤后慌乱跑动,以免加速毒素吸收和扩散。

② 全身支持治疗,预防和处理多脏器功能衰竭。

③ 转送途中应保持伤口与心脏在同一水平,不宜抬高伤肢。

(2)防止毒素扩散:

① 立即在伤口近心端扎止血带(一般在伤口 5—10 cm 处),以阻断毒液随淋巴液回流。

② 用双手从近心端向伤口处挤压排毒,压力不可超过动脉压,时间一般为 1—2 h。

(3)排毒方法:

① 用双氧水彻底冲洗伤口后,在咬伤处以"+"或"++"形切开。

② 向肢体远端方向挤压排出毒液。

③ 吸吮法:如用嘴吸吮,每吸一次,必须吐净所吸毒素,并用清水漱口,口腔黏膜有破损者不宜使用此法。

④ 注射器吸引法,借负压吸引毒液。

(4)应用中和毒素药物:

① 专用蛇药内服外敷,在创口近心端环绕肢体外敷 1 周,不可敷在伤口上或远心端。

② 抗蛇毒血清 6000 U 加 5% 葡萄糖 40 mL 静脉缓慢注射,必要时,2—4 h 后加用 3000 U,应早期应用,使用前做过敏试验。

③ 遵医嘱给予抗生素和破伤风抗毒素血清,预防感染和破伤风。

(5)病情观察:

① 观察患者脉搏、呼吸、血压、瞳孔及意识变化。

② 观察局部伤口情况,注意有无出血倾向。

③ 监测血流动力学变化。

3. 健康指导与康复

(1)处于毒蛇分布区的人们在夜间外出要穿厚长裤、长袜、戴帽子。

(2)改造环境,破坏毒蛇栖息地。

(三)毒虫蜇伤

毒虫蜇伤是指由各种昆虫(多为蜜蜂、黄蜂、蜈蚣、蝎和毒蜘蛛)蜇叮人体所致损伤。它们通过口器或尾刺蜇伤人体,并注入毒液,引起过敏或毒性反应,严重者可致人死亡。

1. 身心评估

毒虫蜇伤的时间、伤口及初步处理情况。

2. 护理措施

(1)局部处理:蜇伤处发现毒刺应及时拔除,局部用皂液,或 5% 碳酸氢钠溶液,或 3% 氨溶液擦洗,伤口周围用季德胜蛇药片捣碎以酒精调成糊状外搽。毒蜘蛛咬伤人体,则应在近心端扎止血带,阻止毒液回流,但必须 0.5—1 h 松止血带一次,2—3 min 后再扎上止血带。

(2)药物治疗:

① 口服蛇药片:首次 20 片,以后每 6 h 服用 10 片,直至症状缓解。

② 输液排毒:应输注足量液体,以利毒素从尿液排出。液体内还应加入激素类药物,如地塞米松 10—20 mg 或氢化可的松 100—200 mg,既抗过敏又减轻中毒反应。

③ 抗过敏治疗:出现过敏症状,应给予抗组胺药物和肾上腺皮质激素,严重者给予肾上腺素 1 mg 皮下注射。若过敏性休克,应及时给予抗休克治疗。

(3)手术治疗:毒蜘蛛咬伤后会产生神经毒和溶血毒,为阻止回流至全身,除近心端扎止血带外,还应手术"十"字切开伤口的皮肤,使毒液流出体外,以减少毒素吸收。

(4)对症治疗:局部剧烈疼痛,可选用 0.5% 利多卡因溶液或 1% 普鲁卡因溶液局部封闭,也可采用布桂嗪 10 mg 或哌替啶 50 mg 肌肉注射。呼吸困难者,应解除气道阻塞并给予氧气吸入。由于肠痉挛引起腹痛,可注射阿托品 0.5 mg,以解除肠痉挛。

(5)病情观察:

① 毒虫蜇伤临床表现因毒虫种类不同存在差异,局部反应:皮肤红肿、疼痛、瘙痒、水疱甚至坏死。全身症状:发热、头痛、恶心、呕吐、心悸、呼吸困难、肌肉疼痛或者痉挛、腹泻等。严重并发症:急性喉头水肿、急性心肌炎及急性肾功能不全等。

② 密切观察伤口局部肿胀、疼痛情况,同时注意外敷药物的使用效果。

③ 严密观察患者的生命体征、意识情况,出现变化及时报告医生并及时处理。

④ 注意动态观察患者肝肾功能,积极预防并发症。

(6)加强基础护理:保持床单元的干净整洁,预防感染。抬高患侧肢体,以利于静脉回流,减轻肿胀。

(7) 心理护理:护士应关心、安慰患者,耐心解释疾病相关知识,促进早期康复。

3. 健康指导与康复

(1) 去野外林区应穿着长袖衣衫,戴面罩及手套,以免被蜂等蜇伤。

(2) 蜂在飞行时不要追捕。

(3) 教育儿童要远离蜂巢和毒虫。

十、急腹症救护

急腹症是腹部常见急性疾病的总称。根据腹内脏器病变可分为炎症性、穿孔性、出血性、梗阻性、绞窄性,其共同特点是发病急、进展快、病情重,需紧急处理。

临床表现为腹痛、恶心、呕吐、腹胀、黄疸、发热、大小便异常及腹膜刺激征。

(一)身心评估

(1) 腹痛的病因和诱发因素,发生时间与饮食和活动的关系。

(2) 腹痛的部位、程度、缓急、持续时间、性质及伴随的症状。

(3) 既往史。

(4) 生命体征。

(二)护理措施

(1) 在未诊断前,对急腹症患者应禁食、禁水、禁热敷、禁灌肠或禁用泻药、禁用止痛剂,实施抗感染、抗休克、抗腹胀,纠正水、电解质和酸碱失衡。

(2) 加强病情观察,监测生命体征,建立静脉通道,做好相关记录。

(3) 放置胃管和导尿管。对腹胀明显、胃肠穿孔等患者,应尽早放置胃管进行胃肠减压;对休克、酸碱失衡等危重患者,应及时留置导尿管。

(4) 正确采集标本送检。如血型鉴定及血型交叉试验、血液生化检查、血常规检查等。

(5) 需紧急手术者,应做好术前准备,包括备皮、药物过敏试验、术前用药、心理护理等。

(6) 体位可取半卧位,有助于减轻病痛。

(三)健康指导与康复

(1) 指导患者保持良好的心态,合理休息。

(2) 适当开展户外活动,注意劳逸结合。

十一、上消化道出血救护

上消化道出血是指屈氏韧带以上的消化道,包括食管、胃、十二指肠、胰、胆道病变引起的出血,以及胃空肠吻合术后的空肠病变出血。出血的病因多为上消化道疾病或全身性疾病。呕血和黑便是上消化道出血的特征性表现。

（一）身心评估

（1）评估患者生命体征。

（2）出血量、性质和颜色评估。

（二）护理措施

（1）须绝对卧床休息，抬高下肢，头偏向一侧，及时清理呕吐物，保持呼吸道畅通，保持环境安静。医护人员适当安慰患者，消除其紧张、恐惧心理，注意保暖、吸氧，及时建立静脉通道，补充血容量以防休克，必要时做好输血准备。

（2）采取有效的止血措施，必要时准备三腔气囊管或四腔双囊管压迫止血，根据医嘱及时给予止血药物。开展内镜直视下止血：① 硬化剂注射止血术；② 食管曲张静脉套扎术；③ 组织黏合剂注射及选择性血管造影及栓塞治疗，必要时行手术治疗。

（3）严密观察出血情况，注意观察皮肤的色泽，四肢的温度，静脉的充盈度和意识、心率、脉搏、呼吸、血压的变化及尿量。

（三）健康指导与康复

（1）保持良好的心境。

（2）合理饮食与休息。

（3）适当进行体育锻炼。

（4）禁食刺激性食物。

（5）注意饮食卫生。

十二、心肌梗死救护

心肌梗死是指因冠状动脉供血急剧减少或中断，致使心肌因严重而持久地缺血导致心肌坏死。临床上表现为持久的胸骨后剧烈疼痛，心肌酶谱升高，心电图进行性改变；可发生心律失常、休克或心力衰竭，属冠心病的严重类型。

（一）身心评估

（1）心绞痛发作史。

（2）胸痛发作的诱因、部位、程度及发作频率。

（3）疼痛是否放射以及伴随症状。

（二）护理措施

（1）在急性期 5—10 min 内完成首份心电图检查，30 min 内给予双抗药物应用，并予心电监护、心肌酶谱及血流动力学监测，定时观察胸痛、心率、心律、血压及呼吸的变化。严格卧床休息、制动，做好饮食护理、排便护理。

（2）备齐各种抢救药品。

（3）医护人员给患者以体贴、关心、安慰和鼓励，消除其紧张恐惧心理。病房环境应安静、整洁，并做好家属工作，减少探视，以免引起患者情绪波动。

（4）注意止痛剂的应用。在急性心肌梗死时，应迅速、及时地给予止痛药，但年老者或休克患者慎用。

（5）急性胸痛发作时无需常规吸氧，建议 SpO_2 低于 94％且无高碳酸血症性呼吸衰竭时应给予吸氧，SpO_2 目标值为 94％—98％。对于存在慢性阻塞性肺病和高碳酸血症性呼吸衰竭风险的患者，应将 SpO_2 控制在 88％—92％。

（6）溶栓疗法的监测与护理配合。

（7）心脏介入治疗的护理。

（三）健康指导与康复

（1）适当休息与活动。

（2）培养良好的生活习惯。

（3）保持愉快的心情。

（4）饮食粗细搭配。

（5）遵医嘱服药。

十三、脑卒中的救护

脑卒中是脑中风的学名，是一种突然起病的脑血液循环障碍性疾病，又叫脑血管意外。脑卒中是指脑血管疾病的患者，因各种诱发因素引起脑内动脉狭窄、闭塞或破裂，而造成急性脑血液循环障碍，临床上表现为一过性或永久性脑功能障碍的症状和体征。脑卒中分为两种类型：出血性脑卒中和缺血性脑卒中。

（一）FAST 快速评估

（1）F：Face（脸部）体征：口角歪斜，鼻唇沟变浅。

（2）A：Arm（手臂）体征：一侧肢体乏力或两侧肢体乏力。评估时可以抬高患者一只手或者两只手，患者手臂无力抬起。

（3）S：Speak（讲话）：说话困难，言语不清。

（4）T：Tell（拨打急救电话）。

（二）护理措施

1. 出血性脑卒中护理措施

（1）严格卧床，床头抬高 15°—30°或于平卧位头偏向一侧。

（2）开放气道，保持呼吸道通畅。呼吸平稳者给予鼻导管高流量吸氧；对舌后坠者立即置口咽通气管；呼吸道梗阻者立即清除呼吸道异物；呼吸小于 6 次/min 或大于 35 次/min，均提示呼吸功能障碍，应采用简易呼吸器辅助呼吸或行气管插管。

（3）密切监测患者生命体征及病情变化。尤其注意观察意识、瞳孔、血压、脉搏、呼吸、是否有头痛、呕吐等颅内高压情况。

（4）迅速建立有效的静脉通道。

（5）遵医嘱应用抢救药物，根据病情及时使用各种抢救药物。

（6）遵医嘱采集血标本进行血常规、血生化、凝血时间、血糖等检查。迅速协助进行头部 CT 检查。

（7）严格控制体温,对持续高热患者应采取物理降温,必要时可应用退热药物或冬眠疗法。重症患者可选择两侧颈动脉处持续冰敷,保护脑细胞,减少死亡率。

（8）对于烦躁不安的患者,安置床档,必要时给予适当的肢体约束,保护患者的安全。

（9）做好手术和住院的转运准备。

2. 缺血性脑卒中护理措施

（1）迅速入住卒中中心。

（2）密切监测患者生命体征及病情变化,尤其注意观察意识、瞳孔、血压、脉搏、呼吸、头痛、肌力等情况。

（3）迅速建立有效的静脉通道。

（4）护送患者行 CT 检查或 CTA 检查,必要时配合医生进行溶栓治疗。

（5）遵医嘱应用抢救药物,根据病情及时使用各种抢救药物。

（6）加强基础护理和心理护理。

（7）做好转运准备,保障转运途中患者的安全,按要求做好患者交接工作。

（三）健康指导与康复

（1）合理饮食与休息。

（2）适当进行体育锻炼和功能锻炼。

（3）保持愉快的心情。

（4）遵医嘱服药。

十四、急性中毒救护

（一）急性中毒一般护理

急性中毒是指有毒的化学物质短时间内或一次超量进入人体而造成组织、器官器质性或功能性损害。

（1）迅速清除毒物,立即脱离中毒环境,终止继续接触毒物。

（2）吸入性中毒,将患者迅速脱离中毒环境,移至空气新鲜处,必要时给予吸氧和人工呼吸,保持呼吸道通畅。

（3）接触性中毒,应迅速脱去患者的一切污染衣物,彻底清洗污染部位。

（4）洗胃,为减少继续吸收毒物,对于神志清醒的患者可采取口服催吐洗胃,对于昏迷患者以及服用大量药物者必须尽快采用洗胃机洗胃,一般在服用药物后 4—6 h 内洗胃效果最佳。如果服用药物量比较大,或药物体内吸收较慢,即使时间超过 6 h,洗胃对于服药的多数患者也是非常必要的。

① 置洗胃管时,患者取坐位或半坐位,如患者不能坐起或昏迷,采用侧卧位,头部稍低,保持口低于咽喉部,以预防胃液进入气管。将涂有液状石蜡的胃管由口或鼻腔插入,同时嘱患者做吞咽动作,昏迷患者可用开口器撬开口腔,用弯钳将胃管缓缓送入胃内。洗胃时患者头偏向一侧,防止误吸。

② 胃管插好后,应先抽尽胃内容物并留取少量内容物做毒物鉴定。如无胃内容物抽

出,可用注射器注入少量清水或生理盐水,回抽后的液体也可留作鉴定。

③ 根据毒物种类选择洗胃液,毒物不明时可选用生理盐水或温开水。

④ 一般采用电动洗胃机洗胃,每次灌洗液量为 300—500 mL,不宜过多,防止毒物进入肠道或导致急性胃扩张,小儿可根据年龄决定液量,一般以 50—200 mL 为宜,且不宜使用洗胃机。

⑤ 洗胃的原则为快进快出,先出后入,出入量基本相等,反复清洗,直至排出液与灌入液色泽相同为止。如出现血性洗出液,应立即停止洗胃,并给予胃黏膜保护剂。

⑥ 强酸强碱毒切忌洗胃,可给予牛奶、蛋清及植物油等保护剂保护黏膜,减少强酸强碱等毒物的腐蚀作用。

(5)密切观察意识状态、呼吸频率及类型、脉率、血压、瞳孔、尿量等变化并记录,详细记录出入液量。

(6)保持呼吸道通畅,及时清除呼吸道分泌物,给予氧气吸入,必要时行气管插管、机械通气等。

(7)生活护理:急性患者应卧床休息,注意保暖,昏迷患者要做好皮肤护理,防止褥疮发生,吞服腐蚀性毒物者应特别注意口腔护理,密切观察口腔黏膜的变化。

(8)饮食护理:病情许可时,尽量鼓励患者进食,少食多餐,急性中毒患者的饮食应为高蛋白、高糖、高维生素的无渣饮食,腐蚀性毒物中毒者应早期给予乳类等流食。应保证患者足够的营养供应,必要时给予鼻饲营养或静脉营养。

(9)安全护理:防止惊厥、抽搐、烦躁不安、坠床和碰伤。对企图自杀的患者,应给予安全防范,并要有专人陪护。

(10)心理护理:根据患者中毒原因、社会文化背景以及对中毒的了解程度和心理需要,进行针对性的心理疏导,给予患者情感上的支持。

(二)一氧化碳中毒

一氧化碳俗称煤气,为无色、无嗅、无味、无刺激性的气体,是含碳物质燃烧不全的产物。一氧化碳中毒最常见的原因是生活用煤气外漏或用煤炉取暖时空气不流通。其他如炼钢、化学工业采矿等生产过程中操作不慎或发生意外事故等均可引起煤气中毒。吸入过量 CO 引起的中毒称为一氧化碳中毒。

临床表现可分为轻、中、重度:

(1)轻度中毒:头痛、头昏、恶心、呕吐、心悸、乏力,神志一般清楚,碳氧血红蛋白为 10%—20%。

(2)中度中毒:面色发红、脉速、表情淡漠、行动不便伴嗜睡,甚至发展为浅昏迷,碳氧血红蛋白为 30%—40%。

(3)重度中毒:昏迷、呼吸抑制、肺水肿、心律失常、心力衰竭、四肢肌张力增高、腱反射亢进、出现病理反射,可发生惊厥,碳氧血红蛋白为 50%。部分患者出现压迫性肌肉坏死(横纹肌溶解症),坏死肌肉释放的肌球蛋白可引起急性肾小管坏死和肾衰竭。

1. 身心评估

(1)评估患者生命体征。

(2)一氧化碳吸入史。

2. 护理措施

（1）立即将患者搬离中毒现场，移到空旷通风处，注意保暖，轻度中毒者症状可以很快解除。

（2）纠正缺氧，对轻、中度中毒者可用鼻导管吸氧，严重中毒者用面罩高浓度吸氧，氧流量为 8—10 L/min，有条件者应立即行高压氧舱治疗。

（3）密切观察患者的生命体征、神志及瞳孔的变化，尤其是重度中毒的患者，准备好气管插管等急救器材。

（4）对症护理：对烦躁不安、频繁抽搐者做好安全防护工作。高热患者可采用物理降温或药物降温，并做好相应护理。

（5）预防并发症：如脑水肿、坠积性肺炎、压力性损伤等。

3. 健康指导与康复

加强功能锻炼，促进功能恢复，必要时进行康复治疗。

（三）急性巴比妥类药物中毒

巴比妥类药物为临床常用的镇静剂和催眠剂。吞服过量巴比妥类药物可引起急性中毒，临床表现以中枢神经系统抑制为主。

临床表现根据服用剂量的不同，可分为：

（1）轻度中毒：指口服 2—5 倍催眠剂量的药物所致的中毒。表现为嗜睡，推动可叫醒，反应迟钝，言语不清，有判断及定向力障碍。

（2）中度中毒：指吞服 5—10 倍催眠剂量的药物所致的中毒。患者沉睡或进入昏睡状态，强烈刺激虽可唤醒，但不能言语，又立即沉睡，呼吸略慢，眼球有震颤。

（3）重度中毒：指吞服 10—20 倍催眠剂量的药物所致的中毒，患者进入昏迷，呼吸深而慢，可出现陈-施呼吸，脉搏细速，血压降低，严重者发生休克。患者有少尿，早期昏迷有四肢强直，腱反射亢进，锥体束征阳性，后期则全身松弛，各种反射消失，瞳孔缩小，对光无反应。长期昏迷患者可并发肺炎、肺水肿、脑水肿、肾衰竭等而危及生命。

1. 身心评估

（1）评估患者生命体征、瞳孔大小、对光反射和角膜反射、呼吸节律，判断中毒的程度。

（2）了解服药的名称、时间、量，服药前后是否饮酒。

（3）了解患者的心理-社会支持系统情况，有无各种应激事件，有无焦虑、抑郁等症状。

2. 护理措施

（1）迅速清除毒物：

① 口服中毒者，以 1∶5000 高锰酸钾溶液或清水洗胃。昏迷者，应先证实胃管在胃内再行洗胃，以免灌洗液误入气管。

② 药用炭对吸附各种镇静催眠药均有效。应用药用炭同时常给予硫酸钠导泻，一般不用硫酸镁导泻。

（2）保持呼吸道通畅：

① 及时给予吸氧。

② 及时清除口腔及气管内的分泌物，必要时行气管插管或气管切开。

③ 呼吸中枢抑制者可给予呼吸中枢兴奋剂。每 2 h 翻身拍背一次，防止坠积性肺炎发生。

（3）促进药物排泄：

① 静脉补液，每日 3000—4000 mL 5%葡萄糖液或生理盐水，密切观察尿量。

② 碱化尿液，促进药物由肾脏排出。

③ 静脉注射速尿（呋塞米），每次 40—80 mg，每小时尿量在 250 mL 以上。

④ 血压降低者给予升压药物治疗。

⑤ 对于严重中效类药物中毒所致肾功能不全患者，可考虑透析疗法（血液或腹膜）。

3. 健康指导与康复

（1）指导患者家属加强镇静安眠药管理。

（2）指导患者促进睡眠。

（3）告知患者服用催眠药物的精神依赖性及副作用。

（四）急性酒精中毒

急性酒精中毒是指由一次性饮入过量酒精或酒类饮料引起的中枢神经系统由兴奋转为抑制的状态。大多数成人致死量为纯酒精 250—500 mL。

临床症状大致分为兴奋期、共济失调期、昏睡期三期：兴奋期患者有头晕、言语多、无逻辑性、欣快感等症状，伴有皮肤黏膜充血；共济失调期则有言语不清、步态不稳、动作不协调，伴眼球震颤；昏睡期患者沉睡、颜面苍白、呼吸浅弱、唇微发绀，严重者出现深昏迷甚至死亡。患者呼出的气体及呕吐物均有酒味。

1. 身心评估

（1）了解患者饮入酒精的时间、量及浓度。

（2）评估患者的呼吸及意识状态。

（3）评估患者呕吐的次数，观察呕吐物的性状，有无胃出血。

2. 护理措施

（1）轻症患者一般不需治疗，将自行康复。注意保暖，预防吸入性肺炎，必要时可刺激舌根部催吐，再饮茶水。

（2）催吐、洗胃、导泻等对消除胃肠道内残留乙醇可有一定作用。

（3）呼吸浅弱患者给予高流量吸氧，氧流量 6—8 L/min。

（4）遵医嘱静脉使用催醒、止吐、保护胃黏膜等药物。

（5）烦躁不安、过度兴奋者可用小剂量安定肌肉注射，避免使用吗啡、苯巴比妥类等对呼吸中枢具有抑制作用的药物。

（6）重者可给予透析治疗。血乙醇浓度大于 5000 mg/L，伴有酸中毒或同时服用其他可疑药物者，应及早行血液透析或腹膜透析治疗。

（7）观察患者生命体征、瞳孔及神志的变化，并做好病情及出入量记录。

3. 健康指导与康复

（1）给予心理疏导。

（2）交代患者切勿空腹饮酒和饮酒过量。

（五）铅中毒

铅中毒主要表现为以神经、消化、造血和肾脏等系统损害的全身疾病。急性铅中毒大多系口服可溶性无机化合物和含铅药物等引起，慢性铅中毒多见于长期吸入铅烟、铅尘的工人。

（1）急性铅中毒以腹绞痛、贫血、中毒性肝炎三大症状为主要表现，严重者可出现中毒性肾病及中毒性脑病。平均潜伏期为 6 天，早期有头痛、头晕、失眠、食欲不振、易激动。病情加重出现幻觉、狂躁等神经精神障碍，甚至瞳孔散大，意识丧失。

（2）慢性铅中毒多表现为头昏、乏力、食欲不振、脐周隐痛、便秘和肌肉关节酸痛等非特异性症状。

1. 身心评估

（1）评估患者生命体征。

（2）头痛、腹痛、心悸等情况。

2. 护理措施

（1）清除毒物首先要脱离毒源及中毒环境，避免中毒加重。对于吸入性中毒，应立即脱离中毒环境，脱去污染的衣物等，然后用肥皂水和清水冲洗干净。口服者要尽快催吐、洗胃排毒。

（2）驱铅疗法主要为使用金属螯合剂促进铅的排出：

① 依地酸二钠钙 1.0 g 加入 5％葡萄糖溶液 250 mL 或生理盐水静脉滴注，连续用药 3 天、停药 4 天为 1 个疗程，一般用药 2—4 个疗程。

② 青霉胺 0.3 g，每日 3—4 次口服，用药 5—7 天、停药 2—3 天为 1 个疗程，一般用药 2—4 个疗程，用药前应做青霉素过敏试验。

③ 硫乙胺用于急性四乙铅中毒，能减轻神经症状，剂量为 200—400 mg，加入 5％葡萄糖溶液中静脉滴注。

（3）有腹绞痛者可给予阿托品 0.5—1.0 mg 肌肉注射或 10％葡萄糖酸钙 10 mL 静脉注射。

（4）急性脑病患者应绝对卧床休息。

（5）严密观察生命体征、神志及瞳孔变化，如有异常，及时汇报医生。

3. 健康指导与康复

（1）爱卫生，勤洗手。

（2）不吃含铅食物，平衡膳食。

（六）汞中毒

汞为银白色的液态金属，常温下呈液态。急性汞中毒主要由口服升汞等汞化物引起。患者在服后数分钟到数十分钟即可引起急性腐蚀性口腔炎和胃肠炎。

（1）患者有口腔和咽喉灼痛，并有恶心、呕吐、腹痛，继有腹泻。常可伴有周围循环衰竭和胃肠道穿孔。3—4 天后（严重的可在 24 h 内）可发生肾衰竭，同时可有肝脏损害。

（2）呕吐物和粪便常有血性黏液和脱落的坏死组织。

（3）皮肤接触汞及其化合物可引起接触性皮炎，皮疹为红斑丘疹，可融合成片或形成水疱，愈合后有色素沉着。

1. 身心评估

（1）了解患者职业史或摄入毒物史。

（2）对口腔黏膜完整性进行评估。

（3）恶心、呕吐、腹痛、腹泻等情况。

2. 护理措施

（1）口服汞化合物引起的急性中毒，应先口服生蛋清、牛奶或活性炭，然后用 0.05％的高锰酸钾溶液或清水洗胃，洗胃完毕用 50％硫酸镁 40—60 mL 导泻。洗胃过程中要注意毒素腐蚀引起消化道穿孔的可能性。

（2）应用解毒剂，如二硫基丙磺酸钠、二硫基丙醇、乙酰消旋青霉胺等。

（3）密切观察患者生命体征、神志和瞳孔变化，注意水、电解质和酸碱平衡。

（4）出现肾功能损害者应避免应用驱汞药物，及早进行透析治疗，透析时可应用驱汞药物。

3. 健康指导与康复

（1）加强个人防护。

（2）定期体检。

（3）改革生产工艺，减少接触汞的机会。

（七）急性有机磷中毒

有机磷中毒是指人体在短期内吸入过量的有机磷农药，导致体内的乙酰胆碱酯酶积聚过多，所产生的以毒蕈碱样、烟碱样和中枢神经系统为主要表现的临床综合征。

临床表现：

（1）毒蕈碱样症状：又称 M 样症状，主要是副交感神经末梢兴奋所致，类似毒蕈碱样作用，表现为平滑肌痉挛和腺体分泌增加。临床表现先是恶心、呕吐、腹痛、多汗，后出现流泪、流汗、流涎、腹泻、尿频、大小便失禁、心率减慢和瞳孔缩小。可有支气管痉挛和分泌物增加、咳嗽、气促，严重时出现肺水肿。此类症状可用阿托品对抗。

（2）烟碱样症状：又称 N 样症状，乙酰胆碱在横纹肌神经肌肉接头处过度蓄积和刺激，使面、眼睑、舌、四肢和全身横纹肌发生肌纤维颤动，甚至全身肌肉发生强直性痉挛。患者常有肌束颤动、牙关紧闭、抽搐、全身紧束压迫感，而后发生肌力减退和瘫痪以及呼吸肌麻痹，引起周围性呼吸衰竭。此类症状不能用阿托品对抗。

（3）中枢神经系统症状：中枢神经系统受乙酰胆碱刺激后有头晕、头痛、乏力、共济失调、烦躁不安、谵妄、抽搐和昏迷等表现。

1. 身心评估

（1）评估患者生命体征。

（2）观察神志、双侧瞳孔大小、对光反应。

（3）了解服药名称、剂量、服药时间。

（4）注意呕吐物及排泄物（粪、尿）的颜色、气味，并观察腹痛等情况。

（5）观察是否有肌肉颤动及痉挛。

2. 护理措施

（1）迅速清除毒物，防止继续侵入体内。

① 立即将患者搬离中毒现场，注意保暖。

② 脱去污染衣物，用肥皂水或大量清水彻底清洗污染的皮肤，包括指甲缝、头皮等处。

③ 眼部污染可用生理盐水或 2％碳酸氢钠冲洗（敌百虫即美曲膦酯忌用），再用生理盐水彻底冲洗，至少持续 10 min；或以 0.05％高锰酸钾溶液（对硫磷、内吸磷忌用）反复洗胃，直至洗出的液体澄清、无农药气味为止，然后用硫酸钠导泻。

（2）立即给予解毒药：如阿托品、胆碱酯酶复能剂、长托宁等。应早期、足量、联合、重复用药。

（3）对症处理：

① 保持呼吸道通畅，给予吸氧或使用人工呼吸器，必要时行气管插管或气管切开术。

② 有循环衰竭、血压下降者，可应用升压药。

③ 有惊厥者可用镇静剂，如安定或苯巴比妥类，禁用吗啡。

④ 脑水肿患者可用脱水剂和糖皮质激素。

（4）用药过程中严密观察病情变化，注意中毒症状的改变，观察患者神志、面色及生命体征的变化，及时发现肺水肿、脑水肿、呼吸衰竭等并发症的早期症状，即使患者中毒症状已消失，仍需观察 3—5 天，重度中毒者更应严密观察至少 1 周以上，以防病情反复加重而突然死亡。

3. 健康指导与康复

（1）加强劳动卫生职业防护。

（2）做好患者和家属的思想工作，以消除隐患。

（八）食物中毒

食物中毒是由于进食被细菌或毒素污染的食物而引起的急性感染中毒性疾病。

临床表现：胃肠型食物中毒以急性胃肠炎为主要表现，神经型食物中毒以神经系统症状如眼肌和咽肌瘫痪为主要表现。

1. 身心评估

（1）了解毒物的种类、名称、剂量、途径和接触时间。

（2）评估患者生命体征。

（3）观察患者神志及神经反射。

（4）观察皮肤黏膜颜色、温度、湿度。

2. 护理措施

（1）首先确保生命体征平稳，肉毒中毒可因呼吸中枢麻痹而危及生命，因此，对肉毒中毒者应加强呼吸道管理，必要时行气管切开及呼吸机辅助呼吸。

（2）胃肠型食物中毒导致脱水严重者应积极补充液体、电解质，行抗休克治疗。

（3）应用抗生素。

（4）肉毒中毒者早期给予抗毒血清，在起病 24 h 或肌肉瘫痪前使用效果最佳。同时做好消化道毒素消除工作，包括洗胃、导泻、灌肠等措施，阻断毒素吸收入血。有条件的机构可进行全肠灌洗。

（5）补充足够营养及水分，必要时可鼻饲。

3. 健康指导与康复

（1）做好患者思想工作。

（2）告知患者恢复期间的注意事项。

（3）向患者宣教预防中毒及自救防护知识。

（九）强酸中毒

强酸中毒指硫酸、硝酸和盐酸等具有强烈的刺激和腐蚀作用的酸类物质经呼吸道、消化道及皮肤接触而被吸收,可使接触部位的蛋白质凝固,造成坏死。

临床表现:根据接触强酸的途径可分为以下三种症状:

(1)皮肤症状:强酸接触皮肤引起灼伤,皮肤腐蚀坏死形成溃疡,创面干燥,边缘分界清楚,肿胀较轻,上覆有棕黑色或灰色痂皮,灼伤处疼痛剧烈。

(2)消化道症状:口服强酸后,患者口、咽、喉头、食道、胃均有剧烈灼痛、恶心、呕吐(反复不止)情况,呕吐物内含有血液和黏膜组织。严重者可发生食道、胃穿孔等症状。

(3)呼吸道症状:强酸类酸雾吸入呼吸道后有较强的刺激作用,患者可出现呛咳,咳泡沫状痰及血丝痰等症状,还可出现呼吸困难,严重者可出现肺水肿甚至休克。

1. 身心评估

(1)强酸类毒物接触史。

(2)皮肤、眼部受损情况。

(3)口服中毒:口、咽、喉头、食管、胃剧烈灼痛,反复恶心、呕吐等情况。

(4)强酸烟雾:呛咳、胸闷情况,严重者出现肺水肿。

2. 护理措施

(1)皮肤灼伤者首先除去污染衣服;用大量流动水冲洗局部皮肤至少 10 min;局部应用中和剂,如 2%—5%碳酸氢钠、肥皂水等;静脉补液,防止休克;严密观察生命体征和尿量;灼伤面积大者,按烧伤创面处理。

(2)消化道灼伤者严禁洗胃和催吐;口服蛋清、牛奶或氢氧化铝凝胶,以保护食道、胃黏膜;静脉补液,维持水、电解质平衡;严密观察并记录生命体征变化。

(3)呼吸道灼伤者立即雾化吸入 4%碳酸氢钠溶液;呼吸困难、喉头水肿者可行气管切开;建立静脉通道,积极治疗肺水肿;严密观察并记录生命体征变化。

3. 健康指导与康复

(1)从事接触强酸毒物的工作人员应注意劳动保护。

(2)对于误服者,生活中要其小心谨慎。

(十)强碱中毒

强碱中毒指氢氧化钠、氢氧化钾、氧化钠和氧化钾等腐蚀性物质接触皮肤或进入消化道后,与组织蛋白结合形成可溶性、胶样的碱性蛋白盐,并能皂化脂肪,使组织脱水,严重者可造成组织变性与坏死。

临床表现:

(1)灼伤:皮肤黏膜多有充血、水肿和溃疡。眼部污染后,可引起角膜炎、角膜溃疡。

(2)消化道灼伤:口腔、食道、胃有强烈的烧灼痛,腹部有绞痛,反复呕吐,呕出血性胃内容物,并有血性腹泻,全身有碱中毒症状,出现手足抽搐,严重者可有食管、胃穿孔,并可发生休克。

1. 身心评估

(1)了解患者强碱类接触史。

(2)观察皮肤、眼部受损情况。

2. 护理措施

(1)皮肤烧灼者立即用大量流动水冲洗,然后用弱酸中和,中和剂切勿在冲洗前使用,以免产生中和热,加重烧伤;眼部灼伤者立即用大量清水或生理盐水冲洗 20 min,再用 3%硼酸溶液冲洗,最后用眼药水滴眼。

(2) 消化道灼伤者严禁洗胃和催吐,可给予蛋清、牛奶等口服保护胃黏膜;严密观察并记录生命体征变化。

(十一) 氰化物中毒

氰化物能在体内迅速析出氰离子,故其毒性大,属高毒类。职业性氰化物中毒通过呼吸道吸入和皮肤吸收引起,生活性中毒以口服为主,口腔黏膜和胃肠道均能充分吸收。

临床表现为早期的眼和上呼吸道刺激症状,进而呼吸困难,并有胸闷、心悸、头痛、恶心、呕吐、可见心率增快,皮肤黏膜呈现鲜红色,随即出现强直性和阵发性抽搐,甚至角弓反张,如不及时抢救,患者很快会呼吸先于心跳停止而死亡。

1. 身心评估

(1) 评估患者生命体征。

(2) 呼吸、胸闷、头痛、呕吐、皮肤等的评估。

2. 护理措施

(1) 抢救必须争分夺秒,迅速帮助患者脱离中毒现场,移至通风处,脱去污染的衣服,冲洗污染处皮肤。

(2) 对呼吸停止者应尽快进行人工呼吸,气管插管,给予高流量吸入。

(3) 立即碾碎亚硝酸异戊酯 1—2 支后给患者吸入 15 s,间隔 2—3 min 重复 1 次,直至静脉注射亚硝酸钠为止。

(4) 3% 亚硝酸钠 10—15 mL,加入 25% 葡萄糖 20 mL,静脉缓慢注射,时间不少于 10 min,一旦发生血压下降应立即停药。

(5) 静脉缓慢注射 50% 硫代硫酸钠 20—40 mL。

(6) 误服者可用大量 10% 硫代硫酸钠、0.05% 高锰酸钾溶液或 3% 过氧化氢溶液洗胃,洗胃后再给予硫酸亚铁溶液服用。因氰化物吸收快,洗胃应在解毒剂应用后进行。

(7) 严密观察患者生命体征、瞳孔、神志的变化以及全身情况。合理使用心电监护:昏迷患者严格记录出入量,维持水、电解质平衡。

(8) 密切观察各种反射和给氧及用药后反应。

3. 健康指导与康复

(1) 做好患者思想工作、解除其顾虑。

(2) 告知患者注意事项。

(3) 宣教预防中毒及自救防护知识。

十五、急性损伤救护

(一) 损伤患者一般护理

损伤(injury)是指各类致伤因子对人体组织器官造成的结构破坏、功能障碍及其所引起的局部和全身反应。若由一种致伤因子同时引起多部位或脏器的损伤,称为多发伤。两种以上的致伤因素同时或相继作用于人体所造成的损伤称为复合伤。

1. 身心评估

(1) 了解患者健康史。

（2）了解患者受伤史，伤后表现及现场救治情况。

（3）评估受伤部位，有无合并伤。

2. 护理措施

（1）紧急处理措施：

① 立即清理口、鼻腔分泌物，保持呼吸道通畅，可使用加压面罩给氧。

② 止血：可选用加压包扎法、止血带或手术等方法迅速控制伤口出血。妥善包扎、封闭体腔伤口。胸部、脑部、腹部开放伤口应用无菌敷料或干净布料包扎，封闭开放的胸、腹部伤口，以保护脱出的腹腔内脏。

③ 骨折肢体有效制动：骨与关节损伤时加以固定和制动可减轻疼痛刺激，可用躯体或健肢以中立位固定患肢。

④ 迅速补充血容量：立即建立静脉通道，输注平衡液或血浆代用品。有手术指征者，积极做好术前准备。

（2）体位采取平卧位，体位变化宜慢。肢体受伤时患肢应抬高，有利于减轻肿，改善局部组织缺血缺氧。

（3）饮食护理：禁食或行胃减压。胃功能恢复后给予高蛋白、高热量、高维生素饮食。

（4）病情观察：

① 严密观察神志、瞳孔及生命体征变化，详细记录瞳孔的大小、对光反射情况；定期监测血压、脉搏、呼吸变化，每 15—30 min 测量并记录一次，病情稳定后改为每 2—4 h 测量一次。同时观察体温变化，休克时体温大多偏低，感染时可升高。

② 中心静脉压（CVP）监测：若 CVP 大于 1.5 kPa（15 cmH$_2$O）而血压偏低者，则表示心脏功能不全，应强心、利尿，必须减慢输液速度；若 CVP 小于 0.5 kPa（5 cmH$_2$O），则为血容量不足，需要加速输液。

③ 观察尿液颜色、量的变化，准确记录 24 h 尿量。疑有休克应留置尿管，监测每小时尿量。

④ 观察患肢动脉搏动、皮肤颜色及温度等末梢循环情况。

⑤ 并发症的观察：若出现呼吸窘迫综合征、肺部感染与肺不张、急性肾衰竭、休克等并发症，分别按各类疾病护理常规进行护理。

（5）用药护理：

① 迅速建立 2—3 条静脉通道，遵医嘱给予患者输液、输血或应用血管活性药物等；保持水、电解质平衡，尽快恢复有效循环血量。开放性伤口应注射破伤风抗毒素。

② 未明确诊断前慎用镇痛药物。缓解疼痛措施包括移除导致疼痛的物品，遵医嘱给予止痛药物、安慰等。

（6）心理护理：关心、安慰患者，耐心解释，消除其紧张和恐惧心理，帮助患者树立战胜疾病的信心。

（7）加强基础护理：严格执行无菌操作，预防呼吸系统和泌尿系统感染，预防压力性损伤，有精神症状者应防止其坠床。

3. 健康指导与康复

（1）劳逸结合。

（2）合理饮食。

（3）加强安全防护。

(二) 严重多发伤

多发伤(multiple trauma),是指在同一致伤因素作用下,人体同时或相继有两个以上的解剖部位或器官受到创伤,且其中至少有一处是可以危及生命的严重创伤或并发创伤性休克者。

处理原则:首先紧急处理威胁伤员生命的损伤,继而处理随时间延迟而恶化的损伤,最后处理一般可暂时延迟处理的损伤。

1. 身心评估

(1) 评估患者生命体征。

(2) 迅速评估伤情,按照 CRASHPLAN 程序:

C-心脏→R-呼吸→A-腹部→S-脊髓→H-头颅→P-骨盆→L-四肢→A-动脉→N-神经。

2. 护理措施

(1) 解除呼吸道梗阻:呼吸道梗阻或窒息是伤员死亡的主要原因。应及时清除口咽部的血块、呕吐物,牵出后坠的舌或托起下颌,置伤员于侧卧位或头偏向一侧,以保持呼吸道通畅。

(2) 解除气胸所致的呼吸困难:对开放性气胸迅速用厚层无菌敷料封闭伤口,变开放性气胸为闭合性气胸。对张力性气胸应尽快予穿刺闭式引流,必要时行开胸手术。对胸壁软化伴有反常呼吸者应固定浮动胸壁。

(3) 控制活动性出血:选择最有效的止血方法(指压法、止血带法、加压包扎法、填塞法等),控制明显的外出血,并将伤肢抬高,以控制出血。

(4) 创面处理:创面中外露的骨折端、肌肉、内脏、脑组织不得回纳入伤口内,以免加重损伤或将污物带入伤口深部。伤口内异物或血凝块不要随意去除,以免再度发生大出血。在严格执行无菌操作下行清创缝合,若系膜内组织或脏器脱出,应先用干净器皿保护后再包扎,不要将敷料直接包扎在脱出的组织上面。脑组织脱出时,应先在伤口周围加垫圈,保护脑组织,不可加压包扎。

(5) 保存好断离的肢体,以备再植手术:伤员断离的肢体用无菌敷料包好,外套塑料袋并扎紧,再放冰袋,以减慢组织的变性和防止细菌繁殖。冷藏时防止冰水侵入断离创面,切忌将断离肢体浸泡在任何液体中。断离肢体应随伤员一起送往医院,以备再植手术。

(6) 抗休克:用留置针快速建立两条静脉通道,补充有效循环血量,可加压输注平衡液、右旋糖酐、血浆等。对于严重多发伤性休克,补充血容量是治疗成功的关键。

(7) 对症处理:颅内血肿,应迅速钻孔减压;腹腔内出血应做好术前准备,尽早剖腹探查;骨折根据具体情况行内固定或外固定,注意伤肢的血液循环及肿胀情况,抬高患肢,保持功能位;脊髓损伤者应减少不必要的搬动,翻身时保持胸腰为一直线,防止扭曲及神经损伤。

(8) 严密观察病情变化:对暂不手术的留观者,注意其神志、瞳孔、面色、肢端循环及生命体征的变化。若发现有肢体麻痹或瘫痪;应警惕颈椎损伤的可能性。

(9) 留置尿管,观察尿量,评估休克状况。

(10) 心理护理:对需立即手术或预测有死亡危险的患者,应与家属、患者多沟通,减轻患者心理压力。

（11）加强基础护理：昏迷、需长期卧床者应注意保持皮肤及床单元清洁、干燥，定时翻身、叩背，预防压力性损伤及肺部感染。

（12）保持口腔清洁，预防口腔感染。

3. 健康指导与康复

加强营养支持，局部患肢保暖，保持肢体功能锻炼，以利于恢复局部肢体功能，预防并发症。

（三）复合伤

复合伤是指两种以上的致伤因素同时或相继作用于人体所造成的损伤。复合伤常以一种损伤为主，伤情可被掩盖，多有复合效应。发生复合伤时休克发生率高，感染常是复合伤的重要致死原因。常见复合伤类型：放射复合伤、烧伤复合伤、化学复合伤。

1. 身心评估

（1）评估患者生命体征。

（2）伤情评估。

2. 护理措施

（1）各类型复合伤急救：

① 放射复合伤：人体同时或相继遭受放射损伤和非放射损伤（如烧伤、冲击伤等）称为放射复合伤。放射复合伤以放射损伤为主。

Ⅰ. 现场救护：

a. 迅速除去致伤因素；

b. 清除口、鼻、耳道的异物和粉尘，保持呼吸道通畅；

c. 戴口罩，扎好袖口、裤脚；

d. 对气胸、休克等进行急救处理；

e. 迅速使伤员撤离现场，按轻重缓急转送伤员。

Ⅱ. 抗休克：可加压输注平衡液、右旋糖酐、血浆、全血等。

Ⅲ. 预防感染：尽早处理创面，合理使用抗生素。

Ⅳ. 早期抗辐射处理：对伤员进行清洗，清洗的污水和污物用深坑掩埋，勿使其扩散。胃肠道污染者可行催吐、洗胃、导泻等。

Ⅴ. 创面、伤口的处理：清洗伤口时，应注意先将伤口覆盖，以防止放射性物质的冲洗液进入伤口；创面用无菌生理盐水反复冲洗；冲洗后的创面应避免用有促进放射性物质溶解或吸收的有机溶剂擦拭；清创后一般做延期缝合。

② 烧伤复合伤：是指人体同时或相继受到热能（热辐射、热蒸气、火焰等）和其他创伤所致的复合损伤。最常见的是烧伤合并冲击伤，两伤合并后，出现相互加重效应，使休克、感染发生率高，出现早，程度重，持续时间长。

Ⅰ. 防止肺损伤：严重肺出血、肺水肿是早期的主要死因。应从现场急救开始，保持呼吸道通畅。有呼吸困难或窒息者紧急插入口咽通气导管或切开气管，高流量给氧。

Ⅱ. 抗休克：补液时密切观察呼吸、心率（律）的变化，防止心力衰竭、肺水肿的发生。当烧伤合并颅脑损伤时，抗休克指标应控制在低水平，休克控制后适当应用脱水药。

Ⅲ. 抗感染：及早妥善处理创面，注意防止内源性感染。使用抗生素和破伤风抗毒素预防注射。

Ⅳ. 保护心、脑、肺、肾功能。

③ 化学性复合伤：各种创伤合并化学毒物中毒或伤口直接污染者，称为化学性复合伤。化学毒物可经呼吸道、消化道、皮肤或黏膜进入人体，引起人中毒甚至死亡。

Ⅰ. 清除毒物：对皮肤污染的伤员，立即脱去染毒衣服，水溶性毒剂用清水冲洗皮肤毒物；对吸入中毒的伤员，迅速使其脱离污染区；眼内污染者用无菌生理盐水冲洗 10 min 以上；口服毒物者可给予催吐、洗胃、导泻等；伤口污染者，应尽早清创。

Ⅱ. 及时实施抗毒疗法：当诊断明确后立即实施抗毒治疗或应用特效解毒药。

Ⅲ. 纠正重要器官功能紊乱，预防并发症。

（2）病情观察：

① 密切监测生命体征变化，是早期防治感染性休克或急性心肺损害的关键。

② 控制输血输液总量及速度，防止发生或加重肺水肿。对少尿者酌情给予扩张肾脏血管的药物，以增加肾血流量。

（3）加强基础护理：保持皮肤清洁、干燥，预防压力性损伤的发生。保持环境安静，减少外界不良刺激。保持创面清洁、干燥，防止感染。

（4）心理护理：关心患者，减轻其紧张、恐惧情绪，配合医生抢救。

3. 健康指导与康复

急性期不能进食者应加强静脉或肠内外营养支持，恢复期给予高热量、高蛋白饮食，增强机体防御能力。禁烟、酒，过量吸烟、饮酒易加重病情。加强营养支持和恢复期的功能锻炼，定期复查。

（四）脑外伤救护

脑外伤是指头部受到外界不同致伤因素所致的损伤。

根据病因分为开放性脑损伤和闭合性脑损伤。常见的颅脑损伤有头皮损伤、颅骨损伤及脑损伤。

临床表现：

（1）头皮损伤：损伤局部剧烈疼痛出血，出血量大可造成休克。

（2）颅骨骨折：骨折引起的脑膜、脑血管和神经损伤，可合并有脑脊液漏、颅内血肿及颅内感染等。

（3）脑损伤：

① 脑震荡伤后会立即出现短暂的意识丧失，可伴有头痛、头晕、恶心、呕吐等。

② 脑挫裂伤为意识障碍严重，持续时间长，有明显的神经系统阳性体征，常合并有继发性脑水肿、脑出血，严重者出现高颅压及脑疝。

③ 颅内血肿：是损伤导致颅骨的板障出血或者是硬脑膜和脑的动脉、静脉、静脉窦、毛细血管等的出血，经过若干时间积累，形成一定占位效应的血肿。

1. 身心评估

（1）评估患者生命体征、意识状态。

（2）观察瞳孔大小及对光反射。

（3）观察肢体活动情况。

（4）进行 GCS 评分。

2. 护理措施

（1）维持静脉通道：患者一到抢救室即应根据需要建立静脉通路、备血、进行血流动力学监测、留置导尿。颅脑外伤伴意识障碍者必须立即建立留置静脉通道。中度以上颅脑外伤要预防脑水肿，可用25％甘露醇250 mL（根据需要酌情加地塞米松、呋塞米）30 min内滴完。

（2）保持呼吸道通畅：给予吸氧、气管插管或气管切开、吸痰，应用呼吸兴奋剂以确保呼吸道通畅。有条件者应用呼吸机辅助呼吸。

（3）对颅脑外伤引起的原发性和继发性休克，应采取积极的抗休克治疗。密切监测患者生命体征以及病情变化情况。若发现患者一侧瞳孔进展性散大合并对光反射消失、意识出现不同程度障碍，可能发生脑疝，应及时汇报医生，进行对症处理。

（4）头颅外伤患者应剃去头发，检查头颅，了解有无伤口、创伤的形态、有无帽状腱膜下出血等。对轻度头颅开放伤患者进行清创缝合；有颅内血肿者可钻颅抽吸或开颅清除血肿；开放性颅骨骨折者予以手术治疗。对病情危急或脑受压症状明显者应紧急手术抢救。需手术者均应做好术前准备。

（5）在患者病情允许的条件下，检查患者全身各部位受伤情况，并注意肢体活动情况。对合并伤者，须快速辨识其是否存在胸穿或腹穿的可能，给予有针对性地施以救治措施，最大限度地降低患者的致残率与死亡率。

（6）对意识障碍患者应防止其坠床，躁动者按医嘱给予适当的镇静剂或冬眠药物。躁动厉害者适当给予约束带或加床档保护。

（7）全面落实心理护理，强化救护工作实行的规范性与有效性。

3. 健康指导与康复

（1）保持良好的生活习惯、合理饮食。

（2）保持良好的心态。

（3）加强功能锻炼和康复训练，定期复查。

（五）颌面及颈部创伤

颌面及颈部创伤不仅可造成上颌骨或下颌骨、颧骨、口腔以及所属区域内的眼、鼻、耳等感觉器官损伤，且也可伤及颈段的咽、喉、气管、食管、脊椎、脊髓以及大血管神经等重要结构。

1. 身心评估

（1）评估患者生命体征。

（2）评估患者伤情。

2. 护理措施

（1）畅通气道：及时清除咽喉部的异物、凝血块、碎骨片及分泌物，用吸引器或手掏出阻塞物。牵出舌固定，以防舌后坠，或托起下陷的上颌软腭。咽喉部肿胀，有明显血肿或骨折及软组织异物等可采用置入口咽管或气管内插管，必要时行气管切开。如分泌物吸入气管甚至下呼吸道的伤员，可立即做环甲膜穿刺，吸出分泌物。

（2）止血：一般颌面部伤的伤处均有较多的组织移位，出血较明显。急救时只要将组织复位，略加包扎，即可止血，较大动脉可用指压止血。颈部开放性损伤、大出血常是致死的主要原因。现场应立即采取指压止血法，创口小者可用一指压向脊柱；创口较大者应用两指分别压迫血管的颅端和近心端,以控制出血,包扎时要注意不能移动骨折片,以防加重窒息。切忌用绷带环颈压迫。颌面部的早期处理包括彻底清洗创面,尽量保留组织,争取早期缝合,尽量闭合膜窦伤口。

(3) 颈部制动:任何颈部损伤的患者,均考虑有颈椎损伤的可能,在未明确排除颈椎损伤之前,应给予颈托制动,或于头颈两侧放置沙袋或替代物制动。

(4) 固定:颌骨骨折时,应将上下牙咬合对位,再将移位的软组织复位,用绷带包扎固定。

(5) 建立静脉通道,予以抗休克治疗及全身支持疗法。

(6) 预防感染,应用抗生素和破伤风抗毒素(TAT)。

(7) 严密观察患者病情变化,包括神志、瞳孔、生命体征、肢体活动、感觉运动等,做好对症处理及护理记录。

(8) 加强基础护理,防止并发症的发生。保持口腔清洁,定时冲洗口腔,以去除食物残渣、伤口内分泌物、坏死组织等,以减少口腔内微生物数量。保持伤口清洁、干燥,及时更换污染敷料。

(9) 心理护理:不论损伤轻重,患者及家属均对损伤的恢复存在一定忧虑。医务人员不仅应注重救治,同时也应注意给后期修复治疗打好基础。加强与患者的思想沟通,使其树立信心,保持积极健康的心理状态。

3. 健康指导与康复

(1) 3 个月左右需复查。

(2) 保持情绪稳定。

(3) 避免受凉、感冒,不要用力咳嗽、打喷嚏,保持大便通畅。

(4) 控制烟、酒,禁食辛辣、刺激食物。

(5) 保持口腔清洁。

十六、胸部损伤救护

胸部损伤是指胸壁、胸膜及胸内各脏器受到外界致伤因素所造成的损伤。

根据胸膜腔与外界是否相通,分为闭合性和开放性损伤两类。闭合性损伤大多是暴力挤压或钝器打击胸部所致;开放性损伤大多是火器、弹片和刀伤等利器穿透胸壁所致,形成开放性血气胸。

临床以胸痛、呼吸困难、咯血及休克为主要特征。

(一) 身心评估

(1) 评估患者生命体征。

(2) 评估患者全身状况:是否合并血气胸、脑及腹部复合伤。

(3) 有无反常呼吸。

(4) 有无休克、感染、肺不张、创伤性湿肺、脂肪栓塞等潜在并发症的发生。

（二）护理措施

1. 急救护理

（1）了解致伤原因、部位及程度,进行现场抢救。

（2）呼吸心搏骤停时,应立即行心肺复苏术。

（3）窒息者应立即清除呼吸道分泌物或异物。

（4）张力性气胸立即用粗针头从第二肋间锁骨中线处刺入进行穿刺减压或胸膜腔引流,同时做好手术探查准备;开放性气胸用无菌敷料压迫使开放伤口变为闭合伤口。

（5）多根多处肋骨骨折出现浮动胸壁,应紧急行胸壁加压包固定,减轻反常呼吸运动。

（6）纠正休克,迅速建立两条以上静脉通道补充血容量,必要时配血。

（7）吸氧,改善通气功能。

（8）胸部损伤未明确诊断前禁食、禁水。

（9）准确记录出入量。

2. 病情观察

（1）观察生命体征及神志、瞳孔等变化。

（2）多根多处肋骨骨折患者注意有无胸闷、气急、出冷汗、反常呼吸等。

（3）观察有无进行性呼吸困难、发绀、烦躁不安、休克、昏迷等气胸表现。

（4）注意引流液的量及性质,若出血量大于 1500 mL 并出现失血性休克,且伴有严重循环、呼吸功能紊乱、气管向健侧移位等症状,应立即协助处理。

（5）疑有心脏创伤者若出现心脏压塞征,应迅速配合医生行心包穿刺或紧急行开胸术。

（6）协助各项辅助检查,做好急诊手术的准备。

（三）健康指导与康复

（1）加强营养,给予高蛋白、高维生素饮食。

（2）逐步增加活动,预防呼吸道感染。

十七、腹部损伤救护

腹部损伤是指腹部受到外界各种致伤因素所致的损伤,主要是由于外力直接暴力作用于腹部引起的腹壁或内脏的损伤以及利器、爆震作用于腹部引起的穿透性损伤。

根据损伤的脏器不同分为实质性脏器损伤和空腔脏器损伤。实质性脏器损伤如肝、脾、胰、肾的损伤,临床表现为腹腔出血、休克征象、腹膜刺激征等;空腔脏器损伤如胃、肠、胆囊、膀胱的损伤,临床表现为急性腹膜炎和感染性休克症状。

（一）身心评估

（1）了解伤情及受伤后病情发展,如受伤时间、受伤部位,有无腹痛、腹胀、恶心、呕吐等。

（2）评估患者生命体征及尿量的变化,有无休克。

（3）观察患者情绪反应。

（二）护理措施

1. 急救护理

（1）了解受伤经过、致伤因素、身体接触部位及临床表现等，尽快明确诊断，配合抢救。

（2）迅速建立静脉通道，积极防治休克。

（3）保持呼吸道通畅，给予氧气吸入。

（4）开放性损伤有内脏膨出应用清洁或消毒布类覆盖，并给予注射破伤风抗毒素，严禁将膨出脏器返纳腹腔。

（5）胃肠减压，禁食。

2. 病情观察

（1）定时测量生命体征。

（2）观察腹痛性质、部位及范围。

（3）观察腹部压痛、反跳痛、肌肉紧张范围和程度。

（4）注意合并其他损伤的程度和进展情况。

（5）实质性脏器破裂出血及空腔脏器穿孔引起出血性休克和腹膜炎时，立即行剖腹探查。

（6）监测各种相关的生化、B超、腹腔穿刺的结果等。

（7）手术患者应做好术前准备，如配血、备皮、心电图检查等。

3. 药物护理

（1）遵医嘱给予抗生素预防感染。

（2）诊断不明的腹痛，严禁用吗啡类镇痛药。

（三）健康指导与康复

（1）多食易消化、营养丰富的食物。

（2）保持大便通畅。

（3）坚持锻炼身体，提高机体抵抗能力。

十八、骨关节损伤救护

骨关节损伤是指骨组织连续性中断和关节的密合性遭到破坏的损伤。骨折是由于直接或间接的暴力、肌肉突然猛烈收缩、长久劳损及骨骼本身病变导致的；关节损伤主要是由于外来暴力、关节先天发育不良、关节病变骨端破坏、关节囊及韧带松弛引起的。常见的骨关节损伤分为骨折和关节损伤两类。

临床表现为疼痛和压痛、肿胀及瘀斑、功能障碍；骨折特有体征如畸形、反常活动、骨摩擦音；关节损伤症状如关节脱位、韧带损伤。

（一）身心评估

（1）评估伤口及肢体温度、运动、感觉情况，动脉搏动和末梢血运情况。

（2）评估患者生命体征，严密观察面色、神志、尿量，是否有失血性休克征。

（3）评估有无其他危及生命的重要脏器损伤。

（二）护理措施

1. 急救护理

（1）初步检查，确定有无危及生命的合并伤，并积极抢救。

（2）简单、有效地固定损伤部位，避免在处理和搬运过程中增加新损伤。

（3）认真检查有无颅脑、腹部、胸部、血管、神经、肌腱等合并伤。

（4）开放性骨折应彻底清创，注射破伤风抗毒素。

（5）病情允许时行 X 线摄片、CT 等检查，以明确骨折类型、部位及程度，手术定位。

（6）遵医嘱给予镇静、止痛、抗感染等治疗。

（7）骨盆骨折合并直肠、膀胱、尿道损伤应优先处理并发症，并留置导尿管，检查尿液。

（8）断离肢（指）应冷藏保存，肢体用清洁布类包裹，外用塑料袋包装，周围置冰块，禁止直接浸泡在冰块或冰水中，应争取 6 h 内进行再植，以免断离肢体发生坏死。

（9）脊柱损伤的患者要采用正确的搬运方法，使用硬板，绝不可使躯干弯曲或扭转。

2. 病情观察

（1）观察患者呼吸、神志变化。警惕骨折端血肿张力增大，脊髓中脂肪微粒进入破裂的静脉窦内，引起肺或脑脂肪栓塞而出现呼吸困难、昏迷甚至死亡。

（2）注意有无脊柱骨折压迫脊髓引起不同程度的截瘫。

（3）观察损伤部位的血液循环，如局部疼痛、肿胀、指趾屈曲、皮肤苍白或潮红、发绀、远端动脉搏动减弱或消失等，应考虑有无因血肿或软组织压迫骨筋膜室引起骨筋膜综合征。

（4）注意骨折局部有无疼痛、压痛、肿胀、肢体活动障碍等。

（三）健康指导与康复

（1）加强营养。

（2）保持良好心情。

（3）预防再次外伤。

（4）加强功能锻炼。

（5）定期复查。

十九、无创血流动力学监护

1. 急危重症监测的目的

评估疾病的严重程度，连续评价器官功能状态，早期发现高危因素，指导疾病诊断和鉴别诊断，实现滴定式和目标性的治疗，评价加强治疗的疗效。

2. 无创监护的特点

准确，无创，无并发症，费用相对低，操作简单，连续，可重复使用。

3. 急危重症中无创血流动力学监护

（1）心阻抗血流图（ICG）。

（2）超声心动图（UCG）。

（3）多普勒心排血量监测。

（4）二氧化碳无创心排血量测定。

ICG 监护适用于身高为 122—229 cm、体重为 30—159 kg 的小儿、成人。

ICG 监护不能用于安装了每分通气量式(MV)起搏器,且 MV 传感器功能打开的患者。

4. ICG 主要监测的内容及意义

ICG 主要检测的内容和意义见表 2.2。

表 2.2 ICG 主要检测的内容和意义

参数	名称	单位	参考值	定义
SV	每搏量	mL	60—130	每次心跳搏动由左心室泵出的血液总量
C. O.	心排量	L/min	4.5—8.5	每分钟内由左心室泵出的血液总量
C. I.	心脏指数	$L/(min \cdot m^2)$	2.5—4.0	经过体表面积标准化处理后的心输出量
SVR	体循环阻力	DS/cm^5	770—1500	血液在动脉系统内流动所遇到的阻力(通常所称后负荷)
TFC	脑液传导性	k/Ω	男 30—50 女 21—37	主要通过对血管内、肺泡内以及胸腔内的组织间液检测得出的胸腔内的电传导率
PEF	预射血间期	ms	取决于心率	从左心室出现电激发开始至主动脉瓣打开这段时间
LVET	左心室射血时间	ms	取决于心率	从主动脉瓣打开至主动脉瓣关闭之间的时间间隔
STR	收缩时间比率	无	0.30—0.50	生物电机机械收缩期比率
LCW	左心室做功	kg·m	5.4—10	为了泵出血液,左心室每分钟所必须做出的功的总量
LCWI	左心室做功指数	$(kg \cdot m)/m^2$	30—5.5	经过体表面积标准化处理后的左心室做功
HR	心率	次/min	60—100	心脏每分钟跳动的次数

5. ICG 在急诊科的应用

(1) 休克早期患者的血流动力学监测,并指导治疗。

(2) 急性呼吸困难患者原因鉴别,并指导治疗。

(3) 高血压患者血流动力学状态监护,指导药物治疗及效果评价。

(4) 心力衰竭患者的循环功能监护及治疗效果评价。

(5) ICG 使用的操作步骤:

第一步:选取并清洁电极片粘贴部位。

第二步:连接多参数监护仪。

第三步:设置患者基本信息(性别、年龄、体重、身高、血压等)。

第四步:选择监护参数,常用 SV、C. O.、C. I.、SVR、TFC。

第五步:读取监测数据。

第三节 常用急救技术操作常规

一、急救五项技术

(一)畅通呼吸道

气道阻塞是急诊和危重患者突然及早期死亡的主要原因之一。

尽早使用基本气道开放技术,可解除因舌根后坠、呕吐物及血块导致的气道阻塞。急救医护人员必须具有熟练的开放气道技术,对不同急诊和危重患者选用有效的方法开放气道。气道开放技术有:① 基本技术:基本手法开放气道(仰头举颏法、仰头抬颈法、托颌法),咽插管(口咽通气管、鼻咽通气管)。② 气管插管:经鼻气管插管、经口气管插管。③ 外科技术:环甲膜穿刺、环甲膜切开、气管切开。

1. 适应证

(1)呼吸、心搏骤停或昏迷患者。

(2)急性喉痉挛、喉头水肿等。

(3)各种原因引起气道阻塞者。

2. 方法

(1)仰头举颏法:患者仰卧,一手置于前额向下用力使头后仰,另一手的食指与中指置于下颏中点旁 1—2 cm,使患者头后仰至下颏骨延线与地面垂直。

(2)仰头抬颈法:患者仰卧,一手置于前额使头后仰,另一手放在颈下,将颈托起(颈椎损伤者禁用)。

(3)托颌法:患者仰卧,急救者将其肘部放在患者头部两侧,双手抓住患者下颌并向操作者方向牵拉。一方面头稍向后仰,另一方面将下颌骨前移。

(4)口咽通气管的应用:为防止患者舌后坠,保持呼吸道通畅,可选择大小合适的口咽通气管将舌根与下咽部隔开。先用口咽管的叶片压住舌头,然后旋转 180°置入舌尾部凸面。口咽管可作为牙垫使用,亦可不直接接触做口对口通气,还可防止舌后坠。

(5)鼻咽通气管:主要用于不能口咽通气的患者,注意导管的选择应合适和插管动作要轻柔。

3. 注意事项

(1)疑有或有颈椎损伤者,可举颏但尽量不仰头,以免加重脊髓损伤。小儿头部不能过度后仰,以免加重气道阻塞。

(2)口咽通气导管通常不用于神志清楚和上呼吸道反射活跃的患者,否则可能会引起喉痉挛、呕吐及误吸。

(二)止血

血液是维持生命的重要物质,如出血量为总血量的 20%(800—1000 mL)时,会出现头晕、脉搏增快、血压下降、出冷汗、肤色苍白、少尿等症状,如出血量达总血量的 40%(1600—

2000 mL)时,就有生命危险。因此,实施合理、有效的止血措施对于外伤大出血的急危重患者极为重要,直接关系到该类患者的生命转归。

1. 方法

(1) 直接按压止血法:

① 出血点直接压迫止血:紧急时可先在出血的大血管处或稍近端用手指加压止血,然后再更换其他方法。

② 动脉行径按压法:在出血点无法按压或效果不佳时,可在动脉行径中将中等或较大的动脉压在骨骼上止血(此法仅能减少出血量,达不到完全止血)。

(2) 压迫包扎法:在出血位置用敷料外加一纱布卷或毛巾、衣服等,适当加压包扎。常用于一般伤口出血,应注意松紧适度。

(3) 填塞法:对于深部伤口出血用纱布条、绷带等填充,外面再加压包扎,以防止血液沿组织间隙渗漏。

(4) 止血带止血法:适用于四肢大动脉止血或采用加压包扎后不能有效控制的大出血时使用。使用不当会造成更严重的出血或肢体缺血坏死。止血带一定要用衬垫保护局部软组织。不能用绳索、电线、铁丝代替止血。

(5) 加压充气止血带止血法:先在出血部位放置棉垫,再将充气囊放在敷料上,环绕肢体或躯干包裹止血带,立即充气加压至出血停止为止。一般 300 mmHg 可达到止血目的。此法组织受压程度轻、损伤小。

2. 注意事项

(1) 止血术是外伤急救技术之首。使用时要根据具体情况,可选用一种,也可以把几种止血法结合一起应用,以达到最快、最有效、最安全的止血目的。根据出血的部位和出血情况,选择合适的止血方法。

(2) 头颈部止血时,不能同时按压两侧颈动脉,或环形包扎颈部。

(3) 使用止血带止血法:

① 缚扎部位:原则上应尽量靠近伤口以减少缺血范围,上臂止血带只能缚在中上 1/3 处,以免损伤桡神经。下肢外伤大出血应扎在大腿根部。前臂和小腿因有 2 根长骨不宜用止血带(使血流阻断不全)。

② 衬垫:使用止血带的部位应先在缚扎处垫上敷料或布类,否则会损伤皮肤。止血带可扎在衣服外面,把衣服当衬垫。

③ 时间:一般每隔 30—60 min 放松一次,每次 2—3 min(放松时用其他止血法)。使用止血带的总时间不应超过 5 h(冬天可适当延长)。

④ 松紧度:应以出血停止、远端摸不到脉搏为合适。

⑤ 标记:使用止血带者应有明显标记,注明开始使用的时间、部位、放松时间并贴在前额或胸前易发现部位。

⑥ 做好松解准备:松解前要先补充血容量,做好纠正休克和止血用器材的准备。

(三) 包扎

包扎是创伤后急救技术中最常用的方法之一。它有保护创面、压迫止血、固定敷料和夹板、扶托住受伤肢体、减轻伤员痛苦、保护伤口免受再污染、固定敷料和帮助止血等作用。最常用的包扎材料是绷带、三角巾和四头巾,也可就地使用毛巾、手帕、被单、布块或衣服等物品。

1. 方法

（1）绷带包扎法有环形包扎法、螺旋及螺旋反折包扎法、"8"字形包扎法、回返式包扎法、蛇形包扎法。包扎时要掌握好"三点一走行"，即绷带的起点、止点、着力点（多在伤处）和行走方向的顺序。

（2）三角巾可折叠成带状包扎较小伤口或作为悬吊带，可展开或折成燕尾巾包扎躯干或四肢上较大的伤口，也可将两块三角巾连接在一起包扎更大范围的创面。

（3）胸带、腹带用于包扎胸、腹部的伤口。适当加压可有固定肋骨骨折和防止腹部切口裂开的效果。

2. 注意事项

（1）选择宽度合适的绷带卷，潮湿或污染的均不可使用。潮湿绷带，因干后收缩可致缠绕过紧。

（2）绷带包扎要防滑脱，起始 2 周应将绷带头压住，需要续加绷带时，应将两端重叠6 cm。

（3）包扎时应均匀用力，松紧适度，动作轻快，尽量保持功能位。皮肤皱褶处如腋窝、腹股沟等与骨隆突处要用棉垫或纱布作衬垫。需要抬高肢体时，应给予适当的扶托物。

（4）包扎方向应从远心端向近心端，以帮助静脉血液回流。包扎四肢时，将指（趾）端外露，以便观察血液循环。

（5）包扎出血伤口，应用多层无菌敷料覆盖伤口，再加适当压力包扎，以达到止血目的，同时注意伤口局部渗血情况。

（6）绷带固定时的结应放在肢体外侧面，严禁放在伤口上，在骨隆突处或易于受压的部位打结。

（7）解除绷带时，先解开固定结或取下胶布，然后以两手互相传递松解，紧急时或绷带已被伤口分泌物浸透干涸时，可用剪刀剪开。

（四）固定

固定术是针对骨折的急救措施，可以防止骨折部位移动，具有减轻伤员痛苦的功效，同时能有效地防止因骨折断端的移动而损伤血管、神经等组织造成的严重并发症。实施骨折固定先要注意伤员的全身状况，如心脏停搏要先做复苏处理；如有休克要先抗休克或同时处理休克；如有大出血要先止血包扎，然后固定。其选用的材料有木制夹板、钢丝夹板、充气夹板、负压气垫、塑料夹板，特制的颈部固定器、股骨骨折的托马固定架，紧急时就地取材的竹棒、木棍、树枝等。

1. 适应证

所有的四肢骨折、脊柱骨折、骨盆骨折。

2. 方法

固定的材料和方法很多：夹板固定法、钢丝固定夹板固定法、托马夹板固定法、石膏固定法、自体固定法等。

3. 注意事项

（1）固定前应尽可能牵引伤肢和矫正畸形，再将伤肢放在适当位置，固定于夹板或其他支架上。不可将刺出的骨端送回伤口，如有伤口和出血，应先止血和包扎，再行骨折固定。

若伤员休克,应先抗休克处理。

（2）固定范围一般应超过骨折处远、近两个关节,即"超关节固定原则"。

（3）所有关节、骨隆突部位应以棉垫隔离保护,既要牢固又不可过紧。

（4）肢端（趾或指）要露出,以便观察血液循环情况,如发现指（趾）端苍白、发冷、麻木、疼痛、水肿或青紫,说明血液循环不良,应松开重新固定。

（5）固定时动作要轻巧,固定要牢靠,松紧应适度。

（6）固定后避免不必要的搬动,不可强制伤员进行各种活动。

（五）搬运

搬运是急救医疗不可分割的重要组成部分。伤病员在现场进行初步急救处理后,由于发病现场条件的限制和抢救的需要,往往要把伤病员转移到更适合的场所或医院,需要借助一定的工具或以人为的方式安全地把患者搬运到运输工具上。规范、科学的搬运术对伤病员的抢救、治疗和预后是至关重要的。

1. 方法

（1）徒手搬运法适用于狭窄的阁楼和通道等担架或其他简易搬运工具无法通过的地方。

① 单人搬运:包括扶持法、抱持法、背负法、侧身匍匐法、牵托法。

② 双人搬运:包括椅托法、拉车式、平抱和平抬法。

③ 三人搬运或多人搬运。

（2）器械搬运是指用平车担架（包括软担架、移动床轮式担架等）现代搬运器械或者因陋就简,利用床单、被褥、竹木椅、木板等作为搬运工具的一种搬运方法。担架搬运法:患者头部向后,足部向前,以便后面抬担架者可以随时观察患者的病情变化。向高处抬时,前者放低,后者抬高,使患者保持水平状态;下台阶时方法则相反。

（3）特殊伤员的搬运法:

① 脊柱、脊髓损伤或疑似损伤:不可随意搬运或扭曲其脊柱部。在确定性诊断治疗前,按脊柱损伤原则处理。搬运时,顺应伤病员脊柱或躯干轴线,滚身移至硬担架上,一般为仰卧位,有铲式担架搬运则更为理想。搬运时,原则上应由 2—4 人同时进行,用力均匀,动作一致。切忌一人抱胸、另一人搬腿的双人拉车式的搬运法,会造成脊柱的前屈,使脊椎骨进一步压缩而加重损伤。

② 颈椎损伤:首先应注意不轻易改变其原有体位,如患者坐不稳,马上让其躺下,应用颈托固定其颈部。如无颈托,则头部两侧用沙袋、软枕、衣服等物固定,然后一人托住其头部,其余人协调一致用力将伤病员平直地抬到担架上。搬运时注意用力一致,以防止因头部扭动和前屈而加重伤情。

③ 呼吸困难:患者取坐位,不能背驮。用软担架（床单、被褥）搬运时注意不能使患者躯干屈曲。如有条件,最好用折叠担架（或椅）搬运。

④ 颅脑损伤:颅脑损伤者常有脑组织暴露和呼吸道不畅等表现。搬运时伤病员取半仰卧位或侧卧位,易于保持呼吸道通畅;脑组织暴露者,应保护好其脑组织,并用衣物、枕头等将伤病员头部垫好,以减轻震动,应注意颅脑损伤常合并颈椎损伤。搬运昏迷伤员时,使患者侧卧或仰卧,头偏向一侧,以利于保持呼吸道的通畅。

⑤ 胸部伤:胸部受伤者常伴有开放性血气胸,需包扎。搬运已封闭的气胸伤病员时,以

坐椅式搬运为宜,伤病员取坐位或半卧位。有条件时最好使用坐式担架、折叠椅或担架调整至靠背状。

⑥ 腹部伤:伤病员取仰卧位,屈曲下肢,腹肌放松,防止腹腔脏器受压而脱出。注意脱出的肠段要包扎,不要回纳,可用大小适当的碗扣住内脏或取伤员的腰带做成略大于内脏的环,围住脱出的脏器,然后用腹部三角巾包扎,妥善固定,防止内脏继续脱出。此类伤病员宜用担架搬运。

⑦ 骨盆损伤:骨盆伤应将骨盆用三角巾或大块包伤材料做环形包扎,患者仰卧于硬质担架上,膝微屈,膝下加垫。

⑧ 休克:患者取平卧位,不用枕头,或取脚高头低位,搬运时用普通担架即可。

⑨ 身体带有刺入物:先包扎好伤口,固定好刺入物,方可搬运。外露部分较长者,要有专人保护刺入物,搬运途中避免震动、挤压、碰撞,防止刺入物脱出或继续深入。

2. 注意事项

(1)处于严重休克期的非失血性休克者,心搏骤停或围心搏骤停期患者切忌搬动。

(2)必须在原地进行检查伤口,行包扎止血等救治之后再行搬动及转运。

(3)转运首选救护车或能使伤员平卧的车辆,搬运时避免震动,避免增加伤病员的痛苦。

(4)搬运时颈部要固定,注意轴线转动。骨关节、脊椎要避免弯曲和扭转,以免加重损伤。根据不同的环境和伤情采取不同的搬运方法,避免二次损伤或因搬运不当造成的意外伤害。

(5)搬运时注意患者的安全,动作要轻稳,不可触及患部;伤病员抬上担架后必须扣好安全带,以防止坠落;上下楼梯时应保持头高位,尽量保持水平状态;担架上车后应予固定,保持伤病员头朝前脚向后的体位;对不同病情的伤员取不同的体位,使患者舒适。

(6)转运中严密观察生命体征变化、保持呼吸道通畅,防止窒息。较长时间的运送应定时翻身,调整体位,协助大小便、饮食等。保持各种管道通畅,输液患者应妥善固定,防止滑脱,注意输液速度的调节。

(7)注意保暖,感觉障碍者忌用热水袋。注意遮阳、避风、挡雨等。

(8)尽量减少不必要的搬动。

二、气管切开术

气管切开术是畅通气道的急救技术之一,指在颈段气管前壁正中做一个切口,并将呼吸管置入气管的手术。给患者予辅助通气,并可以经套管处吸除呼吸道的分泌物。

(一)术前护理

(1)患者的准备:手术局部的皮肤准备(备皮范围是下颌及胸骨上、两侧至肩部,男患者剃去胡须),做好患者的心理护理及解释工作,签署手术同意书。

(2)环境准备:气管切开术可以在手术室或床边进行,病房内采取紫外线照射,地面使用消毒液拖地,室温保持 18—22 ℃,相对湿度保持 50%—70%。

(3)用物及急救药品的准备:吸痰器、氧气、麻醉床、呼吸机(或辅助呼吸气囊)、气管切开盘(一次性吸痰管数根、无菌治疗碗及镊子、无菌生理盐水、无菌区内存放气管点冲液)、各种急救药品(如呼吸兴奋剂、肾上腺素等)。床边切开者另备床边站灯、电源插线板、屏风、气管切开包、适当型号的气管套管(金属套管和一次性硅胶套管)。

(二) 术后护理

(1) 入住 ICU 病房或单人病室,并专人守护,保持室内空气流通和地面清洁,谢绝探视。

(2) 如病情允许时,术后应先去枕平卧,使颈部舒展,利于呼吸道通畅和分泌物引流。注意观察局部出血、渗血情况。

(3) 必要时给予鼻饲流食,防止误吸和肺部感染。

(4) 切口敷料术后 24 h 更换。若渗血和痰液污染时应随时更换。每日更换喉垫 2 次,套管口用双层消毒湿纱布覆盖,并保持湿度,防止灰尘和异物吸入。

(5) 术后 24 h 检查套管系带松紧,松紧以放进两手指为宜。过松易引起气管套管脱管,过紧会使患者不适,并且还会压迫颈部的血管引发不良后果。使用金属套管的患者内套管应每 4—6 h 更换消毒一次,每次内套管取出时间不宜超过 30 min,防止痰痂堵塞。

(6) 术后 48 h 因瘘管未形成,不可更换外套管。金属外套管每 1 个月更换一次,一次性套管则需 1 周更换一次。给予呼吸机辅助通气的患者气囊应充气 3—5 mL,每隔 4—6 h 放气一次,每次 3—5 min,这样可以避免气囊长时间充气压迫气管壁,影响局部血液循环。没有使用呼吸机的患者,上呼吸道分泌物较多时,也可气囊充气以减少上呼吸道分泌物流入下呼吸道的可能,减少感染的概率。

(7) 呼吸肌麻痹者每日吸痰 3 次,由 2 人配合进行操作,首先为患者翻身叩背,病情允许时先抬高床尾进行体位引流,现在还可以使用排痰机为患者排痰后吸痰。每次吸痰时间不应超过 15 s,注意手法轻柔,禁止频繁在气管上下反复提插,以免损伤黏膜,引起出血。应先吸气管再吸口腔、鼻腔。吸痰时鼓励和指导患者咳嗽。使用听诊器听诊肺部有无湿性啰音。客观判断痰液是否吸净。

(8) 气道湿化:痰液黏稠的患者可以给予气道湿化。使用呼吸机时呼吸机配备有湿化装置,湿化器内定时加入灭菌用水进行气道湿化。没有使用呼吸机的患者,用输液泵将灭菌用水经气切套管处直接滴入持续湿化气道。

(9) 如发生吸痰管插不进,应仔细寻找原因,并给予相应处理。

① 吸痰管难以插入时有以下三种情况:气管套囊脱落、痰痂堵塞、脱管。

② 处理:立即更换套囊;及时吸痰,可应用"8"字排痰法:叩拍、挤压、点冲、引流;用血管钳撑开气管将原套管插入,病情允许时请耳鼻喉科医生重新安放气管套囊。

(10) 脱管原因及处理方法:

① 原因:

a. 术后 2—3 日局部消肿,套管系带较松,套管易从气管脱出;

b. 患者更换内套管时,若与外套管粘连,拔出时切不可用力过猛,若用力过大,拔除时手又未将套管盘固定好,易将外套管一同拔出,导致脱管;

c. 翻身或咳嗽使套管脱出;

d. 患者自己拔出。

② 处理方法。气管套管脱出后患者会出现呼吸困难,发生危险,甚至导致死亡,需做紧急处理:

a. 去枕平卧,立即将肩部垫起,使头后仰并告知医生;

b. 双手持原来的套管,沿正中线试行插入,注意不可用力过猛,如能插入,则呼吸困难可立即缓解,如无法插进,立即将急救盘内血管钳或血管扩张器插入伤口,直到气管再张开时,将气管套管插入并固定好。

(11) 堵管护理:一次性堵管 3 天后呼吸平稳、咳嗽有力可考虑拔管;2 岁以下的婴儿也可行一次性堵管,但要严密观察病情变化;呼吸肌麻痹的患者要试行堵管梯度:1/3→1/2→3/4→全堵。

(12) 拔管前必须先试行堵管,堵管后 3 天病情平稳者自行咳嗽可考虑拔管。拔管前做好患者的解释工作,伤口可用消毒蝶形胶布拉拢后自行愈合,或请耳鼻喉科医生将伤口缝合,待 7 天愈合再拆线。拔管后 24 h 应床边备气管切开包,特别注意观察患者的呼吸,必要时重新行气管切开。

三、气管插管术

将一种特制的气管内导管经声门置入气管的技术,称为气管内插管。这一技术能为气道通畅、通气供氧、呼吸道吸引和防止误吸等提供最佳条件。

(一)适应证

(1) 患者自主呼吸突然停止,紧急建立人工气道进行机械通气和治疗。

(2) 严重呼吸衰竭,需行人工加压给氧和辅助呼吸者。

(3) 不能自主清除上呼吸道分泌物,胃内容物返流或出血,随时有可能误吸,有必要行肺泡冲洗术者。

(4) 各种全麻或静脉复合麻醉手术者。

(5) 新生儿窒息的复苏。

(二)禁忌证

气管插管没有绝对的禁忌证,然而当患者有下列情况时应慎重考虑操作。

(1) 喉头水肿、急性喉炎、喉头黏膜下血肿、插管创伤引起的严重出血等。

(2) 咽喉部烧灼伤、肿瘤或异物存留者。

(3) 主动脉瘤压迫气管者,插管时可导致主动脉瘤破裂。

(4) 颈椎骨折、脱位者。

(5) 面部骨折。

(三)插管前准备

(1) 向家属讲明插管的必要性和可能出现的并发症。

(2) 准备并检查用物是否齐全适用,选择合适的气管导管,检查气囊有无漏气,选择合适的麻醉咽喉镜,检查喉镜灯泡是否明亮。另备导管管芯、牙垫、空针、气管插管固定器、听诊器等。

(3) 检查患者口腔内有无松动的牙齿、义齿、异物等。

(4) 准备并检查呼吸支持设备,如面罩、简易呼吸器、呼吸机、吸引器及吸引管等。

（四）方法

经口腔明视插管法：

（1）患者取仰卧位，去枕头后仰，使口、咽、喉三轴线一致走向。

（2）右手拇指、食指、中指提起下颌，拇指和食指交叉拨开上、下嘴唇，使患者口张开。

（3）左手持喉镜，沿口角右侧置入口腔，将舌体推向左侧使喉镜片移至正中位置。

（4）慢慢推进喉镜使其顶端抵达会厌根部，上提喉镜（沿 45°角合力上提），暴露声门。

（5）右手持气管导管，斜口端对准声门裂，沿喉镜走向将导管插入。当充气套囊通过声带，迅速拔出导管芯，退出喉镜，再将导管插深 1—2 cm。插管深度约为鼻尖至耳垂再加 4 cm，插管位置到门齿的长度成人为 20—24 cm（小儿插管的长度＝年龄/2＋12 cm）。

（6）确定导管在气管内的方法：① 观察导管壁有气雾，感觉有温热气体自导管逸出；② 接简易呼吸器人工通气可见胸廓抬起；③ 两肺听诊有对称呼吸音。

（7）确认导管位置后向气囊充气 5—10 mL，气囊压力不超过 25 cmH$_2$O，用两条胶布十字交叉将导管固定，连接简易呼吸器或呼吸机。

（8）如一次操作未成功，应立即给予面罩纯氧通气，然后重复上述步骤。

（五）注意事项

（1）对呼吸困难或呼吸停止者，插管前应先行人工呼吸、吸氧等，以免因插管费时而增加患者缺氧时间。

（2）估计声门暴露有困难时，在导管内插入管芯，将前端弯成鱼钩状。

（3）插管时应充分暴露喉部，视野清楚。

（4）操作要轻柔、准确，以防损伤组织，勿将门牙作为着力点；动作迅速，勿使缺氧时间延长而导致心搏骤停。

（5）导管插入气管后应检查两肺呼吸音是否对称，防止误入一侧气管导致对侧肺不张，应妥善固定导管，每班记录导管置入长度。

（6）注意吸入气体的湿化，防止气管内分泌物黏稠结痂而影响通气，并随时吸痰，注意无菌操作。

（7）气囊注气应适量，需较长时间应用时，一般每隔 4—6 h 做短时间的放气一次。

（8）气管插管时间超过 72 h 病情仍不改善者，应考虑行气管切开。

（9）操作者熟练使用插管技术，尽量减少胃扩张引起的误吸，30 s 内插管未成功应先给予 100％氧气吸入后再重新尝试。

四、球囊面罩给氧法

球囊面罩给氧法是一种使用简易呼吸器的方法，能在紧急情况下保证机体重要脏器的氧供给。

（一）备物

呼吸气囊 1 套、中心供氧（必要时备氧气筒）、吸引器，治疗盘内用物同吸痰操作要求。

（二）方法

（1）患者仰卧,头后仰,使气管与口腔成一直线,使呼吸道通畅,有活动义齿应取下。

（2）解开患者领扣、领带及腰带等束缚物。

（3）清除患者上呼吸道的分泌物及呕吐物。

（4）急救者位于患者头顶侧,使患者头后仰,托起患者下颌,以 EC 手法扣紧面罩,并用手固定。

（5）用一只手有规律地挤压呼吸囊,使空气通过呼气活瓣进入患者肺部。放松时,肺部气体随呼气活瓣排出。若患者有自主呼吸,应与之同步,即患者吸气初顺势挤压呼吸囊,达到一定潮气量便完全松开气囊,让患者自行完成呼气动作。

（6）挤压速度为 12—20 次/min,提供足够的吸气和呼气时间,吸气与呼气时间比约为1∶1。

（7）急救者应注意患者是否有以下情形,以判断是否正常换气。

① 观察患者有无胸部运动,即随着呼吸球的压缩而起伏。

② 经面罩透明部分检查患者口唇及面部颜色的变化,由发绀转为红润。

③ 经透明盖检查单向阀是否适当振动。

④ 听诊了解肺部呼吸音。

⑤ 如患者行气管内插管或气管切开,则将面罩摘除,将单向阀接头直接与气管内接头连接后,依正常操作程序操作;如未接氧气时,则将氧气储气袋及氧气储气阀座卸下。

（三）注意事项

（1）挤压次数和力量依年龄而定,捏皮球时各手指用力要得当。尽量在患者吸气时挤压气囊。

（2）通气过程要始终注意保持畅通呼吸道体位,手法正确,确保氧供效果。

（3）监测病情变化,使用简易呼吸器过程中,应密切注意患者通气效果、胸腹起伏、皮肤颜色、呼吸音、生命体征和血氧饱和度参数。

五、海姆利克手法

海姆利克（Heimlich）手法是一种清除口咽部异物法。通过猛推腹部抬高膈肌,迫使肺部残气冲出气道,引起人工咳嗽,排出气道异物,从而保持呼吸道通畅。适用于固体异物吸入致气道阻塞的患者。

（一）方法

（1）对于意识清醒者,令患者站或坐,抢救者站在患者背后,双手臂抱住患者的腰,双手伸到患者的腹部,一手握拳,使其拇指一侧朝向患者腹部,放于正中线脐上,远离剑突尖;另一手紧握此手,快速向上冲击患者腹部。

（2）对于意识不清者,协助患者取仰卧位,抢救者跪或骑跨于其下半身,一手掌根紧压剑突下与脐上的腹部,另一只手压在第一只手之上,快速猛推腹部向内向上,切勿偏斜或移动,以免损伤肝、脾等脏器。

（二）注意事项

（1）用力要得当，部位要正确，避免暴力致内脏损伤和肋骨骨折等。

（2）异物排除后仍应进行正规系统的检查和预防治疗。如使用此法不能排除异物，应立即采取其他有效的措施，不得延误时间。

六、心肺复苏术

心肺复苏术中的基础生命支持心肺复苏中的基础急救技术，主要对任意原因所致的心搏骤停和呼吸停止的急症患者加以施救，促进呼吸、循环恢复，保证脑、心、肾重要脏器的血液供应。该技术主要包括胸外心脏按压、开放气道及人工呼吸。

（一）适应证

各种原因所致心脏呼吸骤停，尤其是溺水、创伤、电击伤、气道阻塞或严重的心律失常及中毒等意外情况所致的心脏停搏者。

（二）方法

（1）判定患者有无意识：轻摇患者的双肩判断患者有无意识，大声呼叫他人前来帮忙并携带除颤仪和抢救用物，记录开始抢救的时间。

（2）将患者取去枕平卧位，抢救者跪于患者右侧肩颈侧旁，解开紧身衣裤。

（3）同时判断患者心搏和呼吸是否停止：触摸患者颈动脉有无搏动，用食指及中指尖先触及气管正中部位，男性可先触及喉结，然后向旁滑移 1.5—2 cm，至胸锁乳突肌前缘凹陷处轻轻触摸颈动脉搏动。注意不能同时触摸两侧颈动脉，感知患者有无呼吸，检查时间为5—10 s。

（4）判断患者心搏停止后，应立即行胸外心脏按压 30 次。

① 按压部位：两乳头连线中点。

② 按压手法、姿势：抢救者站或跪于患者一侧，左手掌根部置于患者按压部位，两手重叠，十指交叉，手指离开胸壁。抢救者双臂绷直，双肩在患者胸骨上方正中，垂直向下用力按压，利用髋关节为支点，以背部力量向下按压。

③ 按压力方式：按压应平稳，有规律，不能间断；按压部位要准确，用力要均匀；手掌根部不要离开胸骨定位点，若离开应重新定位。

④ 按压时间与放松时间之比为 1∶1。

⑤ 按压频率：100—120 次/min。

⑥ 按压深度：成人胸骨下陷 5—6 cm，婴儿和儿童至少为胸部前后径的 1/3（婴儿大约为 4 cm，儿童大约为 5 cm）。

（5）畅通呼吸道：去除口腔和气道的异物和分泌物，有义齿者取下，方法如下。

① 仰头举颏法：患者仰卧，一手置于前额向下用力使头后仰，另一手的食指与中指置于下颏中点旁 1—2 cm，使患者头后仰至下颏骨延线与地面垂直。

② 仰头抬颈法：患者仰卧，一手置于前额使头后仰，另一手放在颈下，将颈托起（颈椎损伤者禁用）。

③ 托颌法:患者仰卧,操作者将其肘部放在患者头部两侧,双手抓住患者下颌并向操作者方向牵拉。一方面稍向后仰,另一方面将下颌骨前移。

(6) 在畅通呼吸道,判断患者呼吸停止后,应给患者实施人工呼吸。

① 口对口人工呼吸:按住患者前额,用一只手的拇指与食指捏闭患者的鼻孔,抢救者只需平静呼吸,张开口贴紧患者的嘴,向患者口内吹气,使患者胸廓上抬即可;吹毕,松开捏鼻孔的手,抢救者头稍抬起,侧转换气并观察胸部复原情况。

② 球囊面罩人工呼吸,详见本章相关内容。

③ 按压与人工呼吸之比为 30∶2。

④ 操作 5 个循环后再次判断颈动脉搏动和呼吸,时间不超过 10 s。

如已恢复,进行高级生命支持;如颈动脉搏动及自主呼吸未恢复,继续上述操作 5 个循环后再次判断,直至高级生命支持人员及仪器设备到达。

(7) 注意观察病情,及时判断复苏是否有效。

① 复苏有效指标:能触摸到大动脉搏动;自主呼吸恢复;瞳孔由大变小;面色、口唇由发绀转为红润;有眼球活动,睫毛反射与对光反射出现,意识恢复,出现反射与挣扎。

② 复苏终止指标:

a. 脑死亡(深度昏迷,对任何刺激无反应;自主呼吸停止;瞳孔固定;脑干反射消失:包括瞳孔对光反射、角膜反射、吞咽反射、睫毛反射)。

b. 无心搏及呼吸,已做 CPR 30 min 以上,心电图为一直线(三个以上导联)。

(三) 注意事项

(1) 人工呼吸时送气量不宜过大,以免引起患者胃部胀气。

(2) 胸外按压时要确保足够的频率及深度,尽可能不中断胸按压,每次胸外按压后要让胸廓充分回弹,以保证心脏得到充分的血液回流。

(3) 胸外按压时肩、肘、腕在一条直线上,并与患者身体的长轴垂直。按压时,手掌掌根不能离开胸壁。

(4) 快速反应、团队协作,施救者应同时进行几个步骤,如同时检查呼吸和脉搏,以缩短开始首次按压的时间。

(5) 由多名施救者形成综合小组,同时完成多个步骤和评估。

七、洗胃术

洗胃术即洗胃法,是指将一定成分的液体灌入胃腔内,混合胃内容物后再抽出,如此反复多次,清除胃内毒物或刺激物,避免毒物吸收,减轻胃黏膜水肿,治疗幽门梗阻及扩张,为手术或检查做准备。洗胃术有催吐洗胃术、胃管洗胃术、剖腹胃造口洗胃术 3 种。

(一) 适应证

急性口服中毒无禁忌证者,催吐洗胃无效或失败者,需留取标本进行毒物分析。

(二) 禁忌证

上消化道出血及胃穿孔,食管胃底静脉曲张,吞服强酸、强碱等腐蚀性药物者。

（三）方法

（1）迅速将患者安置于抢救室。评估患者病情（简单询问既往史），了解服用毒物的名称、量及时间等。

（2）向患者及家属说明洗胃的目的及意义，消除患者和家属的紧张情绪。

（3）对于清醒合作的患者取坐位，采用口服催吐法洗胃。

（4）对于昏迷或意识模糊的患者，协助其取平卧位，头偏向一侧，选用洗胃机行机器洗胃。

（5）根据毒物配制洗胃溶液，测量水温（25—38 ℃）。

（6）接通洗胃机电源，将进水管放入洗胃液中，将排水管放入污水桶中。

（7）检查有无义齿，口腔黏膜是否完整。

（8）测量实际应插入胃管长度，做标记，润滑胃管前端。

（9）放入开口器放入胃管，至 15 cm 处嘱患者吞咽或使患者下颌贴近胸骨，增加胃管通过的弧度。插管时患者如出现剧烈咳嗽，表明误入气管，应拔出重新插入。成人胃管插入长度为 45—55 cm，按患者身高等个体差异确定长度。

（10）确定胃管是否在胃内：

① 可用注射器从胃管中抽吸，如抽出胃内容物则证明胃管在胃内。

② 向胃管注入空气，用听诊器在上腹部听到气过水声，即可确定胃管在胃内。

③ 将胃管的尾端置入盛水的容器中，无气泡溢出。

（11）确定胃管在胃内后，遵医嘱留取毒物标本送检，抽尽毒物。

（12）连接洗胃机，按下启动开关。每次注入洗胃液 300—500 mL。洗胃过程中，密切观察患者病情、生命体征变化及洗胃情况，注意洗胃液出入量的平衡，洗出液的颜色、气味，并用清水或肥皂水清洗污染的皮肤、头发。

（13）循环洗胃，直至洗出液澄清无味为止。

（14）洗胃完毕，反折胃管，迅速拔出，做好记录。

（15）处理用物，做好洗胃机各连接管道的消毒处理。

（四）注意事项

（1）插管时动作要轻快，切勿损伤患者食管及误入气管。

（2）患者中毒物质不明时，及时抽取胃内容物送检，应用温开水或者生理盐水洗胃。

（3）患者洗胃过程中出现血性液体，立即停止洗胃。

（4）幽门梗阻患者，洗胃宜在饭后 4—6 h 或者空腹时进行，并记录胃内潴留量，以了解梗阻情况，供补液参考。

（5）吞服强酸、强碱等腐蚀性毒物患者，切忌洗胃，以免造成胃穿孔。

（6）及时准确记录灌注液名称、液量，洗出液量及其颜色、气味等。

八、清创缝合术

清创缝合术是对新鲜的、开放性的污染伤口进行清洗去污、清除血块和异物、切除失去生机的组织、缝合伤口等处理，使之尽量减少污染，甚至变成清洁伤口，达到一期愈合，有利受伤部位的功能和形态的恢复。开放性伤口一般分为清洁、污染和感染三类,意外创伤的伤口难免有不同程度的污染,如污染严重,细菌量多且毒力强,8 h后即可变为感染伤口。头面部伤口局部血运良好,伤后12 h仍可按污染伤口行清创缝合术。

（一）适应证

各种开放性损伤,特别是战时火器伤,6—8 h伤口做一期缝合;8—12 h污染轻的伤口彻底清创后可行二期缝合;污染严重的伤口或12 h以上一般不行一期缝合。

（二）禁忌证

污染严重的伤口不能施行清创缝合术。

（三）方法

（1）先用无菌敷料覆盖创面,剃除周围毛发。

（2）用无菌生理盐水或肥皂水清洗伤口周围皮肤,如有油污可用汽油擦洗,再用无菌生理盐水清洗。

（3）分别用无菌生理盐水、3%过氧化氢溶液,再用无菌生理盐水、0.5%活力碘反复冲洗伤口。

（4）伤口周围皮肤用1%聚维酮碘（碘伏）或活力碘消毒。

（5）铺无菌巾,行局部浸润麻醉。

（6）清除伤口内血块、异物,探查伤口深度,止血,剪除失活组织,修剪创缘皮肤。

（7）逐层缝合伤口,术后对合皮肤,用聚维酮碘（碘伏）或1%活力碘消毒并包扎。

（8）常规注射破伤风抗毒素,并观察药物反应。

（9）嘱患者按时换药拆线,保持伤口清洁、干燥,特殊伤口遵医嘱。

（四）注意事项

（1）清创应在伤后尽早进行,通常认为在伤后6—8 h可能出现感染。

（2）清创术前首先要全面评估患者全身情况,不可因清创术延误危及生命伤的处理。

（3）操作中应严格执行无菌技术。选用局部麻醉者,只能在清洗伤口后麻醉。伤口清洗是清创术的重要步骤,应用生理盐水反复彻底冲洗。

（4）对于一次清创可能不彻底,有些挫裂伤组织术后可能因缺氧而继续坏死的情况须再次清创。根据伤口分泌物程度放置引流条,一般应根据引流物情况,在术后24—48 h拔除引流条。

（5）清创缝合后常规注射破伤风抗毒素,并观察30 min后无反应,方可离开医院。如注射后1周内出现全身皮疹,可能为该药迟发反应,应及时到皮肤科就诊。

（6）如发现伤口渗血、剧烈疼痛、指（趾）肿胀,皮肤颜色变成紫色或黑色,随时就诊。保持伤口敷料清洁、干燥,抬高伤肢。

第三章 入院、出院患者一般护理常规

一、入院患者一般护理

(1) 新患者入院由主班护士安排床位,责任护士整理床铺,系好腕带,交代床单位用物,并通知主管医生。

(2) 责任护士向患者介绍住院须知、探视和陪伴制度、病区环境,并做自我介绍。

(3) 全面评估患者,正确书写入院护理评估单,按整体护理要求对患者进行生理、心理、社会、文化、精神评估,同时进行风险评估(压力性损伤、跌倒)、自理能力评估等。在此基础上确认护理问题,制定护理计划,落实护理措施。

(4) 患者入院时测体温、脉搏、呼吸、血压一次。新入院患者每天测体温、脉搏、呼吸 2 次(7AM、3PM),连续 3 天,无异常者改为每日 4PM 测体温、脉搏、呼吸一次;体温达到 37.5 ℃及以上者,每日测体温、脉搏、呼吸 3 次(7AM、3PM、7PM);病危和大手术患者,体温达到 38.5 ℃及以上者,每 4 h 测体温、脉搏、呼吸一次,至体温恢复正常 3 天后改为每日测一次。

(4) 为入院患者每周称体重一次(危重患者例外),并记录。不能起床者以卧床表示,记录在体温单相应栏内。

(5) 新患者入院按医嘱执行各项检查,次晨留取大小便和血标本,并做好各项检查前的宣教。

(6) 做好交流与沟通,进行入院宣教,签订安全告知书。

(7) 根据医嘱执行各项治疗、护理及饮食措施。

(8) 按病情和生活自理能力给予分级护理,落实各项护理措施。

二、出院患者一般护理

(一) 准备

(1) 患者出院需主管医生提前 1 日开出医嘱,护理人员遵医嘱及时通知患者及其家属,按时办理出院手续。

(2) 停止患者在住院期间的各种治疗、护理,撤销各种卡片和执行单,并在体温单的相应栏内标注出院,按规定顺序整理病历。

(3) 待患者家属取得出院结算清单和出院证后,协助患者整理物品,收回医院用物,并清理床单位。患者用过的物品要及时换洗、消毒。将出院带药交给患者,并向患者详细交代服用方法。

(4) 征求患者或家属对医疗、护理等方面的意见,做好出院指导。

(5) 进行患者出院前评估,根据患者出院后的健康需求做好登记随访。

（6）做好出院后的衔接：若患者出院后需转回社区或护理院，责任护士与社服部联系共同将患者下转到相应的机构并做好交接班工作。

（7）护送患者至电梯口，摘下患者腕带。

（8）按消毒规范及时进行床单的清洁消毒。

（二）护理措施

（1）做好出院前的评估：如是否能获得延续护理服务，需要何种护理，是否需要家庭访视，主要照顾者或其他亲友是否有能力照护患者，是否需要特殊的护理指导，转至其他医疗机构是否能提供合适的延续性护理服务。

（2）若回到家庭，社服部家庭护士与社区医护人员根据患者具体情况开展上门指导、电话随访等；若回到康复院，护理部则需与康复院的相关工作人员做好患者的详细交接。

第四章　常见疾病症状护理常规

一、高热护理

发热是指机体在致热源的作用下或各种原因引起体温调节中枢功能障碍时,体温升高超出正常范围。引起发热的原因大致可以分为感染性和非感染性两大类。

(一) 身心评估

(1) 评估患者年龄、体温、脉搏、呼吸、血压以及其活动场所。注意发热的特点及时伴随症状,观察有无寒战、淋巴结肿大,皮肤有无皮疹、单纯疱疹、出血点、麻疹、瘀斑、黄疸等。

(2) 评估患者的意识状态,有无大量出汗、虚脱、抽搐等。

(3) 评估患者皮肤的温度、湿度及弹性。

(4) 评估患者心理反应,观察有无紧张、焦虑情绪,鼓励其保持良好的心态。

(二) 护理措施

(1) 患者发热时应卧床休息,如烦躁不安、神志不清、谵妄、惊厥时,应用床档防止其坠床,必要时用约束带约束。保持病房内空气新鲜,定时打开窗通风,注意勿使患者着凉。

(2) 根据病情给予高热量、高蛋白质、高维生素、易消化流质或半流质饮食,每日摄入的总热量 2000—3000 cal。病情允许的情况下鼓励患者多饮水,每日一般不少于 3000 mL,不能经口进食者,可鼻饲。

(3) 密切观察病情,每 4 h 测体温、脉搏、呼吸一次,必要时随时测量体温。注意发热特点及伴随症状,皮肤黏膜有无出血点、荨麻疹、瘀斑以及黄疸等情况,观察大小便、呕吐物的量及颜色,辨别其性质。

(4) 对体温 39 ℃ 以上者,选用局部诊疗,可采用冰袋、冰帽、化学致冷袋通过传导方式散热(血液病患者除外);超过 39.5 ℃ 选用全身诊疗,可采用温水擦浴、乙醇擦浴的方式达到降温的目的,可遵医嘱物理降温,或给予冷盐水灌肠,30 min 后测体温并记录,做好交接班。必要时应用药物降温。对原因不明的高热,慎用降热药,可予亚低温治疗,降温速度控制为每小时降低 0.5—1.0 ℃。

(5) 体温骤退时,应予以保暖。及时测血压脉搏、心率,及时记录并报告医生。

(6) 做好口腔护理,根据病情选用漱口液,每日漱口 2—3 次,口唇干燥者,可涂润滑剂;有疹或溃疡者,可涂类散或冰散。

(7) 加强皮肤护理,预防压力性损伤,大量出汗者,应及时更换衣服及被单,并注意保暖,避免直接吹风,防止受凉。

(8) 疑似有传染病时,按传染病要求规范隔离诊疗,确诊后再按医嘱执行。

（9）患者突然发冷、发颤、面色苍白,此时患者会产生紧张、害怕等心理,护理人员应加强巡视,耐心回答患者问题,予以精神安慰。

（三）健康指导与康复

（1）供给高热能、高蛋白质、富含维生素、低脂肪、易于消化的饮食。根据病情可给予流质、半流质饮食或软食。

（2）供给充足液体,每日 3000 mL 为宜,有利于体内的毒素稀释和排出,还可补充由于体温增高丧失的水分。

（3）忌用浓茶、咖啡、酒精饮料及具有刺激性调味品(芥末、辣椒、胡椒等),并限制油腻的食物。

（4）少吃多餐,流质饮食每日进食 6—7 次,半流质每日进食 5—6 次,软食每日进食 3—4 次,这样既可补充营养物质,还可减轻胃肠负担,有利于患者恢复。

二、昏迷护理

1. 昏迷

昏迷是最严重的意识障碍,表现为意识的持续性或完全丧失,按其程度可分为:① 轻度昏迷:意识大部分丧失,无自主运动,对声光刺激无反应,对疼痛刺激(如压迫眶上缘)可有痛苦表情或躲避反应,瞳孔对光反射、眼球运动、吞咽反射、咳嗽反射等可能存在。② 中度昏迷:对周围事物及各种刺激均无反应。对强烈刺激可出现防御反射、角膜反射减弱、瞳孔对立反射迟钝、眼球无转动。③ 深度昏迷:是指各种原因引起的大脑皮层或皮下网状结构发生高度抑制的一种症状,意识完全丧失,不能被唤醒,对外界刺激无意识反应。全身肌肉松弛,对各种刺激均无反应,深、浅反射均消失。主要病因是中枢神经系统疾病:感染、脑血管疾病、颅脑损伤、脑肿瘤、癫痫;全身疾病,如内分泌及代谢障碍性疾病;各种中毒;严重感染如败血症、感染性休克等。

2. 身心评估

（1）评估有无意识障碍及其障碍类型:观察患者的自发活动和身体姿势,是否有牵扯、自发咀嚼、眨眼或打哈欠,是否有对外界的注视或视觉追随,是否自发改变姿势。

（2）判断意识障碍的程度:通过言语、推摇其肩臂、压迫眶上切迹等刺激,检查患者能否回答,有无睁眼动作和肢体反应情况。为了较准确地评价意识障碍的程度,可用国际通用的 GCS 昏迷评定量表来测定,GCS 分范围为 1—15 分;15 分表示意识清醒。按意识障碍的差异分为轻、中、重三度。轻度:13—14 分;中度:9—12 分;重度:3—8 分;低于 8 分为昏迷;低于 3 分者为深昏迷或脑死亡。在对意识障碍患者进行观察时,同时还应对伴随症状与生命体征,营养,大小便,水、电解质,活动,睡眠,血气分析值的变化进行观察。

（3）检查瞳孔是否等大等圆,对光反射是否灵敏;观察生命体征变化,尤其注意有无呼吸节律与频率的改变。

3. 护理措施

（1）将昏迷患者安置在监护室或靠近护士办公室的病室内,保持室内空气新鲜,配备各种抢救药品及器械。

（2）保持呼吸道通畅:仰卧,头偏向一侧,防止分泌物吸入呼吸道,及时吸痰;若窒息,必要时行气管插管或气管切开。

（3）患者烦躁不安时，应加用床栏防止其坠床，并在床头横立一枕，以防头部撞伤，必要时行保护性约束，抽搐者可用开口器、压舌板撑开口腔，防止舌咬伤；活动义齿应取下，以防误入气管；舌后坠者，应及时用舌钳拉出或应用口咽通气道；去除发夹，修剪指甲，防止外伤。

（4）必须保证患者有足够的水分及营养，及早给予鼻饲或静脉高营养等，观察水、电解质变化情况。

（5）观察病情变化：① 定时测量体温、脉搏、呼吸、血压，高热者给予物理降温。呼吸困难者给予氧气吸入，呼吸衰竭者按医嘱给予呼吸兴奋剂或呼吸机辅助通气。发生酸碱失衡时，应及时抽血进行血气分析，及时纠正，积极抢救。若瞳孔散大、缩小，或反应迟钝，应迅速通知医生给予处理，并详细记录病情。② 注意患者的神志变化、皮肤光泽，观察其瞳孔大小、对光反射情况，注意其四肢末梢温度、呼吸气味。检查其有无脑膜刺激症状、四肢瘫痪等。③ 注意呕吐物、排泄物及引流物的颜色、性质及量，并记录。

（6）注意保暖，禁用热水袋，防止烫伤。

（7）加强皮肤护理，防止发生压力性损伤。

（8）防止角膜损伤，对眼睑不能闭合者，可予外用凡士林纱布、保鲜膜、湿纱布、眼罩保护或涂以抗生素眼膏。

（9）加强口腔护理，保持口腔清洁，每日用漱口液清洗口腔（漱口液根据病情选择），每日 2 次，以防口腔感染，张口呼吸患者应用双层湿纱布置于口鼻；用生理盐水浸湿纱布，以不滴水为宜，盖住口鼻，纱布变干后用生理盐水喷在纱布上。

（10）肢体瘫痪者，在病情许可的条件下给予被动运动，注意防止肌肉萎缩和足下垂等。

（11）保持大小便通畅，尿潴留者，可定时按摩膀胱区或针灸，必要时保留导尿；便秘者采取通便措施。

（12）严格执行床头交接班及记录出入量。

4. 健康指导与康复

（1）给予卧气垫床、保持床铺平整干燥，减少对皮肤的机械性刺激。

（2）慎用热水袋，防止烫伤。

（3）给予高维生素、高热量饮食，补充足够的水分，进食时和进食后 30 min 抬高床头防止食物返流。

（4）保持良好的肢体位置。

（5）给予功能锻炼，防止肌萎缩。

三、休克护理

1. 休克

休克是指各种原因引起机体有效循环血量急剧减少，使组织血液灌流严重不足，导致组织细胞代谢和重要生命器官功能障碍的全身性病理过程。其特点为急性微循环灌注不足，细胞缺氧和全身重要脏器功能障碍。通常分为低血容量性、感染性、心源性、神经源性和过敏性休克五类，休克的病因很多，无论哪一种休克，有效循环血锐减是其共同特点。

2. 身心评估

（1）评估患者是否精神紧张、兴奋或烦躁不安、皮肤苍白、四肢厥冷、心率呼吸加快、尿量减少、血压正常或稍高、脉压缩小。

（2）评估患者是否表现为表情淡漠、反应迟钝，甚至出现意识模糊或昏迷，出冷汗，口唇、肢端发绀，脉搏细速，血压进行性下降甚至测不出，尿少或无尿。

（3）评估患者是否出现全身皮肤、黏膜发绀及紫斑，四肢厥冷，大汗淋漓；体温不升；脉搏细弱，血压测不到或很低；呼吸衰竭；全身有出血倾向，眼底视网膜出血或水肿。

（4）评估患者骨骼、肌肉及软组织损伤情况、局部伤口的出血情况及末梢血运及感觉、腹部有无膨隆。

3. 护理措施

（1）备齐抢救药品及器械，积极进行抢救。必要时专人护理，详细记录"危重患者护理记录单"并严格交接班。

（2）取休克卧位，用垫枕抬高患者的头胸部10°—20°，抬高下肢20°—30°，注意保暖。

（3）严密观察病情。如皮肤的色泽、温度和湿度，面色是否苍白，口唇、甲床是否发绀，四肢厥冷的程度和范围，皮肤是否有出血点、瘀斑及花斑等，以了解微循环灌流情况。

（4）注意体温、脉搏、呼吸、血压、氧饱和度变化，每15—30 min测量一次，并记录。病情稳定或遵医嘱，逐渐减少测量次数。

（5）氧气吸入，吸氧浓度为40%—50%。

（6）建立两路静脉通路，准确记录24 h出入量，尤其是记录尿量的变化，必要时行保留导尿，如果尿量小于17 mL/h，表明血容量不足。

（7）对于烦躁不安者应注意安全，必要时加以保护性约束，防止其坠床；对于抽搐者应使用牙垫，防止舌咬伤；有义齿者应取出，清洗后妥善保管。

（8）注意有无口渴、恶心、呕吐等情况，观察皮肤弹性、呼吸气味、节律等变化，以判断有无水、电解质及酸碱平衡紊乱等。

（9）创伤性休克者，应注意伤口有无出血，及时检查血型及开展血交叉试验；遵医嘱做好输液输血准备并给予保暖，不宜在体外加温，避免血管扩张加重休克；感染性休克有高热者，除应用足量有效抗生素外，应给予物理降温，并按高热护理常规护理；心源性休克者，应注意心率、心律变化，严格控制输液速度；过敏性休克者，应用盐酸肾上腺素或肾上腺皮质激素积极抗过敏治疗；急性中毒所致休克者，应迅速洗胃，减少毒物吸收。

（10）保持呼吸道通畅，及时清除呼吸道血块和其他异物及分泌物，必要时行气管插管或气管切开。注意加强口腔及皮肤护理，防止并发症的发生。

（11）根据病情合理调节输液速度。对失血、失液者，应尽快补足血容量，必要时行中心静脉及动脉置管，进行CVP、ABP监测，注意心肺功能。

（12）用药注意事项：

① 应用升压药时，应根据血压调节药物速度和浓度，谨防药液外渗。

② 应用阿托品时，要注意预防阿托品化，如出现面色潮红、瞳孔散大等情况，须立即通知医生，减少用药量或停药。

③ 应用抗生素及激素时，应观察药物的疗效及其副作用，注意有无二重感染。

4. 健康指导与康复

（1）应用血管活性药物时，不能随意调节速度同时防止外渗。

（2）早期营养支持，从流质饮食逐渐过渡到半流质饮食和软食，胃肠功能恢复后逐渐过渡到高蛋白饮食。

（3）患者出现头疼、呕吐、昏迷等提示脑水肿症状时要立即联系医生。

四、咯血护理

1. 咯血

咯血是指喉及喉以下呼吸道及肺组织的血管破裂导致的出血并经咳嗽动作从口腔排出。咯血量最常见的病因是肺结核、支气管扩张和支气管肺癌。咯血的先兆为胸闷、喉痒咳嗽等，咯出的血多为鲜红色，常伴有泡沫。咯血可引起窒息休克、肺不张、肺部感染等严重的并发症。

2. 身心评估

（1）观察患者生命体征变化、皮肤及甲床的色泽、尿量，及时发现缺血缺氧症状。

（2）评估患者是否感到胸闷、心慌，是否有咳嗽、喉痒等症状。

（3）评估患者口中是否有血腥味，或出现面色苍白、出冷汗、口渴、心慌、血压下降等。

（4）是否有窒息的先兆症状：咯血突然停止、紫绀、胸闷、发慌、大汗淋漓、喉痒、有血腥味及精神高度紧张等情况。

3. 护理措施

（1）病情观察：观察咯血的先兆症状及咯血的量：少量咯血（每天小于 100 mL）、中等量咯血（每天 100—500 mL）、大量咯血（每天大于 500 mL 或每次大于 300 mL），并观察咯血的颜色、性状、频次、持续时间等，密切监测患者生命体征的变化。

（2）紧急处理措施：

① 大咯血时，应绝对卧床休息，不宜随意搬动，一般采取侧卧位或半卧位，头偏向一侧，床边备好吸引器、气管插管或气管切开包等抢救物品，及时清除积血和血块，预防窒息的发生。

② 严密观察患者生命体征、意识的变化，如患者出现咯血突然停止或减少、烦躁或表情淡漠、呼吸增快、血压下降、喉头作响而咯不出等咯血窒息先兆的表现时应立即采取急救措施，并通知医生抢救。

③ 迅速建立静脉通道，以保证输液输血及治疗的落实。

④ 给予高流量、高浓度的氧气吸入（8—10 L/min），或进行高频通气。

⑤ 立即畅通气道，迅速排出积血，用较粗并带有侧孔的吸引管进行吸引。

⑥ 体位引流：立即将患者置于头低足高 45°俯卧位轻拍背部以利引流。

⑦ 呼吸抑制者，应适量给予呼吸兴奋药，以改善缺氧。

⑧ 呼吸停止者应立即给予气管插管和人工呼吸机辅助呼吸。

（3）药物：垂体后叶素是大咯血时的首选药物，使用时应注意控制滴速，并注意观察不良反应。

（4）饮食护理：大咯血期间应禁食、禁水，咯血停止后可给予富有营养、富含维生素的温凉半流质饮食，多食蔬菜水果。

（5）心理护理：关心体贴患者，解除其恐惧、紧张情绪。及时更换被血液污染的衣物及被服，以减少对患者的不良刺激。保持病室安静，减少探视。

4. 健康指导与康复

（1）指导患者保持生活规律，情绪乐观，避免精神紧张及过度劳累，合理安排休息与活动,适当锻炼,增强抗病能力,预防感冒。饮食指导:注意营养搭配,戒烟、酒及辛辣、过烫食物。饮食清淡,多吃含维生素、纤维素食物,以保持大便通畅。

(2) 指导患者了解且掌握咯血的先兆症状,比如咳嗽、呼吸困难、胸部不适感、胸闷、喉部发痒或异物感、烦躁等。告知患者如果出现上述症状,应立即卧床休息,患侧卧位或者头偏向一侧,轻轻把血咳出,保证呼吸道通畅避免发生窒息,并及时告知医生。

五、呼吸困难护理

1. 呼吸困难

患者主观上感到空气不足,客观上表现为呼吸费力,可出现呼吸频率、深度、节律异常,严重时可出现端坐呼吸、鼻翼翕动、发绀、张口呼吸、辅助呼吸肌参与呼吸活动。按呼吸的性质可分为吸气性、呼气性和混合性呼吸困难三种类型;按呼吸困难的程度可分为轻、中、重度三种程度。

2. 身心评估

(1) 评估患者脉搏、血压等变化,观察患者呼吸有无蝉鸣样和鼾声样异常呼吸。

(2) 评估患者神志,面容表情,呼吸频率、深度和节律变化。

(3) 评估患者胸部是否有桶状胸和辅助呼吸肌参与呼吸运动,听诊双肺有无肺泡呼吸音减弱或消失及干湿啰音。

(4) 评估患者心理反应,有无紧张、注意力不集中、失眠、抑郁、焦虑或恐惧等。

3. 护理措施

(1) 体位:协助患者取舒适卧位,以减轻呼吸困难,如急性左心衰竭、严重哮喘、肺气肿等患者取坐位或半坐位;胸腔积液患者取患侧卧位;肋骨骨折患者取健侧卧位;急性呼吸窘迫患者取平卧位。

(2) 维持气道通畅:指导患者做深呼吸,鼓励和帮助患者进行有效的咳嗽、咳痰。去除紧身衣服和厚重被服,减少胸部压迫。

(3) 进行雾化吸入,湿润呼吸道及稀释痰液,必要时吸痰,及时清除呼吸道分泌物。保持病室环境安静舒适、空气洁净和温湿度适宜。哮喘患者室内避免湿度过高及过敏原。

(4) 遵医嘱给予消炎化痰、平喘药,严重呼吸困难患者要做好机械通气的准备。

(5) 氧疗:根据呼吸困难的程度,给予不同氧疗方法和浓度,必要时遵医嘱加用呼吸兴奋药和或使用人工呼吸机辅助呼吸,严密观察用氧前后患者的病情变化。

(6) 病情观察:分析各项监护参数,观察缺氧改善情况,及时调整。注意观察患者神志、发绀程度、生命体征的变化,必要时记录出入液量。

(7) 饮食护理:给予易消化的食物,预防便秘发生。严重呼吸困难患者给予流质或半流质饮食,给予充足的热量,维持水、电解质平衡。

(8) 心理护理:及时为患者提供支持与帮助,解除患者的焦虑和恐惧情绪。教会患者相关疾病的自我保健知识。

4. 健康指导与康复

(1) 向患者及家属讲解本病的相关知识,对于急性期的患者应卧床休息,若病情加重应入院进行治疗;稳定期的患者应进行适当的锻炼,以增强体质,提高机体的抗病力,保护肺功能,避免发生并发症。

（2）提醒患者及家属注意保暖，密切注意天气变化，及时添加衣物，防止受凉感冒。做好头和脚的防护，冬季出门戴口罩，雾霾天气不出门。

（3）指导患者进行呼吸功能康复训练，做好腹式呼吸，远离烟、酒。

（4）坚持低流量氧疗，指导患者在家中进行氧疗。

（5）提高生活质量，增强自我保护意识，做好自我防护，不去"高危场所"，不去人口密集的地方，以防交叉感染。

六、窒息护理

1. 窒息

窒息是指气流进入肺脏受阻或吸入气体缺氧导致的呼吸停止或衰竭状态。引起窒息的原因很多，例如喉头水肿、喉梗阻、喉气管异物、气管支气管痉挛、大咯血、声带麻痹、喉部肿瘤、溺水、自缢等。

2. 身心评估

（1）观察患者呼吸、胸部起伏咳嗽及全身情况，是否出现四凹症（胸骨上窝、锁骨上窝、肋间隙及剑突下软组织）。

（2）患者是否出现恐惧心理以及是否出现张口瞠目症状，有无咳嗽喘气或咳嗽微弱无力。

（3）评估患者有无烦躁不安、口唇发绀、面色苍白以及呼吸急促等症状。

3. 护理措施

（1）即刻施行护理措施，保持呼吸道通畅：

① 气管异物：应立即实行海姆利克手法，尽快排出异物，直接或间接喉镜下将其取出，呼吸困难、难以用上述方法取出时可用粗针头（14—16 G）紧急行环甲膜穿刺或气管切开。

② 支气管扩张咯血：应协助患者取头低足高 45°的俯卧位，卧于床沿，叩击患者背部以清除梗阻的血块，并准备好吸引器、气管插管、呼吸机等。

③ 炎性喉头水肿和肺水肿：吸氧，激素治疗，必须勤翻身、叩背，用气管内吸痰，定时气道湿化、雾化，必要时行气管插管吸痰。

④ 颈部手术后迅速解除压迫（包括打开手术切口），迅速开放气道（包括气管插管和气管切开）。

（2）体位：专人护理，患者取去枕平卧位，头偏向一侧，防止分泌物吸入气管。

（3）病情观察：每 30 min 观察、记录一次，观察患者的神志、瞳孔变化，监测血氧饱和度及体温、脉搏、呼吸、血压，定时采血进行血气分析。

（4）氧疗：鼻导管或面罩高流量给氧，使氧饱和度在 90% 以上。

（5）积极对症处理，预防并发症，如低氧血症、酸碱平衡失调、肺水肿、肺不张、急性呼吸衰竭、肺部感染、心搏骤停等。

（6）心理护理：消除患者的恐惧心理，适当给予镇静药。

4. 健康指导与康复

（1）指导患者安静休息，避免剧烈活动，避免情绪紧张。

（2）对于气道不完全阻塞的患者应查明原因，积极对症治疗。

（3）有咯血前兆时及时吐出口腔血块。

七、上消化道出血护理

上消化道出血是指屈氏韧带以上的消化道,包括食管、胃、十二指肠遭病变引起的出血,以及胃空肠吻合术后的空肠病变所致的出血。上消化道出血病因常为消化系统疾病或全身性疾病。

(一)身心评估

(1)评估患者有无引起消化道出血的疾病(食管疾病、胃十二指肠疾病、门静脉高压症、胆道疾病及血管性疾病等)。

(2)评估患者呕血、黑便的量、颜色、性状,判断出血的量、部位及时间。

(3)评估患者的意识状态、气道、呼吸、循环情况。观察患者面色,评估有无失血休克前兆。

(4)评估患者有无焦虑、恐惧、紧张不安的情绪。

(二)护理措施

1. 体位

绝对卧床休息至出血停止,取侧卧位或平卧位,双下肢略抬高,指导患者头偏向一侧,防止误吸或窒息;使用床栏,随着病情的好转,逐渐增加活动量。

2. 病情观察

(1)观察患者血压、体温、脉搏、呼吸的变化。

(2)在大出血时,每15—30 min测脉搏、血压,有条件者使用心电监护仪进行监测。

(3)观察患者神志、末梢循环、尿量、呕血和便血的色、质、量,进行血液检查,观察血红蛋白浓度、红细胞计数等变化。

(4)如有头晕、心悸、出冷汗等休克表现,及时报告医生对症处理并做好记录。

3. 症状护理

(1)烦躁者给予镇静剂,门静脉高压出血患者烦躁时慎用镇静剂。

(2)迅速建立两组以上静脉通路,尽快补充血容量,用5%葡萄糖生理盐水或血浆代用品,遵医嘱使用止血药物;大量出血时应及时配血、备血,准备双气囊三腔管备用,必要时行内镜治疗或介入治疗。

(3)注意保暖。

(4)行胃管冰盐水冲洗时,应观察冲洗液颜色变化。

(5)口腔护理:出血期禁食,每日口腔护理2次。呕血时应随时做好口腔护理,保持口腔清洁、无异味,防止感染。

(6)便血护理:大便频繁者每次便后应擦洗干净,保持臀部清洁、干燥,以防发生湿疹或压力性损伤。

(7)饮食护理:消化性溃疡少量出血者予以温凉流质饮食,大出血期间禁食;出血停止后按顺序给予温凉流质、半流质及易消化的软食;出血后3天未解大便者,慎用泻药。

(8)使用双气囊三腔管压迫治疗时,参照双腔二囊管护理常规护理。

(9)使用特殊药物,如生长抑素及类似药、垂体后叶素时,应严格掌握滴速,持续静脉滴注或使用微量泵静脉泵入,如出现腹痛、腹泻、心律失常等副作用时,应及时报告医生处理。

（10）心理护理:尊重患者,消除孤独感。耐心、细致地做好解释工作,安慰、体贴患者,消除紧张、恐惧心理。污染被服应随时更换,避免不良刺激,护理人员守护陪伴患者,使其有安全感。

（三）健康指导与康复

（1）保持良好的心境和乐观主义精神,正确对待疾病,积极治疗原发病。

（2）合理安排休息时间,注意劳逸结合。适当进行体育锻炼,增强体质。

（3）禁烟、酒、浓茶、咖啡等,减少对胃的刺激,注意饮食卫生,保持生活规律。

（4）对于一些可诱发或者加重溃疡病的症状,甚至引起并发症的药物应忌用,如水杨酸类、利血平、保泰松等。

（5）定期复查,如出现呕血、黑便应及时就医。

八、抽搐护理

1. 抽搐

抽搐是指全身或局部成群骨骼肌非自主的抽动或强烈收缩。常可引起关节运动和强直。临床分为局限性抽搐及全身性抽搐。

① 局限性抽搐:见于口角、眼睑等以身体某一局部连续性肌肉收缩为主要表现。

② 全身性抽搐:以突然意识丧失、呼吸暂停、瞳孔散大、对光反应消失、四肢强直、双手握拳为主要表现。

2. 身心评估

（1）观察患者是否出现口角、眼睑、手足等肌肉收缩,有无出现"助产士手"表现。

（2）观察患者有无意识丧失、双眼上翻、瞳孔变化、面色青紫、口唇发绀、口吐白沫或血沫、大小便失禁等。

（3）观察患者是否伴有肌肉的强直性痉挛并伴肌肉剧烈疼痛。

3. 护理措施

（1）一般护理:

① 设专人护理。

② 保持护理安全,用缠有纱布的压舌板或毛巾置于患者上下牙臼齿间或口内放口咽通气道防止舌咬伤,同时避免舌后坠影响呼吸。防坠床:周围加护栏,勿用力按压其肢体,以免引起肌肉撕裂、骨折、或关节脱位。取出义齿防止误入气管。

③ 保持呼吸道通畅,迅速解开衣扣,及时清除呼吸道分泌物。

④ 保持病房安静,避免强光刺激,护理操作动作要轻,减少对患者的刺激。

⑤ 备齐急救用物,如吸引器、开口器、拉舌钳、气管插管等。

（2）病情观察与用药护理:

① 监测患者生命体征,注意神志、瞳孔的变化。

② 观察抽搐部位和持续时间、间隔时间等,并记录。

③ 遵医嘱给予相应的镇静药物,以静脉用药为主。使用镇静药物后注意患者呼吸情况。

④ 患者发作后可出现短时间的意识朦胧状态,应注意观察防止患者出现伤人或者自伤、出走等意外。

⑤ 高热者按高热护理常规护理。

⑥ 昏迷者按昏迷护理常规护理。

⑦ 运用恰当的语言,真诚、友善地与患者沟通,耐心地解释其提出的问题,使其认识自身的疾病,避免产生不良情绪,消除其心理负担。

4. 健康指导与康复

(1)患者身旁要有人陪同,以防发生意外。

(2)指导家属预防抽搐、急救处理避免外伤的方法。

(3)癫痫患者需长期服用抗癫痫药物。

九、咳嗽与咳痰护理

1. 咳嗽

咳嗽是因咳嗽感受器受刺激引起的一种呈突然、爆发性的呼气运动,以清除气道分泌物。咳痰是借助支气管黏膜上皮的纤毛运动、支气管平滑肌的收缩及咳嗽反射,将呼吸道分泌物经口腔排出体外的动作。

2. 身心评估

(1)观察患者咳嗽的急缓、性质、时间和规律。

(2)评估痰液的性状、量、色、气味,是否带血,能否有效咳痰。

(3)观察诱发因素、伴随症状等。

3. 护理措施

(1)保持环境整洁、舒适,减少环境的不良刺激,特别是避免尘埃与烟雾的刺激。维持适宜的温湿度,注意保暖,避免受凉。

(2)适当补充水分,给予高蛋白、高维生素饮食,不宜食油腻、辛辣、刺激等刺激性食物。

(3)密切观察并记录痰液的颜色、量和性质。

(4)促进有效排痰:对于神志清醒,状况良好,能够配合的患者,应指导其掌握有效咳嗽的正确方法;对于痰液黏稠不易咳出患者,可给予气道湿化(湿化治疗或雾化治疗);对于长期卧床排痰无力患者可配合给予胸部叩击促进痰液排出;肺脓肿、支气管扩张等有大量痰液排出不畅时,排除禁忌证后,可给予体位引流;对于意识不清或建立人工气道患者,可给予机械性吸痰,保持呼吸道通畅。

(5)遵医嘱给予抗生素、止咳及祛痰药物,用药期间注意观察药物的疗效及不良反应。

(6)向湿性咳嗽及排痰困难的患者解释、说明可待因等强镇咳药会抑制咳嗽反射,加重痰液的积聚,切勿自行服用。

(7)如患者突然出现烦躁不安、神志不清、面色明显苍白或发绀、出冷汗、呼吸急促、咽喉部有明显痰鸣音,提示有窒息的发生,应及时采取机械吸痰,做好抢救准备工作,备齐抢救物品,通知医生,积极配合抢救。

(8)加强巡视,根据病情需要采取舒适体位,注意安慰患者,建立良好的护患关系,取得患者的信任。

4. 健康指导与康复

（1）指导有效咳嗽的方法。

（2）正确运用体位引流等方法排出痰液。

（3）提倡健康的生活方式，戒烟，预防呼吸道感染，保持良好的心理状态。

十、胸痛护理

1. 胸痛

胸痛是指由于胸内脏器或胸壁组织病变引起的胸部疼痛，可表现为隐痛、钝痛、刺痛、灼痛、刀割样或压榨样疼痛。

（1）胸膜炎所致胸痛，以腋下为明显，且可因咳嗽和深呼吸而加剧。

（2）自发性气胸的胸痛在剧咳或劳动中突然发生且较剧烈。

（3）肋间神经痛沿肋间神经呈带状分布，为刀割样、触电样或灼痛。

（4）心绞痛的胸痛位于心前区，呈压榨样痛或窒息样痛。

2. 身心评估

（1）评估患者疼痛的位置和程度。

（2）评估患者紧张烦躁不安、恐惧程度。

（3）观察止痛药物的效果及副作用。

3. 护理措施

（1）注意休息，调整情绪转移注意力，可减轻疼痛。

（2）合理安排护理操作的时间，保证患者有足够的休息时间。

（3）根据患者的疼痛主观感受进行疼痛评分，采取缓解疼痛的措施后及时评价。

（4）调整体位，采取舒适的体位，如半坐位、坐位，以防止疼痛加重。胸膜炎患者取患侧卧位，以减少局部胸壁与肺的活动，缓解疼痛。

（5）止痛：如因胸部活动引起剧烈疼痛者，可在呼气末用15 cm宽胶布固定患侧胸廓（胶布长度超过前后正中线），以降低呼吸幅度，达到缓解疼痛的目的。亦可采用局部热湿敷、冷湿敷或肋间神经封闭疗法止痛。

（6）若疼痛剧烈影响休息，可按医嘱适当使用镇痛剂和镇静剂。

4. 健康指导与康复

（1）指导患者疼痛时卧床休息。

（2）指导患者自我监测疼痛的变化。

（3）指导患者遵医嘱正确服用止痛药物。

第五章　重症医学科护理常规

重症医学科(intensive care unit,ICU)是重症医学的临床基地,它对因各种原因导致一个或多个器官与系统功能障碍、危及生命或具有潜在高危因素的患者,及时应用系统、连续、高质量的医学监护和诊疗技术进行综合救治,是医院集中监护和救治重症患者、应对重大突发公共卫生事件的专业科室。

ICU是医院危重症患者的抢救中心,将危重患者集中管理,在人力、物力和技术上给予最佳保障,以期得到良好的救治效果。ICU又分为综合ICU和专科ICU(如烧伤ICU、心血管CCU、外科SICU、新生儿NICU、儿科PICU、呼吸RICU等)。

第一节　重症医学科一般护理常规

一、重症医学科的诊疗设备配置

(1) ICU应该配置不间断电源系统,功率至少满足病房的照明和诊疗设备的应急需要,应可维持1h以上。

(2) 每床配置完善的功能设备带或功能架,每张病床至少配置18个电插座,氧气、压缩空气和负压吸引接口各2套,提供电、医用氧气、压缩空气和负压吸引等功能支持。

(3) 配置适合ICU使用的病床,配备防压力性损伤床垫。

(4) 每床配置床旁监护系统,进行心电、血压、脉搏、氧饱和度、有创压力监测等基本生命体征监护。为便于安全转运患者,每个ICU病区至少配置便携式监护仪1台。

(5) 每床配置1台常规呼吸机;每个ICU病区应另外配置至少1台常规呼吸机备用。每床配置简易呼吸器(复苏呼吸气囊)。为便于安全转运患者,每个ICU病区至少应配置便携式呼吸机1台。根据需要配置适当数量的高流量氧疗仪和无创呼吸机。

(6) 每床均应配置输液泵、微量注射泵和肠内营养输注泵,其中微量注射泵每床4套以上。

(7) ICU应配置心电图机、血气分析仪、除颤仪、血液净化仪、连续性血流动力学监测设备、心肺复苏抢救装备车(车上备有喉镜、气管导管、各种接头、急救药品以及其他抢救用具等)、超声诊断仪、临时体外起搏器、支气管镜及清洁消毒设备、物理排痰装置、电子升降温设备、用于血栓预防的气动加压泵等;根据临床需要决定具体配置的数量。

(8) 颅内压、脑电监测设备,主动脉内球囊反搏(IABP)设备、体外膜肺氧合(ECMO)设备、重症康复器械等设备,根据临床需要进行配置。

（9）重症医学科应根据学科的发展，结合实际临床需要，适时配置相关诊疗设备，以保持学科的临床技术水平。

二、重症医学科收治及转出患者范围

1. 收治范围

（1）急性、可逆、已经危及生命的器官或者系统功能障碍或衰竭，经过严密监护和加强诊疗短期内可能得以恢复的患者。

（2）存在各种高危因素，具有潜在生命危险，经过严密的监护和有效诊疗可能减少死亡风险的患者。

（3）在慢性器官或者系统功能不全的基础上，出现急性加重且危及生命，经过严密监护和诊疗可能恢复到原来或接近原来状态的患者。

（4）重大突发公共卫生事件的重症患者。

（5）其他适合在重症医学科进行监护和诊疗的患者。

慢性消耗性疾病、不可逆性疾病和不能从加强监测治疗中获得益处的患者，一般不是重症医学科的收治范围。

2. 转出范围

下列病理状态的患者应当转出重症医学科，到其他专科继续治疗：

（1）器官或系统功能衰竭已基本纠正或接近原来的功能状态，无需生命支持治疗者。

（2）患者和（或）家属不同意继续在重症医学科诊疗者。

（3）病情状况不能从继续加强监护诊疗中获益者。

三、ICU 病房管理

1. 床位数

重症医学科病床数量应符合医院功能、任务和实际收治重症患者的需要，三级综合医院重症医学科床位数为医院病床总数的 2%—8%，床位使用率以 75% 为宜，全年床位使用率平均超过 85% 时，应该适度扩大规模。重症医学科每天至少应保留 1 张空床以备应急时使用。

2. 床单位布局

重症医学科应具备良好的通风、采光条件。医疗区域内的温度一般应维持在 $(24\pm1.5)\,℃$。具备足够的非接触性洗手设施和手部消毒装置，单间每床 1 套，开放式病床至少每 2 床 1 套。重症医学科每床使用面积不少于 $15\,m^2$，多人间床间距大于 $2.5\,m$；单间病房使用面积不少于 $18\,m^2$。为减少交叉感染风险，建议尽可能设置单间病房或分隔式病床。

3. 人员配备

重症医学科必须配备足够数量，受过专门训练，掌握重症医学的基本理念、基础知识和基本操作技术，具备独立工作能力的医护人员。其中医生人数与床位数之比应达到 0.8∶1以上，护士人数与床位数之比应达到 3∶1 以上；可以根据需要配备适当数量的医疗辅助人员，有条件的医院还可配备相关的设备技术与维修人员。

4. ICU 护士的基本技能要求

（1）重症医学科的护士长应当具有中级及以上专业技术职务任职资格,在重症监护领域工作 3 年以上,具备一定的管理能力。

（2）经过严格的专业理论和技术培训并考核合格。

（3）掌握重症监护的专业技术:输液泵的临床应用和护理,外科各类导管的护理,给氧治疗、气道管理和人工呼吸机监护技术,循环系统血流动力学监测,心电监测及除颤技术,血液净化技术,水、电解质及酸碱平衡监测技术,胸部物理治疗技术,重症患者营养支持技术,重症超声技术,危重症患者抢救配合技术等。

（4）除掌握重症监护的专业技术外,应具备以下能力:各系统疾病重症患者的护理、重症医学科的医院感染预防与控制、重症患者的疼痛管理及心理护理等。

四、ICU 常用监护技术

1. 监测技术

（1）临床症状体征监测。

（2）心电监护。

（3）血流动力学监测。

（4）呼吸力学监测。

（5）组织氧饱和度监测。

（6）肝、肾等其他脏器功能监测。

（7）凝血、抗凝、纤溶功能监测。

（8）床旁影像学监测。

（9）病原学监测。

（10）重症超声监测。

（11）膀胱压监测。

（12）颅内压监测。

（13）其他系列化验指标监测。

2. 治疗技术

（1）心肺复苏。

（2）氧气疗法:鼻导管,简易开放面罩;文丘里面罩;非重复呼吸面罩。

（3）清除气道分泌物胸部物理疗法:吸痰技术、气道湿化与雾化疗法。

（4）人工气道的建立与管理。

（5）机械通气技术。

（6）电除颤、起搏术。

（7）床旁血液净化疗法。

（8）纤维内镜技术。

（9）静脉药物和液体治疗技术。

（10）营养支持技术。

（11）球囊反搏技术。

第二节 重症医学科常见监测技术护理常规

一、ICU 一般护理

(1) 根据病情,准备好所需物品和药品。明确每个患者的责任护士。

(2) 保持环境安静、舒适,空气清新、流通,调节室温为 22—24 ℃,湿度为 50%—60%;定期消毒环境,减少环境对患者的不良刺激。妥当安置患者,采取适当体位,保证其舒适安全。

(3) 持续心电监护,定时观察、记录患者神志、瞳孔、面色、心律及生命体征(呼吸、脉搏、体温、血压、血氧)。

(4) 保持气道通畅,及时吸除呼吸道分泌物,给予气道湿化和适当吸氧,持续监测氧饱和度。对人工气道患者,按气管插管和气管切开护理常规护理。

(5) 建立、保留静脉通道,备齐急救物品、药品。所有治疗及药物使用时必须"三查七对",一般情况下不允许执行口头医嘱(抢救情况除外),抢救时护理人员应分工明确,团结协作,保持镇静,配合医生进行抢救,口头医嘱在执行前必须复述一遍,确保无误后方可执行,并保留空安瓿以备抢救后查对。

(6) 留置导尿管患者做好尿管护理,观察尿量、颜色、性质,必要时记录每小时尿量。

(7) 熟悉各类监护仪器及抢救仪器的使用方法,了解报警原因,并确保抢救用物时刻处于备用状态。

(8) 置有各种引流管的患者要妥善固定、标志明确,并保持引流通畅,观察并记录引流液的量及性状。

(9) 烦躁、谵妄、昏迷等意识不清或有障碍的患者应使用保护性约束,松紧适宜,并做好局部皮肤的观察。

(10) 加强病情观察,认真做好记录。病情如有变化,应立即报告医生,及时做必要处理。

(11) 准确记录 24 h 出入量,按时总结,出入量不平衡时汇报医生,及时给予处理。

(12) 确定饮食种类、方式,做好肠内营养或饮食护理。

(13) 及时留送检验标本。

(14) 做好基础、生活及心理护理。

(15) 对于有动脉置管、深静脉置管、血滤置管和心内临时起搏器的患者,积极配合医生操作,并做好局部护理和观察,及时记录有关参数。

二、循环功能监测

血流动力学监测是 ICU 重要的内容之一,有利于对疾病的诊治和预后的评价,是救治危重患者不可缺少的手段。可分为无创伤性和有创性两大类:无创伤性血流动力学监测的特点是安全、无或很少发生并发症。有创性血流动力学监测通常是指经体表插入各种导管或监测探头到心腔或血管腔内,利用各种监测仪或监测装置直接测定各项生理学参数。

(一)无创伤性测压法

无创伤性测压法可根据袖套充气方式的不同,分为手动测压法和自动测压法两大类,自动测压法又称自动化无创测压法(NIBP),是当今临床麻醉和 ICU 中使用最广的血压监测方法之一,是 20 世纪 80 年代心血管监测史上的重大发现。NIBP 的优点:无创伤性,重复性好;操作简单,易于掌握,适用范围广泛,包括各年龄的患者和拟行各种大小手术的患者,自动化的血压监测,能够按需要定时测压,省时省力;能够自动检出触套的大小,确定充气量;血压超出设定的上下限时能自动报警。虽然自动测压法无创伤并相对安全,但在临床中如不合理使用,频繁测压,测压时间过长或测压间隔太短,有发生疼痛、上臂瘀点和瘀斑、上肢水肿、静脉瘀血、血栓性静脉炎、外周神经病变等并发症的风险。因此,对意识抑制、有外周神经病变、动静脉功能不全及心律不齐者使用时应加以小心。

(二)有创性动脉压监测

1. 有创性动脉压监测的指征

(1) 各类危重患者、循环功能不全患者以及体外循环下心内直视手术患者、大血管外科及颅内手术患者等,均需连续监测周围动脉内压力。

(2) 严重低血压、休克和需反复测量血压的患者,以及用间接法测压有困难或脉压狭窄难以测出时,采用直接动脉内测压,即使压力低至 30—40 mmHg,亦可准确测量。

(3) 术中血流动力学波动大,患者需用血管收缩药或扩张药治疗时,连续监测动脉内压力,不但可保证测压的准确性,且可及早发现使用上述药物引起的血压突然变化,如嗜铬细胞瘤手术。

(4) 术中需进行血液稀释、控制性降压的患者。

(5) 测量心排血量时,由周围动脉内插管连续采取动脉血样分析。

(6) 需反复采取动脉血样做血气分析患者,为减少采取动脉血样困难,以及频繁的动脉穿刺引起的损伤,一般也主张做动脉内插管,既可对循环动力学进行监测,又可在患者稳定状态下采样,提高测量数据的准确性。

2. 动脉插管途径

周围浅表动脉只要内径够大、可扪及搏动,均可供插管。桡动脉常为首选,此外肱、股、足背和腋动脉均可采用。在做桡动脉插管前需检查尺动脉供血是否畅通。清醒患者可用改良 Allen 试验法测试。操作步骤如下:

(1) 患者若手部寒冷,应先将其手浸于温水中,使动脉搏动更清楚,且便于查看手掌部的颜色。

(2) 测试者用手指压迫患者预备穿刺侧手的桡动脉和尺动脉,中止血流;嘱患者将手举过头部并来回握松数次,然后紧紧握拳。

(3) 保持对桡动脉的压迫,放开尺动脉压迫,嘱患者将手下垂,并自然伸开。

(4) 观测手掌部颜色由苍白转红的时间。若尺动脉畅通和掌浅弓完好,手掌应在 10 s 内恢复红润。若颜色恢复延迟至 10 s 以上为可疑,说明尺动脉充盈延迟、不畅。当手部颜色在 15 s 以上仍未变红,说明尺动脉血供有障碍。

（5）测定桡动脉通畅情况可重复以上试验，用压迫尺动脉代替对桡动脉的压迫。

昏迷患者可用脉搏血氧饱和度方法测试，测试步骤如下：

① 穿刺侧食指夹 SpO_2 探头，记录 SpO_2 数值及波幅高度。

② 检查者以双手食指同时按压患者穿刺侧手腕尺、桡动脉，待 SpO_2 波形为直线，SpO_2 数值不显示时，将解除尺动脉压迫后出现食指脉搏波的时间记录为尺侧食指波恢复时间，记录食指尺动脉供血脉搏波幅及 SpO_2 值。

③ 检查者再次同时压迫尺、桡动脉，将解除桡动脉压迫后出现食指脉搏波的时间记录为桡侧食指波恢复时间，记录食指桡动脉供血脉搏波幅及 SpO_2 值。

④ 判断：SpO_2 波形恢复时间大于 7 s，提示 SpO_2 试验阳性；SpO_2 波形恢复时间大于 15 s，提示尺-桡吻合供血不足。

3. 动脉置管护理常规

（1）置管前的护理：

① 用物准备：动脉穿刺套管针一个、无菌手套、无菌巾、碘伏、无菌棉签、胶布、敷贴、生理盐水、压力袋及一次性压力传感器。

② 环境准备：病室安静整洁，温湿度适宜，采光良好。

③ 患者准备：

a. 向患者解释置管的目的、方法、重要性，取得患者的配合，做好心理护理以消除患者的顾虑和恐惧。

b. 以穿刺部位为中心备皮。

c. 选择插管动脉：常用的插管部位有股动脉、肱动脉、桡动脉、足背动脉，以桡动脉为首选。

d. 桡动脉穿刺前应该做 Allen 试验，阴性者方可插管。

（2）动脉导管及测压的护理：

① 盐水放入加压袋中持续冲洗导管，加压袋压力大于 300 mmHg，以维持导管通畅和预防血栓形成。

② 每次经测压管抽取动脉血后，均应快速用盐水冲洗导管，以防凝血。

③ 管道内如果有血块堵塞时应立即抽出，切勿将血块推入，以防发生动脉血栓。

④ 保持测压管道通畅，妥善固定导管，防止导管受压扭曲。对于躁动的患者应该严密观察，必要时约束或镇静，防止导管或接头松脱导致大量出血。

⑤ 各管道三通换能器之间必须连接紧密不能有漏气漏液，每次进行操作时注意严防空气进入管道，形成空气栓塞。

⑥ 观察局部皮肤，尤其是穿刺点有无发红、肿胀、脓性分泌物、破溃。有分泌物时及时消毒穿刺点，更换敷贴。每 3 天更换一次敷贴。置管时间一般为 3 天，最多不超过 6 天，时间过长易发生感染和栓塞。

⑦ 严格贯彻无菌操作原则，防止感染。当患者出现寒战、高热时要及时寻找感染源，必要时拔除导管做导管尖端培养及外周血培养。拔管后局部加压止血，压迫 5 min，无活动性出血后加压包扎 30 min。

⑧ 加强置管侧肢体的观察和护理。要严密观察肢体的温度、皮肤的颜色、肢体的感觉及有无肿胀、疼痛等情况，帮助患者活动关节促进血液循环，减少血栓形成。

⑨ 持续监测血压，间断调零，换能器位置与零点持平，即右心房水平（腋中线第四肋

间)。注意观察压力波形的变化,若监测过程中出现波形改变,应分析原因做相应的处理。行直接动脉血压监测同时,应间断测量无创动脉血压对照,排除其他干扰因素。

⑩ 做好健康宣教。

(3) 拔除动脉置管的护理:

① 患者生命体征基本稳定后,遵医嘱停止动脉血压监测。要测无创血压 3 次进行对比,有异常及时告知医生。

② 股动脉、桡动脉穿刺置管拔管时,以无菌纱布按压止血 5—10 min 后,无活动性出血者,再以绷带加压包扎 30 min,松紧以患者不感觉穿刺侧肢体麻木为准。上肢制动 2 h,下肢制动 24 h,并观察穿刺侧肢体末梢循环情况。足背动脉穿刺置管拔管后,以干棉签按压局部穿刺点至无活动性出血后,以纱布加压包扎。

③ 加压包扎过程中注意观察末梢血运及肢体肿胀情况,及时听取清醒患者主诉。加压包扎 30 min 后及时去除加压绷带。

(4) 常见并发症及其预防:

动脉插管的主要并发症是由于血栓形成或栓塞引起血管阻塞。至于阻塞的远端是否出现缺血或坏死,则取决于侧支循环和阻塞后的再通率。其他并发症包括出血、感染、动脉瘤和动静脉瘘等。

① 血栓:血栓多由于导管的存在而引起。随着导管留置时间延长,血栓形成的发生率增加。为了减少较长时间留管拔管后血栓形成,一般主张在测压结束拔除动脉内导管时,压迫阻断近端动脉血流,用注射器连接测压导管边吸边拔,尽量吸出导管周围的小凝血块。拔管后局部包扎注意松紧度,一方面要防止血肿形成,另一方面也要防止长时间过度压迫而促使血栓形成。如果桡动脉血栓形成,只要尺动脉血供良好,一般问题不大,但由于桡动脉分支供应大鱼际区域常是终末动脉,在桡动脉血栓阻塞后容易出现鱼际区血供不足的临床表现。桡动脉血栓形成有 70% 发生在拔管后的 24 h 以内,最迟在 7 日内形成。血栓形成后绝大多数可以再通。

② 栓塞:栓子多来自围绕在导管尖端的小血块、冲洗时误入气泡或混入测压系统的颗粒状物质。一般认为用连续冲洗法可减少血栓栓塞的机会,间断冲洗时血凝块要抽吸出而不能注入。在桡动脉插管后,若发生了近端局部皮肤坏死,显然是由于桡动脉的侧支栓塞引起的。

③ 出血:穿刺时损伤、出血可引起血肿,一般加压包扎均可止血。拔管后若处理不当也可发生血肿进而引起感染。拔除桡动脉测压管后应局部压迫并高举上肢 10 min,然后加压包扎以防血肿,通常在 30 min 后便可放松加压包扎。

④ 感染:导管留置时间越长,感染机会越大。一般导管留置不要超过 3 日。当局部出现感染或有任何炎症征象时,即应立即拔除导管。

(三) 中心静脉压监测

中心静脉压(CVP)测定的是位于胸腔内的上、下腔静脉或右心房内的压力,是衡量右心对排出回心血量能力的指标。

1. 插管的指征

(1) 严重创伤休克以及急性循环机能衰竭等危重患者。

(2) 需长期输液或静脉抗生素治疗。

（3）全胃肠外营养治疗。

（4）需接受大量、快速输血、补液的患者,利用中心静脉压的测定可随时调节输入量和速度。

（5）心血管代偿功能不全的患者,进行危险性较大的手术或手术本身会引起血流动力学显著变化,如嗜铬细胞瘤、大动脉瘤和心内直视手术等。

（6）研究麻醉药或治疗用药对循环系统的作用时收集有关资料。

（7）经导管安置心脏临时起搏器。

2. 插管的途径

通过不同部位的周围静脉均可插入导管至中心静脉部位,但目前临床上经下腔静脉插管已很少,原因在于在腹股沟部插管有引起血栓性静脉炎和败血症的危险;而且如导管尖端未越过膈肌平面,实际测得的可能是腹腔内压,造成临床判断困难。目前多数采用经皮穿刺锁骨下静脉或颈内静脉进行插管。

3. 深静脉置管护理常规

（1）定义:把一根导管从体表刺入深部血管内,保证药液可以输入,减少对静脉和皮肤的刺激。这是临床上输血、补液、静脉内营养支持和测定 CVP 公认的重要诊疗措施,且具有留置时间长、输液速度与量随机可控、患者痛苦少等优点。穿刺部位有颈内静脉、锁骨下静脉和股静脉,首选锁骨下静脉。

（2）置管前护理:

① 置管前需取得患者及家属的合作与理解,使患者对医护人员有充分的信任感和安全感,并签字同意。

② 环境准备:患者周围环境要宽敞整洁,便于操作,减少人员走动,调节适宜的室温防止患者术中受凉。

（3）置管术中护理:

① 在置管的过程中,应密切观察病情变化,及时发现异常及早采取适宜的处理方法,缺氧患者加大氧气流量,保证外周静脉通道畅通,尽量减少患者的痛苦,保证安全。

② 穿刺时,要严格执行无菌操作,尽量减少人员走动。与医生密切配合,正确选择穿刺点,维持好体位,尽可能提高一次性穿刺成功率。

（4）置管术后一般护理:深静脉置管是一种创伤性操作,穿刺时的器械、术后的导管系统均与大气相通,血液与输入液体为外界细菌污染造成条件。因此,操作术中与术后护理的无菌要求十分严格。

① 置管后当天护理用无菌小方纱加压后,再用 3M 无菌敷料贴膜粘贴,另在距穿刺处 8 cm 管道处用胶布交叉固定于患者皮肤上。

② 置管 24 h 内要注意观察局部有无肿胀、皮下有无气肿等异常情况,置管后第一天换药一次后每 7 天换药一次。应每班认真交接班,观察敷贴有无松脱或者卷边并及时处理。

③ 换药前洗手,换药时沿导管方向由下向上以 0°角揭去 3M 敷贴,观察穿刺点有无红肿渗液等,先用酒精后用碘伏由中心向外按顺时针→逆时针→顺时针各消毒 3 次,消毒范围直径大于 15 cm,待干。酒精不能接触导管,消毒范围要大于敷料,待干后再贴 3M 敷料贴膜,再固定好 3 根胶布,胶布不能直接固定在导管上,注明置管日期、深度及有效期,最后做好更换记录。

④ 每 24 小时更换输液器及三通接头,输液接头每周更换 1 次,一般在换药时同时更换,

有血迹或高分子颗粒残留时应及时更换。

⑤ 每次输液前用生理盐水 10 mL 冲管,见回血后方可接输液管输液。回抽时如可见小血栓不能推入。个别患者输液不畅通,回抽回血不顺者可用肝素稀释液(25 U/mL)20 mL作冲管,封闭。有堵管倾向者且凝血检查结果无异常可用尿激酶溶栓。

⑥ 平时输液时,特别是输液黏度较大的药物、血制品或营养物质时应彻底冲管,并不应安排在最后输入,要避免液体走空,注意连接紧密牢固,防止接头松脱漏血或引起空气栓塞。

⑦ 保持导管通畅,输液完毕再用生理盐水 20 mL 做脉冲式推注,注意正压封管。消毒肝素帽,固定部位让患者感到舒适,避开关节及凹陷处。

(5) 管道拔除指征:

① 导管拔除时,患者仰卧,手臂低于心脏。

② 穿刺点局部消毒。

③ 应从穿刺部位轻轻缓慢拔出导管,每次 5—10 cm,切勿过快过猛。

④ 拔管后立即压迫止血,用敷料封闭固定。

⑤ 观察导管有无损伤或断裂,注意观察患者有无不适反应。

⑥ 当拔管遇到阻力时,应立即停止采用其他方法,不可强行拔管。

4. PICC 置管护理常规

(1) PICC 是指经外周静脉置入中心静脉导管,由外周静脉(贵要静脉、肘正中静脉、头静脉)穿刺插管,尖端定位于上腔静脉下 1/3 的导管。PICC 口径小、壁薄,有高度的生物相容性。由于其有操作简便、危险性低、并发症少、留置时间长等优点,适合于长期静脉输液、肿瘤化疗、肠外营养、老年患者及患儿,在临床上取得了良好效果。

(2) 护理措施:

① 正常情况下,置管后 24 h 更换第一次敷贴,以后每 7 天更换一次,根据病情需要随时更换,更换时严格观察并记录导管刻度,自下向上以 0°角小心拆除原有贴膜,避免牵动导管,严禁将导管体外部分移入体内。消毒时先用酒精由内向外按顺时针→逆时针→顺时针消毒各 3 次进行脱脂,酒精避免接触导管与穿刺点,再用碘伏按顺时针→逆时针→顺时针以穿刺点为中心由内向外三次消毒,消毒范围直径大于 15 cm,消毒面积大于贴膜面积。注意翻转导管及消毒连接器翼形部分,应每次按压穿刺点 5—10 s 并消毒导管处(自然待干)。

② 更换时严格贯彻无菌操作原则,将透明贴膜贴到连接器翼形部分的一半处固定导管,使体外导管部分完全置于贴膜的保护下。导管应以"C"形或"U"形固定,禁止将胶布直接贴于导管体上。

③ 输液接头每周更换一次,如有血迹及时更换,更换时用酒精棉片持续机械法旋转擦拭 PICC 的螺纹口 15 s,彻底消毒。

④ PICC 导管使用前抽回血判断位置,使用前先注入 20 mL 生理盐水确认导管通畅。

⑤ 每次输液后用 20 mL 生理盐水以脉冲方式冲导管,并正压封管(如遇导管欠通畅、高凝患者,生理盐水冲管后再用肝素稀释液 10 mL 封管)。

⑥ 每天定时定部位测量并记录上臂臂围,及时发现有无水肿及静脉炎出现。注意:应在手臂外展 90°,肘横线上 10 cm 量臂围。如果臂围增加 2 cm 及以上,这是发生血栓的早期表现,应加强观察监测。

⑦ 早期发现早期解决。如有静脉炎者,湿热敷 20 min/次,4 次/日,并抬高患肢,避免剧烈活动,若三天无好转或更重者应拔除导管。

⑧ 持续输液的 PICC 导管,每 4 h 冲管一次。如使用输液泵控制输液的,输液速度不低于 80 滴/min,否则予肝素钠正压脉冲式封管。

⑨ 输注黏稠度高或分子量大的物质,如脂肪乳、血制品等时,输注前后均应冲管,冲管时用 20 mL 针筒抽无菌生理盐水 20 mL 以脉冲方式推注完,切忌用 15 mL 以下针筒,以防止压力太大造成硅胶导管破裂。

⑩ 使用此导管可进行微量输液泵给药,严禁高压泵给药。严禁在穿刺侧测血压。

⑪ 经常观察 PICC 输液速度,如发现流速明显降低应及时查明并妥善处理。如果堵管且凝血检查结果无异常,以 5000 U/mL 尿激酶注入管内,接好肝素帽,溶解血栓,过 1—4 h 后,试抽回血将回血弃去,千万不可将回血推入血管内。若不成功,第二次可给 1000 U/mL。

⑫ 患者穿刺侧肢体活动幅度要小,防止导管脱出。

⑬ 拔管及使用过程中如发生断管,不要慌张,立即用止血带结扎左上臂,防止断管随血流移动,止血带松紧以不影响动脉血供给为宜。

⑭ PICC 拔管后,局部用无菌贴膜封住伤口 3 天,因为血管穿刺处穿刺孔大,防止反复拉伸运动致气体进入血管发生气栓。

5. 中心静脉压测定常见并发症

(1)心包填塞。多数由心脏穿孔引起,一旦发生后果严重。留置中心静脉导管的患者突然出现发绀、面颈部静脉怒张、恶心、胸骨后和上腹部疼痛不安和呼吸困难,继而出现低血压、脉压变窄、奇脉、心动过速、心音低远,都提示有心包填塞的可能,由于病情进展迅速,在心搏停止前常难以做出正确的诊断。因此,遇有上述紧急情况应做如下处理:

① 立即中断静脉输注。

② 降低输液容器的高度,使之低于患者的心脏水平,利用重力尽可能吸出心包腔或纵膈内积血或液体,然后慢慢地拔出导管。

③ 如经由导管吸出的液体很少,病情未得到改善,应考虑做心包穿刺减压。

④ 严密观察患者,防止心包积血再现。

(2)气胸。这是较常见的并发症,穿刺时损伤了肺尖,发生局限性气胸,患者可无临床症状,小的肺刺破口也可自行闭合,但若穿刺后患者应用机械通气,则有可能引起张力性气胸,应有所警惕。

(3)血胸、水胸。穿刺过程中若将静脉或锁骨下动脉壁撕裂或穿透,同时又将胸膜刺破,血液经破口流入胸腔,则形成血胸。胸腔存在负压可造成血液大量流入,此时导管可位于中心静脉内。若中心静脉导管误入胸腔或纵膈,液体注入上述部位,就引起液胸或纵膈积液,为避免液胸或纵膈积液的发生,插管后应常规测试管端是否位于血管腔内。方法是降低输液瓶高度,使之低于心脏水平,放开输液调节器,观察回血是否畅通。胸片有助于诊断,为争取时间,临床一旦出现肺受压症状,应立即拔除导管并做胸腔穿刺引流。

(4)空气栓塞。空气经穿刺针或导管进入血管多发生在经针孔或套管内插入导引钢丝或导管时,常在取下注射器而准备插管前 1—2 s 内有大量的空气经针孔进入血管,实验证明若压差为 5 cmH$_2$O,空气通过 14G 针孔的速度可达 10 mL/s,静脉系快速误入 100—150 mL 空气,就足以致命,患者取头低位穿刺,多可避免此种意外,若取头低位有困难时,操作应特别小心。

(5)血肿。在进行抗凝治疗的患者,血肿形成的机会比较多,穿刺插管应慎重。

（6）感染。导管在体内留置时间过久可引起血栓性静脉炎。导管留置期间无菌护理很重要,定期更换置管穿刺点敷料,更换间隔时间为:无菌纱布 2 天/次,无菌透明敷料每周 1次,如果纱布或敷料出现潮湿、松动、可见污染时应立即更换。经中心静脉导管进行静脉营养疗法,发生感染的机会将增加,可能由于这类患者情况较差,或早已存在感染,加之营养液适合细菌、真菌生长,故应随时提防感染的发生与发展。当临床上出现不能解释的寒战、发热、白细胞数升高、局部压痛和炎症等症状,应考虑拔除导管并做导管头端细菌培养。

（四）周围循环监测

周围循环监测主要用于反映人体外周组织灌流状态,目的是维护周围循环的功能正常。动脉压和体外循环阻力（SVR）是周围循环监测的重要指标,此外还有:

1. 毛细血管充盈时间——主要观察甲床循环

毛细血管充盈试验:压迫甲床后放松,记录转红时间,正常为 2—3 s,充盈时间延长,同时有口唇和甲床青紫,口及肢体发冷和苍白,提示周围血管收缩、微循环供血不足和血流淤滞,常见于休克和心力衰竭的患者。

2. 体温

正常时中心温度（如肛温）与足趾温度的差值小于 2 ℃,大于 3 ℃表示外周血管极度收缩。严重休克患者,CO 减少和微循环障碍,足趾温度降低,温差明显增加。测量时要注意环境温度的影响。

3. 尿量

肾功能正常时持续监测尿量是反映血容量、CO 和组织灌注的简单可靠指标。低血容量、休克、CO 减少和周围组织灌注不足将导致尿量减少。尿量正常则提示心功能和周围血管灌流良好。

（五）主动脉球囊反搏（IABP）术护理

主动脉球囊反搏术是一种机械辅助循环的方法,是通过穿刺股动脉将一球囊导管放置在胸主动脉,球囊在心脏舒张期快速充气以增加冠状动脉的灌注压,增加冠状动脉血流以辅助功能衰竭的心脏,改善心肌供血、供氧,减轻心脏负担,改善左心室功能。

1. 术前准备

（1）向患者及家属做好解释,说明手术的必要性、有效性和安全性,以消除其顾虑,并指导患者如何配合。

（2）物品准备:股动脉穿刺包,软包装肝素盐水（500 mL 生理盐水加肝素 12500 U）、球囊测压装置、IABP 导管 1 套、供气装置,并检查相关设备,保证其处于正常工作状态。同时备好急救药品及仪器,如除颤器等。

（3）抽血检查血常规、电解质、凝血指标等。

（4）做好碘和抗生素过敏试验。

（5）选择股动脉穿刺置管部位备皮。

（6）了解双侧股动脉及足背动脉搏动状况。

2. 术中护理

（1）密切监测生命体征:实施心电监护,观察患者心率、心律、血压,关注患者主诉,如有胸痛、胸闷,呼吸困难,心律失常及栓塞表现,通知医生,停止操作。

（2）固定导管及三通外连接管，防止导管脱位、打折或扭曲，保持气囊管道通畅。

3. 术后护理

（1）心理护理：多与患者交流，安慰患者，以消除其顾虑。

（2）保持正确的体位：患者应绝对卧床，取平卧位，使用气垫床，插管侧大腿弯曲不应超过 30°，床头抬高小于 30°。

（3）球囊导管护理：严密观察球囊导管有无打折、移位、脱落情况，每次操作后检查球囊导管是否移位，确保导管位置正常。使用肝素盐水通过换能器以 2 mL/h 的匀速持续冲洗中心腔，保持管腔通畅以免形成血栓。每日消毒导管穿刺部位周围皮肤，更换敷料并检查穿刺处有无红肿渗血情况。

（4）观察 IABP 辅助循环运行情况：严密观察动脉收缩压、舒张压、平均压、反搏压与波形，使反搏压维持高于血压 10—20 mmHg。持续心电监护，严密观察心率、心律及 QRS 波形变化，维持患者心率 80—100 次/min，如过快或过慢应立即查找原因并处理。记录患者 4 h 出入量，监测血电解质、尿比重、酸碱平衡情况；严格控制输液速度和量，以免增加心脏前负荷，加重病情。

（5）正确使用抗凝治疗：在应用肝素抗凝治疗过程中，定时抽血检测全身凝血酶原激活时间（ACT），根据 ACT 参数调节肝素盐水用量，同时观察患者尿液颜色，并注意穿刺部位有无渗血、牙龈、鼻、皮下出血情况及有无柏油样便。

（6）末梢循环状态的检测：观察双侧足背动脉搏动情况。

（7）基础护理：保持室内安静，限制探视，加强生活护理。

（8）拔管撤机：循环稳定，血流动力学参数平稳 12 h，且全身情况得以改善即拔管撤机。拔管前先将球囊反搏比率减至 2∶1，最终到 4∶1，观察数小时，无异常即可拔管撤机。拔管后立即用无菌纱布按压穿刺部位至少 30 min，加压包扎，用沙袋压迫 12—24 h，并注意观察局部渗血情况。撤除沙袋后，该侧肢体避免用力或负重，并继续观察局部有无出血、血肿形成及肢体远端血运情况。

三、呼吸功能监测

（一）呼吸监测的目的

（1）评价患者呼吸功能状态。

（2）诊断呼吸功能障碍的类型和程度。

（3）掌握高危患者呼吸功能的动态变化，以评估病情和调整治疗方案。

（4）对呼吸治疗的有效性做出合理评价。

（二）一般概念与监护

（1）潮气量：平静呼吸时，一次吸入或呼出的气量。正常值为 8—12 mL/kg。当呼吸频率小于 5 次/min，或大于 35 次/min 时，为人工通气的指征。

（2）每分钟通气量：由潮气量与呼吸频率的乘积获得，正常值为 6—8 L/min。当其值大于 12 L/min 时为通气过度，小于 4 L/min 时为通气不足。

（3）每分肺泡通气量：此为有效通气量，等于潮气量减去无效腔量后再乘以呼吸频率。

肺泡通气量不足可致缺氧及二氧化碳潴留、呼吸性酸中毒,通气量太多可致呼吸性碱中毒。解剖或生理无效腔的增大,皆可致肺泡通气量减少。

(4) 功能残气量:平静呼吸后肺脏所含气量,正常男性约为 2300 mL,女性约为 1580 mL,功能残气量在生理上起着稳定肺泡气体分压的缓冲作用,减少了呼吸间歇对肺泡内气体交换的影响,即防止了每次吸气后新鲜空气进入肺泡所引起的肺泡气体浓度的过大变化。

(5) 时间肺活量:深吸气后做一次快速呼气,计算最初 3 s 内的呼气量,求出每秒出量占肺活量的百分比。正常值:第 1 s 占肺活量的 83%,第 2 s 占 94%,第 3 s 占 97%。时间肺活量减低表示有阻塞性通气。提前完成(如 2 s 内呼完),表示有限制性通气。

(6) 通气储备百分比:最大通气量减去每分钟静息通气量后与最大通气量的百分比例。正常值为 93%,愈低,通气功能愈差;降为 60%—70%,通气功能严重损害,接近气急阈。

(7) 气速指数:最大通气量实际数占预计值的百分数与肺活量实际数占预计值的百分数相比。正常值为 1,气速指数大于 1,则表示限制性通气损害;小于 1 则表示阻塞性通气损害。

(8) 最大呼气中期流速:测验与意义同时间肺活量,但更为敏感,对考核阻塞性通气损害有一定价值。正常值为 2—4 L/s,时间小于 0.5 s。

(9) 弥散功能试验:采用一氧化碳弥散功能测定法。正常值为 29.5 mL/(mmHg·min),弥散功能减低主要造成缺氧。凡影响肺泡功能呼吸面积和肺毛细血管面积的各种疾病,皆可致弥散功能障碍。

(10) 气体分布试验:常采用一次呼气测验肺泡氧浓度差(750—1250 mL)。正常成人不应超过 1.5%,老年人不应超过 4.5%。

(11) 血液气体分析:用以评价肺泡的通气功能及体液的酸碱度,通常采用动脉采血或经皮测定的方法进行,以检测血的氧及二氧化碳分压等,这是一个有效的非创伤性的动脉血气监测法,但不适用于低灌注的患者。正常值——氧分压:10.7—13.3 kPa(80—100 mmHg);氧饱和度:97%—100%;二氧化碳分压:4.6—6 kPa(35—45 mmHg)。

(12) 吸气力:即患者在吸气时对抗完全阻塞道 20 s 的条件下所发生的低于大气压的最大气压。正常值为 -9.8——7.35 kPa(-100——-75 cmH$_2$O),吸气力下降,表示肺顺应性下降或呼吸肌功能减退。

(三) 气管插管护理

(1) 定义:将一特制的气管内导管经声门置入气管的技术称为气管插管,这一技术能为气道通畅、通气供氧、呼吸道吸引和防止误吸等提供最佳条件。

(2) 插管前准备:选择合适的气管导管(导管远端 1/3 长度应润滑);准备合适的喉镜、导管内导丝、吸引管、牙垫、注射器、胶布等;准备通气装置(如呼吸机)、听诊器、氧饱和度监测仪、简易呼吸气囊。插管前使经皮血氧饱和度达到 90% 以上(最好在 95% 以上),才能开始插管。常用麻醉药有丙泊酚、咪达唑仑等。

(3) 操作与配合:

① 经口插管术:

a. 协助患者取平卧位,肩下垫一小枕,头向后仰,使口、咽、气管在一条直线上。

b. 术者站于患者头顶部操作,左手将喉镜从患者口腔右侧置入,把舌推至左侧,见悬雍垂后继续向前推,显露喉头、声门。

c. 遵医嘱用丙泊酚或咪达唑仑静脉推注,消除咽喉反射。

d. 右手将导管轻柔地经声门插入气管内,经过声门时立即拔出管芯。

e. 使用呼吸气囊向导管内吹入空气,用听诊器听诊双肺呼吸音,检查导管的位置及是否插入气管内。

f. 如在气管内,塞入牙垫,退出喉镜,将气囊充气,用胶布妥善固定牙垫和导管。连接呼吸机或吸氧。

② 经鼻插管术:

a. 检查患者鼻腔情况,如有无鼻中隔弯曲、鼻息肉、纤维瘢痕、鼻腔破损等。

b. 协助患者取平卧位,肩下垫一小枕,头向后仰,使口、咽、气管在一条直线上。

c. 从通气良好的一侧鼻腔插入,经后鼻腔接近喉部时,术者在推进导管的同时,用耳倾听通气声响,根据声音大小来调整患者头的位置和导管的位置,调至气流声最大时,将导管插入。

d. 使用呼吸气囊向导管内吹入空气,用听诊器听诊双肺呼吸音,检查导管的位置及是否插入气管内。

e. 如导管在气道内,将气囊充气并以胶布固定导管,连接呼吸机。

③ 护理措施:

a. 对呼吸困难或呼吸停止者,插管前可应用简易呼吸气囊加压给氧,提高氧浓度。

b. 行床旁胸片确定气管插管的深度。保持气管插管下端在气管分叉上 1—2 cm 处,插管过深将导致一侧肺不张,插管过浅易使导管脱出。

c. 确定深度后,将气管插管气囊充气后,护士选择合适型号的牙垫,妥善固定导管,检查其深度。盘带处用纱布衬垫,并在导管上贴好标志,注明插管深度、置管日期等信息。

d. 保持人工气道通畅,做好气道湿化及雾化吸入,做好肺部物理治疗,及时吸痰。

e. 吸痰时注意痰的颜色、量、性质及气味,发现异常及时通知医生,并给予相应处理。

f. 吸痰时严格执行无菌操作,使用一次性吸痰管,每次吸痰时间不能超过 15 s。吸痰过程中注意观察患者呼吸、氧饱和度和心率变化。

g. 每 4—6 h 监测气囊压力一次,气囊注气后,压力为 25—30 cmH$_2$O。

h. 做好预防肺炎、肺不张等并发症的护理。

i. 烦躁及不耐受插管的患者,做好适当约束与镇静并向患者与家属做好解释工作。给予患者适当的心理护理,减轻患者的焦虑和不安。

j. 气管插管后监测血氧饱和度、心率、血压及血气分析指标。

k. 病室空气清新,定时开窗通风,保持室内温、湿度适宜。

l. 定时更换固定的胶布并做好口腔及气道的护理。

m. 保证充足的液体入量,根据患者医嘱及病情,遵医嘱予以合适的液体入量。

n. 更换体位时,避免气管导管过度牵拉、扭曲。

o. 拔管前指导患者进行有效的咳嗽训练。拔管过程中要医生在床边,并备齐插管用物,以防拔管意外。

p. 拔出气管插管后给予患者吸氧并密切观察病情变化,注意患者呼吸频率、节律、深浅度,保持呼吸道通畅。告知患者注意事项。

（四）气管切开护理

气管切开又称气管造口术,是一种急救手术,用于解除呼吸道阻塞引起的呼吸困难。气管切开即将气管前壁切开,通过切口放入气管套管,患者经气管套管呼吸。气管切开术包括护理气管切开术、紧急气管切开术、环甲膜切开术、快速气管切开术及近年来开展的经皮扩张气管切开术等。

1. 术前准备

（1）向患者家属讲明手术的必要性和可能发生的问题,征得同意。

（2）手术区域皮肤准备:准备颈前及上胸部皮肤。

（3）物品准备:手术照明灯光、吸引器、气管切开包,选择合适的气管套管。

（4）药物准备:局麻药物、肾上腺素等,危重患者应做好其他急救准备。

（5）患者肩下垫一软枕,取颈过伸体位。检查患者身上各监护导联线是否在位、功能是否良好(心电图、血压、呼吸、血氧饱和度)。

2. 术中护理

（1）观察患者生命体征,尤其是呼吸、心率情况,有异常及时报告医生。

（2）协助医生在气管套管置入前拔出气管插管,清理呼吸道。

3. 术后护理

（1）保持室内清洁安静,定时通风换气,室温相对恒定在 20—22 ℃,相对湿度约为 60%。

（2）密切观察呼吸的深浅及次数变化,如遇呼吸次数增多、阻力增大、有喘息声等,应立即检查套管及呼吸道有无阻塞及压迫,发现异常及时处理。

（3）注意创口及套管内有无出血,皮下有无气肿或血肿,有无呼吸困难、紫绀等异常现象发生。

（4）保持套管的系带松紧适度,使套管固定在合适的位置。翻身时不要牵拉管路,一人固定好气切套管,防止翻身时发生套管移位或脱出导致呼吸困难。

（5）气管切开辅助呼吸的患者,应注意预防套管的气囊破裂或滑脱,每 4—6 h 监测气囊压力一次,气囊注气后,压力为 25—30 cmH$_2$O。

（6）无菌纱布、气管套管垫应每日更换,如有潮湿、污染应及时更换,泡沫敷料根据产品说明书使用。

（7）加强气道雾化湿化,T 管雾化器应定时更换,一人一用,注意保持雾化器清洁。

（8）气管内层套管消毒方法参照中华护理学会团体标准执行。

（五）机械通气护理

机械通气是利用呼吸机把气体送入及排出肺部的一种技术,是抢救危重患者和治疗呼吸功能不全的重要工具和有效方法。

1. 目的

机械通气可纠正急性呼吸性酸中毒、低氧血症,缓解呼吸肌疲劳,防止肺不张,为使用镇静剂和肌松剂保驾,稳定胸壁。

2. 适应证

任何当肺部不能提供足够的供氧及通气功能情况时应用。

（1）中枢控制衰竭。

（2）外围肌肉神经衰竭

（3）胸部受伤。

（4）肺部感染。

（5）心搏骤停后的支持。

（6）大型手术后的支持。

（7）长期全身麻醉后的支持。

3. 相对禁忌证

因机械通气可能使病情加重,气胸及纵隔气肿未行引流者可造成肺大疱和肺囊肿,低血容量性休克未补充血容量者可造成严重出血、气管-食管瘘。但在出现致命性通气和氧合障碍时,应在积极处理原发病(如尽快行胸腔闭式引流,积极补充血容量等)的同时,不失时机地应用机械通气,以避免患者因为严重 CO_2 潴留和低氧血症而死亡。因此,机械通气无绝对禁忌证。

4. 通气模式与参数调节

（1）BIPAP:双相气道正压,自主呼吸时交替给予两种不同水平的气道正压。应用此模式时,患者的基本呼吸方式是连续气道正压(CPAP),但 CPAP 水平不是恒定的,而是在交替的高压力水平(high PAP)与低压力水平(low PAP)之间定时切换,利用从 IPAP 切换至 EPAP 时功能残气量的减少,增加呼出气量,从而辅助通气。缺点:患者需要有较稳定的自主呼吸。

（2）IPPV:间歇正压通气,呼吸机不论患者自主呼吸的情况如何,均按预调的通气参数为患者间歇正压通气,主要用于无自主呼吸的患者,它在吸气相是正压,呼气相压力降为零。

（3）SIMV:同步间歇指令通气,呼吸机在每分钟内按事先设置的呼吸参数(频率、流速、流量、容量、呼吸比等)给予患者指令性呼吸,患者可以有自主呼吸,但自主呼吸的频率、流速、流量、容量、呼吸比等不受呼吸机的影响,均由患者自己控制和调节。

（4）呼吸末正压,吸气由患者自发或呼吸机发生,而呼吸终末借助于装在呼气端的限制气流活瓣等装置,使气道压高于大气压。这种呼气末正压能使肺泡在呼气末仍保持膨胀,防止小气道闭合,因而有利于减少肺泡萎陷,增加功能残气量,改善肺顺应性。

（5）CPAP:持续气道正压,患者通过按需活瓣或快速、持续正压气流系统进行自主呼吸,正压气流大于吸气气流,呼气活瓣系统对呼出气流给予一定的阻力,使吸气期和呼气期气道压均高于大气压。呼吸机内装有灵敏的气道测压和调节系统,随时调整正压气流的流速,维持气道基本恒定在预调的 CPAP 水平,波动较小。

（6）PSV:压力支持通气,自主呼吸期间,患者吸气相一开始,呼吸机即开始送气并使气道压迅速上升到预置的压力值,并维持气道压在这一水平,当自主吸气流速降低到最高吸气流速的 25% 时,送气停止,患者开始呼气,也就是说呼吸机开始送气和停止送气都是以自主触发气流来启动的。

（7）PRVC:其特点是呼吸机连续测定呼吸系统顺应性(受肺、胸廓、气道阻力影响),自动调整压力切换水平,保证潮气量,呼吸机首次送气的压力为 5 cmH_2O,呼吸机自动计算该压力下获得的通气量。在随后的 3 次通气中,呼吸机逐步调节压力水平,达到预定潮气量的 75%,此后呼吸机根据前一次通气计算出顺应性,自动调节吸气压力以便达到预定肺容积。每次通气之间的压力差不超过 3 cmH_2O,最大压力不超过预定压力(压力上限)下

5 cmH_2O。

5. 设置初始参数

（1）FiO_2：选择范围为 21%—100%。当 FiO_2 大于 50%时，应警惕氧中毒，因此调节 FiO_2 的原则是保持氧合前提下，尽量使用较低参数的 FiO_2。

（2）潮气量：成人为 7—10 mL/kg，小儿为 5—6 mL/kg。

（3）呼吸频率：成人 12—16 次/min，一般新生儿为 40—50 次/min，婴幼儿为 30—40 次/min，年长儿为 20—30 次/min。

（4）峰流速 FLOW：30 L/min 左右（如使用压力控制模式须调大流速），灵敏度：-2—-0.5 cmH_2O（压力），2—5 L/min（流量）。

（5）PEEP（根据病情需要调节）：3—12 cmH_2O，一般不超过 15 cmH_2O。

（6）吸呼时间比（I/E）：呼吸功能正常者，多选择 1∶（1.5—2.0）；阻塞性通气障碍者，选择 1∶（2.0—2.5）；限制性通气障碍者，选择 1∶（1.0—1.5）；机械通气早期一般应慎用反比呼吸（1.5—2.0）∶1，以后可根据动脉血气指标，兼顾心功能情况，再做调整。

6. 报警限的调节

（1）高压报警限的调节：① 最高气道压力加上 5—10 cmH_2O 的压力；② 直接设为 40 cmH_2O（成人）。

（2）低压报警限的调节：低压下限设定应能保持吸气的最低压力水平。

（3）低分钟通气量报警限的调节：以能维持生命的最低 MV 水平为准。

（4）高分钟通气量报警限的调节：与所设置的 MV 相同。

（5）呼吸频率：要根据患者的病情及具体应用的呼吸模式，一般上限设置为 30 次/min，下限设置为 8 次/min。

（6）高 Vt：不超过基础 Vt 的 1.5 倍。

7. 护理

（1）监测并记录患者的神志、血压、心率、呼吸次数、SpO_2、呼吸机参数。

（2）机械通气中应监测血气分析和电解质，及时调整呼吸机参数。重视呼吸机报警信号，及时查明原因并处理。

（3）检查人机系统情况：① 管路是否密封；② 报警限设定；③ 患者是否舒适；④ 管路对插管有无牵引；⑤ 升起护栏，进行保护性约束。

（4）保证简易呼吸气囊紧靠呼吸机放置。

（5）患者吸入气体必须加温、湿化。检查呼吸机管道中是否有积水，如有及时倾倒，切忌返流入湿化罐及患者气道内。

（6）为患者做胸部物理治疗 Q2h—Q3h。

（7）持续机械通气者应每 6—8 h 测气囊压力一次，气管导/套管气囊压力：25—30 cmH_2O。

（8）按需吸痰，注意无菌操作观念。

（9）每日更换气管插管位置，同时给予口腔护理，妥善固定气管插管，及时更换气管插管的胶布。

（10）随时与清醒患者沟通，做好心理护理。昏迷或躁动患者给予适当镇静剂和必要的约束，以防意外拔管。

（六）呼吸末二氧化碳分压监测

呼吸末二氧化碳监测（$P_{ET}CO_2$）已经被认为是除体温、脉搏、呼吸、血压、动脉血氧饱和度以外的第六个生命体征,反映终末期呼出的混合肺泡气含有二氧化碳分压（$P_{ET}CO_2$）或浓度（$CETCO_2$）,正常值为 35—45 mmHg。

1. 监测适应证

（1）麻醉剂和呼吸机的安全应用。

（2）各类呼吸功能不全。

（3）心肺复苏。

（4）严重休克。

（5）心力衰竭和肺梗死。

（6）确定全麻气管内插管的位置。

（7）代谢紊乱。

（8）改善创伤分级。

2. 正常的 $P_{ET}CO_2$ 波形

（1）Ⅰ相:吸气基线,应处于零位,是呼气的开始部分,为呼吸道内死腔气,基本不含二氧化碳。

（2）Ⅱ相:呼气上升支,较陡直,为肺泡和无效腔的混合气。

（3）Ⅲ相:呈水平,称呼气平台,是混合肺泡气,终点为呼气末气流,为 $P_{ET}CO_2$ 值。

（4）Ⅳ相:吸气下降支,二氧化碳曲线迅速而陡直下降至基线,新鲜气体进入气道。

3. 异常的 $P_{ET}CO_2$ 波形

（1）$P_{ET}CO_2$ 波形降低:

① 突然降至零附近:呼吸末二氧化碳分压突然降低至零或极低水平常预示情况危急,如气管导管从气管内脱出、呼吸回路脱落或阻塞、呼吸机障碍、监测仪器故障。

② 数值突然降低,但不到零,多见于呼吸管路漏气,气道压力降低,监测仪传感器位置不当时可产生类似图形。

③ 数值在 1—2 min 逐渐降低,常提示有肺循环或肺通气的突然变化,如心搏骤停、肺梗死、血压严重降低和过度通气等均可出现这种改变。

④ 持续低分压:没有正常的平台,说明吸气前肺换气不彻底或呼出气被新鲜气流所稀释,后者可在低潮气量时发生。

（2）$P_{ET}CO_2$ 波形升高:

① $P_{ET}CO_2$ 曲线逐渐增高:见于通气不足、腹腔镜检查或手术时注入的 CO_2 逐渐吸收、体温意外升高、过度加温、脓毒症等情况。

② 在快速注入碳酸氢钠后可呈一时性的升高。

（3）$P_{ET}CO_2$ 波形平台异常:

① 平台偏低:最有可能与生理死腔量增大有关。

② 平台逐渐降低:可能与低体温、过度通气、全身麻醉和（或）肺血容量不足、肺灌注降低有关。

4. 护理要点

（1）确保监测装置正常:正确连接监测装置,监测前对监护仪进行性能测试,尤其应避免机械性误差。

    （2）正确监测及动态观察波形及数值的变化。

    （3）密切观察呼吸频率、幅度、血氧饱和度与 $P_{ET}CO_2$ 的关系。

    （4）妥善固定监测导管。

    （5）保持监测装置清洁，做好终末消毒。

（七）胸腔闭式引流管护理

    胸腔闭式引流是胸外科应用较广的技术，是治疗脓胸、外伤性血胸、气胸、自发性气胸的有效方法。其以重力引流为原理，是开胸术后重建，维持胸腔负压，引流胸腔内积气、积液，促进肺扩张的重要措施。其目的是为了更好地改善胸腔负压，使气、血、液从胸膜腔内排出，并预防其返流，促进肺复张、胸膜腔闭合，平衡压力，预防纵隔移位及肺受压。对脓胸患者，应尽快引流，排除脓液，消灭脓腔，使肺及早复张，恢复肺功能。

1. 置管位置

    （1）排出气体：患侧锁骨中线第二肋间。

    （2）引流液体：患侧第 6—8 肋间隙、腋中线或腋后线。

    （3）引流脓液：脓腔最低点。

    （4）上肺叶切除：2 根胸引管（上排气，下排液）。

    （5）全肺叶切除：胸管夹闭。

2. 护理措施

    （1）保持管道的密闭和无菌：使用前注意引流装置是否密封，清理胸壁伤口引流管周围，保持敷料清洁干燥。更换引流瓶时，必须先双重夹闭引流管，以防空气进入胸膜腔，严格执行无菌操作规程，防止感染。

    （2）体位：胸腔闭式引流术后常置患者于半卧位，以利呼吸和引流。鼓励患者进行有效咳嗽和深呼吸运动，利于积液排出，恢复胸膜腔负压，使肺扩张。

    （3）维持引流通畅：闭式引流主要靠重力引流，水封瓶液面应低于引流管胸腔出口平面60 cm，任何情况下引流瓶不应高于患者胸腔，以免引流液逆流入胸膜腔造成感染；定时挤压引流管，每 30—60 min 挤压一次，以免管口被血凝块堵塞；水柱波动的大小反映残腔的大小与胸腔内负压的大小，正常情况下水柱上下波动 4—6 cm。如水柱无波动，患者出现胸闷气促、气管向健侧偏移等肺受压的症状，应疑为引流管被血块堵塞，须设法挤捏或使用负压间断抽吸引流瓶短玻璃管，促使其通畅，并通知医生。

    （4）挤压方法：用止血钳夹住排液管下端，两手同时挤压引流管然后打开止血钳，使引流液流出。

    （5）检查引流管是否通畅最简单的方法：观察引流管是否继续排出气体和液体，以及长玻璃管中的水柱是否随呼吸上下波动，必要时请患者深呼吸或咳嗽时观察。

    （6）妥善固定：运送患者时双钳夹管，妥善放置。

    （7）观察、记录引流液的量、性状、水柱波动的范围，并准确记录。如术后引流液呈鲜红色，引流管发热，每小时引流量超过 200 mL，连续 3 h 不减或每小时超过 200 mL，患者烦躁不安，血压下降、提示有出血，应及时通知医生，并做好再次开胸的准备。

    （8）呼吸功能的锻炼：指导患者进行有效呼吸功能的锻炼，是防止肺部感染、促进肺复张的重要措施之一。方法如下：指导患者进行缓慢吸气直到扩张，然后缓慢呼气，每分钟重复 10 次左右,3—5 次/日,每次以患者能耐受为宜。

(9) 脱管处理:若引流管从胸腔滑脱,立即用手捏闭伤口处皮肤,消毒后用凡士林纱布封闭伤口,协助医生做进一步处理。如引流管连接处脱落或引流瓶损坏,立即用双钳夹闭胸壁导管,按无菌操作更换整个装置。

(10) 拔管指征:置管 48—72 h 后,引流量明显减少且颜色变淡,24 h 引流液小于 50 mL、脓液小于 10 mL,X 线胸片示肺膨胀良好、无漏气,患者无呼吸困难即可拔管。嘱患者先深吸一口气后屏气即可拔管,迅速用凡士林纱布覆盖,宽胶布密封,胸带包扎一天。

四、中枢神经系统监测

(一)意识和意识障碍

意识障碍:高级中枢神经系统受损时的意识状态,指人对周围环境及自身状态的识别和觉察能力出现障碍。

(1) 嗜睡:是一种病理性的倦睡,患者处于持续的睡眠状态,可被唤醒,并能正确回答和做出各种反应,但当刺激去除后很快又入睡。嗜睡是意识障碍的早期表现,在临床上应引起重视。

(2) 意识模糊:意识清晰度显著下降,精神活动迟缓,对疼痛刺激反应迟钝,定向力部分或完全发生障碍。

(3) 昏睡:患者呈深度的睡眠状态,难于唤醒,需大声呼其姓名或给以疼痛刺激方能唤醒,醒时答非所问或答话含糊,很快又进入昏睡状态。其反射(角膜反射、瞳孔对光反射及吞咽反射等)一般无显著改变。

(4) 昏迷:是重度的意识障碍,意识完全丧失,按其程度分为浅昏迷和深昏迷。① 浅昏迷:各种反射如角膜反射、瞳孔反射、吞咽反射、咳嗽反射均保存,给以强烈的疼痛刺激(压眶或针刺人中)可以出现瞳孔变化大及痛苦表情,防御反射存在。② 深昏迷:对各种强刺激均无反应,瞳孔散大,瞳孔对光反射、角膜反射、吞咽反射、咳嗽反射等均消失,肌张力降低,各项防御反射消失,只维持呼吸、循环功能。

(二)昏迷评分量表

昏迷评分具体见表 5.1。

表 5.1 Glasgow 昏迷评分量表

睁眼反应(E)	言语反应(V)	运动反应(M)
自动睁眼:4 分	回答正确 5 分	遵嘱活动:6 分
呼唤睁眼:3 分	回答错误 4 分	刺痛定位:5 分
刺痛睁眼:2 分	语无伦次 3 分	躲避刺痛:4 分
不能睁眼:1 分	只能发音 2 分	刺痛肢屈:3 分
	不能发音 1 分	刺痛肢伸:2 分
		不能活动:1 分

临床意义：Glasgow 昏迷评分法表示意识障碍程度。最高 15 分,表示清醒;8 分以下表示昏迷;最低 3 分,表示濒死状态。

(三)肌力评估

临床意义:不同程度的肌力减退可分别称为完全性瘫痪和不完全性瘫痪。

0 级:不能活动,完全瘫痪。

1 级:肌肉可收缩,但不能产生动作。

2 级:肢体在床面上能移动,但不能对抗重力。

3 级:肢体能抬离床面,但不能对抗阻力。

4 级:能对抗阻力,但较正常差。

5 级:正常。

(四)脑室引流管护理

脑室引流是指经过颅骨钻孔或椎孔穿刺侧脑室,放置引流管,将脑脊液引流至体外。

1. 部位

常选择半球额角或枕角进行穿刺。

2. 目的

(1) 抢救因脑脊液循环通路受阻所致的颅内高压危急状态的患者,如枕骨大孔疝。

(2) 自引流管注入造影剂进行脑室系统的检查;注入同位素核素检查,以明确诊断及定位;注入抗生素控制感染。

(3) 脑室内手术后安放引流管,引流血性脑脊液,减轻脑膜刺激症状,预防脑膜粘连和蛛网膜粘连,以保持日后脑脊液正常循环及吸收功能。

(4) 引流术后早期还可起到控制颅内压的作用。

3. 护理措施

(1) 引流管的位置:待患者回病房后,立即在严格无菌的条件下连接引流袋,妥善固定引流管及引流袋,引流管开口须高于侧脑室平面 10—15 cm,以维持正常的颅内压。

(2) 引流速度及量:术后早期尤应注意控制引流速度,若引流过快过多,可使颅内压骤然降低,导致意外发生。因此,术后早期应适当将引流袋挂高,以减低引流速度,待颅内压力平衡后再放低。此外,因正常脑脊液每日分泌 400—500 mL,故每日引流量以不超过 500 mL 为宜;颅内感染患者因脑脊液分泌增多,引流量可适当增加,但同时应注意补液,以保持水、电解质平衡。

(3) 保持引流通畅:引流管不可受压、扭曲、成角、折叠,应适当限制患者头部活动范围。

(4) 活动及翻身时应避免牵拉引流管。注意观察引流管是否通畅,若引流管内不断有脑脊液流出,管内的液面随患者呼吸、脉搏等上下波动多表明引流管通畅;若引流管无脑脊液流出,应查明原因。

(5) 观察并记录脑脊液的颜色、量及性状:正常脑脊液无色透明,无沉淀,术后 1—2 天脑脊液可略呈血性,以后转为橙黄色。若脑脊液中有大量血液,或血性脑脊液的颜色逐渐加深,常提示有脑室内出血。一旦脑室内大量出血,须进行紧急手术止血。脑室引流时间一般不宜超过 7 日,时间过长有可能发生颅内感染。感染后的脑脊液混浊,呈毛玻璃或有絮状物,患者有颅内感染的全身及局部表现,应放低引流袋(约低于侧脑室 7 cm)以引流感染脑脊液,并送标本化验。

注意保持整个装置无菌,每日定时更换引流袋时,应先夹闭引流管以免管内脑脊液逆流入脑室,注意保持整个装置无菌,必要时做脑脊液护理检查或细菌培养。

(6)拔管:开颅术后脑室引流管一般放置3—4日,此时脑水肿期已过,颅内压开始逐渐降低。拔管前1日应试行抬高引流袋或夹闭引流管24 h,以了解脑脊液循环是否通畅,颅内压是否有再次升高的情况。若患者出现头痛、呕吐等颅内压增高的症状,应立即放低引流袋或开放夹闭的引流管,并告知医生。拔管时应先夹闭引流管,以免管内液体逆流入脑室引起感染。拔管后,切口处若有脑脊液漏出,也应告知医生妥为处理,以免引起颅内感染。

(五)使用降温毯的护理

降温毯是运用计算机程序控制冷循环系统,经毯面与患者身体进行热交换,降低患者体温。它可以同时对两位患者进行各自独立的降温治疗,以及冰毯和冰帽同时使用。适用于因各种原因引起的持续性高热及需要进行亚低温治疗的患者。

护理措施:

(1)严密观察患者生命体征变化。在使用降温毯的过程中,要配合心电监护和血氧饱和度的监测,因低温状态下会引起血压降低和心率减慢,尤其是儿童和老年患者。护士应保持患者呼吸道通畅,吸痰要充分有效,动作要轻,定时雾化吸入。

(2)保持室内空气清新、清洁。夏季室内温度高,可以调节室温在18—20 ℃,相对湿度控制在60%。降温毯根据患者病情进行毯面温度的调节,控制降温速度使体温不至于急剧下降。护士要经常巡视患者体温变化情况,密切观察生命体征变化,结合患者神志、瞳孔的变化,对病情进行全面评估,按护理计划要求保证患者得到及时正确的护理。

(3)使患者体温保持在一个恒定水平。患者体温降至正常或达到预期的体温后应观察一段时间,待病情稳定或好转后才可停机,对高热持续时间长的患者可以适当延长时间,发现异常病情及时处理。长时间的低温治疗可以加重脑缺血,治疗时间以6天为度,然后自然复温,复温时间控制在10—12 h。长期使用降温毯的患者要密切观察其病情变化。

(4)做好基础护理,预防并发症。由于降温毯置于患者躯干部、背部和臀部,皮肤温度较低,血循环减慢,容易发生压力性损伤,应每1—2 h翻身一次,经常变换体位,进行局部按摩,避免压力性损伤。保持床单位干燥平整,经常巡视注意患者肢体温度、颜色,观察末梢循环并配合使用肌松冬眠合剂,保持患者安静,收缩压不低于70 mmHg。

(5)保证静脉输液顺利通畅。做好降温患者的肢体保暖,尽量使用静脉留置针和深静脉置管。

(6)注意观察体温探头的放置位置。要经常检查有无脱落或放置位置准不准确。发现体温不正常应及时检查及时纠正。降温毯使用时间过长的患者还应经常检查机器工作正常与否。如制冷水位缺失,要及时补充以免影响降温毯的连续使用。

(六)昏迷患者护理

1. 定义

昏迷即患者神经功能高度抑制,意识完全丧失,不能被唤醒,对外界刺激无意识反应。临床上广义的昏迷包括不同程度的意识障碍。

2. 临床分类及表现

根据患者对外界环境刺激的反应以及觉醒的程度进行分类。

(1)嗜睡:病理性睡眠状态,患者能被痛觉、言语或其他刺激唤醒,并能给予适当的运动和言语反应。唤醒时意识可能清醒,当外界刺激停止时患者又转入嗜睡状态。患者的自发性运动、自发性言语比较常见。有时烦躁不安,有时动作减少。

(2)昏睡:强刺激(较重痛觉或较响言语刺激)才可以唤醒患者,患者醒后定向力不正确。当外界刺激停止时,立即进入昏睡。自发性言语比较少见,常可见到自发性肢体运动。对痛觉刺激呈现防御性的回避动作。

(3)浅昏迷:强烈的痛觉刺激仅能引起患者肢体简单的防御性运动,但对外界的语言呼唤声或强刺激无反应。不出现自发性言语,自发性运动比较少见。肌力可以正常,几种脑干生理反射如瞳孔、对光反射、角膜反射及眶上压痛反应可以存在,或其中个别反射迟钝。血压、脉搏、呼吸等生命体征无显著改变。

(4)深昏迷:对外界的一切刺激,包括强烈的痛觉刺激均无反应。瞳孔散大、瞳孔对光反射、角膜反射、眶上压痛均消失,大多数患者深、浅反射及病理反射皆消失。四肢肌肉松软、大小便失禁,可能出现各种形式呼吸障碍,甚至自主呼吸停止。血压波动、脑电图示波幅度逐渐平坦化。

3. 护理要点

(1)严密监测意识和生命体征变化。此外还应注意观察瞳孔、对光反射、角膜反射及压眶反射、神经系统变化,GCS 评分等并作详细记录,当昏迷加深、瞳孔进行性散大、呼吸不规则、血压不稳定时应及时报告医生。

(2)保持呼吸道通畅:定时给患者翻身、叩背、吸痰,吸痰时动作应轻柔,每次吸痰时间应小于 15 s,旋转提拉将痰吸出。若呼吸道不畅,缺氧加重,应行气管切开术或使用呼吸机,有义齿者取出义齿,以防误入气管。

(3)注意安全:对于烦躁不安的患者应加床档,以防坠床,床头横立一枕头以防其头部撞伤;痉挛、抽搐者用开口器、口咽通气道,以防舌咬伤;舌后坠者及时用拉舌钳将舌牵出;女患者应除去头上的发夹,修剪指甲,以防抓破皮肤;患者平卧时头应偏向一侧以防窒息。

(4)维持水、电解质平衡:严格记录 24 h 出入量,静脉输液可维持患者水分及能量代谢的需要,保证重要脏器有足够的血流灌注,防止水、电解质及酸碱平衡紊乱;昏迷患者 2—5 天内予禁食,定时检测钾、钠、氯等,密切观察有无脱水及电解质紊乱的表现,发现异常及时汇报医生。

(5)饮食:长期昏迷予鼻饲流质,保持营养及体液平衡。鼻饲饮食的内容及量应根据患者的消化功能及热量需要而定,每次鼻饲量以不超过 400 mL 为宜,鼻饲饮食温度应适宜,每次灌注前确定胃管在胃内,灌注速度不宜过快以免引起呃逆或呕吐,必要时用营养泵匀速泵入。鼻饲结束后应用温开水冲洗胃管。

(6)吸氧:脑组织缺氧将加重脑水肿使昏迷加重,吸氧有利于维持全身重要脏器的功能并可预防潜在的并发症。鼻导管吸氧应注意插入的深度,鼻导管应及时更换避免堵塞,气切后对于由呼吸机辅助呼吸的患者应调节氧浓度,同时湿化吸氧。

(7)口腔护理:用生理盐水棉球或漱口液清洁口腔,每日 4 次;对于张口呼吸的患者应用双层湿纱布盖于口鼻,以使吸入的空气湿化,口唇可用甘油或石蜡涂擦以防干裂。

(8)眼部护理:对于眼睑闭合不全或不能闭合者,应用凡士林纱布、眼罩保护或涂以抗生素眼膏,有结膜水肿者可予氯霉素眼药滴眼。

(9) 皮肤护理:注意患者受压部位皮肤有无发红、苍白;保持床单元清洁;保持患者皮肤清洁、干燥,大小便后应用清水及时清洁皮肤,搬动患者时应将其抬离床面不要拖拉;骨隆突处应加垫软垫,每2 h翻身一次。

(10) 泌尿系统护理:昏迷患者需留置导尿管,每2—4 h记录尿量一次,及时清洁尿道口分泌物,每日用会阴清洗液擦洗会阴部;大便后肛门及周围皮肤应及时清洗以防污染尿管;尿袋应低于膀胱,以防尿液回流引起全身感染;注意观察尿液的性质、尿量、颜色、有无絮状物。

(11) 保持大便通畅:如患者3天无大便,可遵医嘱予缓泻剂;每日予腹部按摩,促进肠蠕动,同时注意大便的颜色、性质、气味,发现异常及时报告医生。

(12) 颅内压增高引起的昏迷应遵医嘱予脱水剂降颅压,常用20%甘露醇125 mL于15 min内滴入。

(七) 颅内压增高护理

1. 定义

当颅腔内容物体积增加或颅腔容积减少超过颅腔可代偿的容量,导致颅内压持续高于2.0 kPa(200 mmH$_2$O),并出现头痛、呕吐和视神经乳头水肿三大病症时,称颅内压增高。颅内压是指颅腔内容物对颅腔壁所产生的压力。成人的颅腔是由颅骨形成的半封闭的体腔,容积固定不变,为1400—1500 mL。颅腔内容物包括脑组织、脑脊液和血液,三者与颅腔内容积相适应,使颅腔内保持一定的压力。由于颅内脑脊液介于颅腔壁与脑组织之间,故脑脊液的静水压就代表颅内压。可通过侧卧位腰椎穿刺或直接脑室穿刺测定。成年人正常颅内压为0.7—2.0 kPa(70—200 mmH$_2$O),儿童正常颅内压为0.5—1.0 kPa(50—100 mmH$_2$O)。

2. 颅内压监测的基本原理及意义

(1) 颅内压监测的基本原理:颅内压的监测是指应用微型压力传感器将颅内压力转换为电动势,并进行测量和记录。颅内压监护仪主要分为两大类:一类为单项监护仪,仅用于测量颅内压;另一类为多项监护仪,可同时监测其他生理指标。

(2) 意义:颅内压监测可对各种降压措施做客观评价,有助于观察各种降压治疗的效果,并进行针对性治疗,可有效降低伤残率和死亡率。

3. 颅内压监测的方法

(1) 脑室内压监测。

(2) 硬脑膜下压监测。

(3) 硬脑膜外压监测。

(4) 脑组织压监测。

4. 颅内压监护的适应证

(1) GCS评分在8分以下的重型颅脑损伤患者。

(2) 头颅CT扫描有异常发现的重型颅脑损伤患者应护理监护。

(3) 重型颅脑损伤颅内血肿清除术后的患者。

(4) 年龄在40岁以上,动脉收缩压小于90 mmHg的患者。

上述四项指征中存在两项者,无论CT扫描有无异常,均应进行颅内压监测。

有其他引起颅内压增高的因素者,如伤后出现过休克、明显的低氧血症、高碳酸血症等亦可考虑行颅内压监护。

5. 临床表现

(1)头痛。这是最常见的症状,系颅内压增高使脑膜血管和神经受刺激与牵拉所致。以清晨和晚间多见,多位于前额及颞部,程度随颅内压增高而进行性加重,咳嗽、打喷嚏、用力活动、弯腰、低头时可加重。

(2)呕吐。呈喷射状,常出现于剧烈头痛时,亦易发生于饭后,可伴有恶心,系因迷走神经受激惹所致。呕吐后头痛可有所缓解;患者因此常拒食,导致水、电解质紊乱及体重减轻。

(3)视神经乳头水肿。因视神经受压、眼底静脉回流受阻引起。表现为视神经乳头充血、边缘模糊、中央凹陷变浅或消失、视网膜静脉怒张,严重时乳头周围可见火焰状出血。早期无明显障碍,晚期可因视神经萎缩而失明。

(4)意识障碍及生命体征变化。慢性颅内压增高患者,往往神志淡漠,反应迟钝;急性颅内压增高者,常有明显的进行性意识障碍甚至昏迷。患者有典型的生命体征变化,出现血压升高,尤其是收缩压增高,脉压增大;脉搏缓慢,宏大有力;呼吸深慢等。严重患者可因呼吸循环衰竭而死亡。

(5)其他症状和体征。颅内压增高还可引起外展神经麻痹或复视、头晕等。婴幼儿颅内压增高时可见头皮静脉怒张,囟门饱满,张力增高,骨缝分离。

6. 护理措施

(1)一般护理:

① 体位。抬高床头 15°—30°,以利于颅内静脉回流,减轻脑水肿。

② 给氧。持续或间断吸氧,改善脑缺氧,使脑血管收缩,降低脑血流量。

③ 控制液体摄入量,不能进食者,成人每日补液量不超过 2000 mL,保持每日尿量不少于 600 mL。饮食计划遵医嘱根据患者病情制定,但需适当限盐,注意防止水、电解质紊乱。

④ 密切观察患者意识状态、生命体征、瞳孔变化,警惕颅内高压危象的发生。有条件者可做颅内压监测。

⑤ 满足患者日常生活需要,适当保护患者,避免外伤。

⑥ 维持正常体温和防治感染。

(2)防止颅内压骤然升高的护理:

① 劝慰患者安心休养,避免情绪激动,避免血压骤然升高而增加颅内压。

② 及时消除呼吸道分泌物和呕吐物;舌根后坠者可托起下颌或放置口咽通气道;防止颈部过曲、过伸或扭曲;对意识不清的患者及咳痰困难者,应配合医生尽早行气管切开术;重视基础护理,定时为患者翻身拍背,以防肺部并发症。

③ 剧烈咳嗽和用力排便均可使胸腹腔内压力骤然升高而导致脑疝。应避免并及时治疗感冒、咳嗽。颅内压增高患者因限制水分摄入及脱水治疗,常出现大便干结,可鼓励患者多吃蔬菜和水果,并给缓泻剂以防止便秘。对已有便秘者,予以开塞露或低压小剂量灌肠,必要时戴手套掏出粪块;禁忌高压灌肠。

④ 癫痫发作可加重脑缺氧及脑水肿,应遵医嘱定时定量给予抗癫痫药物;一旦发作应及时给予抗癫痫及降颅内压处理。

⑤ 积极寻找解除引起患者躁动的原因,避免盲目使用镇静剂或强制约束,以免患者挣扎使颅内压进一步升高,适当加以保护,以防意外伤害。

（3）症状护理：

① 高热：及时给予有效降温措施，因高热可使机体代谢率增高，加重脑缺氧。

② 头痛：适当应用止痛剂，但禁用吗啡、哌替啶，以免抑制呼吸中枢；避免使头痛加重的因素，如咳嗽、打喷嚏，或弯腰、低头以及用力活动等。

③ 躁动：寻找原因及时处理，切忌强制约束，以免患者挣扎而使颅内压进一步增高。

④ 呕吐：及时清理呕吐物，防止误吸，观察并记录呕吐物的量、性质。

（4）脱水治疗的护理。脱水治疗期间应准确记录 24 h 出入液量，注意水、电解质紊乱及肾功能。为防止颅内压反跳现象，脱水药物应按医嘱定时、反复使用，停药前逐渐减量或延长给药间隔。

五、肝肾功能系统监测

CRRT(continuous renal replacement therapy)为连续肾脏替代疗法的缩写，其又名床旁血液滤过(continue blood purification，CBP)，是指采用每天 24 h 或接近 24 h 的一种长时间、连续的体外血液净化疗法以替代受损的肾功能。

CRRT 临床应用目标是清除体内过多水分，清除体内代谢废物、毒物，纠正水、电解质紊乱，确保营养支持，促进肾功能恢复及清除各种细胞因子、炎症介质，可用于各种心血管功能不稳定的、高分解代谢的或伴脑水肿的急慢性肾衰，多脏器功能障碍综合征，急性呼吸窘迫综合征，挤压综合征，急性坏死性胰腺炎，慢性心衰，肝性脑病，药物及毒物中毒等的救治。

（一）分类

目前 CRRT 包括 9 种技术：

（1）连续动静脉血液滤过（CAVH）。

（2）连续静脉-静脉血液滤过（CVVH）。

（3）动静脉连续缓慢滤过（SCUF）。

（4）连续动静脉血液透析（CAVHD）。

（5）连续静脉-静脉血液透析（CVVHD）。

（6）连续动静脉血液透析滤过（CAVHDF）。

（7）连续静脉-静脉血液透析滤过（CVVHDF）。

（8）连续静脉-静脉血液透析和/或滤过-体外膜氧合（CVVH/DF-ECMO）。

（9）连续静脉-静脉血液透析和/或滤过静脉-静脉旁路（CVVH/DF-VVBP）。

（二）护理措施

（1）严密观察生命体征：CRRT 治疗过程中，应密切监测患者的体温、心率、血压、呼吸、血氧饱和度、中心静脉压，持续心电监护。平稳者每小时监测一次，每 4 h 测体温一次；病情变化者随时监测，准确记录每小时液体出入量，包括置换液出入量、滤出量、营养液入量、自主尿量等，及时发现和处理各种异常情况并观察疗效。

（2）监测血电解质及肾功能：急性肾功能不全患者电解质及酸碱平衡严重紊乱。治疗中输入大量含生理浓度电解质及碱基的置换液，能有效纠正这种内环境紊乱。电解质的测定可以提示患者的电解质情况，血尿素氮及肌酐的变化可以反映肾功能的好坏。配置置换液时必须严格遵医嘱加入钾、钠、钙、镁等电解质,严格执行查对制度,无误后方可用于患者。治疗过程中,应定期检测患者内环境状况,根据检测结果随时调整置换液配方,现配现用,以保证患者内环境稳定。遵医嘱每 4 h 查一次生化等化验项目,发现异常及时处理。

（3）血管通路的管理:首次血滤时在严格执行无菌操作下行股静脉留置管,血滤结束后用生理盐水冲净动、静脉管针后,根据导管容量使用纯肝素液分别封住动、静脉端,连接好无菌肝素帽,以无菌纱布包裹,以后每次血滤前要抽出肝素水并用 20 mL 注射器分别抽吸动、静脉端检查是否通畅。若导管不畅,切忌强行向导管内推注生理盐水等,以防血凝块进入体内形成血栓。若穿刺部位有出血情况发生及时更换敷料并加压包扎,以防继续出血,并观察穿刺部位有无感染现象,若有感染及时应用抗生素或及时拔管。嘱患者穿刺部位勿做大幅度运动,以防留置管反折或意外脱落。

（4）血滤监护:经常性观察血滤器内血液颜色,如滤器内血液颜色变深甚至发黑,提示滤器凝血的可能,将直接影响超滤的效率,应及时报告,通过调整肝素用量,加强滤器前置换液输入等方法解决,必要时更换滤器。密切注意各个连接管有无松脱、漏血等,尤其血泵内部分管道由于连续摩擦易致破损。

（5）严密监测超滤和置换液输入速度。

（6）并发症的观察及预防:

① 出血:肾功能不全患者多存在出血或潜在出血,CRRT 中抗凝剂的应用使出血危险明显增加或加重出血。因此,应注意观察引流液、大便、创口、牙龈、皮肤、气道、消化道和泌尿系统等出血情况,防止因肝素使用不当导致出血。做好记录,及早发现,及时调整抗凝剂的使用或使用无肝素技术,如果肝素用量过大,尤其在全身肝素化的时候,应注意观察伤口及穿刺点出血情况,如有持续渗血,又不能降低肝素用量,则多采取局部压迫止血。

② 凝血:患者在行 CRRT 时肝素用量少甚至无肝素,治疗时间长,极易发生体外凝血。为此,在行 CRRT 之前用肝素盐水预冲管路,再以生理盐水冲净肝素后方开始 CRRT,且在CRRT 过程中保持血流量充足、血循环线路通畅,可有效避免体外凝血。同时应密切检测静脉压(VP)、跨膜压(TMP)值及波动范围,并做好记录,以便及时采取处理措施。当血路中颜色变暗、温度下降、滤出量明显减少,表明即将或已经发生凝血。如发现较早,应立即中断血滤,以肝素盐水灌洗全套滤过装置,并检查处理致凝血原因。如有严重凝血时,应更换滤器及血液管路。

③ 感染:患者病情危重,抵抗力低下,加之各种侵入性的检查、治疗,细菌极易侵入、繁殖而引起感染。护理人员在进行各项护理技术操作时须严格执行无菌操作原则。配制置换液和透析液及更换时严格执行无菌操作,减少致热反应的发生,做好留置导管的护理,防止医源性感染。保持尿管通畅,预防泌尿系统感染。

（7）做好基础护理:由于患者病情危重、治疗时间长、活动受限、生活不能自理,所以应做好口腔、皮肤等基础护理,动作应轻柔、仔细,防止各种管路的脱落、扭曲;注意牙龈有无出血;保持床单整洁、干燥,使用气垫床,防止皮肤压伤。病房每日定时通风,并每天空气消毒 2 次。加强生活护理,协助患者被动运动,每 2 h 翻身预防压力性损伤的发生。

（8）心理护理:患者及其家属对血液滤过治疗心存疑虑,应做好思想工作,说明血液滤过的疗效及其必要性,护士应熟练掌握仪器操作技巧,在操作仪器的同时,应注意保持患者镇静,同时操作时应注意自己的表达,安慰患者,讲成功患者的经验、效果,使患者消除顾虑,自觉、及时接受血滤治疗。

六、膀胱压监测

膀胱压(UBP)是间接反映腹内压的指标。任何原因引起的腹腔脏器充血、水肿、出血、腹胀等均可导致腹内压急剧升高,当腹内压持续超过 20 mmHg 时会导致急性肾衰竭、急性肺损伤、腹腔脏器血流减少和颅脑功能障碍,即腹腔间室综合征(ACS)。及时准确监测腹内压,有助于预防 ACS 的发生,降低病死率。临床上监测腹内压的方法有直接测压法和间接测压法。直接测压法是将传导测压装置通过腹腔内置管测量,因损伤大等原因极少使用。间接测压法包括 UBP 测定、胃内压测定、下腔静脉压测定等。连续监测 UBP 是早期发现 ACS 的金标准。

(一)膀胱压分级

膀胱压力测定标准值:
正度:0—15 cmH_2O。

轻度:15—25 cmH_2O。

轻中度:25—35 cmH_2O。

重度:大于 35 cmH_2O,提示腹腔间隙综合征。

(2)膀胱压分 4 级:

Ⅰ级为 12—15 mmHg(1 mmHg＝1.36 cmH_2O)。

Ⅱ级为 16—20 mmHg。

Ⅲ级为 21—25 mmHg。

Ⅳ级＞25 mmHg。

膀胱压持续升高超过 25 mmHg 会出现腹膜间隔综合征。

(二)监测 UBP 的护理要点

(1)专人操作,专人护理,减少误差。临床根据实际情况,遵医嘱测量。

(2)护士掌握 UBP 的影响因素:

① 患者因素。患者咳嗽、呼吸困难、屏气等,可根据病情使用镇静剂,如有膀胱手术史、膀胱肿痛、膀胱炎等都会影响测量值。

② 外部因素。患者使用胸腹带、棉被等重压腹部,机械通气使用正压通气都会对腹内压产生影响。监测机械通气患者时根据病情许可,可适当脱离呼吸机,以排除正压通气对监测的影响。

(3)每次测压前排空膀胱,取平卧位,经尿管注入液体不超过 100 mL;测量时监护仪选择耻骨联合为"0"点。

(4)操作过程中严格执行无菌技术操作,在分离或连接管道及向膀胱内注入生理盐水时避免污染。

(5)做好 UBP 数值的观察、记录。UBP 增高明显时应及时向医生汇报。

七、肠内营养护理

将可直接被吸收或经简单的化学性消化就能吸收的营养剂经口或通过鼻置管或胃肠道

造口注入胃肠道的方法称为肠道内营养。

（一）营养液的配置与管理

（1）配置营养液的器具应严格消毒，有条件时尽量使用一次性灭菌物品。

（2）营养液最好现配现用，配好的营养液不用时应放在 4 ℃的冰箱内保存，时间不超过 24 h，也可用成品肠内营养液。

（3）营养液温度应控制在 37—38 ℃，要适当加温，加温器放在营养液正好进入营养管的接头处，但避免加温器烫伤患者皮肤。

（4）营养液输注时速度应由低到高，开始速度宜慢（40—60 mL/h），以后每日增加 25 mL/h，直至能满足患者需要。

（二）营养管的护理

（1）营养管妥善固定，防止脱落，并定时检查，尤其换体位时应注意保护。

（2）保持管道通畅，定时冲洗管路（一般每 4—6 h 冲洗一次），以防堵塞。每次间歇输注后或鼻饲给药，均须以 20—30 mL 温开水脉冲式冲管。鼻饲前后均应冲管。

（3）根据营养管有效时间定时更换营养管。

（4）每次鼻饲前均要确定营养管位置正确后方能鼻饲。

（三）患者的护理

（1）患者体位：床头抬高 30°—45°，以减少返流的概率。

（2）对使用鼻饲的老人、儿童和体弱的患者，滴入时要注意检查是否有胃潴留并检查肠道蠕动情况，以免引起食物返流，导致吸入性肺炎。间歇输注均应检查胃排空情况。连续输注时每隔 4—6 h 检查胃残留量，胃潴留大于 200 mL 的，应评估患者有无恶心、呕吐、腹胀等不适症状，如有不适，应减慢或暂停喂养，遵医嘱调整喂养方案或使用促胃肠动力药物，胃潴留大于 500 mL 宜结合患者主诉和体征考虑，暂停喂养。

（3）注意口腔卫生，口腔护理每日 4 次。

（4）输注过程注意观察患者反应：有无恶心、呕吐、腹胀、腹痛等，如有异常及时告知医生。

（5）保护造瘘口周围皮肤，术后早期可在管壁周围盖上凡士林纱布。造瘘口周围由于消化液外溢腐蚀皮肤，可在局部涂氧化锌软膏。注意保持皮肤清洁干燥。

（6）准确记录出入量，检查液体及电解质平衡情况。

（7）对建立机械通气的患者行鼻饲时应将气囊充气，预防食物返流造成误吸。

（8）加强患者心理护理。

（四）并发症的预防和处理

（1）腹泻：多因长期未进食、初次鼻饲、灌注速度过快、吸收不良、浓度太高、乳糖不耐受等。处理方法是初次应从低浓度开始，逐渐增加浓度，降低灌注速度；对于乳糖不耐受的患者，应给予无乳糖配方。详细处理见腹泻护理常规。

（2）腹胀、便秘和腹痛：在开始肠道喂养时，注意减慢速度，降低浓度，并配合胃肠动力药的应用，密切监测胃或肠内潴留量。

（3）恶心与呕吐：灌注速度过快、温度过低、胃排空障碍引起的潴留，可导致恶心与呕吐。鼻饲患者呕吐的处理：立即侧卧，清除口腔呕吐物，有人工气道患者给予气道内吸引，观察其体温及氧合情况。

（4）倾倒综合征：放置空肠营养管的患者或胃切除术后患者可出现此并发症。多发生在餐后 10—30 min 内，因胃容积减少及失去对胃排空的控制，多量高渗溶液快速进入小肠所致，可表现为胃肠道和心血管两大系统症状。胃肠道症状为上腹饱胀不适、恶心、呕吐、肠鸣频繁，可有绞痛腹泻；循环系统症状有全身无力、头昏、晕厥、面色潮红或苍白、大汗淋漓、心动过速等。此时应减慢输注速度，适当稀释营养液以降低渗透压，选择低碳水化合物、高蛋白营养液，可使症状缓解。

（5）肠内营养管堵塞，预防措施有：

① 管饲前后均应用 20—30 mL 温水冲洗导管，防止管道堵塞。

② 持续营养泵维持的肠内营养，须 4—6 h 温水冲管一次。

③ 管饲给药时应先碾碎，完全溶解后注入。

④ 酸性物质容易导致蛋白质配方的营养液凝固。在一些营养管堵塞时使用温开水可再通，对于顽固性的胃管堵塞可使用 5％碳酸氢钠溶液 20—30 mL 冲洗喂养管，以上操作无效，应告知医生。

（6）鼻咽食管和胃黏膜损伤及炎症。

（7）代谢并发症：注意观察血糖、电解质、肝功能等指标，根据医嘱监测血糖，必要时使用胰岛素控制血糖。

八、完全胃肠外营养(TPN)护理

将脂肪乳剂、氨基酸、葡萄糖、电解质、微量元素、维生素及胰岛素等混合于 3 L 袋中，称全营养混合液（TNA）。目前，TPN 均采用 TNA，其优点：

① 减少护理工作，减少配制时间，简化输注设施。

② 各种营养成分同时均匀输入，有利于机体更好地代谢利用。

③ 减少中心静脉管接头断开的次数，降低气栓发生率，减少导管污染或感染的机会。

④ 溶液稳定性好，便于配制规范化、标准化。

TNA 输注过程中的观察护理：

（1）在 TPN 治疗过程中，严格观察患者有无全身不良反应，适应状态如何，并做好其思想工作，使患者对 TPN 有充分认识，以取得配合。开始 3 天为避免不良反应可在输入营养液前遵医嘱推注 5 mg 氟美松。

（2）长期接受 TPN 治疗的患者，1 周后会出现不同程度的肠黏膜萎缩，使肠功能减退，因此，应尽快恢复肠道饮食，确定不能肠内营养者在行 TPN 治疗的同时应配合使用谷胱酰胺，以预防肠黏膜萎缩，维持肠道功能。

（3）应用 TPN 治疗最好选用中心静脉，因全营养混合液渗透压较高，对血管刺激大，选用周围静脉往往会出现静脉炎或静脉血栓形成。

（4）严格执行无菌操作。保持穿刺部位干燥、清洁，穿刺点消毒后用无菌敷料覆盖，最好用透气良好的无菌薄膜敷贴，一般 7 天更换一次，如有浸湿或污染及时更换；输液器及管道等使用 24 h 必须更换，接头处消毒后用无菌敷料包裹，操作严格遵守无菌技术；穿刺部位有红肿、疼痛等炎症反应或渗出、脓性分泌物等感染征象或有血源性全身感染无需继续中心静脉营养时,应拔出导管,并将导管尖端一小段送细菌培养及药物敏感试验以指导临床用药。

（5）保持中心静脉导管通畅,接头连接紧密牢固,防止导管扭曲折叠,更换 3L 袋时,宜将患者连接管道放低并迅速接上,防止空气进入造成空气栓塞。

（6）TNA 液要求 24 h 均匀输入(最好用输液泵输入),特别是首次应用时,以防止速度时快时慢引起不良反应,如低血糖和高糖高渗性非酮症性昏迷。

（7）营养液要现配现用,每日更换输液管,严禁随意拆卸输液管接头以及在营养液中加入其他药物,以防增加感染机会。配制好的营养液,应在 24 h 内输完,如暂不输入应放在 4 ℃ 低温下保存,但不超过 48 h。使用前 1—2 h 取出,在室温下使用。

（8）监测生命体征及观察患者反应,如患者面色潮红、心跳加快、轻度发热,见于初次 TNA 输入时,多由脂肪乳剂引起,减慢输液速度数小时后会自动消失,不良反应加重、高热、胸闷、气紧等时,应及时报告医生处理。

（9）中心静脉导管仅用于输注 TPA,禁止从中心静脉加药、抽血、输血或血浆等,以防止污染。

（10）每 3—5 天监测血糖、尿糖、血脂、肝肾功能、血电解质、体重、血红蛋白及有关免疫指标,如有异常报告医生处理。

（11）并发症:

① 糖代谢异常:低血糖和高糖高渗性非酮症性昏迷。

② 补充不足所致:水、电解质及酸碱失衡,必需的脂肪酸缺乏和微量元素缺乏等。

③ 胃肠外营养本身所致:胆囊结石、胆汁淤积和肝酶谱升高。

第三节　急危重症监护护理常规

一、急性呼吸窘迫综合征护理

急性呼吸窘迫综合征(ARDS)是指严重感染、创伤、休克等肺内外袭击后出现的以肺泡毛细血管病变为主要表现的临床综合征,属于急性肺损伤(ALI)最严重阶段或类型。临床上以呼吸急促、呼吸窘迫、顽固性低氧血症为特征。除原发病的表现外,常在原发病起病后 5 天内(约半数发生在 24 h 内)突然出现进行性呼吸窘迫、气促、发绀,通常氧疗不能改善,常伴有烦躁、焦虑、出汗。

（一）临床表现

主要表现为原发疾病的症状与体征及急性进行性的呼气性呼吸窘迫和紫绀。患者表现出严重的呼吸困难,呼吸频率增速可达 30—50 次/min;鼻翼翕动,辅助呼吸肌运动增强;口唇、甲床明显紫绀;肺部不适症状明显,呼吸音增强,有时可闻及哮鸣音或少量湿性啰音;胸部 X 线早期只表现为纹理增粗,常迅速出现双侧弥漫性浸润性阴影。

呼吸功能检查可发现每分钟通气量明显增加,可超过 20 L/min。肺静态总顺应性可降至 153—408 mL/kPa(15—40 mL/cmH$_2$O)。功能残气量显著下降。

动脉血氧分压降低,吸入氧气浓度大于 50%(FiO$_2$ 大于 0.5)时,PaO$_2$ 仍低于 8.0 kPa(60 mmHg),PaCO$_2$ 可正常或降低,至疾病晚期方增高。肺泡气-动脉血氧分压差(PA-aO$_2$)显著增加,当 FiO$_2$=1.0 时,PaO$_2$ 低于 46.7 kPa(350 mmHg)。

(二)护理要点

1. 一般护理

(1)按呼吸系统疾病一般护理常规护理。

(2)绝对卧床休息,取半卧位。

(3)给流质或半流质饮食,必要时协助进食。

(4)高浓度氧气吸入,必要时加压给氧。为防止氧中毒,应注意观察氧分压的变化,使其维持在 60—70 mmHg 即可。如氧分压始终低于 50 mmHg,须行机械通气治疗,最好使用呼气末正压通气(PEEP)。

(5)保持呼吸道通畅,及时清理呼吸道分泌物。

(6)做好心理护理,ARDS 的患者因呼吸困难、预感病情危重,常会产生紧张、焦虑情绪,要关心安慰患者,缓解其思想顾虑。

(7)做好口腔护理:预防感染。

(8)做好皮肤护理,预防压力性损伤。

2. 专科护理

(1)氧疗:ARDS 的患者需吸入较高浓度(FiO$_2$ 大于 35%)的氧,使 PaO$_2$ 迅速提高到 60—80 mmHg,或 SaO$_2$ 大于 90%。在氧疗过程中,应注意观察氧疗效果,如吸氧后呼吸困难缓解、发绀减轻、心率减慢,表示氧疗有效;如果意识障碍加深或呼吸过度表浅、缓慢,应根据动脉血气分析结果和患者的临床表现,及时调整吸氧流量或浓度,保证氧疗效果。对于不能改善低氧血症的患者,应做好气管插管和机械通气的准备,配合医生进行气管插管和机械通气。

(2)用药护理:按医嘱及时准确给药,并观察疗效及不良反应。应用呼吸兴奋剂时应保持患者呼吸道通畅,静滴时速度不宜过快,注意观察患者呼吸频率、节律、神志变化以及动脉血气的变化,以便调整剂量。

(3)病情监测:密切观察患者生命体征的变化,呼吸频率、节律和深度;缺氧有无改善;监测心率、心律及血压;观察意识状态及神经精神症状;观察和记录每小时尿量和出入量;监测动脉血气分析和生化检验结果;了解电解质和酸碱平衡情况。

(4)保持呼吸道通畅:指导并协助患者进行有效的咳嗽、咳痰,协助翻身、拍背,促使痰液排出。使用机械通气患者应及时吸痰,注意执行无菌操作,并注意观察痰的颜色、性质、量并及时做好记录。

(5)呼吸机参数及功能的检测:检查呼吸机各项设置是否恰当,报警范围是否合适,呼吸机能否正常运转,保持管道通畅,防止管道扭曲、受压,加强气道管理,保持吸入的气体温湿度适合,防止意外脱管、堵管、管道移位,每班测量和记录气管插管外露的长度,及时添加湿化瓶中的无菌注射用水。

3. 健康指导与康复

（1）疾病知识指导：向患者及家属讲解疾病的发生、发展和转归知识。

（2）呼吸锻炼的指导：教会患者有效咳嗽、咳痰技术，如缩唇呼吸、腹式呼吸、体位引流、拍背等方法，提高患者的自我护理能力，加速康复，延缓肺功能恶化。

（3）用药指导：应将患者使用的药物、剂量、用法和注意事项告诉患者，指导并教会低氧血症的患者及家属学会合理的家庭氧疗方法及其注意事项。

（4）活动与休息：根据患者的具体情况指导患者制定合理的活动与休息计划，教会患者避免氧耗量较大的活动，并在活动过程中增加休息时间。

（5）合理安排膳食，加强营养。

（6）戒烟，避免吸入有害烟雾和刺激性气体。

（7）向家属讲解呼吸衰竭的征象及简单处理措施，若有气急、发绀加重等变化，应尽早就医。

二、急性呼吸衰竭护理

呼吸衰竭是因各种原因引起肺脏功能严重损害，导致缺氧伴（或不伴）二氧化碳潴留，氧分压低于 7.8 kPa 伴（或不伴）二氧化碳分压高于 6.67 kPa 而产生的一系列生理功能和代谢紊乱的临床综合征。病情危重时，处理不及时可发生多脏器功能损害，甚至危及生命。由于临床表现缺乏特异性，明确诊断需依据动脉血气分析，若在海平面、静息状态、呼吸空气条件下，动脉血氧分压（PaO_2）小于 60 mmHg，伴（或不伴）二氧化碳分压（$PaCO_2$）大于 50 mmHg，并除去心内解剖分流和原发于心排血量降低等因素所致的低氧，即可诊断为呼吸衰竭。急性呼吸衰竭（ARF）是指原呼吸功能正常，由于多种原因导致动脉血气分析结果出现异常，达到呼吸衰竭的诊断标准。

（一）临床表现

除引起慢性呼吸衰竭的原发症状外，主要是缺氧和 CO_2 潴留所致的多脏器功能紊乱的表现。

（1）呼吸困难：表现为频率、节律和幅度的改变，如中枢性呼吸衰竭呈潮式、间歇或抽泣样呼吸；慢阻肺，由慢而较深的呼吸转为浅快呼吸，辅助呼吸肌活动加强，呈点头或提肩呼吸；中枢神经药物中毒，其表现为呼吸匀缓、昏睡；严重肺心病并发呼衰二氧化碳麻醉时，则出现浅慢呼吸。

（2）紫绀：是缺氧的典型症状。当动脉血氧饱和度低于 85% 时，可在血流量较大的口唇、指甲处出现紫绀；应注意红细胞增多者紫绀更明显，贫血者则紫绀不明显或不出现；严重休克、末梢循环差的患者，即使动脉血氧分压尚正常，也可出现紫绀。紫绀还受皮肤色素及心功能的影响。

（3）精神神经症状：急性呼吸衰竭的精神症状较慢性呼吸衰竭更为明显，急性缺氧可出现精神错乱、狂躁、昏迷、抽搐等症状。慢性缺氧多有智力或定向功能障碍。CO_2 潴留将导致中枢神经抑制之前的兴奋症状，如失眠、烦躁、躁动，但此时切忌用镇静或安眠药，以免加重 CO_2 潴留，发生肺性脑病，表现为神志淡漠、肌肉震颤、间歇抽搐、昏睡甚至昏迷等。pH处于代偿状态，患者尚能开展日常个人生活活动；急性 CO_2 潴留，pH 小于 7.3 时患者会出现精神症状;严重CO_2潴留状态可出现腱反射减弱或消失、锥体束征阳性等。

（4）血液循环系统症状:严重缺氧和CO_2潴留引起肺动脉高压,可发生右心衰竭,伴有体循环淤血体征。CO_2潴留使外周体表静脉充盈、皮肤红润、湿暖多汗、血压升高、心搏量增多而致脉搏洪大;因脑血管扩张,产生搏动性头痛。晚期由于严重缺氧、酸中毒引起心肌损害,出现周围循环衰竭、血压下降、心律失常、心跳停搏。

（5）消化和泌尿系统症状:严重呼吸衰竭对肝、肾功能都有影响,如谷丙转氨酶与非蛋白氮升高、蛋白尿、尿中出现红细胞管型。常因胃肠道黏膜充血水肿、糜烂渗血,或应激性溃疡引起上消化道出血。以上这些症状均可随缺氧和CO_2潴留的纠正而消失。其他严重的呼吸衰竭可影响肝脏、肾脏功能。

（二）护理要点

1. 严密观察病情变化

（1）观察患者紫绀、呼吸困难程度;对于CO_2潴留患者,注意其意识、瞳孔变化。

（2）观察呼吸频率与深浅:呼吸快而浅,为缺氧表现;呼吸深而长,为代谢性酸中毒;呼吸浅而慢,为代谢性碱中毒;呼吸节律不规则,为颅内压增高,脑水肿可能。

（3）及时抽血栓查血气及电解质,注意酸碱平衡变化及电解质情况。

（4）按时测量血压、脉搏、心率、心律的变化并记录。

2. 清除痰液,保持呼吸道通畅

（1）每2 h翻身拍背一次,鼓励患者咳嗽、咳痰,不能自行咳出者给予吸痰。

（2）痰液黏稠患者,做雾化吸入,每日2—4次或面罩持续雾化给氧。

（3）影响通气者,给口咽通气管改善通气,但时间不能过长;昏迷患者呼吸道分泌物潴留,给气管插管或气管切开以利痰液及时吸出,并做好气管插管、气管切开护理及口腔护理。

（4）根据病情选择并使用呼吸机。

3. 心理护理

根据心理状况做好心理护理以取得患者合作。

（三）健康指导与康复

（1）指导患者进行腹式和缩唇呼吸训练及家庭氧疗,改善通气。

（2）注意防寒保暖,戒烟,尽量少去公共场所,积极预防和治疗上呼吸道感染。

（3）鼓励患者根据病情适当活动。

（4）鼓励家属多给予关心和照顾。

三、急性心力衰竭护理

急性心力衰竭是指心肌遭受急性损害或心脏负荷突然增加,使心排量在短期内急剧下降,甚至丧失排血功能导致组织器官灌注不足和急性缺血的综合征,主要是由急性广泛性心肌梗死,高血压危象,严重的心律失常,输血、输液速度过快等原因引起的。以急性左心衰最为常见。临床以阵发性呼吸困难、端坐呼吸、肺水肿等为主要特征。

急性左心衰竭是指基于各种不同的病因,使左心在短时间内发生心肌收缩力明显降低或心室负荷加重而引起的急性左心排血量急剧降低和肺循环压力突然增高,临床表现为急性肺水肿和心源性休克。

（一）临床表现

突然出现严重呼吸困难，端坐呼吸，有窒息感，面色青灰，口唇紫绀，大汗淋漓，烦躁不安，咳嗽伴咯大量粉红色泡沫痰，心率增快，心尖区可闻奔马律，两肺可闻对称性满布湿啰音及哮鸣音，血压下降并可出现休克，严重者可出现心脏骤停。

（二）护理措施

1. 心排出量减少的护理

（1）保持病室安静，空气新鲜，维持适当的温度与湿度。一般患者可取平卧位，对于严重心功能不全的患者应取半卧位或端坐位。

（2）根据患者心功能分级情况确定患者的休息方式：

① 心功能 Ⅰ 级患者，可不限制日常活动，但应避免过重的体力劳动。

② 心功能 Ⅱ 级患者，可不限制日常活动，但应增加休息。

③ 心功能 Ⅲ 级患者，应限制日常活动，以卧床休息为主。

④ 心功能 Ⅳ 患者，应绝对卧床休息，病情好转后逐渐增加活动量，根据需要可适量应用镇静安眠药。

（3）注意观察患者的心律、心率、肺底湿啰音、颈静脉怒张、双下肢浮肿、尿量变化情况，在治疗及护理后病情有无好转，并及时与医生联系，准确记录出入量，并将疾病的严重性告诉患者家属，取得配合。

（4）限制钠盐的摄入，说服患者，使其理解低盐饮食的重要性，以取得患者的配合。一般轻度心力衰竭的患者，摄入的食盐限制在 3 g/日；中度限制在 1.5 g/日；重度限制在 1 g/日。水肿不十分严重或利尿效果好的患者，限盐无需特别严格。患者还应少食多餐避免过饱。在限盐的基础上，将水的摄入量控制在 1000—1500 mL。

（5）注意减慢输液速度，应小于 40 滴/min，输液泵控制滴速，防止心衰加重。

（6）给予低流量吸氧，氧流量为 2—4 L/min。

（7）遵医嘱给予洋地黄制剂和血管扩张剂，注意观察药物效果及有无副作用的发生。

2. 气体交换受损的护理

（1）注意观察发绀情况，评估呼吸困难的程度，以及肺内湿啰音的变化，监测血氧饱和度。

（2）做好解释工作，以免患者因焦虑或恐惧而过度通气。

（3）协助患者取舒适的体位，卧床休息，以减少心肌耗氧量，可抬高床头，取半卧位。

（4）鼓励患者多翻身，并进行有效的咳嗽及深而慢的呼吸。

（5）给予低流量吸氧，氧流量为 2—4 L/min。

3. 注意药物不良反应的观察和处理（常用药）

（1）洋地黄制剂：常见副作用有恶心、纳差、黄视、绿视、心律失常等。治疗时相关的护理措施：患者使用之前，应先观察心律，基础心率小于 60 次/min，应暂停给药，平时注意监测地高辛的血浓度。当患者发生洋地黄中毒时，应立即停用所有地高辛类制剂及排钾利尿剂，遵医嘱给予抗心律失常的药物及口服或静脉补钾。

（2）利尿剂：常见副作用有体位性低血压、头晕、疲乏、胃肠道反应、电解质紊乱。治疗时相关的护理措施：嘱患者用药时应缓慢改变体位，应每天监测电解质、体重、血压及尿量。

（3）血管扩张剂：常见副作用有搏动性头痛、头晕、疲乏、胃肠道反应、晕厥、低血压、面部潮红。治疗时相关的护理措施：嘱患者用药时应缓慢改变体位，观察患者有无头痛、面色潮红等不良反应，静脉给药时应注意患者的血压。

4. 急性肺水肿的抢救配合及护理

（1）患者取坐位，双腿下垂，以减少静脉回流。

（2）高流量(6—8 L/min)鼻导管给氧，对于病情特别严重者应给予面罩或呼吸机加压给氧。一般经 20%—30%乙醇湿化经氧，若患者不能耐受，可降低乙醇浓度或间歇使用。

（3）迅速建立两条静脉通路，遵医嘱及早准确使用强心、利尿及血管扩张剂。

（4）观察、记录患者神志、面色、心率、心律、呼吸、血压、尿量、两肺啰音、药物反应情况。

（5）给予心理支持，对于过度紧张、焦虑的患者，可给予镇静剂。

（三）健康指导与康复

（1）饮食指导，给予低盐、清淡、易消化、富有营养饮食，每餐不宜过饱，多食蔬菜、水果，防止便秘。

（2）排便指导：排便时不能用力，排便时屏气将增加腹压而加重心脏负担，可诱发心律失常、心衰甚至心脏破裂等并发症。注意在饮食中增加富含纤维素的食品，如果便秘可应用通便药物或者缓泻剂。

（3）用药指导：规律服药，不得随意加减药量，防止出现洋地黄中毒。

（4）积极防治呼吸道感染等疾病，戒烟戒酒。

（5）积极治疗可能引起心功能不全的疾病，如心肌梗死、高血压等。

（6）因怀孕可增加心脏负荷，诱发和加重心衰，所以育龄妇女注意避孕。

当出现疲倦、乏力、水肿、上腹部饱胀或恶心、呕吐，劳动或夜间平卧时发生咳嗽、呼吸困难等应及时就诊。

四、急性肝功能衰竭护理

（一）定义

急性肝功能衰竭是指原来无肝病者肝脏受损后短时间内发生的严重临床综合征，可在急、慢性肝炎，中毒及其他系统器官功能衰竭等过程中发生，预后凶险，病死率高。最常见的病因是病毒性肝炎。

临床以肝性脑病、黄疸、出血、肝臭等为主要特征。

（二）护理措施

1. 临床监测

（1）绝对卧床休息，对神志不清、躁动者应用护栏保护，专人护理。

（2）密切观察患者生命体征、神志变化，如有肝性脑病前驱症状，及时协助医生处理。

（3）保持胃肠减压通畅、有效，观察引流液的量、颜色及性质。

（4）保持静脉输液通畅，防止穿刺部位出血。

（5）准确记录出入量，进行连续微创血流动力学监测。

2. 支持疗法

（1）给予营养丰富、清淡、可口的饮食，如进食少或不能进食者，静脉补充营养，注意维持电解质和酸碱平衡。

（2）根据病情给予输新鲜血，以补充多种凝血因子和血小板，防止出血；输注白蛋白、血浆以提高血浆胶体渗透压。

3. 并发症护理

（1）肝性脑病：

① 避免使用麻醉、镇痛、催眠等中枢抑制药物，及时控制感染和上消化道出血，注意纠正水、电解质和酸碱平衡紊乱。

② 降低血氨：

a. 禁止经口摄入蛋白质，尤其是动物蛋白，以减少氨的形成；

b. 可使用新霉素、甲硝唑抑制肠道产氨细菌生长；

c. 清除肠道积食、积血或其他含氨物质，应用乳果糖或拉克替醇，口服或高位灌肠，酸化肠道，促进氨的排出，减少肠源性毒素的吸收；

d. 可根据患者电解质的酸碱平衡选择使用谷氨酸钠、谷氨酸钾、精氨酸等降氨药物；

e. 使用支链氨基酸或支链氨基酸与精氨酸混合制剂，以纠正酸碱失衡。

（2）脑水肿、脑疝：

① 密切观察患者有无头痛、呕吐、眼底视盘水肿及意识障碍等表现。

② 床头抬高 15°—30°以利颅内静脉回流，减轻脑水肿。

③ 脱水治疗，首选 20%甘露醇，定时监测电解质。

④ 限制水的摄入量，每日输入量不超过 1500 mL。

（3）预防感染：

① 遵医嘱应用有效抗生素，并注意观察药物作用及副作用。

② 严格执行无菌操作。

（4）出血监护：

① 严密观察有无出血倾向，如皮肤、黏膜的出血，呕血、便血或颅内出血等，及时补充凝血因子，输新鲜血、血浆等。

② 监测 DIC 指标：出凝血时间、血小板等。

③ 胃肠道出血者可用冰盐水加血管收缩药物局部灌注止血。

（三）健康指导与康复

（1）疾病知识指导：应帮助患者和家属掌握本病的有关知识与自我护理的方法，预防及早期发现并发症，分析和消除不利于个人和家庭应对的各种因素。

（2）指导患者参加轻度工作，避免过度疲劳，失代偿期患者以卧床休息为主，应视病情适量活动，活动量以不增加疲劳感和出现其他症状为度。指导患者睡眠充足，生活起居有规律。

（3）沐浴时应注意避免水温过高或使用有刺激性的皂液，嘱患者勿用手抓挠，以免皮肤破损。

（4）按医生处方用药，以免服药不当加重肝脏负担和肝功能损害，护士应向患者详细介绍所用药物的名称、剂量、给药时间和方法，教会患者或家属观察药物疗效和不良反应。

五、急性肾衰竭护理

急性肾衰竭(ARF)是指各种原因引起肾的泌尿功能急剧降低，导致机体内环境严重紊乱的病理过程，临床主要表现为少尿或无尿(少数患者尿量减少不明显)、低渗尿或等渗尿、氮质血症、高钾血症及代谢性酸中毒等。

(一)临床表现

急性肾衰竭典型的临床病程分为三个阶段：

(1) 少尿期：尿量明显减少，每日小于 400 mL 为少尿，每日小于 100 mL 为无尿。会出现食欲减退、恶心、呕吐、腹胀、腹泻等，严重者可发生消化道出血。呼吸系统症状常出现容量过多和感染的症状。循环系统因体内水分积聚严重过多，出现气促、端坐呼吸、肺部湿啰音等心力衰竭表现。神经系统表现为性格改变、神志模糊、定向障碍甚至昏迷。同时出现生化、电解质异常，肌酐、尿素氮升高，酸中毒，高钾血症，低钠血症等。

(2) 多尿期：从少尿渐尿量增多并超过正常范围，尿量可每日达 3000—5000 mL，而肌酐和尿素氮仍可上升，由于尿量过多，少部分患者尿比重下降，可出现脱水、血压下降等症状。

(3) 恢复期：肾功能恢复，容量正常或偏高。

(二)护理要点

1. 休息

(1) 急性期应卧床休息，保持安静。

(2) 尿量增加、病情好转时，可逐渐增加活动量。

(3) 保持病室的安静和整洁，避免着凉，潮湿。

2. 饮食

(1) 少尿期能进食者尽量利用胃肠道补充营养，给予清淡流质或半流质食物。

(2) 少尿期应限制蛋白质[高生物效价蛋白质 0.5 g/(kg·日)]，重症急性肾小管坏死患者常出现明显胃肠道症状，以不出现腹胀、腹泻为原则，然后循序渐进补充部分热量，以 2—4.4 kJ/日为度，一般能量供给按 30—35 kcal/(kg·日)计算。

(3) 对于高分解代谢或营养不良以及接受透析的患者蛋白质摄入量可放宽。

(4) 尽可能地减少钾、钠、氯含量。

(5) 不能口服的须静脉营养补充必需氨基酸及葡萄糖。

3. 心理支持

保持良好的心态，鼓励患者说出其内心感受，减轻焦虑情绪。

4. 特殊治疗

(1) 纠正可逆病因，预防额外的损伤。

(2) 维持体液平衡：

① 坚持以"量出为入"的原则控制体液入量。

② 每日大致的进液量，可按前 1 日尿量加 500 mL 计算，发热者可增加进液量，以体重不增加为原则。多尿期则按前 1 日尿量乘以 2/3 再加上 720 mL 给予。

5. 观察药物的治疗情况

（1）使用降压药、利尿药、强心药等要定时测血压、监测电解质。观察疗效及副作用。

（2）用抗生素宜选择肾毒性小的药物，注意药物剂量。

（3）对于血透治疗的患者，药物使用以透析后为宜。

6. 体液过多的护理

（1）心力衰竭：

① 严密观察神志、呼吸、心率、心律、紫绀及肺部症状，给予心电、血氧饱和度监测。

② 绝对卧床休息，取端坐位，双下肢下垂。

③ 限制钠盐和水的摄入，忌饱食，保持大便通畅。

④ 高流量吸氧。

⑤ 遵医嘱使用血管扩张剂，扩张周围血管，减轻心脏前后负荷，必要时予镇静剂。严密观察药物疗效及副作用。控制输液速度。

⑥ 尽早进行透析治疗。

（2）组织间隙水肿：

① 保持床单位清洁、平整、干燥。

② 卧床休息，经常更换体位，双下肢浮肿明显时予抬高。

③ 注意个人卫生，保持皮肤黏膜完整。

④ 遵医嘱用药及进行透析治疗。

7. 高钾治疗护理

（1）限制应用含钾高的药物，并限制食用含钾高的食物。

（2）血钾小于 6.0 mmol/L 只需密切观察。

（3）口服离子交换树脂。

（4）血钾大于或等于 6.0 mmol/L，应密切监测心率和心电图并及时处理。

① 10%葡酸钙 10—20 mL，2—5 min 内缓慢静注，可快速拮抗高钾血症对心肌的作用。

② 伴代谢性酸中毒者可给 5%碳酸氢钠 100—200 mL 静滴，提高血 pH，同时促进钾离子向细胞内流。

③ 50%葡萄糖 3 mL/(kg·h)加普通胰岛素静脉注入，可促进糖原合成，亦可使钾离子向细胞内流。

④ 以上措施都无效或伴高分解代谢的患者，行透析治疗是最有效的办法，如血钾大于 6.5 mmol/L，应急诊行血液透析。

⑤ 积极控制感染，清除体内坏死组织，不输库存血等。

8. 代谢性酸中毒

（1）观察有无恶心、呕吐、疲乏、嗜睡和深大呼吸。

（2）非高分解代谢的少尿期，补充足够能量，减少体内分解代谢。

（3）高分解代谢急性肾衰竭，酸中毒发生早，程度严重。如 HCO_3^- 低于 15 mmol/L 可根据情况对症处理。

（4）选用 5%碳酸氢钠 100—250 mL 静脉治疗，严重者应立即开始透析。

（5）遵医嘱予补充足够能量，5%碳酸氢钠静脉给予，必要时透析治疗。

9. 纠正其他电解质紊乱

10. 感染

（1）观察感染症状及体征，特别常见于肺部、尿路、血液、胆道等部位。

（2）尽早使用有效抗生素治疗，选用对肾无毒性或毒性低的药物。

（3）强调感染的预防。

六、多发性创伤监护

多发性创伤简称多发伤，是指在单一致伤打击下，同时或相继有两个以上的解剖部位或脏器受到严重创伤。它不是各种创伤的相加组合，而是一种伤情既彼此掩盖又相互作用的临床综合征或创伤症候群。复合伤是由两种或两种以上的致伤因素所造成的损伤，如热压伤、烧冲伤等。复合伤与多发伤是两个不同的概念。

（一）临床特点

（1）伤情危重：严重多发伤对全身状态影响大，且危及生命。多种因素导致早期即可发生严重的低氧血症，尤其是颅脑或胸部创伤并发休克或昏迷时，氧分压常常降至危险水平。

（2）伤情变化快：损伤部位广泛，短期内大量失血所导致的全身性应激反应常致病情复杂多变。

（3）休克发生率高：严重创伤、大量失血、心脏功能低下是引起休克的初始因素。

（4）漏诊率高：这常常与病情复杂、进展迅速、症状相互掩盖、诊断方法失当等多种因素有关。

（5）常须同时进行不同部位的手术：这与现代交通伤与火器伤为特点的致伤性质有关，多系统多脏器损伤后常须同期手术处理或予以探查性治疗，手术范围相对扩大。

（6）处理棘手：多发伤是一个动态过程，常包括两个或更多专科的损伤，约半数以上患者须进行手术治疗。由于创伤部位、严重程度、受累脏器的不同，治疗时常出现局部整体、轻重缓急、主次先后等处理顺序上的矛盾。有些危及生命的损伤常被显见的肢体骨折或创伤所掩盖，以致贻误抢救时机。

（7）并发症发生率高，处理不及时可导致机体多脏器功能不全综合征：患者机体防御功能下降，伤口污染严重，使用各种导管诊疗等常致感染。创伤后血容量锐减、释放依赖性氧耗、过度应激反应等可致靶器官损害，这种病理变化的进一步延展将导致多脏器功能不全或发生序贯性衰竭。因此，多发伤患者渡过生命危险期后仍会表现出一系列创伤后危象。早期处理得当是保证后续治疗减少并发症的关键。

（二）护理要点

1. 一般监护

"一问、二看、三摸、四测、五穿刺"。

一问：询问伤情、受伤部位及伤后做过何种处理。

二看：看面色、呼吸、瞳孔及伤部情况。

三摸：感觉皮肤温度和湿度、腹部压痛、反跳痛及四肢有无异常活动情况。

四测：测体温、脉搏、呼吸、血压。

五穿刺：对疑有胸腹伤者应行胸腹穿刺，并做好记录。

2. 重症监护

（1）评估病情与抢救：患者平卧，立即监测生命体征及意识、瞳孔情况，保持呼吸道通畅，吸氧。脱去患者全部衣物，检查受伤部位和严重程度。做好各种抢救准备，必要时行气管插管及心肺复苏术。

（2）尽快建立有效静脉通道：必要时行中心静脉置管输液，及时补液、输血，纠正失血性休克。疑有骨盆骨折、腹部内脏出血损伤时，不宜从下肢静脉或受伤肢体的远端输液。对颅脑损伤、胸部损伤者，既要维持血压，又要注意控制液体量，以防脑水肿、肺水肿。

（3）严密观察病情变化及开展重要脏器功能监测：应密切观察生命体征、意识、瞳孔的变化及腹部体征，准确记录病情及出入量。

（4）留置尿管、胃管：对于严重多发伤患者的护理留置尿管，观察尿量、颜色变化；疑有腹部损伤的患者，胃管的置入应观察胃液的颜色，减低胃的张力。

（5）配合必要的辅助检查：多发伤患者送检 X 线、CT、B 超时，应有护士护送，途中注意意识、呼吸、面色变化，输液是否通畅，搬运动作应轻柔，体位按病情摆好。

（6）术前准备：急救时即应做好急诊术前准备，如皮试、备血、备皮等，以免延误手术。

（7）心理护理：外伤后神志清醒者，护士应关心与鼓励，消除焦虑和恐惧，配合治疗。

七、多器官功能障碍综合征监护

多器官功能障碍综合征（multiple organ dysfunction syndrome，MODS）主要是指机体在遭受严重创伤、感染、中毒、大面积烧伤、急诊大手术等损害 24 h 后，同时或序贯出现的两个或两个以上脏器功能失常以至衰竭的临床综合征。

（一）临床表现

由于 MODS 及多功能器官衰竭（MOF）的发病机制十分复杂因而临床表现多样。为便于观察，一般将临床上的表现分为下列四期（表 5.2），但是临床的过程也并非能如此清楚地分开。

（1）第一期。此期患者临床表现隐匿，外表似乎正常或基础病未加重，但可有气急及呼吸性碱中毒、回心血量轻度增加和肾功能有早期改变。一般第一期患者体格检查时可能正常，然而详细检查发现，他们的血液需求量稍高，肾功能可能异常，所有其他器官的功能也可能异常。一般出现在休克与创伤后，经过复苏，呼吸在 25—30 次/min 以上出现氧缺乏，这是肺功能不全的早期表现，开始时 X 片上很少观察到有异常变化，无湿啰音，可有粗糙鼾音，因缺氧而代偿性过度通气产生呼吸性碱中毒，$PaCO_2$ 下降。

（2）第二期。患者经过早期复苏之后，循环稳定，肾功能正常，术后 12 h 或更长一些时间，患者进入第二期后出现病态轻度病容或基础病加重，血流动力学可为高排低阻型，呼吸急促，缺氧明显，有呼吸性碱中毒氮质血症，可出现黄疸和血小板数下降。临床上详细观察各种器官系统表明每一系统都有轻度的功能异常，这些异常可较容易检出。出现呼吸窘迫、频率加快，PaO_2 明显降低，肺底部出现湿啰音，X 片显示肺纹理加重。此时虽提高氧的吸入量，PaO_2 仍不能提高到相应的水平。

表 5.2　MODS 的临床分期和特征

	第一期	第二期	第三期	第四期
一般情况	正常或轻度烦躁	急性病容,烦躁	情况差	濒死感
循环系统	容量需要增加	高动力状态,容量依赖	休克,心输出量下降,水肿	以血管活性药物维持血压,水肿,SvO_2下降
呼吸系统	轻度呼吸性碱中毒	呼吸急促,呼吸性碱中毒,低氧血症	严重低氧血症,ARDS	高碳酸血症,气压伤
肾脏	少尿,利尿剂反应差	肌酐清除率下降,轻度氮质血症	氮质血症,有血液透析指征	少尿,血透时循环不稳定
胃肠道	胃肠胀气	不能耐受食物	肠梗阻,应激性溃疡	腹泻,缺血性肠炎
肝脏	正常或轻度胆汁淤积	高胆红素血症,PT延长	临床黄疸	转氨酶升高,严重黄疸
代谢	高血糖,胰岛素需要量增加	高分解代谢	代谢性酸中毒,高血糖	骨骼肌萎缩,乳酸酸中毒
中枢神经系统	意识模糊	嗜睡	昏迷	昏迷
血液系统	正常或轻度异常	血小板降低,白细胞增多或减少	凝血功能异常	不能纠正的凝血障碍

(3) 第三期。进入第三期后,任何人都可发现患者患病。遗憾的是,上述许多患者的治疗均在此阶段开始,每个器官系统都有明显的临床异常表现,有明显的 MOF 表现,病情危重,出现休克、心排血量减少、水肿、严重缺氧、氮质血症、代谢性酸中毒,高血糖血液系统出现凝血异常,同时出现呼吸进行性困难、青紫、两肺啰音增多,胸片出现两肺弥散性团块阴影到肺实变,虽然给以高浓度氧气吸入,但是因肺内分流增加而 PaO_2 仍不能升高,$PaCO_2$ 开始上升。此阶段患者必须用机械通气。

(4) 第四期。第四期患者已处于濒死状态,心脏负荷增加,呼吸不规则甚至暂停,少尿,重度酸中毒,氧耗增加可出现肝性脑病和昏迷。此期多伴有多器官衰竭,循环系统衰竭,心律失常,最终死于一个或多个维持生命器官系统的衰竭。

特征性临床表现:

(1) 循环不稳定。由于多种炎性介质对心血管系统均有作用,故循环是最易受累的系统。几乎所有病例至少在病程的早、中期会出现"高排低阻"的高动力型的循环状态。心排出量可达 10 L/min 以上,外周阻力低,并可因此造成休克而需要用升压药来维持血压。但这类人实际上普遍存在心功能损害。

(2) 高代谢。全身感染和 MODS 通常伴有严重营养不良,其代谢模式有三个突出特点:

① 持续性的高代谢,代谢率可达到正常的 1.5 倍以上。

② 耗能途径异常。在饥饿状态下,机体主要通过分解脂肪获得能量,但在全身性感染状态下,机体则通过分解蛋白质获得能量;糖的利用受到限制;脂肪利用可能早期增加,后期下降。

③ 对外源性营养物质反应差,补充外源营养并不能有效地阻止自身消耗,提示高代谢对自身具有"强制性",又称"自噬代谢"。高代谢可以造成严重后果。首先,高代谢所造成的蛋白质营养不良将严重损害器官的酶系统的结构和功能;其次,支链氨基酸与芳香族氨基酸失衡可使后者形成伪神经介质进一步导致神经调节功能紊乱。

(3)组织细胞缺氧。目前多数学者认为,高代谢和循环功能紊乱往往造成氧供和氧需不匹配,因此使机体组织细胞处于缺氧状态,临床主要表现是氧供依赖和乳酸性酸中毒。

(二)护理重点

1. 循环系统监测与护理

(1)血压监测。血压是反映循环系统功能的一个常用指标,应密切观察血压的变化。定时测量血压可以使用无创法,测量间隙应将袖带取下,以免影响血液回流,导致或加重肢体的水肿。血压不稳定,监测间隔小于 10 min 时应考虑放置动脉置管,持续监测有创动脉压,减少因测压而频繁中断肢体血供,加重肢体末梢的低灌注。

(2)心率或脉率监测。观察并记录每小时的心率,了解变化趋势,心率加快或脉率细速常常出现在血压下降之前,过慢过快都可能使心输出量减少,以至无法满足机体的需要,导致组织器官的灌注不足,组织缺氧,加重 MODS,应高度重视。

(3)中心静脉压监测。中心静脉压(CVP)反映患者血容量状态,可通过放置颈内静脉导管或锁骨下静脉导管监测,也可通过肺动脉漂浮导管监测。

CVP 小于 5 cmH$_2$O 提示血容量不足,CVP 大于 15 cmH$_2$O 提示输液过多或心功能不全。连续、动态监测 CVP,其变化趋势更具有临床意义。

2. 呼吸系统监测与护理

(1)监测呼吸。当呼吸节律改变,频率过快或过慢,血氧饱和度低于 95% 时,应及时实施氧疗,可给予鼻导管或面罩吸氧,并保持气道通畅,保证氧合。呼吸频率超过 25 次/min 时,或普通吸氧难以维持 94% 以上的经皮血氧饱和度时,应给予面罩无创通气,必要时建立人工气道,实施机械通气。

(2)动脉血气分析。血气分析是评价机体酸碱平衡状态和气体交换的重要手段。动脉血 pH 反映机体的酸碱状态,pH 小于 7.35 提示机体存在酸中毒,休克患者 pH 越低,表明组织缺氧越严重。动脉血二氧化碳分压 PaCO$_2$ 反映肺脏通气功能,PaCO$_2$ 低于 35 mmHg 说明通气过度,而高于 45 mmHg 提示通气不足、二氧化碳潴留。动脉血氧分压(PaO$_2$)反映肺气体交换或氧合功能的指标,正常值大于 80 mmHg。PaO$_2$ 小于 80 mmHg,为低氧血症,提示肺气体交换功能障碍,应根据动脉血气结果调整氧疗的方式,调整呼吸机的模式及参数。

抽取动脉血气标本应注意:

① 避开吸痰前后,或呼吸模式、参数调整后 30 min 以内,以免血气分析结果不能评价当时的呼吸治疗参数,误导呼吸模式及参数的调整。

② 注射器内肝素在润滑其内壁后推尽,但不能留有空气。

③ 抽血时,应依靠动脉压力将动脉血液推入注射器内,而不应回抽,以免误抽静脉血液,或增加气泡,导致结果误差。

④ 抽血后加强局部按压,一般大于 5 min,出凝血时间延长者,增加按压时间。

(3)经皮血氧饱和度监测。尽管 SpO$_2$ 监测并不能代替动脉血气分析,但使用方便,患者较为舒适,已广泛应用于临床。当 SpO_2 低于 91%,甚至低于 86% 时,护士必须认识到病情十分紧急,须紧急处理。

3. 肾功能监测与护理

(1) 尿量。MODS 患者护理应放置、保留导尿管,观察并记录每小时尿量和尿比重。尿量应稳定在每小时 30 mL 以上。如果尿量小于 25 mL/h,应及时给予干预,以免肾功能进一步损害。

(2) 准确留取血液和尿标本计算肌酐清除率。

(3) 避免使用肾毒性强的药物,注意抗生素的规范使用。

(4) 持续进行肾脏替代治疗。在引血时要考虑配套的容积,对于循环血量不足的患者可先输入胶体,减少引血对循环的干扰。需脱水的患者可适当增加超滤量,CRRT 期间密切观察生命体征,并做详细记录。

4. 神经系统监测与护理

观察患者的意识状态、神志、反应等的变化。当格拉斯哥评分小于 7 分时,神志淡漠或烦躁、头昏、眼花或从卧位改为坐位时出现晕厥,表示脑组织灌注不足。昏迷、颅内压增高患者应抬高床头 15°—30°,降低颅内压。

5. 肝功能检测与护理

定期检测肝功能,注意保肝,慎用对肝脏毒性大的药物。必要时行人工肝治疗,甚至肝移植(见肝移植的护理)。

6. 营养、肠道功能支持监测与护理

维持肠内营养、保持肠道通畅是改善胃肠道缺氧的有效方法之一,可以保护肠道的屏障功能,避免肠道细菌、毒素的移位,预防 MODS 的发生。

尽可能地通过胃肠道摄入营养。最佳的摄入途径是经口进食,不能经口进食者,可给予鼻饲流质,特殊患者可选择鼻肠管鼻饲,或由胃空肠造瘘管中给予胃肠营养制剂。鼻饲管应管径较小,质地柔软,不透 X 线。鼻饲管经证实在胃内方可鼻饲食物,经 X 线摄片是唯一最可靠的方法。其他证实胃管在胃内的方法有:① 抽出胃液,测 pH 小于 3.5;② 经胃管注入空气时能在胃部听到气过水声;③ 将胃管开口置于水中无气泡。

根据患者肠道对食物的耐受程度,选择间断或持续喂养,可先鼻饲少量白开水、米汤或 5% 葡萄糖,逐渐过渡到匀浆饮食。开始鼻饲时应少量多次,或持续缓慢匀速泵入,密切观察胃内食物潴留情况。抽出的胃内容物的量大于前 2 h 的喂食量,应暂停胃肠营养。停止喂食后 2 h 不能抽出或只有少量食物,可增加量和速度,逐步过渡到间断喂养,最终达到一日 3—5 餐,并能满足机体代谢的需要。如胃排空差,应适当给予胃肠动力药,促进胃肠蠕动,减少胃潴留。

持续喂养时至少每 4 h 检查一次,鼻饲过程中或鼻饲后 1 h,应抬高床头 30°—45°,以防食物返流,引起误吸。

为了保持鼻饲管的通畅,在鼻饲食物或药物的前后,检查胃潴留后以及持续喂养者每 4 h 应使用 30 mL 温水冲洗鼻饲管。鼻饲药物不能混于营养液中,应尽量使用液体制剂,片剂碾碎后用温水溶解。鼻饲管内一般避免使用碳酸盐饮料。保持肠道通畅,给予通便药物或灌肠。

7. 药物治疗护理

(1) 静脉输液。当有效循环血量明显降低和器官组织低灌注时,应尽快开放静脉通道,

给予容量复苏及应用血管活性药物。

开放静脉通道宜选择粗直的血管放置静脉留置针。由于上肢静脉回流比下肢静脉要好，一般以上肢的静脉为首选，必要时可予中心静脉置管。静脉通路可开放两路甚至两路以上：其中一路用于快速扩容，另一路用于血管活性药的泵入，如有配伍禁忌应再另行开通静脉通道。下肢静脉血流速度缓慢，易形成深静脉血栓，尤其是老年患者。在下肢静脉中推注药物将明显增加深静脉血栓的发生率。因此一般不选择建立下肢静脉通道。

输液速度应根据病情而定，可在监测中的静脉压、肺动脉楔压下补液。老年人或有心肺疾病患者不宜过快，以免发生急性肺水肿。刺激性强的药物由深静脉输入。

（2）抗生素的应用。对于浓度依赖型抗生素应根据该药的代谢过程均匀给药，延长体内药物有效浓度时间，提高抗菌效果。而计量依赖型抗生素应一次足量给予，以减少对机体的毒性。

（3）血管活性药。血管活性药由外周静脉输入时极易引起渗出，严重时导致局部缺血坏死，增加患者痛苦，影响救治后生活质量，应由深静脉输入或匀速泵入，最好由匀速液体将其推送入体内，使快速起效的药物在调整剂量时及时反映药效，不致滞后。血管活性药剂量应由小到大，随血压逐渐调整，并密切观察血压的变化。

（4）利尿剂。使用利尿剂后应密切观察尿量的变化，同时注意循环是否稳定。血压过低时不宜使用。

（5）制酸剂、胃黏膜保护剂。使用制酸剂后要监测胃 pH，调整制酸剂使用频率，pH 维持在 4 左右，胃黏膜保护剂常使用硫糖铝，应碾碎后服用。

8. 观察末梢温度和皮肤色泽

正常状态下四肢温暖，皮肤干燥，轻压指甲或口唇时，局部暂时缺血或苍白，松压后迅速转红润。如果四肢皮肤苍白、湿冷，轻压指甲或口唇时颜色苍白，在松压后恢复红润缓慢，表明末梢循环差，灌注不良，应保证有效循环血量，充分保暖。体温过高需物理降温者，仍应予末梢局部保暖。

9. 防止感染

应严格执行无菌操作，室内空气流通，定时消毒。加强呼吸道管理，同时医护人员每次操作前后应有效洗手，避免通过医护人员的手传播细菌，导致感染。定时更换体位，避免局部长期受压，形成压力性损伤，破坏皮肤的完整性，引起感染。增强防感染的意识，防止感染。

八、弥散性血管性凝血监护

弥散性血管内凝血(DIC)是许多疾病发展后期过程中的一种病理状态。在某些致病因素作用下，血液处于高凝状态，发生弥漫性小血管内血栓，消耗大量的血浆凝血因子和血小板，同时并发继发性纤维蛋白溶解活动亢进，引起严重的凝血和循环功能障碍，导致低凝状态而出血。DIC 不是一种独立疾病，而是许多病因所引起的一种复杂的病理过程和综合征。

（一）临床表现

（1）出血：主要见于皮肤、黏膜、消化道、泌尿道、肺、颅内等。如有创面或外伤，可以渗血不止，静脉和肌肉注射部位也可出现血肿及渗血。

（2）休克或低血压。

（3）栓塞：早期由于内脏微血管栓塞而累及肺、肠、肝、脑等,因此常出现呼吸困难,少尿或无尿,腹痛或腹胀,以及烦躁、昏迷和抽搐。栓塞累及微循环和心脏,表现为脉细速、心率快及血压低。

（4）溶血：常表现为黄疸、贫血、血红蛋白尿,同时伴有四肢和腰背痛。

（二）护理要点

（1）绝对卧床休息,注意保持安静、保暖。

（2）立即给予氧气吸入,保持呼吸道通畅。昏迷患者,头偏向一边,防止窒息。

（3）立即测生命体征和心电监护。严密观察病情,注意血压、脉搏、呼吸频率、心率、心律、意识、皮肤出血、四肢温度、尿量、尿色、大便等变化,发现异常及时报告医生。

（4）迅速开通两路以上静脉通路(其中一路给予深静脉置管),按医嘱准确及时给予肝素及血小板聚集抑制剂、阿司匹林、潘生丁、右旋糖酐等治疗。对于深静脉穿刺管应连续 7 天给予穿刺部位消毒,更换敷料,定时予稀释肝素冲管。

（5）据医嘱及时抽血检查血小板、凝血时间、凝血酶原时间、凝血酶时间、纤维蛋白原、血小板、血生化、血气等。

（6）出血的护理：DIC 的消耗低凝期及纤溶亢进期、肝素治疗期,应尽量减少创伤性检查和治疗,静脉注射时止血带不可扎得过紧。操作要细心、准确,力争一针见血。操作后用干棉球压迫穿刺部位 5 min。保持鼻腔湿润,防止鼻出血。

九、心脏病术后护理

（1）加强监护病房护理,患者取斜坡卧位,立即连接好呼吸机、心电监护仪、有创动脉血压监测仪、中心静脉压监测仪;连接好胸引瓶、导尿管、起搏导线等,保持各种监测设备处于良好工作状态。约束四肢至患者清醒,能合作者可解除约束。

（2）向麻醉医生和术者了解术中情况,如有无意外及处理措施,术中出入量(含胶体和晶体)、输血量、尿量、电解质平衡、血气和肝素中和情况等,目前特殊用药的用法和用量。

（3）监测体温,注意保暖。

（4）胸腔引流管接水封瓶者,按胸腔闭式引流护理常规护理。

（5）对血压、心律、心率、呼吸、尿量、神志等进行严密监测和记录,有异常情况者及时报告医生。

（6）注意水、电解质酸碱平衡情况,特别是血钾的变化,如有异常及时通知医生并遵医嘱处理。观察出入量并记录 24 h 出入量。

（7）加强呼吸道管理,及时清除呼吸道的分泌物,根据病情按气管插管护理常规护理。

（8）手术后当天晚上给予患者充分镇静,待第二天早上停止镇静药物应用,促进患者清醒。

（9）患者清醒后,拔除气管插管后 4—6 h 无恶心、呕吐者,可分次少量饮水;术后 18—24 h,如无腹胀、肠鸣音恢复可进流质饮食,并逐渐增加进食量和更改品种。

（10）保持心包及纵膈引流通畅,注意有无心包填塞征象和内出血现象,记录每小时心包及纵膈引流量,如有异常立即报告医生。

（11）注意观察每小时尿的量、颜色等变化，记录每小时尿量及出入量。

（12）伤口疼痛影响患者呼吸的深度和幅度，不利于肺扩张，不利于休息，增加其体力消耗。遵医嘱适当给予止痛剂，以减少患者痛苦，有利于其康复。

（13）加强基础护理。保持口腔、皮肤及床铺清洁，定时翻身，预防压力性损伤的发生、泌尿道和肺部并发症。

（14）加强患者心理护理，告知患者术后注意事项。

十、慢性阻塞性肺气肿护理

（一）定义

慢性阻塞性肺气肿是一种具有气流受限特征的肺部疾病，气流受限不完全可逆，呈进行性发展，系终末支气管远端气腔扩张、过度充气，肺组织弹性回缩力减低所致。

（二）临床表现

（1）慢性咳嗽、咳痰、气短或呼吸困难，可伴有喘息和胸闷，晚期患者常有体重下降、食欲减退等。

（2）典型体征：桶状胸，呼吸变浅、频率增快，重症可见前倾坐位、黏膜及皮肤发绀；叩诊肺部过清音，两肺呼吸音减弱，部分患者可闻及干性啰音或湿性啰音。

（三）护理要点

（1）保持病室内光线充足，开窗通气，温、湿度适宜，尽量减少探视，防止感染。

（2）卧床休息。呼吸困难者可取半卧位，给持续低流量氧（1—2 L/min）。注意保暖，防止呼吸道感染。

（3）给予无创呼吸机应用时告知患者注意事项，注意保护患者面罩接触处皮肤。监测呼吸机参数及患者生命体征变化。

（4）鼓励患者咳嗽、排痰。痰液黏稠不易咳出者，除指导适当多饮水之外，可遵医嘱给予超声雾化吸入；协助翻身、拍背，以利痰液引流。

（5）给予高蛋白、高热量、低钠、易消化的饮食，伴有心衰的患者应给予低热量饮食，多食新鲜蔬菜、水果，保持大便通畅。

（6）密切观察病情变化，如患者出现神志恍惚，表情淡漠、嗜睡、兴奋、烦躁、谵妄等症状时，应考虑为肺性脑病先兆，立即与医生联系，给予处理。

（7）观察神志、体温、呼吸频率、节律、心率、心律、血压、皮肤及黏膜颜色、尿量和出血情况，以便及时发现心力衰竭、心律失常、休克、上消化道出血及电解质紊乱等并发症。

（8）观察痰液的性质、颜色及量并及时送检。

（9）观察药物的不良反应。

（10）加强口腔及皮肤护理。

（四）健康指导与康复

（1）训练缩唇腹式呼吸（取仰卧位，一手放在胸部，一手放在腹部，经鼻缓慢吸气，使腹部鼓起,屏气2—3 s,唇缩缓慢呼气并收腹)。

（2）咳嗽方法指导：身体前倾,采用唇缩式呼吸方法做几次深呼吸,最后一次深吸气后,张开嘴呼气期间用力咳嗽,同时绷住腹部肌肉。

（3）指导患者将全身运动与呼吸锻炼相结合,可进行步行、骑自行车、练习气功、打太极拳、开展家庭劳动等方式锻炼,锻炼时速、强度根据患者身体状况决定。

（4）指导氧疗的方法及注意事项。

（5）讲解吸烟的危害,指导戒烟行为,劝患者戒烟。

（6）关注患者的心理问题,及时给予疏导。

十一、慢性肾衰竭护理

慢性肾衰竭是指各种原因导致肾脏慢性进行性损害,使其不能维持基本功能,临床以代谢产物和毒素潴留,水、电解质和酸碱平衡紊乱以及某些内分泌功能异常等表现为特征的一组综合征。

（一）临床表现

慢性肾衰竭早期(代偿期)临床上常无尿毒症症状。氮质血症期通常除轻度贫血、夜尿增多等症状外,无明显不适。尿毒症早期有明显的消化道症状及贫血症状,可有轻度代谢性酸中毒及轻度钙磷代谢异常。尿毒症晚期呈现各种尿毒症症状,如明显贫血,严重恶心、呕吐,以及各种神经系统并发症,水盐代谢和酸碱平衡明显紊乱。

（二）护理要点

（1）按内科护理常规护理。

（2）密切观察体温、脉搏、呼吸、血压、神志变化,正确记录24 h出入量,每天测体重,观察水肿情况。

（3）按医嘱监测血常规、肾功能、血浆蛋白、血电解质、血气等情况。

（4）饮食护理：

① 限制蛋白质饮食,优质低蛋白饮食每日0.6 g/kg,并根据肾小球滤过率做适当调整。

② 高热量、高维生素饮食。

③ 低磷饮食。

④ 少尿者应限制摄入高钾食物。

（5）根据肾功能损害程度安排体力活动,尿毒症期应卧床休息,病情稳定期可适当活动。

（6）治疗护理：

① 根据医嘱积极病因治疗,及时纠治诱发因素,纠治肾前性和肾后性因素等。

② 高血压患者应限制钠盐摄入,给予利尿、降压治疗,注意药物疗效及副作用,避免快速、显著降压。

③ 根据医嘱纠正水、电解质紊乱和酸碱失衡。

④ 控制感染。

⑤ 对症处理：出现呕吐时,除积极针对病因开展治疗外,注意调整饮食,必要时对无明

显诱因者可用氯丙嗪或灭吐灵,针刺内关、足三里等穴位。对有烦躁不安、意识改变者,应有专人护理,防止发生意外。慎用镇静、安眠药。

⑥ 贫血严重者避免剧烈活动,适当补充铁剂、叶酸,输新鲜血,必要时应用促红细胞生成素治疗。

⑦ 开展中医中药治疗。

⑧ 避免使用或及时停用对肾脏有损害的药物。

⑨ 开展血透治疗。

(7) 做好卫生宣教,养成良好生活习惯,避免受凉、过劳、潮湿。

(8) 保持病室空气新鲜,每日用紫外线照射,加强对口腔及水肿皮肤的处理。

(9) 尽量减少创伤性治疗,如插管、导尿、穿刺等,以减少感染机会,预防并发症的发生。

十二、高位脊髓损伤护理

高位脊髓损伤指由于各种不同致病因素引起脊髓结构、功能损害,造成损伤平面以下的运动、感觉、自主神经功能障碍。

(一) 临床表现

(1) 脊髓休克:脊髓损伤后立即出现损伤平面以下软瘫、无反射,称为脊髓休克。为高级中枢与脊髓之间的联系突然中断所致,损伤平面以下所有的反射活动消失,肢体呈完全性弛缓性瘫痪(即软瘫),感觉丧失,可持续几小时到几周。

(2) 运动和感觉障碍:脊髓损伤后,在损伤平面以下肌肉运动功能部分或全部消失,表现为不能活动即瘫痪。损伤平面以下的感觉减退或消失。运动、感觉障碍的轻重取决于损伤的性质,包括神经平面损伤的完整性、损伤的对称性。

(3) 体温控制障碍:脊髓损伤后,大脑内的下丘脑不能控制损伤平面以下的皮肤血流或出汗反应,导致体温调节反应丧失。表现损伤平面以下在对热的反应中没有血管舒张,在对冷的反应中也没有血管收缩,没有体温调节性出汗。因此,需要损伤平面以上的皮肤区域过多地代替性出汗,不完全性脊髓损伤的患者出现损伤平面以上局部不规则出汗区。

温度调节方面的变化导致体温明显受外界环境的影响,颈髓损伤比胸、腰髓损伤更常见,患者必须完全依赖头颈部感觉环境温度。虽然经过一段时间,会产生温度调节反应的部分改善,四肢瘫患者需要经历较长期的体温调节,才能有所适应。

(4) 痉挛:脊髓损伤后,大脑失去对脊髓的控制,在脊髓休克期过后,瘫痪平面以下肢体出现痉挛。这种痉挛以高张性、高活动性牵拉反射和抽动(痉挛)为特征。典型地出现在脊髓休克期过后损伤平面以下的肢体;脊髓损伤 6 个月后痉挛逐步加重,受伤后 1 年才能相对稳定。

(5) 排尿、便功能障碍:尿路感染是早期医疗及康复阶段最常见的并发症,尿路感染在截瘫中的发生率为 60%,在四肢瘫中为 70%。

控制排尿的初级中枢在脊髓圆锥部,即脊髓末端,形状类似圆锥。如果脊髓圆锥完全受损,患者的排尿控制很差,也就是人们常说的尿失禁,即患者不能控制排尿。脊髓损伤后患者排尿的感觉和正常人是不同的,部分患者表现为尿道口疼痛、下腹胀等,部分患者脊髓损伤后有滴尿现象,通过运动训练可达到定时排尿,训练时间约 1 个月。

（6）性功能障碍：脊髓休克期及脊髓圆锥部位完全性损伤，患者的性功能全部消失。休克期过后，高位脊髓损伤的男性患者可发生阴茎异常勃起，持续几小时或几天。患者性功能的恢复程度取决于损伤平面和损伤程度。脊髓圆锥以上部位完全性横断性损伤，局部刺激可引起阴茎自动勃起，但性交时没有感觉，一般没有射精。脊髓圆锥部位损伤，性功能基本消失，没有勃起反射。大部分完全性或不完全性脊髓损伤女性患者，都会出现月经周期紊乱，持续几个月至 1 年多，但最终月经会恢复正常，四肢瘫及截瘫患者均可正常受孕并生下正常婴儿。

（二）护理要点

（1）体位与活动：脊髓损伤患者卧床休息，颈椎骨折或脱位必须绝对卧床；颈部制动，以颈托固定或枕颌带牵引；以轻微轴线翻身，确保头颈肩一直线；搬运时应采取平板搬运或三人平托法，颈部以颈托固定制动，保持患者身体轴线平直不扭曲。

（2）饮食以高蛋白、高维生素、高热量饮食为主，多吃新鲜蔬菜和水果，糖尿病者控制饮食及水果，多饮水。

（3）心理护理：脊髓损伤伴截瘫是一种严重的创伤性损伤，伤情常较严重而复杂，导致患者产生恐惧、悲哀、绝望的心理，因此护士应多用鼓励性语言，多与之交谈，给予安慰和必要的病情解释，稳定其情绪，使他们树立战胜疾病的信心，坚强地生活下去，保持良好的心态，正确对待疾病。

（4）呼吸道管理：

① 监测氧饱和度，观察双肺呼吸音。

② 必要时给予吸氧，一般予鼻导管吸氧（2—4 L/min），若氧饱和度小于 93% 改面罩吸氧（6—8 L/min）。

③ 鼓励有效咳嗽咳痰、深呼吸，咳痰困难者，予雾化吸入，可予机械辅助排痰，必要时吸痰。

④ 如有胸闷、胸痛、气急、氧饱和度异常及时通知医生。

（5）疼痛护理：

① 有效控制疼痛，保证足够的睡眠。

② 宣教疼痛的评分方法、疼痛引起的原因及减轻疼痛的方法，如药物控制、理疗。颈椎骨折患者可采用枕颌带牵引或予颅骨牵引，以减轻疼痛。

（6）安全护理：患者有感觉异常、肌力下降等，应防坠床跌倒，避免热敷，防烫伤。

（7）排便护理：排尿障碍者给予留置导尿，注意预防尿路感染，指导间歇导尿，如有便秘，可使用开塞露纳肛。若大便失禁，应注意保护肛周皮肤。

（8）颈托护理：

① 检查颈托是否合体，对软组织有无卡压，对皮肤有无摩擦。

② 检查位置是否正确，松紧是否合适。

③ 保持颈部皮肤清洁、干燥。颈托内垫棉垫（或棉布），每天更换。

④ 侧卧时，垫高头部，高度与肩膀同宽，使头、颈和躯干保持一直线。

⑤ 平卧时，垫高头部 2—3 cm，使头、颈、躯干保持一直线。意识清醒、配合的患者可打开颈托，颈部两侧用沙袋固定。

（9）牵引护理可分为枕颌带牵引和颅骨牵引：

① 遵医嘱抬高床头,观察牵引是否确实有效。

② 颈椎骨折或脱位已复位时,在颈部和两肩之下垫薄枕头,严格遵医嘱放置头颈位置。

③ 根据医嘱调整牵引重量。

④ 颅骨牵引针孔一天 2 次以 75% 酒精消毒,预防针孔感染。

⑤ 枕颌带牵引时,予以内衬小毛巾,注意下颌及两侧耳廓卡压处皮肤有无发红皮损。

⑥ 如发现有过度牵引危象(表现为肌肉痉挛、不正常运动或不对称的眼球活动)或牵引松性弛、无效及时通知医生,减轻牵引重量。

(10) 甲强龙冲击治疗护理:损伤 8 h 内应用可明显改善完全性和不完全性脊髓神经损伤的功能。临床上常大剂量应用甲基强的松龙,首次剂量可达 30 mg/kg,在 15 min 内静脉滴入,隔 45 min 后采用 5.4 mg/(kg·h)静脉微泵维持 24 h。甲强龙的副作用有水钠潴留、高血压、高血糖、低钾、低钙、应激性溃疡、精神性兴奋等,应予注意,同时要预防口腔真菌感染。

(11) 中枢性高热护理:保持病室通风,调节室温至 20—23 ℃,鼓励多饮水,补充足够的水、电解质。温水擦浴或酒精擦浴,头部置冰帽,腋窝、腹股沟等大血管经过部位放置冰袋。综合物理降温时注意密切观察病情变化及降温效果,注意观察是否有面色苍白、口唇发绀、四肢冰冷、皮肤发花、寒战等寒冷反应症状,如有应暂停物理降温。使用冰袋降温不得置于胸前、腹部和后颈等部位,因这些部位对冷刺激敏感,以防发生冻疮、反应性心率减慢、腹泻等并发症。

(12) 并发症的观察与处理:

① 呼吸困难、肺不张、窒息:观察呼吸音、呼吸频率及节律、咳嗽咳痰、氧饱和度情况;判断有无误吸及痰液堵塞,倾听患者主诉,观察有无胸闷气急。如患者有憋气、呼吸浅促,须严密观察,及时去除痰液,保持呼吸道通畅。床边备气切包及吸痰装置。必要时通知医生,妥善处理,准备气管插管或行气管切开。

② 脊髓神经损伤:观察感觉、活动情况。与之前比较,如发现异常,及时汇报医生。

③ 肺部感染:观察两肺呼吸音、咳嗽咳痰情况,体温、血象、胸片变化情况。鼓励有效咳嗽及深呼吸,鼓励多饮水,卧床时鼓励床上活动,病情允许时尽早下床,保持室内空气新鲜、对流,温度适宜,定期进行室内空气消毒,采用湿式打扫方式打扫;对气管切开者应正确予吸痰、湿化气道、清洁口腔等护理,用双层湿纱布覆盖气管口,雾化吸入 2 次/日;严格执行无菌操作。

④ 泌尿系感染:观察尿液的量、色及性状,拔尿管后有无尿路刺激征及尿潴留或尿失禁;鼓励多饮水,保持排尿通畅;按医嘱使用有效抗生素;病情允许时,尽量起身或站立排尿。

⑤ 肺栓塞:观察神志、生命体征、氧饱和度、胸闷胸痛情况。典型表现为咳嗽、胸痛、呼吸困难、低氧血症、意识改变。但有些患者缺乏典型症状或无症状,不注意时易被忽略。且有明显低氧血症,又不能用其他原因解释者,有明显的诊断次要指标(如贫血、血小板减少等)可以进行初步诊断,应密切观察,并应开始治疗。患肢抬高放置,小心搬运,预防感染和防治休克,并给氧。治疗有呼吸支持疗法、头部降温法、脱水疗法,可予镇静剂、肝素、低分子右旋糖酐、激素、抑肽酶、利尿剂,同时严格控制晶体液量,加强抗感染等。

⑥ 深静脉血栓形成:注意早期观察双下肢有无色泽、皮温改变,水肿,浅静脉怒张,必要时测量比较两下肢周径,若相差 0.5 cm 以上及时通知医生。一旦血栓形成,患肢应制动,禁止热敷、按摩,下肢垫不要太硬。饮食上宜进低脂、富纤维素食物,保持大便通畅。进行溶栓

治疗的同时应监测生命体征,尤其注意呼吸情况以防发生肺栓塞,定时检查身体其他部位出血情况及患肢情况,定期复查凝血功能。

⑦ 下肢挛缩畸形:卧床期间定期被动活动下肢关节,休息时置下肢于近伸直位,保持踝关节在 90°左右,防止下垂。

⑧ 骨质疏松:以预防为主,截瘫患者及早进行功能锻炼。

⑨ 压力性损伤:观察患者疼痛的部位,尤其注意骶尾部、坐骨结节、大粗隆部、肩胛区及跟部皮肤情况。卧床患者每 2 h 翻身、抬臀。根据 Braden 评分实施相应的护理措施。

⑩ 便秘:评估患者的饮食结构、排便习惯、目前的排便情况、活动情况。很多患者不习惯床上排便,怕给别人带来麻烦,应消除患者的心理顾虑,宣教便秘及便秘防治的相关知识,宣教保持大便通畅的重要性。

十三、截瘫护理

(一)定义

在医学上把由于各种不同致病因素引起脊髓结构、功能损害,造成损伤平面以下的运动、感觉、自主神经功能障碍称为截瘫。通俗地说,截瘫是指双下肢或躯干以下部位运动无力或不能运动。

脊髓节段是指脊髓相应的神经根分布及支配的运动及感觉平面。脊髓损伤节段主要依据脊髓损伤的感觉和运动平面来确定。在脊髓损伤后,保持正常脊髓功能的最低脊髓节段平面为截瘫平面。如果感觉和运动脊髓节段平面不一致,则以两者中脊髓节段高的平面为准。例如脊髓损伤后,运动平面在 T7 以下,而感觉平面在 T9 以下,则脊髓损伤的平面应确定为 T7。

在解剖学上,脊髓有 31 个节段,其中颈髓 8 节、胸髓 12 节、腰髓 5 节、骶髓 5 节、尾髓 1 节。从第 1 腰髓段以下所有的神经根丝,在没有合成脊髓经之前,在椎管内几乎是垂直下行的,这些腰、骶神经根丝,在椎管下部平行密集,形象地被称为马尾神经。

神经根是心脏与肺的主要感觉传导通路,胸髓 6—8 支配上腹部脏器;下胸髓与上腰髓支配下腹部脏器。

截瘫分为完全性截瘫和不完全性截瘫。由于椎体骨折脱位或附件骨折,移动的椎体向后或骨片脱入椎管,可压迫脊髓或马尾神经,产生不同程度的损伤。受伤平面以下的感觉、运动、反射完全消失,括约肌功能完全消失,称完全性截瘫;部分丧失称不完全截瘫。

(二)临床表现

(1)脊髓休克:脊髓损伤后立即出现损伤平面以下软瘫、无反射,称为脊髓休克。为高级中枢与脊髓之间的联系突然中断所致,损伤平面以下所有的反射活动消失,肢体呈完全性弛缓性瘫痪(即软瘫),感觉丧失,可持续几小时到几周。

(2)运动和感觉障碍:脊髓损伤后,在损伤平面以下肌肉运动功能部分或全部消失,表现为不能活动即瘫痪。损伤平面以下的感觉减退或消失。运动、感觉障碍的轻重取决于损伤的性质,包括神经平面损伤的完整性、损伤的对称性。

(3)体温控制障碍:脊髓损伤后,大脑内的下丘脑不能控制损伤平面以下的皮肤血流或出汗反应,导致体温调节反应丧失。表现损伤平面以下在对热的反应中没有血管舒张,在对冷的反应中也没有血管收缩,没有体温调节性出汗。因此,需要损伤平面以上的皮肤区域过多地代替性出汗,不完全性脊髓损伤的患者出现损伤平面以上局部不规则出汗区。

温度调节方面的变化导致体温明显受外界环境的影响,颈髓损伤比胸、腰髓损伤更常见,患者必须完全依赖头颈部感觉环境温度。虽然经过一段时间,会产生温度调节反应的部分改善,四肢瘫患者需要经历较长期的体温调节,才能有所适应。

(4)痉挛:脊髓损伤后,大脑失去对脊髓的控制,在脊髓休克期过后,瘫痪平面以下肢体出现痉挛。这种痉挛以高张性、高活动性牵拉反射和抽动(痉挛)为特征。典型地出现在脊髓休克期过后损伤平面以下的肢体;脊髓损伤6个月后痉挛逐步加重,受伤后1年才能相对稳定。

(5)排尿、便功能障碍:尿路感染是早期医疗及康复阶段最常见的并发症,尿路感染在截瘫中的发生率为60%,在四肢瘫中为70%。

控制排尿的初级中枢在脊髓圆锥部,即脊髓末端,形状类似圆锥。如果脊髓圆锥完全受损,患者的排尿控制效果很差,也就是人们常说的尿失禁即患者不能控制排尿。脊髓损伤后患者排尿的感觉和正常人是不同的,部分患者表现为尿道口疼痛、下腹胀等,部分患者脊髓损伤后有滴尿现象,通过运动训练可达到定时排尿,训练时间约1个月。

(6)性功能障碍:脊髓休克期及脊髓圆锥部位完全性损伤,患者的性功能全部消失。休克期过后,高位脊髓损伤的男性患者可发生阴茎异常勃起,持续几小时或几天。患者性功能的恢复程度取决于损伤平面和损伤程度。脊髓圆锥以上部位完全性横断性损伤,局部刺激可引起阴茎自动勃起,但性交时没有感觉,一般没有射精。脊髓圆锥部位损伤,性功能基本消失,没有勃起反射。大部分完全性或不完全性脊髓损伤女性患者,都会出现月经周期紊乱,持续几个月至1年多,但最终月经会恢复正常,四肢瘫及截瘫患者均可正常受孕并生下正常婴儿。

(三)护理要点

(1)按骨科一般护理常规护理。

(2)病情观察、搬运方法及翻身方法见脊柱骨折护理常规。

(3)高热患者按高热护理常规护理,宜以物理降温为主,体温不升者注意保暖。

(4)预防并发症的护理:

① 预防压力性损伤护理:

a. 入院时检查全身有无压力性损伤,并做好记录。

b. 保持床单整洁,减少对皮肤的不良刺激。

c. 定时翻身,按摩受压部位,翻身时避免拖、拉、推等动作。

d. 加强营养,以提高抵抗力。

e. 保持皮肤清洁。

② 预防肺部并发症:

a. 注意保暖,预防着凉。

b. 保持呼吸道通畅,鼓励患者有效咳嗽,有意识地进行深呼吸。

c. 痰黏稠者可服祛痰药或行超声雾化吸入。

d. 高位截瘫患者不能自行咳嗽咳痰时,应立即予以吸痰。

③ 预防泌尿系感染：

a. 鼓励患者多饮水，达到生理性冲洗。

b. 留置尿管者，更换引流袋时应严格执行无菌操作，视病情进行膀胱冲洗。

c. 训练膀胱的反射排尿功能，截瘫早期保持尿管持续开放，当肌张力开始恢复时，反射出现，一般为2—4 h开放一次，防止膀胱缩小或过度膨胀，伤后四周可拔除尿管，可行手法按压排尿。

④ 大便失禁、便秘护理：

a. 大便失禁者做好肛周皮肤护理。

b. 便秘时鼓励患者进食易消化及含丰富纤维食物、新鲜水果，给予定时沿结肠走向按摩腹部，促进肠蠕动，必要时予缓泻剂或灌肠。

⑤ 预防肌肉萎缩及关节畸形：

a. 鼓励和指导患者进行上肢、下肢的主动活动，如引体向上、徒手操等。

b. 用软枕垫双足，使足背伸置于功能位，预防足下垂。

c. 对不能活动的下肢须行被动锻炼，给予肌肉按摩、下肢功能康复锻炼等。

（5）预防意外损伤，如烫伤、冻伤、坠床等。

十四、非酮症高渗性糖尿病昏迷护理

非酮症高渗性糖尿病昏迷是糖尿病急性代谢紊乱的另一临床类型，以严重的高血糖、高血浆渗透压、脱水为特点，无明显的酮症。患者有不同程度的意识障碍或者昏迷，部分患者可伴有酮症。

（一）临床表现

高渗性非酮症糖尿病昏迷典型的临床症状为头痛、反应迟钝、精神障碍、休克昏迷、脱水等。部分患者还可有定向力障碍、幻觉、上肢拍击样震颤、锥体束阳性等表现。常见的并发症有肺炎、泌尿系统感染、胰腺炎、心力衰竭、肾衰竭、脑水肿等。

1. 前驱期

在出现神经系统症状和进入昏迷前的一段过程，即为前驱期。患者发病较慢，发病前数天常有糖尿病病情加重的临床表现，呈烦渴、多饮、多尿、无力、头晕、食欲缺乏、恶心、呕吐、酸痛、反应迟钝、表情淡漠等，引起这些症状的基本原因是由于渗透性利尿失水。

2. 典型期

如前驱期得不到及时治疗，则病情继续发展，由于严重的失水引起血浆高渗和血容量减少，患者主要表现为严重的脱水和出现神经系统症状。

3. 低血糖昏迷

这是由于血糖下降刺激肾上腺激素大量释放造成的，表现为多汗、焦虑、乏力、心动过速、心悸、震颤、神经质、激动、口周及手指麻刺感、饥饿感等。但此类症状并不特异，许多生理和病理因素也可引起，但对于低血糖发作者，进食或补充葡萄糖后上述体征可迅速缓解，以资鉴别。

（二）治疗

高渗性非酮症糖尿病昏迷的基本病理生理改变是高血糖、高渗透压引起脱水、电解质丢失和血容量不足,以致患者休克和肾、脑组织脱水与功能损害,而危及患者的生命。因此,其治疗原则是立即补液、使用胰岛素、纠正电解质紊乱和防治并发症。一般通过短期治疗,即可以缓解临床症状。

（三）护理要点

（1）严密监测生命体征,观察神志、瞳孔、心率、皮肤、尿量的变化。如果血压回升、心率下降、皮肤干燥、神志转清,则说明补液有效,若 2—3 h 积极治疗症状无改善,则说明补液无效,须采取进一步治疗措施。

（2）合理安排输液。无心力衰竭者,一般开始治疗 1—2 h 内可补液 1—2 L,以便加速补充血容量,改善周围循环,避免肾功能恶化。之后 2—4 h 输入 1 L,总量一般控制在 4—6 L/日。对年老体弱、心脏病患者,应在中心静脉压监测下调节输液速度和输液量,并准确记录出入量。

（3）保持病房清洁、安静,减少探视及不良刺激。

（4）保持皮肤清洁、干燥,口腔护理 2—3 次/日,昏迷患者定时翻身拍背,预防并发症。

（5）严密监测血糖、电解质、心电图的变化,每 1—2 h 监测一次,记录。血糖每 2 h 下降 2—4 mmol/L 时为正常;若 2 h 血糖下降不足 2 mmol/L,则说明血糖下降不足;若 2 h 内下降超过 5 mmol/L,则说明血糖下降过快,应通知医生及时给予处理。

（6）心理护理:对于清醒患者应安慰,鼓励患者,减少焦虑、恐惧、消极情绪,避免外界因素造成应激性高血糖。

十五、有机磷农药中毒护理

有机磷农药属有机磷酸酯类化合物,大量毒物短时间内经皮肤、黏膜、呼吸道、消化道等途径侵入人体,致使人体受损,并发生功能障碍,称为有机磷中毒。

（一）临床表现

急性中毒:发病时间与毒物种类、剂量和侵入途径密切相关。经皮肤吸收中毒,一般在接触 2—6 h 后发病,口服者在 10 min 至 2 h 内出现症状。

临床分三级:

（1）轻度中毒:头晕、头痛、恶心、呕吐、多汗、胸闷、视力模糊、无力、瞳孔缩小。

（2）中度中毒:除上述症状外,还有肌纤维颤动、瞳孔明显缩小、轻度呼吸困难、流涎、腹痛、腹泻、步态蹒跚,但意识清楚。

（3）重度中毒:除上述症状外,出现昏迷、肺水肿、呼吸麻痹、脑水肿。

1. 毒蕈碱样表现

为平滑肌痉挛和腺体分泌增加。先有恶心、呕吐、腹痛、多汗,后有流泪、流涕、流涎、腹泻、尿频、大小便失禁、心跳减慢、瞳孔缩小、支气管痉挛、分泌物增加、咳嗽、气促,严重患者出现肺水肿。

2. 烟碱样表现

面、眼睑、舌、四肢和全身横纹肌发生肌纤维颤动,甚至全身肌肉强直性痉挛。全身有紧缩和压迫感,而后发生肌力减退和瘫痪。呼吸肌麻痹引起周围性呼吸衰竭。可引起血压增高、心跳加快和心律失常。

3. 中枢神经系统

出现头晕、头痛、疲乏、共济失调、烦躁不安、谵妄、抽搐和昏迷。

4. 局部损害

可引起过敏性皮炎、水泡和剥脱性皮炎,滴入眼部可引起结膜充血和瞳孔缩小。

(二) 护理要点

1. 一般护理

(1) 了解毒物的种类、名称、进入剂量、途径、时间、出现中毒症状时间及有无呕吐。

(2) 建立静脉通道,保证输液及抢救药物给药路径通畅。

(3) 保持呼吸道通畅,及时清除分泌物,给予氧气吸入,呼吸抑制者给予呼吸兴奋剂,呼吸、心跳停止应立即行心肺复苏术。

(4) 留取标本做毒物鉴定。

2. 迅速清除毒物

(1) 吸入性中毒:立即撤离中毒现场,解开衣领,呼吸新鲜空气,保持呼吸道通畅。

(2) 接触性中毒:立即脱去衣物,用大量清水清洗皮肤、头发和指甲,勿用热水擦洗。眼内毒物迅速用清水或生理盐水冲洗;碱性毒物用 3% 硼酸溶液,酸性毒物用 2% 碳酸氢钠溶液冲洗。之后再用 0.25% 氯霉素眼药水、金霉素眼膏加以保护,防止继发感染。

(3) 口服中毒:

① 洗胃:应尽早、彻底洗胃。洗胃液量:轻度中毒 3000—5000 mL、中度中毒 5000—8000 mL、重度中毒 15000—20000 mL。以洗出液体澄清、无气味为止。

② 导泻及灌肠:催吐洗胃后给予 25% 硫酸钠 30—60 mL 或 50% 硫酸镁 40—50 mL 灌入胃内,灌肠方法同一般灌肠法。

3. 解毒剂的应用

(1) 根据中毒药物不同,遵医嘱给予特异性解毒药治疗:

① 抗胆碱药:阿托品用药应以早期、足量和维持足够时间为原则,直到阿托品化(瞳孔不再缩小、面红、皮肤干燥、心率加快、肺部啰音消失)。

② 胆碱酯酶复活药,如解磷定等。

(2) 观察药物的作用不良反应。

3. 病情观察

(1) 密切观察患者生命体征、神志、瞳孔变化。

(2) 注意有无阿托品化的指征。

(3) 注意有无有机磷农药中毒反跳现象,如胸闷、唾液分泌增加、原有症状加重等。

(4) 高热者按高热护理常规护理;昏迷者按昏迷护理常规护理;需透析者按透析护理常规护理。

十六、急性中毒患者血液灌流护理

(一) 定义

血液灌流指将患者血液引出体外通过吸附剂清除内源性和外源性毒物,达到净化血液目的的治疗方法。

（二）护理要点

（1）血液灌流前，向患者简要说明治疗目的、程序及注意事项，取得患者的配合。

（2）协助患者取舒适体位，给予适当的心理疏导，缓解患者不良情绪。

（3）建立动静脉通道，严格遵守无菌操作原则。

（4）按血液灌注标准规范操作：

① 预充灌流器。灌流器用肝素盐水预充管路，防止血液凝固。

② 遵医嘱血液灌流前给予肝素或低分子肝素钙使用。

③ 保证血泵流量为 150—200 mL/min。流量过小，血路及灌流器易发生凝血。

④ 密切观察患者生命体征、神志、瞳孔、对光反射等，注意观察有无过敏反应、低血容量性低血压发生。

⑤ 观察各项参数的变化并做好记录，尤其是静脉压的变化。

⑥ 灌流结束时，必要时遵医嘱使用鱼精蛋白，以便中和体内大量的肝素。

（5）注意观察穿刺或插管处是否有渗血、肿胀。

（6）仔细评估中毒症状是否改善。如果患者出现烦躁不安、神志恍惚等，及时加床栏，必要时给予约束，防止坠床等意外发生。

（7）灌流结束时，遵医嘱护理采集血标本检测血药浓度及凝血等情况。

十七、一氧化碳中毒护理

一氧化碳（CO）是无色、对呼吸道无刺激的气体，多产生于含碳物质，燃烧不完全时，如防护不当，容易发生中毒。

（一）临床表现

1. 急性中毒

按中毒程度可分为三级：

（1）轻度中毒：血液碳氧血红蛋白（COHb）浓度可为 10％—20％。患者有剧烈的头痛、头晕、心悸、口唇黏膜呈樱桃红色、四肢无力、恶心、呕吐、嗜睡、意识模糊、视物不清、感觉迟钝、谵妄、幻觉、抽搐等。原有冠心病的患者可出现心绞痛。脱离中毒环境吸入新鲜空气或予以氧疗，症状很快消失。

（2）中度中毒：血液 COHb 浓度可为 30％—40％。患者出现呼吸困难、意识丧失、昏迷，对疼痛刺激可有反应，瞳孔对光反射和角膜反射迟钝，腱反射减弱，呼吸、血压和脉搏可改变。经氧治疗可以恢复正常且无明显并发症。

（3）重度中毒：血液 COHb 浓度可为 40％—50％。深度昏迷，各种反射消失。患者可呈去大脑皮层状态：患者可以睁眼，但无意识，不语，不动，不主动进食或大小便，呼之不应，推之不动，肌张力增强。常有脑水肿、惊厥、呼吸衰竭、肺水肿、上消化道出血、休克和严重的心肌损害、心律失常、心肌梗死、大脑局灶性损害及锥体系或锥体外系损害体征。皮肤可出现红肿和水疱，多见于昏迷时肢体受压迫的部位。该部位肌肉血液供应受压可导致压迫性肌肉坏死（横纹肌溶解症）。坏死肌肉释放的肌球蛋白可引起急性肾小管坏死和肾衰竭。死亡率高,幸存者多有不同程度的后遗症。

2. 急性 CO 中毒迟发脑病(神经精神后发症)

急性 CO 中毒患者在意识障碍恢复后,经过 2—60 天的"假愈期",可出现下列临床表现之一:

(1) 精神意识障碍:呈现痴呆、木僵、谵妄状态或去大脑皮层状态。

(2) 锥体外系神经障碍:由于基底神经节和苍白球损害出现震颤麻痹综合征(表情淡漠、四肢肌张力增强、静止性震颤、前冲步态)。

(3) 锥体系神经损害:如偏瘫、病理反射阳性或小便失禁等。

(4) 大脑皮质局灶性功能障碍:如失语、失明、不能站立及继发性癫痫。

(5) 周围神经炎:皮肤感觉障碍或缺失、皮肤色素减退、水肿及球后视神经炎和颅神经麻痹。

(二)护理要点

(1) 立即将患者安置在通风的地方,松解衣带,注意保暖。

(2) 迅速予高流量吸氧,保持呼吸道通畅,有条件可用高压氧治疗。

(3) 尽快建立静脉通路,按医嘱正确及时补充脑细胞代谢需要的药物,严重中毒者,可行输血或换血,有助于组织供氧治疗。

(4) 密切观察病情,注意体温、脉搏、呼吸、血压、瞳孔、神志、尿量、皮肤的变化,发现异常及时报告医生,配合医生进行抢救。

(5) 预防感染,若发生休克按休克护理常规护理。

十八、深静脉血栓护理

(一)定义

深静脉血栓形成(DVT)指血液在深静脉内不正常凝结引起的病症,多发生在下肢,血栓脱落可以起肺栓塞(PE),合称为静脉血栓栓塞症。DVT 是常见的一种病症,后果主要是肺栓塞和 DVT 后综合征。形成机制主要有血液的高凝状态、血管壁损伤和血流缓慢。

(二)临床表现

(1) 患肢疼痛、压痛、肿胀、轻度发绀,静脉曲张,可伴有低热,但一般不超过 38 ℃。

(2) 上肢 DVT 可导致上腔静脉综合征,并可使肢体长期伤残。

(3) 血栓发生在小腿肌肉静脉丛时,可出现血栓部位压痛(Homans 征和 Neuhofs 征阳性)。

(4) 后期血栓机化常遗留静脉功能不全,导致浅表静脉曲张、色素沉着、溃疡、肿胀等,称为 DVT 综合征。

(三)护理要点

1. 预防血栓形成

(1) 增加活动。手术、长期卧床等是引发深静脉血栓形成的重要因素,应预防深静脉血栓形成:对于长期卧床患者,应协助其定时翻身;若病情允许,对于手术后患者应指导和鼓励其早期床上活动,包括深呼吸,下肢的被动及主动活动,如膝、踝、趾关节的伸屈、举腿活动。

（2）避免血液淤滞。避免在膝下垫硬枕、过度屈髋,以免影响静脉回流。

（3）预防静脉管壁受损。对于长期输液者,尽量保护其静脉,避免在同一静脉的同一部位反复穿刺;输注刺激性药物时,避免药液渗出血管外。

（4）若患者出现站立后下肢沉重、胀痛等不适,应警惕下肢深静脉血栓形成的可能,应及时报告医生,并协助处理。

2. 非手术治疗的护理

（1）卧床休息。床上活动时避免动作幅度过大;禁止按摩患肢,以防血栓脱落。

（2）抬高患肢。患肢宜高于心脏平面 20—30 cm,膝关节屈曲 15°,以促进血液回流,防止静脉淤血;并可降低下肢静脉压,从而减轻水肿与疼痛。

（3）注意患肢温度、皮温及肿胀程度。急性期每日测量并记录患肢不同平面的周径,并与前 1 日周径和健侧周径相比较,如患肢高度肿胀,皮肤苍白或呈暗紫色,皮温降低,足背动脉消失,说明有发生股青肿和股白肿的可能,应告知医生紧急处理。

（4）并发症的观察:

① 出血:开展抗凝疗法期间,每日检查凝血时间或凝血酶原时间,判断有无出血倾向。

② 肺动脉栓塞:若患者出现胸痛、呼吸困难、血压下降等异常情况,提示可能发生肺动脉栓塞,应立即嘱患者平卧。避免做深呼吸、咳嗽、剧烈翻动,同时给予高浓度氧气吸入,并报告医生,配合抢救。

（5）饮食。进食低脂、含丰富纤维素高蛋白的食物,以保持大便通畅,尽量避免因排便困难引起腹内压增高,影响下肢静脉回流。遵医嘱给予患者溶栓治疗。每次使用抗凝药物前,应测定出凝血时间;使用抗凝剂后,注意有无出血倾向。溶栓药物的化学性质大多不稳定,制作均为干燥结晶体,溶解后于常温状态下很容易失去活性,因此应选用新鲜溶液,现用现配。

（6）芒硝外敷时注意保持芒硝干燥,湿后及时更换,以保证芒硝的渗透作用,芒硝用量要适中,厚度应均匀,勿呈球形,以保证有效接触面积。芒硝外敷过程中,应严密观察肿胀消退情况,每日行患肢定点周径测量,大腿以髌骨上缘 15 cm 处、小腿以髌骨下缘 10 cm 处测周径,以观察芒硝外敷效果。加强皮肤护理,避免芒硝凝集成块造成皮肤压伤。外敷芒硝应坚持连续性,不能间断,因此应备足够的芒硝和布袋,以便交替使用。

（7）下肢深静脉血栓最严重的并发症为肺栓塞,致死率达 70%,应密切观察患者有无胸闷、胸痛及呼吸困难、窒息感、咳嗽、咯血,一旦出现上述情况,应立即通知医生。

① 止痛。疼痛是患者最痛苦的症状,当患者有溃疡、坏疽或并发感染时,疼痛更为剧烈,可适当给予止痛剂,但要预防止痛药的成瘾性。

② 禁烟。绝对禁烟,消除烟碱对血管的收缩作用,但可饮少量酒,促进血管扩张。

③ 保护患肢。避免寒冷、潮湿、外伤等因素,保持被褥清洁、平整、干燥,定期消毒更换。肢端坏疽应保持干燥,以免创面继发细菌感染。针对溃疡面使用油纱布,忌用刺激性强的外用药。

④ 患肢锻炼。患者取平卧位,抬高患肢约 45°,保持 2—3 min,然后将患肢沿床边下垂 3—5 min,再放平患肢 2—3 min,同时进行踝部和足趾的活动,每日锻炼数次,每次 5—6 回,以便更好地恢复患肢机能。

第六章　内科护理常规

第一节　内科疾病一般护理常规

（1）患者入病室后，根据病情由值班护士安排床位。危重患者安置在抢救室或监护室，并及时通知医生。

（2）病室应当保持清洁、整齐、舒适，室内空气应当保持清新，光线充足，温湿度适宜。

（3）危重患者、行特殊检查和治疗的患者需卧床休息，根据病情采取合适体位。病情轻者可适当活动。

（4）新入院患者，应立即测血压、脉搏、体温、呼吸、体重等生命体征。病情稳定患者每日测体温、脉搏、呼吸各一次，体温超过 37.5 ℃或危重患者，每日测 3 次，体温较高或波动较大者，随时测量。

（5）严密观察患者的生命体征，如血压、呼吸、瞳孔、神志、心率等变化以及其他的临床表现，同时还要注意观察分泌物、排泄物、治疗效果及药物的不良反应等，如果发现异常，应当及时通知医生。

（6）按医嘱给予饮食护理，向患者宣教饮食在治疗疾病和恢复健康过程中的作用。在执行治疗膳食原则的前提下帮助患者选择可口的食物，鼓励患者按需要进食。危重及营养失调患者，及时请营养科医生会诊，合理调配膳食，给予喂食或鼻饲。

（7）按时准确执行医嘱，并观察药物治疗效果及副作用。根据病情，遵医嘱准确记录出入量。

（8）按要求及时完成新入院患者各类标本的采集和送检。

（9）应用护理程序实施整体护理。做好患者的心理疏导、健康教育和康复护理。

第二节　呼吸系统疾病护理常规

一、呼吸系统疾病一般护理

（1）按内科疾病一般护理常规护理。

（2）保持病室内空气清新，阳光充足，每日定时通风。有条件者可用湿化器或干燥剂，调节室内湿度为 50%—60%，温度为 18—22 ℃。

（3）根据病情给予合适的饮食,高热和危重患者给予流质或半流质饮食。

（4）及时正确留取各类标本,送检要及时,标本容器要清洁、干燥。

（5）密切观察病情变化,注意体温、脉搏、呼吸、血压、血氧饱和度、神志等生命体征的变化;注意感染性疾病所致的全身毒性反应,如畏寒、发热、乏力、食欲减退、体重减轻、衰竭等;注意本系统疾病的局部表现,如咳嗽、咳痰、咯血、气喘、胸痛等。

（6）根据病情备好抢救仪器、物品、药品等。

（7）患者进行特殊检查时,如支气管造影、纤维支气管镜、胸腔穿刺、胸膜活检等,应做好术前准备(告知检查过程的配合及检查后的注意事项)、术中配合和术后观察的护理。

（8）呼吸困难者给予氧气吸入:护士掌握给氧的方法(如持续或间断给氧、控制性给氧的流量、给氧器材的选择),根据医嘱正确给氧,监测血氧饱和度情况。

（9）呼吸衰竭患者如出现兴奋、烦躁、谵妄时应慎用镇静剂,禁用吗啡、地西泮等巴比妥类药物,以防抑制呼吸中枢。

（10）结合临床,了解肺功能检查和血气分析的意义,发现异常及时通知医生。

（11）指导正确咳嗽、排痰方式及呼吸康复训练,教会患者使用各类气雾剂的方法及使用后的口腔护理。

（12）做好健康指导工作,积极宣教预防和治疗呼吸系统疾病的知识。指导患者戒烟,适当进行体育锻炼,注意保暖和预防感冒。

二、急性上呼吸道感染护理

急性上呼吸道感染是指鼻腔、咽腔或喉部急性炎症的概称。常见病原体为病毒,少数由细菌引起。主要临床表现为:鼻塞、流涕、咽痛、发热、轻咳、声嘶。

（一）身心评估

（1）评估患者健康史和发病史,是否有受凉、淋雨、感冒史。

（2）观察患者体温的变化及呼吸形态。

（3）观察患者有无并发症症状,如头痛、耳鸣、脓涕等。

（4）观察患者有无紧张、焦虑等不良情绪。

（二）护理措施

（1）观察患者生命体征及主要症状,尤其是体温、咽痛、咳嗽等的变化。

（2）保证室内适宜温、湿度和空气新鲜,每日通风 2 次,每次 15—30 min。

（3）患者适当休息,病情较重者或年老者应卧床休息。

（4）饮水,饮水量视患者体温、出汗及气候情况而异,给予清淡、易消化、富维生素、高热量、高蛋白的饮食,避免食用刺激性食物。

（5）做好高热护理,体温超过 38.5 ℃给予物理降温或按医嘱使用药物降温,观察降温后效果。出汗多的患者要及时更换潮湿衣物,做好皮肤的清洁护理,观察血压、脉搏,防止虚脱。注意观察药物的不良反应。

（6）做好口腔护理,进食后漱口或给予口腔护理,防止口腔黏膜的损伤或感染。

（7）寒战时注意保暖。

(8) 防止交叉感染:注意隔离患者,减少探视。

(9) 咽痛声嘶时用淡盐水漱口,头痛时遵医嘱给予解热镇痛剂。

(10) 预防心肌炎发生,病毒性呼吸道感染极易导致病毒性心肌炎。

(11) 给予疾病健康指导,减轻患者紧张情绪,保持身心愉悦。

(三) 健康指导与康复

(1) 避免诱发因素,如受凉、过度疲劳,少去公共场所,防止交叉感染。

(2) 增强机体抵抗力:保证充足的营养,劳逸结合,加强体育活动。

(3) 戒烟。

(4) 坚持用冷水洗脸,提高机体对寒冷的适应能力。

三、急性气管-支气管炎护理

急性气管-支气管炎是气管-支气管黏膜的急性炎症性疾病。常由感染、物理、化学因素刺激或过敏反应等引起,见于寒冷季节或气候突变时,也可由急性上呼吸道感染迁延而来。

(一) 身心评估

(1) 观察体温、呼吸、脉搏变化。

(2) 评估咳嗽、咳痰量及鼻塞、流涕、咽痛全身酸痛情况。

(3) 评估有无紧张、焦虑情绪。

(二) 护理措施

(1) 密切观察生命体征及咳嗽、咳痰情况。

(2) 保证室内适宜温、湿度和空气新鲜,每日通风 2 次,每次 15—30 min。

(3) 给予清淡、易消化的高蛋白、高热量饮食,多饮水,保持每日饮水量在 1500 mL以上。

(4) 正确留取痰标本,做痰培养及药敏试验。

(5) 观察体温的变化,体温超过 38 ℃给予物理降温,出汗后及时更换衣服,并注意保暖。

(6) 指导并鼓励患者有效地咳痰,痰黏稠者,遵医嘱雾化吸入,多饮水,以稀释痰液。

(7) 遵医嘱给予抗生素、解热、镇咳、祛痰剂,并注意观察药物效果及不良反应。

(8) 观察痰液的颜色、量、性质及其他症状,如鼻塞、流涕、咽痛等症状。

(9) 加强疾病相关知识宣教,减轻紧张、焦虑情绪。

(三) 健康指导与康复

(1) 保持环境整洁、舒适,减少环境的不良刺激,避免接触吸入性过敏原。

(2) 饮食应清淡、富于营养,不宜食用油腻、辛辣等刺激性食物。

(3) 增强体质,平时应加强耐寒性锻炼,如用冷水洗脸等。生活要有规律,避免过度劳累、受寒等诱发因素。

(4) 在流感期间,室内用食醋 5—10 mL/m³,加水稀释一倍,关闭门窗以温火加热熏蒸,每日一次,连用 3 次。凡应用抗生素,注意观察有无迟缓过敏反应及副作用发生,发现异常及时就诊。口服氨茶碱应在饭后服用,以避免对胃黏膜的刺激。

四、支气管哮喘护理

支气管哮喘简称哮喘,是由多种细胞(如嗜酸性粒细胞、肥大细胞、T淋巴细胞、中性粒细胞、气道上皮细胞等)和细胞组分参与的气道慢性炎症性疾病。

(一)身心评估

(1)评估血氧、血压、体温、脉搏、呼吸、神志和尿量等情况。

(2)评估哮喘发作先兆症状,如胸闷、鼻咽痒、咳嗽、打喷嚏等。

(3)评估有无使用药物治疗,观察疗效及副作用。

(4)评估有无焦虑、恐惧等不良情绪。

(二)护理措施

(1)提供安静、舒适、温湿度适宜的环境,保持室内清洁、空气流通,避免摆放花草及使用皮毛、羽绒等物。

(2)协助患者取舒适卧位或半卧位,或在床上放一小桌,以便让患者伏桌而坐,减轻体力消耗。

(3)饮食护理:指导进清淡、易消化、足够热量的饮食,避免进食硬、冷、油煎食物,鼓励多饮水,保证每日一定的饮水量。

(4)口腔及皮肤护理:哮喘发作时,患者常会大量出汗,每天给予温水擦浴,勤换衣服和床单,保持皮肤清洁、干燥和舒适。协助并鼓励患者咳嗽后用温水漱口,保持口腔清洁。

(5)多关心患者,耐心解释病情和治疗措施,给予心理疏导和安慰,消除过度紧张情绪。

(6)遵医嘱及时准确应用支气管解痉剂(糖皮质激素、β2受体激动剂、氨茶碱),并观察药物效果及不良反应。应用茶碱类药应观察患者有无恶心、心律失常症状;应用β2受体激动剂注意有无心悸及骨骼肌震颤等副作用;应用糖皮质激素应观察有无消化性溃疡等副作用;应用呼吸兴奋剂应观察呼吸、意识情况,保持呼吸道通畅。

(7)遵医嘱根据病情规范氧疗。

(8)给予翻身拍背、雾化吸入以利痰液排出,必要时吸痰。

(9)重症哮喘的护理。重症哮喘是指哮喘患者虽经糖皮质激素和应用长效β2受体激动剂或氨茶碱类药物治疗后,哮喘症状仍持续存在或继续恶化;哮喘发作后短时间内即进入危重状态,临床上常难以处理。这类哮喘发作患者可能迅速发展至呼吸衰竭,并出现一系列的并发症。

① 有明确过敏原者,应尽快脱离。协助患者取舒适卧位,提供床旁桌支撑以减少体力消耗。

② 雾化吸入糖皮质激素、β2受体激动剂及抗胆碱能药。

③ 氧疗:给予鼻导管或面罩吸氧,吸氧流量为1—3 L/min,吸入氧浓度一般不超过40%。为避免气道干燥和寒冷气流的刺激而导致气道痉挛,吸入的氧气应尽量温暖湿润。在给氧过程中,监测动脉血气分析,患者出现神志改变,PaO_2 小于 60 mmHg 或伴有 $PaCO_2$ 大于 50 mmHg 时,应准备进行机械通气。

④ 建立静脉通道:静脉滴注糖皮质激素和氨茶碱类药物,适当补充液体以减少黏液痰栓的形成,维持水、电解质与酸碱平衡,控制感染。

⑤ 病情观察:重点观察患者意识,呼吸频率、节律、深度及辅助呼吸肌是否参与呼吸运动,监测呼吸音变化、监测动脉血气分析和肺功能情况。若使用机械通气,需监测和评价患者对呼吸机的配合程度,预防并发症,满足患者的基本需要。

⑥ 专人看护,予心理疏导和安慰患者,消除紧张情绪。

(三)健康指导与康复

(1)指导患者了解疾病知识,提高患者的治疗依从性。

(2)避免诱因:指导有效控制可诱发喘发作的各种因素,如避免摄入易引起过敏的食物;避免强烈的精神刺激和剧烈运动;避免持续的喊叫等过度换气动作;不养宠物;避免接触刺激性气体及预防呼吸道感染;缓解期加强体育锻炼、耐寒锻炼及耐力训练,以增强体质。

(3)病情监测指导:指导及时识别哮喘发作的先兆表现和病情加重的征象,学会简单的紧急自我处理方法。

(4)用药指导:指导掌握气管解痉气雾剂的正确使用方法,预防并发症。

五、支气管扩张症护理

支气管扩张(简称支扩)是指由于急、慢性呼吸道感染和支气管阻塞后,反复发生支气管炎症致使支气管壁结构破坏而引起的支气管异常和持久性扩张。临床主要表现为慢性咳嗽,伴大量脓痰和反复间断咯血。其痰液静止后常分三层,即上层为泡沫,中层为浆液或黏液,下层为脓液及坏死性物质等。其治疗原则主要是控制呼吸道反复感染,促进痰液引流以及有效用的抗菌药物的使用。

(一)身心评估

(1)评估痰液的颜色、性质、气味和量。
(2)评估感染病灶的位置和咯血量。
(3)评估有无窒息的先兆症状。
(4)观察各种药物的疗效和副作用。
(5)评估有无焦虑、恐惧等不良情绪。

(二)护理措施

(1)宜进高热量、高蛋白质、高维生素饮食,以补充消耗。保持口腔清洁,要勤漱口,以减少感染并增强食欲。鼓励患者多饮水,每天 1500 mL 以上,提供足够的水分,促进排痰。

(2)急性感染期的患者要卧床休息,大咯血时要绝对卧床休息,缓解期可适当进行户外活动。

(3)根据病情,遵医嘱使用抗生素、祛痰剂和支气管扩张剂。

(4)清除痰液,保持呼吸道通畅,可先用超声雾化吸入或氧气驱动雾化吸入使痰液稀释,并辅以拍背,指导做有效的咳嗽。

(5)体位引流:

① 引流前向患者解释引流的目的和配合方法,引流的时间以饭前、睡前或晨起为宜。

② 依病变部位的不同而采取痰液易流出的体位。

③ 引流时间可从每次 5—10 min 到每次 15—30 min,嘱患者间断做深呼吸后用力咳痰,同时用手轻拍患部以提高引流的效果,引流结束后给予漱口,保持口腔清洁。

④ 观察并记录排出的痰液的颜色、量、性质,痰液静置数分钟后是否分层。

⑤ 注意事项:引流宜在空腹时进行,在为痰液量较多的患者引流时,应注意将痰液咳出,以防发生痰液过多涌出而窒息;引流过程中注意观察,如患者出现咯血、发绀、头晕、出汗、疲劳等情况,应及时中止;如患有高血压、心力衰竭及高龄患者禁止体位引流。

⑥ 咯血患者按咯血护理常规护理。

(6)心理护理:给予精神安慰,消除焦虑心理。

(三)健康指导与康复

(1)注意保暖,预防上呼吸道感染;戒烟,避免烟雾和灰尘刺激。

(2)保持口腔清洁,勤漱口,多刷牙,定期更换牙刷。

(3)加强营养,锻炼身体,增强抗病能力,积极治疗副鼻窦炎和扁桃体炎,预防支气管扩张。

(4)掌握有效的咳嗽、胸部叩击及体位引流排痰方法,补充足够的营养和水分,稀释痰液,以利于排痰。

六、自发性气胸护理

自发性气胸是指肺组织及脏层胸膜的自发破裂,或近肺表面的肺大泡、细小支气管肺泡自发破裂,使肺及支气管内的气体进入胸膜腔所致的气胸。临床以急性胸痛、胸闷、渐进性呼吸困难、轻中度的刺激性干咳为主要特征。

(一)身心评估

(1)评估胸痛、咳嗽、呼吸困难的程度。

(2)观察患者的呼吸、脉搏、血压及面色变化。

(3)胸腔闭式引流术后应评估创口有无出血、漏气、皮下气肿及疼痛等情况。

(4)评估有无紧张、恐惧心理。

(二)护理措施

(1)保持环境清洁、安静、舒适,温湿度适宜,给予高蛋白、高热量、高维生素、适量粗纤维的食物,保持大便通畅,必要时给予缓泻剂,避免用力排便。

(2)绝对卧床休息,取半卧位或坐位,尽量减少过多的搬动和不必要的活动,尽量避免用力咳嗽,必要时遵医嘱给予止咳药,卧床休息期间每 2 h 翻身一次。

(3)出现呼吸急促或紫绀时,应迅速给予氧气吸入,保证患者 SaO_2 大于 90%,必要时给予面罩吸氧。

(4)胸痛剧烈患者,可遵医嘱给予相应的止痛剂。

(5)心理护理:了解疼痛的性质、程度、部位,与患者共同寻求减轻疼痛的方法,必要时予镇静剂,减轻焦虑情绪,促进有效通气。

(6)根据病情做好胸腔抽气或胸腔闭式引流的准备和配合工作,使肺尽早复张,减轻呼吸困难症状。胸腔闭式引流时按胸腔引流护理常规护理。

(三)健康指导与康复

(1)饮食护理,多食高蛋白饮食,不挑食,不偏食,适当进粗纤维食物。
(2)气胸痊愈后,1个月内避免剧烈活动,避免抬举重物、剧咳、屏气、用力排便。
(3)保持大便通畅,便秘者应采取有效措施。
(4)气胸复发处理:一旦出现突发胸痛、胸闷、气急,应及时就诊。
(5)预防上呼吸道感染,避免剧烈咳嗽。

七、胸腔积液护理

胸腔积液是指胸膜的壁层和脏层之间积有较多的液体,液体可分为渗出液和漏出液。渗出液常见于结核病,也可因恶性肿瘤或其他原因产生。漏出液多因心功能不全、肾病综合征、门静脉高压或黏液性水肿所致,临床主要表现为胸痛、呼吸困难、患侧饱满且胸壁运动受限、有气短及胸闷感,甚至呈端坐呼吸、高热、气管与纵隔移位等。主要治疗原则是对因治疗,进行抽胸水、抗炎、抗结核等对症治疗。

(一)身心评估

(1)评估呼吸困难情况。
(2)评估咳嗽、咳痰、体温变化情况。
(3)评估胸闷、胸痛情况。
(4)观察药物的疗效及副作用。
(5)评估有无焦虑、恐惧等不良情绪。

(二)护理措施

(1)卧床休息,减少氧耗,给予舒适的体位,如半卧位或患侧卧位,减少胸水对健侧肺的压迫。
(2)保持病室内空气流通,温湿度适宜。
(3)给予高蛋白、高维生素、高热量饮食,并鼓励患者多饮水。
(4)鼓励患者说出疼痛的部位、范围以及疼痛的程度,协助患者取患侧卧位,必要时用宽胶布固定胸壁,以减少胸廓活动幅度,减轻疼痛,或遵医嘱给予止痛剂。
(5)必要时协助医生行胸腔抽液或引流,术前向患者做好解释工作,术中密切观察神志、面色、脉搏、呼吸的变化。详细记录胸水量及其性质,及时送检胸水。术后严密观察并予胸腔闭式引流护理。
(6)根据患者缺氧情况给予低、中流量持续吸氧,鼓励患者积极排痰,保持呼吸道通畅。
(7)胸膜炎患者在恢复期,应每天督导患者进行缓慢的腹式呼吸,以减少胸膜腔粘连的发生,提高通气量。
(8)胸液抽吸或吸收后,鼓励患者逐渐下床活动,增加肺活量。

（9）观察患者呼吸困难的程度及体温的变化，监测血氧饱和度或动脉血气分析值的改变。高热患者按高热护理常规护理。

（10）注意抗结核药物的毒副作用。服用激素药物患者，应注意患者病情有无变化，并督促患者按时按量服药。

（11）加强与患者沟通，消除其悲观、焦虑不安的情绪，使其配合治疗。

（三）健康指导与康复

（1）指导患者有效执行治疗方案。

（2）指导患者合理安排休息与活动，避免疲劳。

（3）指导患者进食高热量、高蛋白、高维生素饮食，增强机体抵抗力。

八、肺炎护理

肺炎是指终末气道、肺泡和肺间质的炎症，可由多种病因引起，如感染、理化因素、免疫损伤等。临床主要表现为咳嗽、咳痰、寒战、高热、胸痛。当肺部炎症广泛时，通气/血流比例减低，出现低氧血症，表现为气促、紫绀。严重感染可伴发休克、胸膜炎。治疗主要为选择敏感抗菌药物、对症支持治疗。

（一）身心评估

（1）定时测量患者体温、脉搏、呼吸、血压，评估呼吸频率、节律、形态、深度，有无皮肤色泽和意识状态改变。

（2）观察患者精神症状，是否有神志模糊、昏睡和烦躁等。

（3）评估痰液的色、质、量的变化。

（4）评估药物的疗效和副作用。

（5）评估有无紧张、焦虑等情绪。

（二）护理措施

（1）密切观察生命体征及咳嗽、咳痰情况，观察有无潜在并发症感染性休克的发生。体温升高时，做好高热护理，防止虚脱；做好口腔护理，防止继发感染。

（2）保持病室空气新鲜，每日通风 2 次，每次 15—30 min，避免患者直接吹风，以免受凉，保持适宜的温湿度：室温为 18—20 ℃，湿度为 50%—60%。

（3）卧床休息，协助患者取舒适体位，指导有效咳嗽的技巧，协助排痰，或给予雾化吸入，应用祛痰剂，做好痰液引流，保持呼吸道通畅，并观察痰液的色、质、量。

（4）气急发绀者应给予氧气吸入，以提高血氧饱和度，纠正组织缺氧，改善呼吸困难。

（5）给予高蛋白、高热量、高维生素、易消化的流质或半流质饮食，鼓励患者多饮水，高热暂不能进食者则需静脉补液，滴速不宜过快，以免引起肺水肿。

（6）抗生素使用前及时留痰送检或留取血培养，根据检验结果，遵医嘱选用敏感抗生素，观察药物的作用及副作用。

（7）胸痛、咳嗽、咳痰可采取对症处理。

（8）加强疾病相关知识宣教，减轻紧张情绪。

（三）健康指导与康复

（1）锻炼身体，增强机体抵抗力，保持日常生活有规律。

（2）季节变换时避免着凉。

（3）避免过度劳累，流感季节少去公共场所。

（4）早期治疗上呼吸道感染。

（5）戒烟，不过量饮酒。

九、肺脓肿护理

肺脓肿是由多种病原菌引起的肺组织坏死性病变，形成包含坏死物或液化坏死物的脓腔。临床特征为高热、咳嗽和咳大量脓臭痰。本病可见于任何年龄，青壮年男性及年老体弱有基础疾病者多见。治疗原则是抗菌和痰液引流。

（一）身心评估

（1）观察体温、呼吸、脉搏变化。

（2）评估咳嗽、咳痰量及性状情况；评估胸痛、咯血及呼吸困难情况。

（3）评估营养情况。

（4）心理评估：有无恐惧、焦虑等不良情绪。

（5）评估药物治疗的疗效与不良反应。

（二）护理措施

（1）高热护理。监测并记录体温等生命体征变化，高热患者应卧床休息，可采用温水擦浴、冰袋、冰帽等物理降温措施。必要时使用退热药或补液治疗，鼓励多饮水。

（2）体位引流。依病变部位做好体位引流，于睡前及晨起空腹进行。嘱患者轻咳、深呼吸，使痰由气管自动排出，记录每次引流量，痰液黏稠，可先行雾化吸入。严重衰竭、中毒症状明显及大咯血者禁用。

（3）保持室内空气流通，定期消毒。因痰有恶臭而且咳嗽严重者，最好单独居住。

（4）注意口腔清洁。

（5）给予高蛋白、高维生素、高热量、易消化的饮食以补充营养，增加机体抵抗力。

（6）急性期有高热及衰竭患者，应卧床休息，待感染得到控制，体温正常可适当下床活动。

（7）加强疾病知识宣教，健康指导，减轻恐惧心理。

（三）健康指导与康复

（1）应彻底治疗口腔、上呼吸道慢性感染性疾病，重视口腔清洁，积极治疗皮肤外伤感染、痈、疖等化脓性感染病灶，避免受寒、醉酒和极度疲劳等导致的机体免疫力低下与气道防御清除能力减弱而诱发吸入性感染。

（2）注意休息，劳逸结合，生活应有规律，戒烟、酒。

（3）每日开窗通风，保持室内空气新鲜。少去人多的场所，预防感冒。

（4）适当进行体育锻炼。

（5）加强营养，给予高蛋白、高热量、高维生素的饮食。

（6）掌握正确的咳痰方法，保持呼吸道通畅。

（7）应遵从治疗计划，须用药 8—12 周，防止病情反复。出现高热、咯血、呼吸困难等表现时须立即就诊。

十、肺间质纤维化护理

肺间质纤维化是指各种原因引起肺部分正常组织被纤维化的组织代替，失去正常的气体交换功能，是原因不明的慢性肺间质病中一种较为常见的代表性疾病。临床上多表现为进行性呼吸困难伴有刺激性干咳。病情一般持续进展，最终因呼吸衰竭而死亡。目前治疗措施主要是肾上腺皮质激素和免疫功能抑制剂的使用，但效果并不理想。

（一）身心评估

（1）观察呼吸频率、节律、深浅度和咳嗽、咳痰情况。

（2）评估营养状况，观察药物副作用。

（3）心理评估：有无预感性悲哀、绝望、恐惧无助、抑郁等负面情绪。

（二）护理措施

（1）给予有效的排痰措施，必要时行雾化吸入，嘱患者饮水 1500—2000 mL/日。

（2）遵医嘱给予吸氧，4—6 L/min，并观察患者的缺氧症状改善情况。

（3）给予舒适的卧位，依患者情况取半卧位或端坐卧位。

（4）保持病室空气新鲜，每日通风 2 次，每次 15—30 min。鼓励患者有效地咳嗽，及时咳出痰液，避免痰液潴留。

（5）用药护理和病情观察：观察激素类药物治疗效果和副作用；观察生命体征、血氧饱和度和咳嗽咳痰变化。

（6）如体温过高，给予物理降温处理。

（7）给予高蛋白、高热量、高维生素的饮食，必要时协助患者进食。

（8）心理护理：认真而坦诚地回答患者提出的有关治疗与护理方面的问题，清楚地解释诊断结果，允许患者表达其心理感受，与患者及家属建立信任关系，了解患者的想法，鼓励患者讲出关心的问题。在病情允许的情况下，可让患者进行自我护理，以分散其注意力。帮助患者家属了解医院的环境和患者的情况。

（三）健康指导与康复

（1）休养环境要舒适安静，空气要新鲜，如室温高且干燥可使用加湿器。

（2）根据气候的变化随时增减衣服，避免受凉，避免接触感冒或流感人员，预防上呼吸道感。戒烟并减少被动吸烟。

（3）饮食上应多食高维生素（如绿叶蔬菜、水果）、高蛋白（如瘦肉、豆制品、蛋类）、粗纤维（如芹菜、韭菜）的食物，少食动物脂肪以及胆固醇含量高的食物（如动物内脏）。

（4）避免剧烈运动，可选择适合自己的运动，如散步、打太极拳等。

（5）肾上腺皮质激素是控制此病的主要药物，用药应注意：

① 按时按量服药，在医生指导下减药或换药，不要自行添加或减量。

② 服药后会有食欲增加、肥胖、兴奋等症状，无需担忧，停药后会好转。

③ 此类药物还会引起骨质疏松，应注意安全，防止骨折。

（6）定期到门诊复查，如有不适反应，及时到医院就诊。

十一、原发性支气管肺癌护理

原发性支气管肺癌简称肺癌，为起源于支气管黏膜或腺体的恶性肿瘤。肺癌发病率居癌症首位，由于早期诊断不足致使预后差。目前随着诊断方法进步、新药及靶向治疗药物的出现，规范化、个体化多学科综合性治疗技术的进步，使肺癌缓解率及患者的长期生存率有所提高。肺癌的病因复杂，迄今尚不能确定某一致癌因子，吸烟是其发生率和死亡率进行性增加的首要原因。

（一）身心评估

（1）观察呼吸、脉搏、血压的变化，有无疼痛并评估疼痛程度。

（2）评估咯血患者的出血量及神志变化，对于咳痰的患者观察痰的量、性质。

（3）静脉给化疗药过程中，观察输液是否通畅，确保药液不外渗，观察副作用。

（4）心理评估：有无绝望、预感性悲哀、否认、抑郁、恐惧等不良情绪。

（二）护理措施

（1）取舒适体位，患侧卧位，晚期患者卧床休息，呼吸困难者取半坐卧位；患者咳嗽时，以手压迫疼痛部位，鼓励患者咳嗽。

（2）给予高蛋白、高热量、高维生素、易消化饮食，注意食物的色、香、味，增进患者的食欲，病情危重者可予鼻饲或静脉补充营养，注意电解质平衡，化疗期间可给予清淡饮食。

（3）心理护理：与患者及家属建立信任关系，了解患者的想法，寻求家人支持陪伴；鼓励患者，积极配合治疗；认真地回答患者提出的有关治疗与护理方面的问题；病情允许的情况下，可让患者进行自我护理，以分散其注意力；鼓励患者倾诉，疏导不良情绪；根据患者及家人对疾病接受和认知的情况，医护一致，进行病情告知，特殊患者实行保护性医疗制度。

（4）对症护理：咳嗽、胸痛者可遵医嘱给止咳药、镇痛药；憋喘伴胸腔积液者可吸氧，配合胸腔穿刺抽液；咯血者保持呼吸道通畅，遵医嘱正确使用止血药物；全身乏力、消瘦、恶病质者可给予支持疗法；化疗者按肿瘤科化疗护理常规护理。

（5）静脉注射化疗药物，注意用药剂量、方法，选择合适的血管，避免药物外渗造成组织坏死。

（6）遵医嘱按癌症患者三级止痛原则给予止痛。

（7）做纤维支气管镜检查和活组织检查、胸腔穿刺、胸腔积液离心沉淀脱落细胞检查时，护士应做好术前准备、术中配合及术后观察工作。标本及时送检。

（三）健康指导与康复

（1）休养环境舒适、安静。戒烟及减少被动吸烟，根据气候变化及时增减衣服，避免感冒。少去公共场所,加强自我保护。

（2）指导患者采用放松术缓解疼痛,如:缓慢深呼吸,全身肌肉放松,听音乐等。

（3）指导患者正确对待放疗、化疗的副反应,化疗后应定期监测血象,如有体温升高及其他不适,应随时就诊。脱发是化疗药物的副作用所致,停药后会重新生长,不需担忧,短期内可戴假发。

（4）指导缓解心理压力的技巧,学会沟通、发泄等。

（5）注意饮食搭配,科学进餐。多食新鲜水果及蔬菜,保证足够的热量、丰富的蛋白质（如瘦肉、豆制品、鸡蛋、虾等）及维生素的摄入,保持大便通畅,每日饮水量不少于 1500 mL。

（6）适当地增加活动量,注意劳逸结合,自我调适,达到最佳身心状态。

十二、慢性阻塞性肺部疾病护理

慢性阻塞性肺部疾病简称慢阻肺,是以持续气流受限为特征的可以预防和治疗的疾病,其气流受限多呈进行性发展,与气道和肺组织对烟草烟雾等有害气体或有害颗粒的异常慢性炎症反应有关。慢阻肺主要累及肺脏,但也可以引起全身（或肺外）的不良效应。慢阻肺可存在多种合并症。急性加重和合并症影响患者整体疾病的严重程度。肺功能检查对确定气流受限有重要意义。临床上以咳、痰、喘为主要表现。

（一）身心评估

（1）观察生命体征、呼吸形态。

（2）注意痰液的颜色、性质、黏稠度、气味和量的变化。

（3）皮肤黏膜评估:有无紫绀、水肿。

（4）监测动脉血气分析和水、电解质、酸碱平衡情况。

（5）心理评估:有无焦虑、抑郁、悲观厌世、孤独感和过度依赖等不良情绪。

（二）护理措施

（1）卧床休息,呼吸困难时抬高床头,取半卧位或坐位。

（2）给予低流量吸氧或控制性氧疗,指导患者正确留取痰标本,同时注意痰液的颜色、性状、气味等。

（3）排痰困难者可行雾化吸入或体位引流,必要时吸痰。

（4）病室每日通风 2 次,每次 30 min,保持室内空气新鲜,温度、湿度适宜。

（5）饮食以高热量、易消化的流质、半流质为宜,鼓励患者多饮水,勿食用产气的食物,少量多餐。

（6）加强口腔护理,使口腔清洁湿润舒适。

（7）制定呼吸训练计划,指导患者进行腹式呼吸和缩唇式呼吸,提高通气量,改善呼吸功能。恢复期逐渐增加活动量。

（8）做好心理护理:建立良好的护患关系,并帮助建立良好的群体关系,同病室人构成一个群体,引导患者互相关心、帮助、鼓励。使患者间呈现愉快、和谐氛围。增强患者战胜疾病的信心和勇气,解除患者的后顾之忧。

（9）必要时遵医嘱使用无创通气治疗。

（三）健康指导与康复

（1）休养环境舒适安静，每日通风换气，保持空气新鲜。

（2）缓解期指导患者进行呼吸康复训练（缩唇、腹式呼吸），呼吸锻炼每日 2—3 次，每次 10—20 min。避免剧烈运动，可选择适合自己的运动，如散步、打太极拳等，注意劳逸结合。

（3）戒烟并减少被动吸烟。

（4）引导患者以积极的心态对待疾病，保持最佳的心理应对状态。

（5）指导家庭氧疗方法。

（6）根据气候变化随时增减衣服，避免受凉，避免接触感冒人员，预防上呼吸道感染。

（7）饮食上应多食高维生素（如绿叶蔬菜和水果）、高蛋白（如瘦肉、奶、蛋等）、粗纤维（如芹菜、韭菜）的食物，避免进食产气食物，如汽水、啤酒、豆类等；避免食用油煎、干果等易引起便秘的食物；避免摄入高碳水化合物和高热量饮食，以免产生过多二氧化碳。

十三、睡眠呼吸暂停低通气综合征护理

睡眠呼吸暂停低通气综合征指各种原因导致的睡眠状态下反复出现呼吸暂停和（或）低通气，引起间歇性低氧血症、伴高碳酸血症以及睡眠结构紊乱，从而使机体发生一系列病理生理改变的临床综合征。病情逐渐发展可导致肺动脉高压、肺心病、呼吸衰竭、高血压、心率失常、脑血管意外等严重并发症。临床上以每晚睡眠 7 h 中发生 30 次以上呼吸暂停或低通气，或睡眠呼吸暂停低通气指数达到至少 5 次/h 并伴有白天嗜睡状态等临床症状为诊断标准。

（一）身心评估

（1）评估患者生命体征、呼吸形态和睡眠状况。

（2）监测动脉血气。

（3）心理评估：有无知识缺乏和焦虑情绪。

（二）护理措施

（1）病情观察：观察呼吸频率、节律，监测血氧饱和度，协助行多导睡眠监测。

（2）减少白天的睡眠时间，注意睡眠情况，出现呼吸暂停时唤醒患者，嘱其采取侧卧位。

（3）给予低流量吸氧。病情严重者予无创呼吸机辅助呼吸。

（4）加强无创呼吸机管理，注意面罩有无漏气，保护受压部位的皮肤。

（5）控制饮食，减轻体重，多食水果、蔬菜。

（6）加强安全防护，防止外伤。

（7）心理护理：加强疾病知识宣教，减轻其焦虑、恐惧心理。

（三）健康指导与康复

（1）生活有规律，戒烟、酒。

（2）进行适当的体育锻炼。

（3）合理膳食，坚持减肥。

（4）学会并遵医嘱使用呼吸机。

十四、呼吸衰竭护理

呼吸衰竭是指各种原因引起的肺通气或换气功能严重障碍,以致在静息状态下不能维持足够的气体交换,导致缺氧,伴(或不伴)二氧化碳潴留,从而引起一系列生理功能和代谢紊乱的综合征。

临床分为急性和慢性两类。急性呼吸衰竭多由溺水、电击、创伤、药物中毒等所致;慢性呼吸衰竭多继发于慢性呼吸系统疾病,临床表现除原发病症状外,主要是缺氧和二氧化碳潴留引起多脏器功能紊乱、呼吸困难、发绀、精神神经症状、心血管系统症状等。

（一）身心评估

（1）评估神志、生命体征、皮肤颜色。

（2）观察有无肺性脑病症状及休克先兆。

（3）观察尿量及粪便的颜色。

（4）监测动脉血气分析和各项化验指标的变化。

（5）心理评估:有无焦虑、紧张、恐惧无助、抑郁绝望等不良情绪。

（二）护理措施

（1）保持环境温度适宜,湿度控制在 $50\%—60\%$。

（2）卧床休息,取半卧位或坐位,病情缓解时可适当下床活动。

（3）鼓励患者多进食高蛋白、高维生素、营养丰富、易消化的饮食,少量多餐,不能自食者给予鼻饲,做好口腔护理,必要时静脉营养支持。

（4）保持呼吸道通畅,鼓励患者咳嗽、咳痰,更换体位和多饮水,危重患者每 2 h 翻身拍背一次,协助排痰,必要时吸痰。

（5）合理用氧,根据患者病情,选择合适给氧方式,使氧分压迅速达到 60—80 mmHg,氧饱和度在 90% 以上。

（6）病情危重、长期卧床者应做好生活护理、皮肤护理,记录好危重护理记录单,准确记录出入量,备好抢救药品及器械。

（7）使用机械通气不能言语者,与患者交流时要有耐心,以免患者紧张和烦躁;同时监测呼吸机性能和患者血气分析指标。

（8）用药护理:遵医嘱正确使用抗生素、呼吸兴奋剂等药物,并观察疗效及副作用,慎用镇静剂。

（9）心理护理:积极安慰患者,抢救操作熟练,良好的医德将给患者带来心理上的良好感受,从而使其产生信赖、安全感;避免在患者抢救时过多谈论疾病;减少仪器设备噪音干扰,保证患者休息时间充足。

（三）健康指导与康复

（1）坚持缩唇腹式呼吸以改善肺功能。

（2）鼓励患者进行适当的体育锻炼,避免剧烈活动。

（3）预防上呼吸道感染,保暖,生活有规律,戒烟、酒,季节变换和流感季节少去公共场所。

（4）加强营养,进食高蛋白、高热量,高维生素的饮食。

（5）指导家庭氧疗和家庭无创通气治疗。

十五、慢性肺源性心脏病护理

慢性肺源性心脏病(简称肺心病)是由于支气管、肺组织、肺血管或胸廓的病变引起肺血管阻力增加,肺动脉压力增高,使右心室扩张和(或)肥厚,伴(或不伴)右心功能改变的疾病。临床主要表现根据其病程发展分早期功能代偿期、晚期功能失代偿期。功能代偿期主要表现为肺源性疾病,如肺动脉高压和右心室肥大,长期慢性咳嗽、咳痰或哮喘病史,易感心悸、气短,桶状胸,肺部听诊过清音、干湿性啰音;功能失代偿期主要表现为心力衰竭和呼吸衰竭并肺心病等。主要治疗原则是急性加重期积极控制感染,通畅呼吸道,改善呼吸功能,纠正缺氧和二氧化碳潴留,控制呼吸和心力衰竭;缓解期要增强患者的免疫功能,去除诱发因素,减少或避免急性加重期的发生。

（一）身心评估

（1）观察生命体征、尿量、水肿部位和程度。

（2）注意痰液的颜色、性质、气味和量。

（3）评估呼吸困难的程度和呼吸形态改变。

（4）观察有无肺性脑病的发生,评估表情、精神、神志的变化。

（5）监测动脉血气分析和水、电解质、酸碱平衡情况。

（6）心理评估:有无焦虑、抑郁、悲观厌世、孤独无助感和角色强化等心理变化。

（二）护理措施

（1）病情观察:观察患者呼吸频率、节律、深度及体温、脉搏、血压情况;观察神志变化、出入量是否平衡;观察痰的颜色、性质、量及日常活动的耐受水平。

（2）保持环境安静、空气新鲜,维持适当温湿度,有计划地进行护理治疗活动,以减少不必要的干扰。

（3）注意休息,必要时绝对卧床休息,予半坐卧位,经常更换体位。

（4）给予持续低流量吸氧,必要时可通过面罩或呼吸机给氧,定时监测血气分析。

（5）遵医嘱正确使用抗感染、强心利尿、祛痰平喘、营养支持等药物,观察疗效和副作用。

（6）给予清淡、易消化、富含营养、高维生素饮食,少量多餐,保持大便通畅。

（7）水肿的患者应限制水、盐摄入,抬高下肢,做好皮肤护理,避免长时间受压;准确记录 24 h 出入量,严密控制输液速度和输液量。

（8）保持呼吸道通畅,促进排痰,做好翻身、拍背,给予雾化吸入,必要时吸痰。

（9）保持口腔清洁,促进食欲,预防口腔并发症。

（10）患者烦躁不安时要警惕呼吸衰竭、电解质紊乱等,切勿随意使用安眠、镇静剂,以免诱发或加重肺性脑病。

（11）指导患者有效咳嗽和使用呼吸技巧，以增加肺活量，恢复肺功能。

（12）做好心理护理：建立良好的护患关系，并帮助建立良好的群体关系，同病室人构成一个群体，引导患者互相关心、帮助、鼓励。使患者间呈现愉快、和谐氛围；增强患者战胜疾病的信心和勇气，解除患者的后顾之忧；注意患者不良情绪的疏导，鼓励倾诉，家人应多陪伴。

（三）健康指导与康复

（1）开展适当的全身运动，注意劳逸结合，增强机体抵抗力，进行呼吸功能锻炼（缩唇、腹式呼吸训练）。

（2）戒烟、酒。

（3）指导家庭氧疗方法。

（4）注意保暖，预防感冒，出现呼吸系统感染、神志变化时，及时到医院就诊。

十六、肺血栓栓塞症护理

肺血栓栓塞症（PTE）是肺栓塞（PE）最常见的一种类型，肺栓塞是以各种栓子阻塞肺动脉或其分支为发病原因的一组疾病或临床综合征。当栓子为血栓时，称为肺血栓栓塞症，以肺循环和呼吸功能障碍为主要临床和病理生理特征。引起 PTE 的血栓主要来源于深静脉血栓。

（一）身心评估

（1）呼吸状态观察：监测呼吸频率和节律、血氧饱和度、动脉血气、肺部体征的变化。

（2）循环状态观察：监测血压、心率、心电图等变化，记录出入液量。

（3）测量比较双下肢周径，并观察有无皮肤颜色的改变。

（4）抗凝溶栓治疗过程中观察有无皮肤黏膜出血，尤其注意血管穿刺处有无出血不止现象。

（5）心理评估：有无紧张不安、恐惧、焦躁等情绪。

（二）护理措施

（1）胸痛轻，能够耐受，可不处理；但对胸痛较重、影响呼吸的患者，应给予止痛处理，以免剧烈胸痛影响患者呼吸运动。

（2）氧气吸入，根据血氧饱和度或动脉血气调整吸氧流量和浓度。

（3）抗凝和溶栓护理：严密观察出血征象，严密监测血压、血小板计数和各项凝血指标，留置静脉套管针，避免反复穿刺血管。

（4）消除再栓塞危险因素：急性期在充分抗凝的前提下绝对卧床 2—3 周，避免下肢过度屈曲，保持大便通畅；恢复期下肢须进行适当的活动或被动关节运动，穿抗栓袜或气压袜。

（5）患者的房间应该舒适、安静、空气新鲜。

（6）绝对卧床休息，抬高床头。

（7）饮食宜清淡、易消化，适当增加液体摄入，保持大便通畅。

（8）做好有效沟通，保证沟通顺利进行，减轻紧张、焦虑情绪，进而取得良好的护理效果。

（三）健康指导与康复

（1）防止血液淤滞：避免久坐或久站不动，特别是架腿而坐；鼓励卧床患者进行床上主动或肢体运动，病情允许情况下尽早下地活动。

（2）降低血液黏滞度：积极治疗导致血液高凝固性的原发病；适当增加摄入液体量，防止血液浓缩；有高危因素的患者指导其按医嘱使用抗凝药物。

（3）指导患者认识深静脉血栓形成和肺血栓栓塞症的表现：长期卧床患者，如单侧肢体疼痛、肿胀，或突然出现胸痛、呼吸困难、咯血等，应及时就诊。

十七、经皮肺活检术护理

（1）详细评估患者的病情，估计可能出现的并发症，制定相应的护理措施。

（2）配合医生做好出、凝血时间及血小板计数测定。

（3）术前 4 h 禁食，防止因穿刺引起胸膜反应引发恶心、呕吐。术前 1 h 遵医嘱口服磷酸可待因 60 mg，安定 10 mg 肌注，以减轻胸膜反应。

（4）术中密切观察呼吸、血压和脉搏改变，必要时行心电监护及氧疗。

（5）术后 12 h 内继续注意患者的呼吸、血压、脉搏变化。

（6）并发症护理：

① 气胸：如患者出现呼吸困难，穿刺侧出现叩诊鼓音，听诊呼吸音消失，立即向医生汇报，配合医生行胸穿排气。让患者保持安静，卧床，吸氧。

② 咯血：少量者无需处理或口服止血药物 2—3 天即可。大咯血极为少见，一旦出现应积极抢救，让患者取患侧头低脚高卧位，高速输氧，防止血液流入对侧肺造成窒息。迅速消除患者口腔内、鼻腔内血液，保持呼吸道通畅。配合医生使用止血剂、镇静剂或介入导管栓塞治疗。

第三节　循环系统疾病护理常规

一、循环系统疾病一般护理

（一）休息活动与体位

（1）根据心功能情况合理安排患者的活动与休息。可根据心功能分级安排活动量。心功能Ⅳ级：Ⅳb 级患者卧床休息，日常生活由他人照顾；Ⅳa 级的患者可下床站立或室内缓步行走，在协助下生活自理，以不引起症状加重为度。心功能Ⅲ级：严格限制一般体力活动，鼓励患者日常生活自理，每天下床行走。心功能Ⅱ级：适当限制体力活动，增加鼾睡午睡时间，不影响轻体力劳动或家务劳动，适当运动。心功能Ⅰ级：不限制一般体力活动，建议参加体育锻炼，但避免剧烈运动。

（2）患者有明显呼吸困难时应卧床休息。劳力性呼吸困难者,应减少活动量,以不引起症状为度。夜间阵发性呼吸困难者,应给予高枕卧位或半卧位,端坐呼吸者,可使用床上小桌,让患者扶桌休息,必要时双腿下垂。

（二）饮食及排泄

（1）予低盐、低脂清淡、易消化饮食,少食多餐,忌暴饮暴食,禁烟、酒。

（2）心功能不全患者限制钠盐及水摄入。

（3）保持大便通畅,勿用力排便。

（三）病情观察

（1）密切观察神志、血压、心率和心律、尿量的变化,评估胸痛累及的部位、呼吸困难程度、皮肤有无水肿或发绀。

（2）呼吸困难者给予氧疗。氧疗方法包括鼻导管吸氧、面罩吸氧、无创正压通气吸氧等。并监测血氧饱和度及血气分析结果等。

（3）如出现呼吸困难加重、发绀、剧烈胸痛、晕厥或意识障碍等立即通知医生并配合抢救。

（4）保证抢救器械、药品及用物处于完好备用状态。

（四）用药护理

（1）准确执行医嘱,根据病情和药物性质严格控制输液速度,密切观察药物的疗效和不良反应。

（2）应用洋地黄类或抗心律失常药物时,严格按医嘱给药,用毛花苷丙时务必稀释后缓慢(10—15 min 内注完)静注,并密切监测心率、心律及心电图变化。同时注意观察有无恶心、呕吐、头晕、眼花、黄绿视等。当脉搏小于 60 次/min 或节律发生改变时,应立即停药,报告医生。

（3）应用利尿剂时,准确记录 24 h 液体出入量,若患者尿量小于 30 mL/h,应报告医生。有腹水者应每天测量腹围,同时监测电解质变化。

（4）使用血管扩张剂应每 15—30 min 测量血压一次,必要时行有创血压监测。

（五）皮肤护理

全身水肿或长期卧床者,加强皮肤护理,防止压力性损伤发生。

（六）心理护理

1. 患者角色

了解患者对疾病的性质、过程、预后及防治知识的了解程度,患病对患者生活、工作或学习的影响。患者是否能适应角色转变,并正确应对。

2. 心理状况

有无焦虑、恐惧、抑郁、悲观等心理反应及严重程度。在患病急性期,患者常因为疾病引起的严重症状,如呼吸困难、心悸、晕厥、疼痛伴濒死感而产生恐惧;在康复期,部分患者由于疾病带来生活上的限制、病情反复等而感到自尊受到损害,进而产生自卑、抑郁、悲观等负性情绪,还可能因担心心脏介入手术风险及效果而焦虑。针对以上评估结果,给予相对应的心理护理措施,消除不良情绪。

(七)康复护理

康复运动前应进行医学评估与运动评估,确定康复运动的指征。心肺运动试验是测定运动耐力的重要标准,与患者一起确定个性化运动处方,指导患者出院后的运动康复训练。个人卫生活动、家务劳动、娱乐活动等也对患者有益。患者康复分为住院期间康复、门诊康复和家庭持续康复几个阶段。

1. 运动原则

有序、有度、有恒。

2. 运动形式

以行走、慢跑、简化太极拳、游泳等有氧运动为主,可联合静力训练和负重等抗阻运动。

3. 运动强度

根据个体心肺功能,循序渐进,一般选择 60%—70% VO_{2max} 靶心率(即最大心率的 70%—85%)控制运动强度。其他确定运动强度的方法包括:心率储备法、自我感知劳累程度分级法(Borg 评分)等。

4. 持续时间

初始运动持续时间是 6—10 min/次,含各 1 min 左右的热身活动和整理活动;随着患者对运动的适应和心功能的改善,可逐渐延长每次运动持续时间至 30—60 min。

5. 运动频率

有氧运动每周 3—5 天,最好每天运动,抗阻运动、柔韧性运动每周进行 2—3 天,至少间隔 1 天。经 2—4 个月的体力活动锻炼后,酌情恢复部分工作或轻强度工作,之后部分患者可恢复全天工作,但对于重体力劳动、驾驶、高空作业及其他精神紧张或工作量过大的工作应予以更换。

二、急性心力衰竭护理

急性心力衰竭是指由于急性心脏病引起心排血量在短时间内显著、急剧下降,导致组织器官灌注不足和急性瘀血的临床综合征。临床以急性左心衰较为常见,以肺水肿或心源性休克为主要表现,是严重的急危重症。

(一)身心评估

(1)生命体征评估:呼吸的频率、节律,心率,心律,血压,血氧饱和度。

(2)症状评估:意识情况,呼吸困难程度,有无发绀、咳嗽咳痰、水肿等

(3)心理状况评估:是否极度烦躁和恐惧。

(二)护理措施

(1)休息与体位:绝对卧床休息,取端坐位或半卧位,两腿下垂。

(2)氧疗:给予高流量吸氧,6—8 L/min 为宜,并给予 30%—50% 酒精湿化,必要时给予面罩吸氧或采用机械辅助通气支持。

（3）迅速开放两条静脉通道，遵医嘱及时、准确地应用镇静剂、强心剂、利尿剂及血管扩张药物等，并观察疗效及不良反应。

（4）病情观察：密切观察患者面色、神志、呼吸、心率、心律、血压、氧饱和度及尿量变化，监测血气分析、电解质变化。

（5）心理护理：给予患者精神安慰，必要时遵医嘱应用吗啡，使患者镇静，减少躁动。

（6）严格控制输液速度，必要时使用微量泵。

（7）保持皮肤清洁干燥，防止压力性损伤。

（8）保持大便通畅，必要时给予缓泻剂，排便时勿用力。

（9）准确记录出入量，做好出入量管理。每天摄入液体量一般在 1500 mL 以内，不超过 2000 mL。保证每天出入量负平衡约 500 mL，严重肺水肿者负平衡为 1000—2000 mL/日，甚至可达 3000—5000 mL/日。如肺瘀血、水肿明显消退，减少水负平衡量，逐步过渡到出入量大体平衡。

（10）避免诱发因素，如呼吸道感染、过度劳累、情绪激动、钠盐摄入过多、输液过多或过快等。

（11）做好基础护理与日常生活护理。

（三）健康指导与康复

（1）根据心功能分级进行休息与活动指导；保证夜间睡眠充足，采用高枕或半卧位姿势睡眠；心衰较重时，采取半卧位休息，给予氧气吸入。

（2）长期卧床易产生下肢静脉栓塞、肢体萎缩、肺炎、压力性损伤等，病情允许后，可适度下床活动，如出现脉搏大于 110 次/min，或比休息时快 20 次/min，或有心慌、气急等心脏不适症状，应立即停止活动并休息。

（3）避免诱因：注意防寒保暖，防止感染，避免劳累及情绪激动。

（4）给予低盐饮食，心衰限盐量一般根据临床具体情况来定，一般情况下每日摄入食盐控制在 5 g 以下，控制水分摄入；少食多餐，勿过饱；戒烟、酒。

（5）保持大便通畅，勿用力排便，如发生便秘，应用小剂量缓泻剂和润肠剂。

（6）树立良好心态，过度忧虑紧张反而会加重病情。

（7）严格按医嘱用药，不可擅自停药或换药，以免引发严重不良后果；熟悉常用药物的毒副作用，及时处理不良反应。

（8）定期复查，包括心电图、心功能测定、体重与水肿情况，定期复查地高辛浓度和血钾、钠、镁以及尿素氮、肌酐等，若发现异常，要及时就医。

三、慢性心力衰竭护理

心力衰竭是指在静脉回流正常的情况下，由于原发的心脏损害引起心排血量减少，不能满足机体代谢需要，伴肺循环和（或）体循环瘀血的临床病理生理综合征。按发展速度可分为急性心衰和慢性心衰，以慢性居多。慢性心力衰竭是大多数心血管疾病的最终结果，也是最主要的死亡原因。

（一）身心评估

（1）生命体征评估：呼吸的频率、节律，心率，心律，血压，血氧饱和度变化。

（2）症状评估：意识情况，呼吸困难程度，有无发绀、咳嗽咳痰、水肿等。

（3）心理状况评估：是否焦虑、抑郁、孤独、绝望和恐惧。

（4）一般情况评估：食欲、饮水量、摄盐量；睡眠状况；尿量是否减少，有无便秘；日常生活是否能自理，活动受限程度。

（二）护理措施

1. 休息与体位

根据心功能分级合理安排休息与活动，急性期和重症心衰患者须绝对卧床休息。呼吸困难者给予半卧位或端坐卧位。

2. 饮食及排泄

（1）予低盐低脂、清淡、易消化饮食、并限制水摄入，少食多餐，忌暴饮暴食，禁烟、酒。体液过多者钠摄入量 2 g/日。伴营养不良风险者应给予营养支持。

（2）保持大便通畅，勿用力排便。

3. 病情观察

（1）密切观察神志、血压、心率、心律、尿量的变化及有无呼吸困难、水肿、发绀。

（2）如出现呼吸困难加重、发绀、咳粉红色泡沫痰等立即通知医生并配合抢救。

（3）了解患者 BNP 指标以及心脏彩超报告，积极预防、识别和治疗引起或加重心衰的特殊事件。

（4）保证抢救器械、药品及用物处于完好备用状态。

4. 用药护理

（1）准确执行医嘱，根据病情和药物性质严格控制输液速度，密切观察药物的疗效和不良反应。

（2）应用洋地黄类药物时，必须监测心率、心律变化，并注意观察有无恶心、呕吐、头晕、眼花、黄绿视等，脉搏小于 60 次/min 或节律发生改变，应及时告知医生做相应处理。

（3）使用血管扩张剂过程中需每 15—30 min 测血压一次，必要时行有创血压监测。

（4）使用利尿剂时观察并记录 24 h 出入量，监测体重变化及电解质变化。

5. 症状护理

（1）心源性呼吸困难：

① 取半卧位或端坐位，鼓励患者多翻身、咳嗽，做缓慢的深呼吸。

② 根据缺氧程度及病情选择吸氧方式及氧流量。

③ 遵医嘱给予强心、利尿、扩血管药物，注意观察药物作用及不良反应。

④ 密切观察患者呼吸困难的程度、发绀情况、肺部啰音的变化、血气分析及血氧饱和度等。

（2）心源性水肿：

① 观察水肿的程度，每日测量体重，准确记录出入液量。

② 限制钠盐及水摄入，心衰限盐量一般根据临床具体情况来定，一般情况下，钠盐每日小于 5 g，并限制含钠高的食物，如腌或熏制品、香肠、罐头产品、海产品、苏打饼干等。

③ 加强皮肤护理,协助患者经常更换体位,穿柔软的衣物,预防压力性损伤。严重水肿者可使用气垫床。如患者因病情而被迫采取半卧位或端坐位,可用减压敷料保护局部皮肤,并保持会阴部清洁干燥。

④ 遵医嘱正确使用利尿剂,观察尿量及电解质情况。

6. 心理护理

注意评估患者心理状态,加强心理护理和健康教育,消除不良情绪。

7. 基础护理

保持床单整洁,呼吸困难者易发生口干和口臭,应加强口腔护理。

(三)健康指导与康复

1. 疾病预防指导

对心衰高危阶段的 A 期即应强调积极干预各种高危因素,包括控制血压、血糖、血脂,积极治疗原发病。避免可增加心力衰竭危险的行为,如吸烟、饮酒。避免各种诱发因素,如感染(尤其是呼吸道感染)、过度劳累、情绪激动、输液过快过多等。育龄妇女应在医生指导下决定是否可以妊娠与自然分娩。

2. 疾病知识指导

饮食宜低盐低脂、易消化、富营养,每餐不宜过饱。肥胖者应控制体重,消瘦者应增强营养支持。运动锻炼可以减轻神经激素系统的激活程度和延缓心室重塑的进程,对减缓心力衰竭患者自然病程有利,是一种能改善患者临床状态的辅助治疗手段。所有稳定性慢性心力衰竭并且还能够参加体力适应计划者,都应当考虑运动锻炼。运动前应进行医学与运动评估,根据心肺运动试验确定个体化运动处方,运动方式以有氧运动为主,抗阻运动可作为有氧运动的有效补充。运动过程中应做好监测,随时调整运动量。

3. 用药指导与病情监测

坚持遵医嘱服药,告知患者药物的名称、剂量、用法、作用与不良反应。掌握自我调整基本治疗药物的方法:每天测量体重,若 3 天内体重增加 2 kg 以上,应考虑已有水钠潴留(隐性水肿),需要利尿或加大利尿药剂量;根据心率和血压调整 β 受体阻断药、ACEI 或 ARB 的剂量。一般 1—2 个月随访患者 1 次,病情加重时(如疲乏加重、水肿再现或加重、静息心率增加不小于 20 次/min、活动后气急加重等)及时就诊。

4. 照顾者指导教育

家属给予患者积极的支持,帮助患者树立战胜疾病的信心,保持情绪稳定,积极配合治疗。必要时教会主要照顾者掌握 CPR 技术。

四、心律失常护理

心律失常是指心脏冲动起源部位频率、节律及冲动传导途径、速度中任何一项异常。主要由各种器质性心血管病、药物中毒以及电解质和酸碱平衡失调等因素引起,部分心律失常也可由植物神经功能紊乱所致。按心律失常发作时心律的快慢分为快速性和缓慢性两类。症状的发生与活动、情绪、嗜好、药物间关系密切。可有心悸、胸闷、气急、恐慌等症状,亦可有晕厥、黑朦、心绞痛等不适,亦可无任何不适。

（一）身心评估

（1）评估有无冠心病、心力衰竭、心肌病、心肌炎、药物中毒等，有无电解质紊乱（如低钾血症）和低氧血疗、酸碱平衡失调等。

（2）症状评估：有无心悸、胸闷、晕厥、黑矇等不适及诱发因素和伴随症状。

（3）评估意识、心率、心律、血压、血氧饱和度、电解质变化。

（4）心理状况评估：是否焦虑和恐惧。

（二）护理措施

1. 体位与休息

嘱患者当心律失常发作导致胸闷、心悸、头晕等不适时采取高枕卧位、半卧位或其他舒适体位，尽量避免左侧卧位，因左侧卧位时患者常能感觉到心脏的搏动而使不适感加重。做好患者心理护理，保持情绪稳定，必要时遵医嘱给予镇静药，保证患者充分的休息与睡眠。

2. 饮食与排泄

（1）戒烟、酒，避免摄入刺激性饮食，如咖啡、浓茶等。

（2）伴心功能不全患者限制钠盐及水摄入。

（3）心动过缓患者应避免排便时过度屏气，以免兴奋迷走神经而加重心动过缓。

3. 病情观察

（1）心率：若出现听诊心率小于 40 次/min 或心率大于 160 次/min 的情况时，应立即报告医生并及时处理。

（2）心律：当心电图或心电监护中发现以下任何一种心律失常，应及时与医生联系，并准备急救处理。

① 频发室性早搏（每分钟 5 次以上）、室早二联律、室早三联律、多源性室早、成对的或呈 R on T 现象的室早、短阵室性心动过速、心室颤动、心室扑动。

② Ⅱ度房室传导阻滞，Ⅲ度房室传导阻滞，高度房室传导阻滞。

③ 窦性停搏。

④ 预激伴发房颤。

（3）血压：如患者血压低于 80 mmHg，脉压差小于 20 mmHg，面色苍白，脉搏细速，出冷汗，神志不清，四肢厥冷，尿量减少，应立即进行抗休克处理。

（4）阿-斯综合征：患者意识丧失，昏迷或抽搐，此时大动脉搏动消失，心音消失，血压测不到，呼吸停止或发绀，瞳孔散大。

（5）心脏骤停：突然意识丧失，昏迷或抽搐，此时大动脉消失，心音消失，血压测不出，呼吸停止或发绀，瞳孔散大。

（6）检测血电解质变化。

（7）了解心律失常的病因，如需安装起搏器或行射频消融治疗，按"人工心脏起搏器安置术护理常规""心导管射频消融术常规护理"护理。

4. 用药护理

严格遵医嘱按时按量给予抗心律失常药物，静注时速度宜慢（腺苷除外），一般 5—15 min 内注完，静滴药物时尽量用输液泵调节速度。胺碘酮静脉用药易引起静脉炎，应选择大血管，配制药物浓度不要过高，严密观察穿刺局部情况，谨防药物外渗。观察患者意识和生命体征,必要时监测心电图,注意用药前、用药过程中及用药后的心率、心律、PR间期、QT间期等的变化,以判断疗效和有无不良反应。常用抗心律失常药物不良反应及注意事项包括:利多卡因可致头晕、嗜睡、视力模糊、抽搐和呼吸抑制,因此静脉注射累积每 2 h 不宜超过300 mg;胺碘酮可引起血压下降、Q-T 延长、肺间质纤维化、甲状腺功能异常、角膜色素沉着,应定期复查胸片、甲状腺功能、心电图;普罗帕酮易致恶心、口干、头痛等,故宜饭后服用;奎尼丁可出现神经系统方面改变,同时可致血压下降、QRS 增宽、Q-T 延长,故给药时须定期监测心电图、血压、心率,若血压下降,心率慢或不规则应暂时停药。

5. 对症护理

(1) 阿-斯综合征抢救配合:

① 立即进行持续胸外心脏按压,通知医生,并备齐各种抢救药物及用品。

② 心室颤动时积极配合医生进行非同步电除颤。

③ 保持呼吸道通畅,给予氧气吸入,必要时配合医生行气管插管及应用辅助呼吸器,并做好护理。

④ 迅速建立静脉通道,遵医嘱静脉使用抢救药物。

⑤ 严密监护:密切观察意识、瞳孔、心率、心律、呼吸、血压、尿量、末梢循环的变化。

⑥ 密切观察病情变化,并做好记录。

(2) 心脏骤停抢救配合:

① 立即进行持续胸外心脏按压,通知医生,并备齐各种抢救药物及物品。

② 保持呼吸道通畅,给予氧气吸入,必要时配合医生行气管插管及应用辅助呼吸器,并做好护理。

③ 迅速建立静脉通道,遵医嘱静脉使用抢救药物。

④ 注意保暖,防止并发症。

⑤ 脑缺氧时间较长者,头部可置冰袋或冰帽,必要时进行人工冬眠治疗,并防止脑水肿。

⑥ 严密监护:密切观察意识、瞳孔、心率、心律、呼吸、血压、尿量、末梢循环的变化。

⑦ 严密观察病情变化,并做好记录。

6. 安全护理

(1) 评估危险因素:了解患者晕厥发作有无诱发因素及先兆症状、持续时间、伴随症状。

(2) 心律失常频繁发作时应卧床休息,避免单独外出,防止意外。

(3) 避免诱因:如剧烈运动、情绪激动、快速改变体位。

(4) 一旦有头晕、黑矇等先兆应立即平卧,以免跌倒。

7. 心理护理

注意评估患者心理状态,加强心理护理和健康教育,消除不良情绪。

(三)健康指导与康复

(1) 积极治疗各种器质性心脏病,调整自主神经功能失调。

(2) 心理指导:避免焦虑、悲观心理,正视疾病,增强信心,积极配合治疗,以利于康复。

(3) 休息与活动:注意休息,避免劳累,出现严重心律失常须绝对卧床休息。

(4) 饮食指导:给予低盐、低热量饮食,食物宜清淡、易消化,含丰富维生素,少食多餐,避免过饱。保持大便通畅,勿用力排便。心动过缓的患者应避免排便时过度屏气。

（5）用药指导：必须按医嘱服药，勿擅自加减药、停药，并注意观察用药反应，服药后如出现不适，应立即报告医生及时处理。

（6）避免情绪波动，戒烟、酒，不宜饮浓茶、咖啡。

（7）加强锻炼，预防感染。

（8）学会自测脉搏，指导患者及家属掌握紧急情况下的急救措施。

（9）避免从事过于紧张、高空危险等工作。

（10）定期复查心电图、电解质、肝功能、甲状腺功能等。因为抗心律失常药可影响电解质及脏器功能，用药后应定期复诊及观察用药效果和调整用药剂量。

五、恶性心律失常护理

恶性心律失常是指有血流动力学异常，可能恶化为室速或室颤的室性心律失常，又称为高危心律失常或致命性心律失常。恶性室性心律失常是引发心源性猝死（SCD）的主要的原因。它包括：

（1）心室率大于 230 次/min 的单行性室性心动过速。

（2）多行性（包括长 QT 综合征合并的尖端扭转型）室速。

（3）室速伴有严重血流动力学障碍，如低血压休克、左心衰。

（4）心室率逐渐加速有发展为室扑或室颤（VT/VF）的危险。

（5）特发性室扑或室颤。

（一）身心评估

（1）评估意识、心率、心律、血压、血氧饱和度、电解质变化。

（2）症状评估：有无心悸、胸闷、胸痛、呼吸困难、晕厥、意识丧失、抽搐、休克等。

（3）心理状况评估：是否焦虑和恐惧。

（二）护理措施

1. 休息与体位

保持环境安静，应绝对卧床休息，取舒适体位。

2. 饮食与排泄

忌饱食及食刺激性食物，少食多餐，低血钾者鼓励多食含钾食物，多食粗纤维食物，保持大便通畅，避免用力排便。

3. 病情观察

（1）心电监护：进行 24 h 持续监护，放置监护电极应避开除颤位置，每 15—30 min 观察并记录心律、心率变化，注意预警心电图的识别，如频发室早、多源多形性室早、室早二联律、R on T 性室早、Q-T 间期延长、高度或完全性房室传导阻滞、室性逸搏等。

（2）观察患者是否有心悸、胸闷、胸痛、呼吸困难、晕厥、意识丧失、抽搐、休克等，绝不能认为患者安静就是病情稳定。

4. 急救护理

（1）将患者安置在 CCU 监护病房，应绝对卧床休息。

（2）保持呼吸道通畅，给予中流量吸氧。

（3）建立两条静脉通道，严格遵医嘱用药，并备好急救药品和仪器，将除颤器放置在床旁备用。

（4）血流动力学稳定者配合医生使用药物治疗，并观察药物疗效及不良反应；血流动力学不稳定者配合医生按除颤流程进行除颤，同时观察除颤后效果及有无并发症发生。

5. 用药护理

（1）胺碘酮：胺碘酮稀释需用5%葡萄糖溶液，不宜与其他药物在同一通道使用。注意保护血管防止静脉炎，防止药物外渗引起局部损伤；严格控制输注速度，需用输液泵输注；需进行心率、心律、血压监测，观察患者有无低血压、心动过缓、恶心、呕吐、腹胀、肺纤维化、甲亢或甲减、日光敏感性皮炎、角膜色素沉着等不良反应。

（2）β受体阻滞剂：观察有无心动过缓、低血压、眩晕、嗜睡、幻觉及心衰加重等不良反应，远期需随访Q-T间期的变化。

（3）硫酸镁：大剂量用药会出现毒副作用，严重者出现低血压、呼吸抑制、房室结功能异常或心脏骤停。

（4）补钾：鼓励患者多吃蔬菜、水果等含钾较高的食物，注意检查电解质变化，观察有无四肢无力、恶心、呕吐、全身乏力、腹胀等低钾症状，出现低钾时应及时报告医生。需快速补钾宜经中心静脉泵入，补钾中观察尿量，监测患者的肾功能和电解质。

6. ICD(植入式心律转复除颤器)安置术的护理

（1）术前准备：向患者及家属说明安装ICD的必要性及费用，宣教ICD有关知识，按人工心脏起搏器安置术准备。

（2）术后护理：术后平卧，予弹性绷带加压包扎、沙带压迫6—8 h，术肢制动。注意监护心律、心率、起搏器功能及有无放电现象，观察有无切口渗血、皮下瘀血、红肿疼痛等异常。

7. 安全护理

（1）评估危险因素：了解患者晕厥发作有无诱发因素及先兆症状、持续时间、伴随症状。

（2）心律失常频繁发作时应卧床休息，避免单独外出，防止意外。

（3）避免诱因：剧烈运动、情绪激动、快速改变体位。

（4）一旦有头晕、黑矇等先兆应立即平卧，以免跌倒。

（三）健康指导与康复

（1）积极治疗各种器质性心脏病，调整自主神经功能失调。

（2）心理指导：避免焦虑、悲观心理，正视疾病，增强信心，积极配合治疗，以利于康复。

（3）休息与活动：注意休息，避免劳累，出现严重心律失常须绝对卧床休息。

（4）饮食指导：低盐、低热量饮食，食物宜清淡、易消化，含丰富维生素，少食多餐，避免过饱。保持大便通畅，勿用力排便。

（5）合理用药：必须按医嘱服药，勿擅自加减药、停药，并注意观察用药反应，服药后出现不适，应立即报告医生及时处理。

（6）避免情绪波动，戒烟、酒，不宜饮浓茶、咖啡。

（7）防止电解质紊乱、药物中毒等诱发因素，改善心功能不全，积极治疗冠心病，戒烟，控制血压、血糖，降血脂，以降低心源性猝死发生率。

（8）学会自测脉搏，指导患者及家属掌握紧急情况下的急救措施，如心肺复苏技术。

（9）避免从事过于紧张、高空危险等工作。

（10）ICD 术后患者术侧上肢避免过度上举、外展、负重，避免剧烈运动，以免心率加快触发 ICD 放电；远离高压电区或磁场区；严格按医嘱服用抗心律失常药物，预防心律失常发生，减少 ICD 放电，延长起搏器使用寿命；说明定期复查的必要性，当有胸闷、心悸、触电感时应及时来医院就诊。

（11）随访：定期复查心电图、电解质、肝功能、甲状腺功能等，随身携带有关病情内容的卡片，出现异常情况及时就诊。

六、风湿性瓣膜病护理

心脏瓣膜病是指由于炎症、黏液样变性、退行性改变、先天性畸形、缺血性坏死、创伤等原因引起的单个或多个瓣膜结构的功能或结构异常，导致瓣口狭窄及（或）关闭不全。二尖瓣最常受累，其次为主动脉瓣。

风湿性心脏病简称风心病，是风湿性炎症过程所致瓣膜损害，是我国常见的心脏病之一。二尖瓣狭窄早期无症状，随着病情的进展出现呼吸困难、咳嗽、咯血、急性肺水肿等，呈现二尖瓣面容，心尖区出现舒张期隆隆样杂音；二尖瓣关闭不全，轻度仅有轻微呼吸困难，严重者有急性左心衰、急性肺水肿或心源性休克，心尖区出现舒张期吹风样杂音。

（一）身心评估

（1）评估意识、体温、心率、心律、血压、呼吸、血氧饱和度情况。

（2）症状评估：有无二尖瓣面容、皮肤环形红斑、皮下结节、关节红肿及疼痛不适、舞蹈症、心悸、胸闷、胸痛、呼吸困难等。

（3）心理状况评估：是否焦虑和恐惧。

（二）护理措施

1. 休息与活动

卧床休息，限制活动量，以减少机体消耗。协助生活护理，待病情好转，实验室检查正常后再逐渐增加活动量。

2. 饮食与排泄

给予低盐、高热量、高蛋白、高维生素、易消化饮食。

3. 病情观察

（1）栓塞的观察：① 脑栓塞：观察患者有无神志及瞳孔改变；② 肺栓塞：观察有无胸痛、呼吸困难、咯血等；③ 肢体栓塞：有无肢体疼痛、肢体皮肤颜色改变、四肢活动度下降等；④ 肾栓塞：观察有无腰痛、血尿等。

（2）如体温升高、皮肤黏膜出现出血点及瘀斑，应警惕感染性心内膜炎发生。

（3）心力衰竭者按心力衰竭护理常规护理。

4. 用药护理

使用抗凝药物观察有无牙龈出血、皮肤瘀点瘀斑、血尿、黑便等出血倾向，定期复查出、凝血时间及凝血酶原时间；使用洋地黄类药物应观察有无洋地黄中毒反应；使用利尿剂时应注意观察尿量及定期监测电解质的变化。合并其他疾病需服用其他药物时应向医生咨询，避免药物相互作用而影响药效。

5. 预防呼吸道感染

病室定时通风,温度适宜,防止因呼吸道感染引起风湿活动及加重病情。

6. 心理指导

该病病程较长,指导患者避免产生焦虑、悲观心理,正视疾病,增强信心,积极配合治疗,以利于康复。育龄妇女,病情较重不能妊娠者,做好患者及其配偶的思想工作。

(三)健康指导与康复

(1)有易患因素(人工瓣膜置换术后、有感染性心内膜炎史、患心脏瓣膜病等)的患者,在接受口腔、上呼吸道、泌尿、生殖和消化道手术时,应预防性使用抗生素。

(2)指导患者避免诱发因素,及时治疗链球菌感染,如扁桃体炎、龋齿等。

(3)发热时注意体温变化,必要时给予物理降温,注意保持口腔、皮肤清洁。

(4)注意休息,避免劳累,有赘生物形成时多卧床休息,避免剧烈活动。

(5)饮食以高蛋白、高热量、高纤维、易消化半流食或软食为主,少食多餐,避免过饱。保持大便通畅,勿用力排便。

(6)避免在潮湿寒冷阴暗等不良的环境中居住,以免诱发风湿热。防寒保暖,预防感冒。

(7)严格遵医嘱用药,勿擅自加减药、停药,服药后如出现不适,应立即处理。

(8)病情得到控制后,应注意锻炼身体,增强体质,提高机体免疫力。

(9)心功能Ⅲ、Ⅳ级育龄妇女不可妊娠。

(10)定期复查。

七、心绞痛护理

心绞痛分为稳定型心绞痛和不稳定型心绞痛。

稳定型心绞痛是指在冠状动脉狭窄的基础上,由于心肌负荷的增加而引起心肌急剧、暂时的缺血与缺氧的临床综合征。

除稳定型劳累性心绞痛以外的缺血性胸痛统称为不稳定型心绞痛。临床表现为阵发性的前胸压榨性疼痛感,主要位于胸背后部,可放射至心前区或左上肢,常发生于劳累或情绪激动时,持续数分钟,休息或含服硝酸酯类药物后消失。

(一)身心评估

(1)询问患者疼痛的部位、性质、强度、诱因、持续时间及缓解方式,近期服用的药物。

(2)评估患者的神志、心率、心律、血压等生命体征情况以及有无皮肤湿冷或出汗。

(3)家族史:询问患者家族中有无冠心病、其他心血管疾病及糖尿病。

(4)疾病史:询问患者有无高血压、高血脂、高血糖等疾病。

(5)日常生活形态:了解患者饮食习惯,特别是摄盐习惯和饮食种类;是否吸烟,了解开始吸烟的时间及每日吸烟量。

(6)心理状况:是否紧张和焦虑,了解患者性格类型。

(7)运动状况:了解是否参加规律运动以及运动的种类、每周运动次数、每次运动持续时间和强度。

（二）护理措施

1. 休息与体位

保持室内温度适宜,卧床休息,保持舒适体位。

2. 饮食与排泄

（1）给予高维生素、低热量、低动物脂肪、低胆固醇、适量蛋白质、易消化的清淡饮食,少食多餐,避免过饱及食用刺激性食物,禁烟、酒,多吃蔬菜、水果。

（2）保持大便通畅,勿用力排便。

3. 病情观察

（1）典型心绞痛具有以下特征：

① 部位：常见于胸骨中段或上段之后,其次为心前区,可放射至颈部、咽部、背部、上腹部或左肩与左臂内侧。

② 性质：突然发作的胸痛,常呈压榨、紧闷、窒息感,常迫使患者停止原有动作。

③ 持续时间：多在 1—5 min,很少超过 15 min。

④ 诱发因素：疼痛多发生于体力劳动、情绪激动、饱餐、受寒等情况下。

⑤ 缓解方式：休息或含服硝酸甘油后几分钟内缓解。

（2）体征：体检常无明显异常。心绞痛发作时可伴有心率增快、血压升高、焦虑、出汗等。

（3）掌握心绞痛患者典型的临床症状和体征后,应密切观察脉搏、血压、呼吸的变化情况；密切观察疼痛的部位、性质、范围、放射性、持续时间、诱因及缓解方式,以便于及时正确地判断、处理。在有条件的情况下应进行心电监护,无条件时,对心绞痛发作者应定时监测心电图,观察其改变。

4. 症状护理

（1）心绞痛发作时：指导患者停止活动,护理人员指导并协助患者绝对卧床休息,并将患者的衣领、紧身衣物解开,减少束缚；舌下立即含服硝酸甘油,必要时静脉滴注；吸氧；护士观察胸痛的部位、性质、程度、持续时间,严密监测心率、心律、血压、脉搏及心电图变化,并嘱患者避免引起心绞痛的诱发因素。

（2）防止发生急性心肌梗死：指导患者避免心肌梗死的诱发因素,观察心肌梗死的先兆,如心绞痛发作频繁且加重、休息及含服硝酸甘油不能缓解、心律失常等,伴随皮肤湿冷、大汗淋漓、意识模糊、晕厥等症状,应立即寻求帮助,与医生取得联系。

5. 心理护理

了解患者的心理状况,给予患者针对性心理状态评估,并结合评估结果开展针对性心理指导干预,以有效缓解其负性情绪,提高其治疗积极性、护理配合程度及主动性。

（三）健康指导与康复

（1）指导患者合理安排工作和生活,彻底戒烟,且远离烟草环境。急性发作期间应就地休息,缓解期注意劳逸结合。

（2）消除紧张、焦虑、恐惧等情绪,避免各种诱发因素。

（3）指导患者正确使用心绞痛发作期及预防心绞痛的药物。

（4）宣传饮食保健的重要性,让患者主动配合。

（5）定期随访。

八、急性心肌梗死护理

心肌梗死是指在冠状动脉病变的基础上,发生冠状动脉血供急剧减少或中断,使相应心肌严重而持久地缺血导致心肌坏死。主要是由于冠状动脉粥样硬化,造成管径狭窄或闭塞使心肌供血不足,且有血供急剧减少或中断,使心肌严重而持久性地急性缺血,而发生心肌梗死。

临床以持久的胸骨后剧烈疼痛、发热、白细胞计数和血清心肌酶增高及心电图 ST-T 的进行性改变为特点,可发生心律失常、心力衰竭或心源性休克,属急性冠脉综合征(ACS)的严重类型。

(一)身心评估

（1）询问患者此次发病前数日或数周有无乏力、胸部不适,活动时有无心悸、气短、烦躁等前驱症状,疼痛的部位、性质、强度、持续时间及缓解方式,有无过度用力、剧烈运动、情绪激动、劳累等诱因,以及近期服用的药物。

（2）评估患者的神志、体温、心率、心律、血压等生命体征情况,有无全身性表现,包括发热、恶心、呕吐、出汗、头晕目眩、呼吸困难等。

（3）家族史:询问患者家族中有无冠心病、其他心血管疾病及糖尿病。

（4）疾病史:询问患者有无高血压、高血脂、高血糖、冠心病等疾病。

（5）日常生活形态:了解患者饮食习惯,特别是摄盐习惯和饮食种类;是否吸烟,了解开始吸烟的时间及每日吸烟量。

（6）心理状况:是否紧张、焦虑和恐惧。

（7）运动状况:了解是否参加规律性运动,运动的种类、每周运动次数、每次运动持续时间和强度。

(二)护理措施

1. 休息与体位

保持室内温度适宜,卧床休息,保持舒适体位。给予床边心电监护,室内应配备必要的抢救设备和用物,如氧气装置、吸引装置、人工呼吸机、急救车、各种抢救器械包以及除颤器、起搏器等。急性心肌梗死患者应卧床休息,并限制探视,防止情绪波动。经内科药物治疗或介入治疗后,病情稳定者应鼓励患者尽早活动。对有并发症者应适当延长卧床休息时间。

2. 饮食与排泄

（1）基本按心绞痛患者饮食常规执行,但第 1 周应给予半量淡流质或者半流质饮食,伴心功能不全者应适当限制钠盐摄入。

（2）保持大便通畅,勿用力排便。

3. 病情观察

（1）突然严重的心绞痛发作或原有心绞痛程度加重、发作频繁、时间延长或含服硝酸甘油无效并伴有胃肠道症状者,应立即通知医生,并加以严密观察。心电图检查:ST 段抬高性心梗——出现宽而深的 Q 波(病理性 Q 波),ST 段弓背抬高;非 ST 段抬高性心梗——无病理性 Q 波,有普遍性 ST 段压低,T 波倒置。

(2) 三大并发症观察。

① 心律失常:

a. 室性早搏落在前一心搏的 T 波之上(R on T 现象)。

b. 频发室性早搏,每分钟超过 5 次。

c. 多源性早搏或室性早搏呈二联律。

以上情况有可能发展为室性心动过速或心室颤动,必须及时给予处理。

② 心源性休克:患者早期可能出现烦躁不安、呼吸加快、脉搏细速、皮肤湿冷,继之血压下降、脉压变小。

③ 心力衰竭:心衰早期患者突然出现呼吸困难、咳嗽、心率加快、舒张早期奔马律,严重时可出现急性肺水肿,易发展为心源性休克。

④ 其他并发症:如乳头肌功能失调或断裂、心脏破裂、室壁瘤、栓塞等。

4. 症状护理

(1) 疼痛:患者绝对卧床休息,注意保暖,并遵医嘱给予解除疼痛的药物,如硝酸甘油,严重者可选用吗啡等。

(2) 心源性休克:应将患者头部抬高 20°—30°,下肢抬高 15°—20°,高流量吸氧,密切观察生命体征、神志、尿量,保证静脉输液通畅,可在血流动力学监测下采用升压药、血管扩张剂、补充血容量和纠正酸中毒等抗休克处理。如上述处理无效时,应选用在主动脉内球囊反搏术的支持下,立即直接 PTCA 或支架植入。

(3) 心律失常与心力衰竭护理见各有关章节的相关内容。

(4) 密切观察生命体征的变化,预防各种并发症。

(5) 确诊为急性心肌梗死必须迅速实施治疗,对需要介入治疗的患者,通知医生护士进行手术准备及签署相关同意书。

5. 药物护理

(1) 有肺淤血或肺水肿表现的 Killps Ⅱ—Ⅲ 级心肌梗死患者静脉使用袢利尿剂作为一线药物,若血压大于 90 mmHg 可应用血管扩张剂。使用硝酸甘油等扩血管药物应监测血压,严格控制滴速。

(2) 使用抗凝药物前要注意患者是否有出血病史、消化性溃疡或肝功能不全,应指导患者预防和观察有无出血现象。

6. 心理护理

对心肌梗死的发生,不同患者会表现出不同的反应,焦虑、害怕、恐惧是患者常表现出的心理问题。护理人员应了解患者的心理状况,主动倾听患者的陈述,亲切安慰患者,缓解患者的各种不良情绪。

(三) 健康指导与康复

(1) 积极治疗高血压、高脂血、糖尿病等疾病。

(2) 合理调整饮食,适当控制进食量,禁食刺激性食物,戒烟、酒,少吃动物脂肪及胆固醇较高的食物。

(3) 避免各种诱发因素,如紧张、劳累、情绪激动、便秘、感染等。

(4) 注意劳逸结合,当患者进入康复期后可适当进行康复锻炼,锻炼过程中应注意观察是否胸痛、心悸、呼吸困难、脉搏增快,并观察心律、血压及心电图是否改变,一旦出现应停止活动,并及时就诊。

（5）遵医嘱服药,随身常备硝酸甘油等扩张冠状动脉血管的药物,并定时门诊随访。

（6）教会患者及家属病情突然出现变化时应采取的简易急救措施。

九、急性大面积心肌梗死静脉溶栓治疗护理

急性大面积心肌梗死（大于 40%）者多会合并泵衰竭,包括心源性休克和左心衰竭,病情变化迅速,需要尽早开通冠状动脉（到达医院 30 min 内开始溶栓）,挽救濒死缺血的心肌。溶栓治疗是指通过静脉注入溶栓剂溶解梗死相关冠状动脉的新鲜血栓。

（一）身心评估

（1）配合医生进行病情评估,评估患者的疾病史、用药史、过敏史、手术史、心理状况、配合程度。

（2）应特别注意有无溶栓的禁忌证,如近期有活动性出血、心肺复苏术后、严重且未控制的高血压、有出血性脑血管疾病、出血性疾病或有出血倾向、严重肝肾功能障碍、恶性肿瘤等。

（二）护理措施

1. 溶栓前护理

（1）入住 CCU 病房,进行心电监护,绝对卧床休息,给予氧气吸入。

（2）进行全导联心电图、血常规、肾功能、心肌酶谱、肌钙蛋白、凝血检查。

（3）使用留置针建立两条静脉通道,遵医嘱口服抗凝药物。

（4）准备好除颤仪、吸痰器、临时起搏器、心电图机及多巴胺、阿托品、肾上腺素等急救药品。

（5）配合医生向患者和家属解释溶栓治疗的必要性、疗效及可能出现的并发症。

（6）溶栓方法:临床应用的主要溶栓药物包括特异性纤溶酶原激活剂（阿替普酶、瑞替普酶和重组人尿激酶原）和非特异性纤溶酶原激活剂（尿激酶等）两大类,前者溶栓再通率高,更适合溶栓治疗使用,后者再通率较低,已渐少用。溶栓前后可根据监测的凝血功能配合选用普通肝素或低分子肝素。

① 阿替普酶（rtPA）:采取 90 min 给药法,先静脉推注 15 mg,继而 30 min 内静脉滴注 0.750 ms/kg（最大剂量不超过 50 mg）,其后 60 min 内再给予 0.5 mg/kg（最大剂量不超过 35 mg）静脉滴注。

② 瑞替普酶（rPA）:1000 万 U（18 mg）缓慢静脉注射（2 min 以上）,间隔 30 min 同等剂量重复给药一次。使用单独的静脉通路,不能与其他药物混合给药。

③ 重组人尿激酶原（Pro-UK）:20 mg 溶于 10 mL 生理盐水,3 min 内静脉推注,继以 30 mg 溶于 90 mL 生理盐水,30 min 内静脉滴注。

④ 尿激酶:150 万 U 溶于 100 mL 生理盐水,30 min 内静脉滴注。

2. 溶栓后护理

（1）观察患者溶栓后胸痛有无减轻。

（2）观察心梗发病后 8—12 h、18—24 h 和 48 h 三次心肌酶变化。

（3）溶栓后 PCI：为保证溶栓治疗的疗效确切以及进一步评价病变血管情况，所有静脉溶栓的患者溶栓后应尽早送至导管室，即使溶栓成功也应在溶栓治疗 2—4 h 行冠脉造影，并对梗死相关血管进行血运重建。

3. 溶栓成功间接指征

（1）胸痛于用药后 2 h 内基本消失。

（2）心电图抬高的 ST 段于 2 h 内回降大于 50%。

（3）血清 CK-MB 峰值前移至 12—14 h 内出现。

（4）溶栓后 2 h 内出现再灌注心律失常。

具备以上两项或以上者视为再通[但（1）和（4）组合除外]。

4. 并发症的观察与护理

（1）再灌注性心律失常的观察与护理：溶栓治疗即刻至溶栓 2 h 内设专人床旁心电监测，溶栓后 3 h 内每 30 min 进行一次心电图检查，注意心率、心律变化，准备好各种抗心律失常的药物及做好除颤准备，监测电解质和酸碱平衡状况，一旦出现室颤或心脏骤停，协助医生采取紧急治疗措施。

（2）低血压的观察及护理：溶栓后每 10 min 监测血压的变化，发现患者烦躁不安、面色苍白、皮肤湿冷、大汗淋漓等，应及时报告医生，采取相应措施处理。

（3）出血的观察与护理：在溶栓治疗过程中，要密切观察患者皮肤黏膜有无出血点、瘀斑、穿刺局部有无出血，注意患者意识、瞳孔的变化，注意观察呕吐物、排泄物的颜色，警惕消化道、颅内出血的发生。

（三）健康指导与康复

（1）溶栓后如无并发症发生，24 h 后可循序渐进地开始早期活动。

（2）预防冠心病的危险因素，指导患者戒烟、酒，避免情绪紧张、激动，注意饮食，降低体重，积极控制高血糖、高血压及高脂血症等危险因素。

（3）嘱患者遵医嘱服药，随身备硝酸甘油或速效救心丸以便发作时急用，并定期门诊随访。

（4）进食清淡及富含维生素、优质蛋白质及纤维素的食物，进食不可过快、过饱。

（5）教会家属简单的心肺复苏技术。

（6）注意劳逸结合，适当进行康复锻炼。

十、高血压病护理

高血压是指以体循环动脉压增高为主要表现的临床综合征，是最常见的心血管疾病。分为原发性高血压和继发性高血压两大类。目前，我国采用国际统一标准，即收缩压大于或等于 140 mmHg 和舒张压大于或等于 90 mmHg，即诊断为高血压，根据血压水平的定义和分类标准，可分为高血压 1 级、2 级、3 级。

（一）身心评估

（1）询问患者是否有头痛、眩晕、恶心、呕吐、视力模糊等症状，评估头痛的位置及严重程度,有无呼吸困难、疲倦、夜尿多等。

（2）评估患者的神志、瞳孔、肢体活动度和生命体征情况。

（3）疾病史、家族史:询问患者家族中是否有人患有高血压以及其他心血管疾病。有无疾病史及用药史。

（4）日常生活形态:了解患者饮食、生活习惯,是否吸烟嗜酒,体重是否超标,睡眠状态是否良好等。

（5）心理状况:是否有紧张和焦虑等情绪。

（二）护理措施

1. 休息与体位

血压不稳定或症状加重时必须卧床休息,卧床休息时将头部抬高。当患者出现恶心、呕吐时,协助患者采取坐位或侧卧位,头偏向一侧。

2. 饮食与排泄

（1）给予低盐、低脂、清淡、易消化饮食,少食多餐,忌暴饮暴食,禁烟、酒。

（2）保持大便通畅,勿用力排便。

3. 病情观察

（1）需在固定条件下测量血压,测量前患者需静坐或静卧 30 min。

（2）当发现患者血压急剧升高,同时出现头痛、呕吐等症状时,应考虑发生高血压危象的可能,注意监测其神志、心率、呼吸、血压等变化。

4. 症状护理

（1）当患者出现明显头痛,颈部僵直感、恶心、颜面潮红等症状时,应让患者卧床休息,并设法去除各种诱发因素。

（2）对有失眠或精神紧张者,在进行心理护理的同时配以药物治疗或针刺疗法。

（3）对有心、脑、肾并发症的患者,应严密观察血压波动情况,详细记录出入液量;对高血压危象患者,应立即通知医生并让患者卧床、吸氧,同时准备快速降压药物、脱水剂等,如患者抽搐、躁动,则应注意安全。

5. 心理护理

了解患者的性格特征和引起精神紧张的心理-社会因素,根据患者不同的性格特征给予指导,训练自我控制的能力,同时指导亲属要尽量避免各种可能导致患者精神紧张的因素,尽可能减轻患者的心理压力。

（三）健康指导与康复

（1）保持平衡的心理和乐观的情绪,减轻精神压力,避免过度的喜怒哀乐和激动。

（2）养成有规律的生活习惯,合理安排工作,劳逸结合,充足睡眠。

（3）合理膳食,提倡低盐、低脂饮食,减少钠盐摄入,每日每人食盐摄入量逐步降至小于 6 g,戒烟限酒,少饮浓茶、咖啡。定期检查血脂,肥胖者需控制体重。使体重指数(BMI)小于 24 kg/m²,腰围男性小于 90 cm、女性小于 85 cm。

（4）无明显脏器功能损害者,除保证足够的睡眠外可适当参加体育活动,如散步、做操、打太极拳等,不宜长期静坐或卧床。

（5）衣裤、领带不宜过紧,弯腰不要过度,不宜突然改变体位。

（6）冬季应注意保暖,室内温度应适宜,洗澡时避免受凉、水温过高或洗澡时间过长。

（7）高血压需长期治疗,应定期监测血压,遵医嘱服用降压药,避免突然停药或减药,药效欠佳或出现副作用时需在医生指导下调整用药。一般高血压患者应降至 140/90 mmHg,能耐受者及部分高危及以上患者可进一步降至小于 130/80 mmHg,对老年妊娠高血压以及合并冠心病、心力衰竭等疾病的特殊人群患者应综合评估后个体化地确定血压起始治疗水平和治疗目标值。有效治疗其他危险因素及开展合并症的管理,降低心血管风险。

（8）异常情况处理:血压升高或过低,突然眼花、头晕、恶心、呕吐、视物不清、偏瘫、失语、意识障碍、呼吸困难、肢体乏力等立即就医。

十一、病毒性心肌炎护理

病毒性心肌炎是指由嗜心肌性病毒感染引起的,以心肌非特异性间质性为主要病变的心肌炎,包括无症状的心肌局灶性炎和心肌弥漫性炎症所致的重症心肌炎。

（一）身心评估

（1）询问患者近期(1—4 周)内是否有发热、咽痛、全身酸痛、呕吐、腹泻等病毒感染的表现;是否有心悸、胸闷、气促、心前区隐痛、乏力等心脏受累的表现;是否伴有咳嗽、呼吸困难、发绀。

（2）评估患者体温、心率、心律、血压、有无心律失常。

（3）心理状况:患者是否紧张和焦虑。

（二）护理措施

1. 休息与体位

急性期需完全卧床休息,取舒适卧位,伴有心力衰竭的患者给予半坐卧位。合并低血压或休克的患者给予去枕平卧,抬高头部和下肢 15°—20°。

2. 饮食与排泄

（1）给予高蛋白、高维生素、富于营养、易消化饮食;易少量多餐,避免过饱或食用刺激性饮料及食物;心力衰竭者给予低盐饮食。通过饮食护理能够保证患者的营养支持,强化其机体免疫力,减少刺激性食物对其胃肠道的损害,防止出现胃肠道不适等情况。

（2）保持大便通畅,勿用力排便。

3. 病情观察

（1）定时测量体温、脉搏。如患者有发热现象,应积极降温处理。

（2）密切观察患者呼吸频率、节律的变化,及早发现有无心力衰竭。

（3）定时测量血压,观察并记录尿量,以及早判断有无心源性休克的发生。

（4）密切观察心率与心律,及早发现有无心律失常,如室性早搏、不同程度的房室传导阻滞等,严重者可出现急性心力衰竭、心律失常等。

4. 症状护理

（1）心悸、胸闷:保证患者休息,急性期卧床。按医嘱及时使用抗感染、提高免疫功能、改善心肌营养与代谢的药物。

（2）心律失常:当急性病毒性心肌炎患者出现Ⅲ度房室传导阻滞或窦房结病变引起窦

房阻滞、窦房停搏而致阿-斯综合征者,应就地进行心肺复苏,并积极配合医生进行药物治疗或紧急做临时心脏起搏处理(见人工起搏器护理常规)。

(3) 心力衰竭:按心力衰竭护理常规护理。

(4) 心源性休克:护理人员需要对患者的脉搏血压情况予以严密关注,如果发现患者出现面色苍白和血压降低等临床表现,就必须要对其实施抗休克处理。

(5) 呼吸衰竭:急性重症心肌炎患者起病迅速,且多存在呼吸衰竭,死亡风险高,对此类患者进行机械通气能维持其气道通畅,改善其氧合指数,防止发生缺氧和二氧化碳潴留。

5. 心理护理

病毒性心肌炎患者的心理状态随病情的轻重及不同时期、不同年龄、不同文化背景而有所不同。其中,大部分为青少年和儿童,以学生居多,因恐耽误学习而产生焦虑心理,另外,由于暂时脱离集体易产生孤独心理,应多与患者沟通,反复向患者宣教急性期积极治疗的重要性,使患者理解、摆正学习和治疗的关系,还可联系其同学来医院适当探视,以调整患者心态,积极乐观地配合治疗。

6. 健康指导与康复

(1) 出院后休息3—6个月,避免劳累。

(2) 进食营养丰富、易消化的食物,尤其是补充富含维生素 C 的食物,以促进心肌代谢与恢复。戒烟、酒。

(3) 鼓励患者进行适当的体育锻炼,提高和增强机体抗病能力。

(4) 加强饮食卫生,注意保暖,防止呼吸道和肠道感染。

(5) 有心律失常者应按医嘱服药,定期随访。

十二、心肌病护理

心肌病亦称原发性或原因不明的心肌病,分为扩张型、肥厚型、限制型、致心律失常型右室心肌病 4 类。扩张型心肌病可能与病毒、细菌、药物中毒和代谢异常等所致心肌损害以及免疫反应因素有关,肥厚型心肌病可能与遗传因素有关。

扩张型心肌病的主要特征是单侧或双侧心腔扩大,心肌收缩功能减退,伴(或不伴)有充血性心力衰竭。肥厚型心肌病临床早期无症状,病程进展时,出现心悸、胸痛、呼吸困难、眩晕、晕厥等主要特征。

(一)身心评估

(1) 询问患者有无活动后心悸、气促,呼吸困难类型和轻重程度。

(2) 评估患者是否有浮肿、肝大、腹水等心力衰竭体征以及心律失常。

(3) 心理状况:患者是否焦虑和恐惧。心肌病患者一旦确诊,大部分患者预后较差,5 年存活率较低,而且反复发作,反复住院,患者和家属均有沉重的心理压力和经济负担。患者易产生焦虑、烦躁、内疚、绝望等不良情绪,家属也因长期照顾患者而身心疲惫。这些不良情绪又成为诱发和加重心衰的因素。

（二）护理措施

1. 休息与体位

根据心功能情况合理安排患者的活动与休息。以左心衰呼吸困难为主的患者,协助取半坐卧位;以右心衰组织水肿为主的患者,应避免下肢长期下垂和某种固定姿势的卧位。

2. 饮食与排泄

（1）予低盐、低脂、清淡、易消化饮食,少食多餐,忌暴饮暴食,禁烟、酒。

（2）保持大便通畅,勿用力排便。在必要时可以使用缓泻剂,避免由于排便时过于用力屏气导致的栓子脱落,引发栓塞。

3. 病情观察

（1）观察患者生命体征变化,一旦发生心脏骤停、严重心律失常时,应及时配合抢救。

（2）注意有无栓塞症状表现,如肺栓塞时可出现咯血、胸痛、呼吸困难、发绀等;脑栓塞时可出现神经精神症状及运动障碍;肾栓塞时可出现血尿、腰痛;肢体动脉栓塞时可出现皮肤温度下降、颜色苍白、动脉搏动减弱或消失。

（3）心力衰竭者按心力衰竭护理常规护理,心律失常者按心律失常护理常规护理。

（4）严密观察患者病情变化,防止猝死的发生。

4. 用药护理

（1）心肌病变时对洋地黄类药物敏感,应用剂量宜较小,并注意毒性反应,或使用非强心苷类正性肌力药物。

（2）应用利尿剂期间必须注意电解质平衡。

（3）在使用抑制心率的药物或电转复快速型心律失常时,应警惕同时存在病窦综合征的可能。

（4）在应用抗心律失常药物期间,应定期复查心电图。

（5）在使用抗凝药期间,应注意出血表现,定期复查出、凝血时间及凝血酶原时间。

5. 症状护理

（1）呼吸困难:按心力衰竭呼吸困难护理常规护理。

（2）水肿:按心力衰竭水肿护理常规护理。

6. 心理护理

护士应多与患者沟通,向患者宣教不良心理对疾病的影响,关心体贴患者,评估患者产生不良心理的原因,根据患者的性格特点,采取不同的心理护理措施,如请治疗效果好、乐观的患者现身说法,让亲人陪伴等。

（三）健康指导与康复

（1）心理指导:避免焦虑、悲观心理,正视疾病,增强信心,积极配合治疗,以利于康复。

（2）休息与活动:注意休息,减轻心脏负荷,根据心功能分级进行休息与活动,进行适当的康复运动。心功能Ⅲ级以上须增加卧床休息时间,病情好转后再逐渐增加活动量,根据病情制定作息时间表。

（3）给予低钠、低脂、易消化食物,多食新鲜蔬菜和水果,忌烟、酒、浓茶、咖啡;少食多餐,避免过饱;保持大便通畅,以避免因用力排便而增加心脏负担。

（4）进行呼吸功能锻炼,避免上呼吸道感染。

（5）坚持长期服药，勿擅自加减药、停药，服药后出现不适，应立即报告医生及时处理。
（6）定期随访。

十三、感染性心内膜炎护理

感染性心内膜炎是指各种病原微生物经血流侵犯心内膜（心瓣膜）或邻近的大血管内膜所引起的一种感染性炎症。局部赘生物形成是其特征之一，以心瓣膜受累最为常见。致病菌以细菌、真菌多见，亚急性感染以草绿色链球菌为常见。急性者主要由金黄色葡萄球菌引起，临床分为急性和亚急性两类。

临床表现为急性者呈现爆发性败血的过程，有高热、寒战、呼吸急促，常诉头、胸、背和肌肉关节痛，常见突发心力衰竭。亚急性起病隐匿，会出现全身不适、软弱无力、食欲不振和体重减轻等非特异性症状；呈现弛张性低热，体温低于 39 ℃，午后和晚上高热，伴寒战、盗汗、头痛、背痛和肌肉关节痛。

（一）身心评估

（1）了解患者有无风湿性心瓣膜病和先天性心血管病；询问患者是否近期行拔牙、扁桃体摘除、泌尿系器械检查等，是否做过心脏起搏器安装术或心血管支架植入术。

（2）了解患者是否发热，发热的程度和热型，有无寒战、盗汗、头痛、背痛和肌肉关节痛等。

（3）评估有无瘀点、指（趾）甲下线状出血、Osler 结节、Roth 斑、Janeway 损害。

（4）心理状况：患者是否有紧张和焦虑等不良情绪。

（二）护理措施

1. 休息与体位

保持室内温度适宜，卧床休息，保持舒适体位。

2. 饮食与排泄

（1）进高蛋白、高热量、高纤维素、易消化饮食，少食多餐，忌暴饮暴食，禁烟、酒。

（2）保持大便通畅，勿用力排便。

3. 病情观察

（1）观察发热及其伴随症状，高热时按高热护理常规护理。

（2）观察患者的生命体征、意识状态及胸痛的部位、性质及呼吸困难的程度，有无心脏压塞的表现。

（3）注意皮肤黏膜有无出血点及瘀斑、指（趾）甲下线状出血、Osler 结节、Roth 斑、Janeway 损害。

（4）注意观察有无动脉栓塞，其中以脑和脾栓塞最为常见，以心、肺和脑栓塞危险性较大，其他还有肾、肠系膜和肢体等部位的栓塞，若有腰痛、胸痛、意识障碍等症状应及时处理。

（5）注意有无呼吸困难、水肿、咳嗽、尿量减少等心功能不全表现，心力衰竭时按心力衰竭护理常规护理。

（6）长期使用抗生素应注意有无霉菌感染。

（7）正确采集血标本，并观察结果。

4. 用药护理

（1）根据血培养和药敏试验结果选用敏感的抗生素。

（2）长期、大剂量静脉应用抗生素时，应严格遵医嘱用药，用药过程中注意观察药物疗效及不良反应。

（3）注意保护静脉，可使用静脉留置针。

5. 症状护理

（1）发热：监测体温，观察体温的动态变化，配合医生选择血培养采血的最好时机。体温大于 39 ℃时，应给予药物及物理降温，如温水擦浴等，并做好口腔护理，预防继发感染；体温下降过程中，出汗较多，应及时为患者更换衣服和床单，以防受凉。

（2）栓塞：叮嘱患者不可过度活动，以免因剧烈运动引起心脏内栓子脱落而导致栓塞。同时观察病情，有异常及早报告医生并协助处理。

6. 心理护理

本病的治疗时间较长，费用较高，易发生栓塞、心衰等并发症，且预后不良，患者及家属心理压力大，易产生焦虑、消极等不良情绪。护士应多与患者及家属进行沟通，告知本病病程较长，需坚持治疗，才能彻底治愈。做好安抚工作和日常生活指导，使患者树立战胜疾病的信心。同时告诫患者切忌情绪激动，以免心跳加速，心脏收缩过度，促使赘生物脱落。

（三）健康指导与康复

（1）指导患者保持口腔清洁，防止感染。嘱患者饭前、饭后漱口。施行口腔手术，如拔牙、扁桃体摘除术或其他侵入性检查和手术前，应告诉医生自己有心内膜炎病史。

（2）注意防寒保暖，避免感冒；避免剧烈运动和干重体力活，可适当进行锻炼，增强抵抗力。

（3）进食高蛋白、高热量、高纤维素、易消化饮食，禁烟、酒及刺激性强的食物。

（4）保持大便通畅，养成良好的排便习惯。多食含粗纤维的食物，如蔬菜、水果、杂粮等。

（5）按医嘱定期服药，定期复查，出现腰部不适、腰痛、胸痛或咯血等及时就诊。

十四、心包炎护理

心包炎是指心包脏层和壁层的炎症，分为急性和慢性两类。心包炎主要是由病毒、转移性癌肿、结核、细菌（化脓）性心肌梗死、风湿病、黏液性水肿、尿毒症、血液系统疾病及理化因素损伤等原因所致。急性心包炎临床以胸痛、呼吸困难、发热、干咳、嘶哑、吞咽困难及心包摩擦音为主要特征。

（一）身心评估

（1）评估患者是否有胸痛及胸痛的程度，是否有呼吸困难及呼吸困难出现的时间及程度，是否有声嘶、干咳或吞咽困难，是否有上腹部闷胀不适、下肢水肿，是否有心包摩擦音等。

（2）心理评估：患者是否有紧张和焦虑等不良情绪。

（二）护理措施

1. 休息与体位

根据病情协助患者采取不同的卧位,如患者呼吸困难明显时,采取半坐卧位或前倾坐位,并给予氧气吸入。

2. 饮食与排泄

（1）给予高热量、高蛋白、高维生素饮食,限制钠盐摄入。少食多餐,忌暴饮暴食,禁烟、酒。

（2）保持大便通畅,勿用力排便。

3. 病情观察

（1）急性心包炎患者主要表现为心前区尖锐剧痛或沉重闷痛。可放射至左肩,疼痛可随呼吸或咳嗽加剧,有典型的心包摩擦音。应重视患者的主诉并及时给予处理。

（2）呼吸困难为急性渗出性心包炎最突出的症状,也是慢性缩窄性心包炎最主要的症状。护理人员应密切观察患者呼吸频率及节律,及时报告医生。有大量积液时可在左肩胛骨下出现浊音及在左肺出现受压迫所引起的支气管呼吸音,称心包积液征。

（3）当患者出现心脏压塞征象时可出现心动过速、血压下降、脉压变小及静脉压明显上升,如心排出量显著下降可引起急性循环衰竭、休克。亚急性或慢性心脏压塞表现为因体循环静脉瘀血而引起的颈静脉怒张、静脉压升高、奇脉等。

4. 用药护理

（1）密切观察体温变化及抗生素药物的作用、副作用,出现体温升高者做好降温护理。遵医嘱给予解热镇痛药,注意观察有无胃肠道症状、出血等不良反应。

（2）疼痛剧烈者,可应用吗啡类药物,观察有无副作用。

（3）应用抗结核、抗菌、糖皮质激素及抗肿瘤等药物治疗时,应做好相应观察与护理。

5. 症状护理

（1）心包积液:护理人员应积极做好心包穿刺术准备,并做好对患者的解释工作,协助医生进行心包穿刺及做好术后护理。

（2）疼痛护理:评估疼痛的部位、性质及其变化情况,指导患者卧床休息,勿用力咳嗽、深呼吸或突然改变体位,以免引起疼痛加剧,遵医嘱使用镇痛剂,观察药物不良反应。

（3）压塞:心包渗出大量积液可发生急性心包填塞症状,患者胸痛、呼吸困难、面色苍白甚至休克,还可有腹水、肝大等症状,应及时做心包穿刺引流,解除压迫症状。

6. 心理护理

护士应了解患者及家属的心理状态,及早发现问题,并根据患者病情、性格特点及个人需求采取针对性措施,帮助患者及家属消除不良心理,增强战胜疾病的信心。

（三）健康指导与康复

（1）强调充分休息、加强营养、坚持长期服药治疗的重要性。

（2）告知患者坚持足够疗程药物治疗的重要性,不要擅自停药,防止复发。

（3）选择高热量、高蛋白质、高维生素、易消化饮食,以增强抵抗力。水肿者应限制钠盐摄入。

（4）鼓励病情稳定者参加力所能及的社交活动,有利于患者不良情绪的释放,症状明显者应注意卧床休息。

（5）避免受凉，预防呼吸道感染。

（6）对缩窄性心包炎患者，讲明行心包切除术的重要性，解除思想顾虑，尽早接受手术治疗。

（7）定期门诊随访，复查超声心动图、心电图等，长期进行抗结核治疗者需复查肝肾功能，出现异常情况及时就诊。

十五、主动脉夹层护理

主动脉夹层（AD）又称主动脉夹层动脉瘤，是主动脉内的血液经内膜撕裂口流入囊样变性的中层，形成夹层血肿，随血流压力的驱动，逐渐在主动脉中层内扩展，形成动脉真、假腔病理改变的严重主动脉疾病。

分型：最常用的分型或分类系统为 DeBakey 分型，根据夹层的起源及受累的部位分为以下三型：

Ⅰ型：夹层起源于升主动脉或主动脉弓。夹层累及大部分或全部胸升主动脉、主动脉弓、胸降主动脉、腹主动脉，此型最多见。

Ⅱ型：夹层起源并局限于升主动脉。

Ⅲ型：夹层起源于降主动脉左锁骨下动脉开口远端，并夹层范围局限于胸降主动脉为Ⅲa 型，向下同时累及腹主动脉为Ⅲb 型。

（一）身心评估

（1）询问患者疼痛的部位、性质、强度、诱因、持续时间及缓解方式，近期服用的药物。

（2）评估患者的神志、心率、心律、血压、呼吸、尿量等情况以及有无皮肤湿冷或出汗、黑便或红便、下肢缺血症状等。

（3）家族史：询问患者家族中有无高血压及其他心血管疾病。

（4）疾病史：询问患者有无高血压、高血脂、高血糖等疾病。

（5）日常生活形态：了解患者饮食习惯，特别是摄盐习惯和饮食种类；是否吸烟，了解开始吸烟的时间、每日吸烟量。

（6）心理状况：是否有紧张和焦虑等不良情绪；了解患者性格类型。

（7）运动状况：了解是否参加规律性运动，运动的种类、每周运动次数、每次运动持续时间和强度。

（二）护理措施

1. 休息与体位

保持室内温度适宜，卧床休息，保持舒适体位。予以 24 h 监护，室内配备必要的抢救措施，急性期嘱患者绝对卧床休息，尽可能减少活动，以免导致血压升高及夹层进一步撕裂。限制探视人员，保持病房安静，一切生活护理由护理人员协助。

2. 饮食与排泄

（1）给予清淡、易消化、低盐低脂、富含维生素的流质或半流质饮食，避免过饱或食用刺激性食物，戒烟戒酒。

（2）保持大便通畅，勿用力排便。

3. 病情观察

（1）本病的急性胸痛为首要症状，可产生多系统血管的压迫，导致组织缺血或夹层破入某些器官，引发多种症状。

（2）心电监护：进行 24 h 持续监护，监测血压、心律、心率及出入液量平衡，凡有心衰或低血压者还应监测中心静脉压、肺毛细血管楔压和心排血量。

（3）给予强化的内科药物治疗，升主动脉宜急诊外科手术，降主动脉夹层范围不大且无特殊血管并发症时可实行内科药物治疗，若症状不缓解或发生特殊并发，应立即行介入或手术治疗。

4. 对症处理

（1）疼痛。为胸背部突发的刀割样、针刺样或撕裂样疼痛，伴有虚脱表现，嘱患者绝对卧床休息，应用镇静镇痛药物，注意观察疼痛的时间、性质、程度、部位。

（2）休克与血压、心率变化。主动脉夹层患者四肢血压差别较大，应常规测量四肢血压，部分患者可出现颜面苍白、大汗淋漓、皮肤湿冷、脉搏细速甚至消失等类似休克症状，血压下降程度与上述症状表现不平行，某些患者可因剧痛引起血压增高。严重的休克见于主动脉夹层破入胸膜腔大量内出血时。低血压多数由心脏压塞或急性重度主动脉瓣关闭不全所致。治疗的目的是降低心肌收缩力，减慢左室收缩速度和外周动脉压。静脉应用 β 受体阻滞剂（如美托洛尔、艾司洛尔等）是最基础的药物治疗方法，如降压效果不佳时，可联合使用一种或多种降压药物，硝普钠、硝酸甘油等，目标是使收缩压控制在 100—120 mmHg，心室率控制在 60—70 次/min。

（3）其他系统损害，由于夹层血肿的扩展，可压迫临近组织或波及主动脉大分支，从而出现不同的症状与体征，致使临床表现错综复杂。

5. 用药护理

（1）应用硝普钠时注意，硝普钠是一种速效、强效的血管扩张剂，应使用微量泵给药，以便精确控制给药速度，达到合理降压效果。药液不稳定，遇光易分解，故药液应该现配现用，给药时应该避光，配置好的药液使用时间不超过 6 h。

（2）应用镇静、镇痛药物时须专人护理，密切观察患者血压、脉搏、呼吸、意识、瞳孔、肢体活动等，保持呼吸道通畅，发现异常及时告知医生并配合处理。

6. 心理护理

对主动脉夹层的发生，不同患者会表现出不同的反应，焦虑、害怕、恐惧是患者常表现出的心理问题。护理人员应了解患者的心理状况，主动倾听患者的陈述，亲切安慰患者，缓解患者的各种不良情绪。

7. 介入治疗护理

按介入治疗护理常规护理。

（三）健康指导与康复

（1）主动脉夹层患者经药物或手术等治疗控制病情后，仍需终生降压治疗，应每天至少监测血压变化 2 次，采用健康的生活方式，合理地应用药物，不得擅自调整药量或停药，控制血压在正常的范围。

（2）合理调整饮食，控制进食量，忌辛辣刺激性食物及烟、酒。

（3）保持大便通畅，勿用力排便。

（4）避免劳累，保证睡眠质量，保持情绪稳定。

（5）定期随访，出现胸痛、血压升高、心率增快等症状应及时就医。

十六、心包穿刺术护理

心包穿刺是指用心包穿刺针经体表穿入心包腔内，从而得到一定量的心包积液，并对其进行化验，以明确疾病的性质；或对急、慢性心脏压塞的患者进行穿刺抽液，以缓解压塞症状；或对慢性化脓性心包炎进行治疗，抽出浓液，注入抗生素等。目的：① 检查心包积液的性质，以协助诊断；② 引流心包腔内积液，减轻心包压塞症状；③ 心包腔内注射药物。

（一）身心评估

（1）配合医生进行病情评估，评估患者的疾病史、用药史、过敏史、手术史、心理状况、配合程度。

（2）行心脏超声检查，定位并标记穿刺点，确认穿刺部位。

（二）护理措施

1. 术前护理

（1）用物准备：常规消毒治疗盘 1 套、心包穿刺包、引流袋、手套、利多卡因、无菌试管、量杯、心电监护仪、抢救药品及器械等。

（2）向患者说明穿刺的目的和注意事项，必要时给予镇静剂。

（3）术前嘱患者排便。

2. 术中护理

（1）携用物至床旁，进行沟通解释，消除患者紧张情绪。

（2）建立静脉通道，以备抢救之用。

（3）协助患者取坐位或卧位。

（4）穿刺点局部常规消毒，严格执行无菌操作。

（5）打开穿刺包及无菌手套，配合医生穿刺，给予利多卡因局部麻醉，穿刺成功后协助抽液，如需留置引流管，给予妥善固定导管，防止滑脱和移位。

（6）首次抽液不超过 100 mL，以后再抽渐增至 300—500 mL，抽液速度要慢，过快过多抽液可使回心血量增加导致肺水肿，抽液如为鲜血应立即停止抽吸。

（7）术中嘱患者勿咳嗽和深呼吸。予以心电监护，注意观察患者神态、血压、脉搏、呼吸及面色的变化。

3. 术后护理

（1）抽液结束后，如治疗需要，可注入药物，术毕拔除针头，覆盖无菌纱布，用胶布固定。如留置导管则做好导管护理。

（2）整理用物，记录抽出液量及颜色、性质，及时送检。

（3）术后嘱患者绝对卧床 4 h，每 30 min 测心率、脉搏、血压、呼吸一次，至平稳。

（4）密切观察术后患者神志、面色、血压、心率、心律等变化，谨防休克的发生。

十七、人工心脏起搏器安置术护理

人工心脏起搏是一种医用电子仪器,由脉冲发射器和起搏电极导线组成,它通过发放一定形式的电脉冲,刺激心脏,使之收缩和激动,即模拟正常心脏的冲动形成和传导,以治疗由于某些心律失常所致的心脏功能障碍。主要用于治疗缓慢的心律失常,也可通过超速抑制治疗异位快速心律失常。

(一)身心评估

(1)配合医生进行病情评估,评估患者疾病史、用药史、过敏史、手术史、心理状况、配合程度。

(2)评估患者手术部位皮肤情况。

(二)护理措施

1. 术前护理

(1)用物准备:常规消毒治疗盘1套、起搏器器械包、起搏器敷料包、起搏器(检查其性能,如对脉冲发放器、起搏导管、电池、相关电极及接头插件进行测试)、无菌手套、利多卡因、心电监护仪、除颤器、吸引器、气管插管、呼吸机及氧气、各种急救药品。

(2)患者准备:

① 向患者及其家属做好解释工作,解除其顾虑及紧张情绪,以取得其配合。

② 手术前几日停用活血化瘀药物(术前应用抗凝药者须停用),根据医嘱做抗生素过敏试验,训练床上排便。

③ 术前训练患者床上大小便,以免术后出现排便困难。

④ 术前可适量进食,排空大小便,精神高度紧张、焦虑者术前30 min给镇静剂。

⑤ 建立静脉通道,给予留置静脉留置针。

⑥ 完成各种化验、心电图、胸片以及彩超等。

⑦ 皮肤准备:手术前应将手术部位皮肤彻底清洁干净,以防出现感染等情况。

(3)环境准备:如床边做紧急临时起搏,术前病室内进行紫外线照射消毒,准备X线光机。

2. 术中护理

(1)患者平卧,按常规消毒手术部位皮肤。

(2)临时起搏常选择右侧股静脉穿刺。永久起搏选用锁骨下静脉穿刺。

(3)协助医生,单腔起搏器将电极导管送至右心室心尖部心内膜下,双腔起搏器另一根电极导管送至右心耳处,之后连接起搏器配合固定导管。

(4)术中严格执行无菌操作。持续心电监护,注意观察起搏信号、有无心脏停搏和室性心律失常的发生。

(5)手术结束后用无菌纱布覆盖包扎,再以盐袋压迫8—12 h。

(6)护送患者至病房,详细交代术中情况,安置起搏器的类型、起搏阈值及频率。

3. 术后护理

(1)术后应将患者安置在CCU,安置永久起搏器者,根据起搏电极的不同,卧床时间不同,术侧肢体肩关节制动 24 h,勿用力咳嗽,第 2—3 日肩关节可做 20°—30°活动,禁止安置起搏器侧的肢体上抬超过头部或负重。安置临时起搏器者,应绝对卧床休息,且术侧肢体避免屈曲和活动过度,禁忌牵拉起搏导线。

（2）心电监护 1—2 日。如病情不稳定、心律不齐或停搏,可适当延长心电监护时间。

（3）切口护理:术后切口处予以盐袋 0.5—1 kg 压迫 6—8 h(出血者压迫时间相对延长),并观察切口处有无出血,敷料是否干燥,起搏器囊袋局部皮肤有无异常隆起等。

（4）观察手术切口处敷料情况,术后遵医嘱常规应用抗生素,术后第二天换药一次,以后视切口情况换药,注意切口有无渗血及局部感染情况,一般术后 7—10 日拆线。

（5）密切观察生命体征,复查心电图,了解心脏起搏器工作状态是否正常。

（6）饮食与排便:术后给予高蛋白、高维生素、易消化食物,以增加机体的抵抗力,促进手术切口愈合。禁食辛辣刺激性食物,指导患者保持大便通畅,勿用力排便,以防引起起搏电极移位。

（7）心理护理:切口疼痛、体位不适均可引起患者出现恐惧和烦躁等不良心理反应,应加强心理指导。

4. 并发症的观察与护理

密切观察并发症:如感染、起搏器故障、电极移位、偶有心脏穿孔(出现心包摩擦音、心包填塞症状)、膈肌收缩引起呃逆、血栓形成栓塞、切口出血、血肿等,应早期预防,及时发现及时处理。

（三）健康指导与康复

（1）嘱患者出院后避免重体力劳动,术侧肢体 6 个月内不抬举大于 20 kg 的重物。

（2）嘱患者外出时随身携带急救药品和起搏器登记卡,以便发生意外时及时就诊。

（3）指导患者学会自测脉搏,远离强磁场、高压电变压器、电视台发射站等场所,以免引起起搏器故障。

（4）指导患者雷雨天气减少外出,装有起搏器的一侧上肢应避免过度用力或幅度过大的动作。

（5）指导患者如感到头昏眼花、短暂昏厥、不明原因疲倦、胸闷等情况应及时就诊。

（6）定期复查心电图,监测起搏器的安置和起搏功能。

十八、心脏电复律护理

电复律是利用短暂高能量的脉冲电流通过心肌,使所有心肌纤维在瞬间同时除极,消除异位快速性心律失常,尤其是对药物治疗无效者(如转复心室颤动、心房颤动和扑动、室性和室上性心动过速),可使之恢复窦性心律。

（一）身心评估

评估患者的疾病史、神志、心电图表现、前胸部皮肤。

（二）护理措施

1. 电复律种类与能量选择

（1）直流电非同步电除颤：临床上用于心室颤动，能量选择双向波为 200 J，单向波为 360 J。

（2）直流电同步电复律。适用与除心室颤动以外的快速型心律失常。心房颤动：单相波为 200 J；双相波为 120—200 J；房扑为 50—100 J；室速为 100—200 J。

2. 操作前护理

（1）用物准备：除颤仪、心电监护仪、抢救车、各种急救药、抗心律失常药、氧气、硬板床或心脏按压板、生理盐水纱布、导电糊。

（2）患者准备：

① 择期电复律者应安置在单独房间，无电磁波干扰，并做好解释工作，消除其恐惧心理，以取得合作。

② 服用洋地黄类药物者，术前 1—2 日停药。

③ 纠正低钾和酸中毒。

④ 房颤和房扑需进行抗凝治疗。

⑤ 建立静脉通道，吸氧。

⑥ 记录心电图，了解心律失常的类型。

3. 操作中护理

（1）协助患者去枕平卧硬板床（或垫心脏按压板），解开衣领、腰带，去除义齿及金属饰物。

（2）检查及调试除颤仪（试机、充电、检测机内放电及同步性能）。

（3）清醒患者遵医嘱予镇静剂应用，紧急除颤无需应用，严密观察患者生命体征。

（4）清理无关人员，操作者身体不接触患者及病床。

（5）涂上导电糊，将两电极板分别置于并紧贴患者胸骨右缘第二肋间和心尖部。选择同步或非同步后，按需充电，操作者避免接触床边，以 9—13 kg 的力量按压并放电。

（6）放电后立即进行心电图记录和血压测量。

（7）根据情况决定是否需再次电复律。

4. 操作后护理

（1）连续监护心律、心率、呼吸、血压，每 5—10 min 测量一次，直至平稳，并给予吸氧。

（2）观察患者神志、面色及肢体活动情况，并做好记录。

（3）清醒后 2 h 应避免进食，以免恶心、呕吐，后可给予高热量、高维生素、易消化饮食，保持大便通畅。

（4）注意观察有无高钾血症、肺水肿、心律失常、栓塞、低血压和皮肤灼伤等并发症。

（5）观察抗心律失常药物的副作用，对于术前进行抗凝治疗者，术后仍需给药，并进行凝血监测，观察有无出血倾向。

5. 并发症的预防及护理

（1）皮肤灼烧：电击时电极板均匀涂抹导电糊，要与皮肤充分接触，勿留间隙。如发生皮肤灼伤，给予换药处理。

（2）心肌损伤：应合理选择电击能量和次数。

（3）心律失常：按医嘱应用药物控制心率及预防心律失常复发，根据心律失常的类型选择是否再次除颤。

（4）栓塞：怀疑有血栓者，遵医嘱抗凝治疗，观察局部血液循环情况。

十九、心导管射频消融术护理

射频消融术是经外周血管插管，将射频消融导管送至心脏内的特定部位，在局部产生阻抗性热效应，使局部心肌细胞干燥性坏死，从而达到治疗各种快速性心律失常的目的。

（一）身心评估

评估患者的疾病史、用药史、手术史、过敏史、心率、血压、心律失常的类型、配合程度。

（二）护理措施

1. 术前护理

（1）向患者及家属解释治疗的目的及易发生的问题，消除其紧张情绪，取得配合。

（2）术前常规检查血常规、出凝血时间、肝肾功能、电解质、心肌酶谱相关血液传染病、心电图、胸部 X 线、超声心动图等。

（3）药物准备：ATP、异丙肾上腺素、利多卡因、肝素、常规抢救药品。

（4）物品准备：手术敷料、多导射频仪、消融导管、标测电极、电极导管、除颤仪、临时起搏器、氧气、电动吸引器、气管插管等抢救仪器。

（5）在左侧肢体建立静脉通道，术前 3—5 天根据医嘱停用抗心律失常药物。

（6）训练床上排便，预计手术时间过长时，可根据手术医生要求给予患者导尿。

2. 术中护理

（1）取平卧位，保持静脉通道通畅。

（2）密切观察患者生命体征变化，给予心电监护，以观察有无心律失常，并记录心电图变化。

（3）术中遵医嘱按时按量给予肝素应用并记录。

（4）加强心理护理，嘱患者勿紧张焦虑，及时给予心理疏导。

3. 术后护理

（1）单纯穿刺股静脉者术后平卧 4—6 h，术肢伸直；穿刺股动脉的患者，用绷带、纱布加压包扎 12—24 h，并用沙袋压迫 6—8 h，平卧 12 h。

（2）病情观察：

① 观察患者生命体征变化，注意有无气胸、心包压塞等并发症的发生。

② 持续心电监护，及时发现和记录心律失常。

③ 观察穿刺处有无渗血，防止血肿发生，注意穿刺肢体皮肤的温度、颜色及足背动脉搏动，协助术侧肢体的被动和主动活动，防止下肢静脉血栓的发生。

④ 加强穿刺处皮肤护理，避免发生感染。

（3）常规服用抗凝药，如阿司匹林。

（4）给予富含纤维素、蛋白质的食物。

（5）心理护理：术后患者可能会出现紧张、焦虑等不良情绪，应及时给予心理疏导。

（三）健康指导与康复

（1）射频消融术后需要抗凝治疗，一般需要服用 1—3 个月抗凝药物，房颤消融术后必须服华法林 3 个月以上，并根据国际标准化比值调整华法林用量，目标值为 1.5—2.5。其他辅助药物的应用应严格遵从医嘱，才能达到期望疗效。

（2）出院后一周内不要剧烈运动，一周后可恢复正常活动。如有心悸、胸闷等症状时，应及时就医，行心电图检查。

（3）指导患者掌握直测脉搏或心率的方法，如发现心悸、胸闷，自测脉搏或心率快速应及时复诊。

（4）出院后如有复发，应及时就近记录心电图，并与手术医生联系，决定下一步治疗方案。

二十、主动脉球囊反搏术护理

主动脉球囊反搏术（IABP）是一种以左心室功能辅助为主的循环辅助方式，是通过穿刺股动脉将一球囊导管放置在降主动脉起始下方 1—2 cm 处，球囊在心脏舒张期快速充气以增加冠状动脉的灌流，增加冠状动脉血流以辅助功能衰竭的心脏，改善心肌供血、供氧，减轻心脏负担，改善左心室功能。

（一）身心评估

配合医生进行病情评估，评估患者的疾病史、用药史、过敏史、手术史、心理状况、配合程度及各项生命体征。

（二）护理措施

1. 术前护理

（1）向患者及家属做好解释工作，说明手术的必要性、有效性和安全性，以消除顾虑，并指导患者如何配合。

（2）物品准备：手术衣、无菌纱布、无菌手套、主动脉球囊反搏泵、股动脉穿刺包、肝素盐水、球囊测压装置、IABP 导管 1 套、供气装置，检查相关设备保证其处于正常工作状态，并准备好急救药品和仪器，如除颤仪等。

（3）配合医生完善各项检查，如血常规、电解质、凝血指标等。

（4）建立静脉通道，给予留置静脉留置针，妥善固定。

（5）清洁穿刺部位皮肤并消毒。

（6）了解双侧股动脉及足背动脉搏动情况。

（7）必要时遵医嘱应用镇静等药物。

2. 术中护理

（1）密切监测患者生命体征：实施心电监护，观察患者心率、心律、血压，关注患者主诉，如有胸闷、胸痛、呼吸困难、心率失常及栓塞表现，通知医生，停止操作。

（2）协助术者消毒穿刺部位，铺无菌单。

（3）固定导管及三通外连接管，防止导管脱位、打折或扭曲，保持气囊管道通畅。

（4）记录 IABP 前患者生命体征、心率、心律、心排出量、心脏指数等相关指标，以利于术后评价效果。

3. 术后护理

（1）心理护理：多与患者交流，安慰患者，以消除其顾虑。

（2）保持正确的体位：患者绝对卧床休息，取平卧位，穿刺侧下肢伸直，避免弯曲。

（3）球囊导管护理：严密观察患者球囊导管有无打折、移位、脱落情况。每次操作后检查球囊导管是否移位，确保导管正常位置。使用肝素盐水通过换能器每小时匀速持续冲洗中心腔，保持导管通畅，以免形成血栓，注意严格执行无菌操作，每日消毒导管穿刺部位周围皮肤，更换敷料并检查穿刺处有无红肿、渗血情况。

（4）观察 IABP 辅助循环运行情况：严密观察动脉收缩压、舒张压、平均压、反搏压与波形，使反搏压维持高于血压 10—20 mmHg。持续心电监护，严密观察心率、心律及 QRS 波形变化，维持患者心率 80—100 次/min，如过快或过慢立即查找原因并处理。记录患者 24 h 出入量，监测血电解质、尿比重、酸碱平衡情况，严格控制输液速度和量，以免增加心脏前负荷，加重病情。

（5）正确使用抗凝治疗：在应用肝素抗凝治疗过程中，定时抽血监测激活全血凝固时间（ACT），根据 ACT 值遵医嘱调节肝素的用量，同时观察患者尿液颜色，并注意穿刺处有无渗血、牙龈、鼻、黏膜、皮下出血情况及有无柏油样便。

（6）末梢循环状态的监测：观察患者双侧足背动脉搏动及皮肤温度情况，如果发现异常及时汇报医生。

（7）加强基础护理与营养支持：

① 循环稳定的患者应每 2 h 翻身及拍背一次。预防肺炎、肺不张等肺部并发症。

② 预防发生压力性损伤。

③ 确保肢体处于功能位置，防止关节强直，促进血液循环，防止血栓。

④ 加强营养，配合医生给予鼻饲或静脉高营养。保持室内安静，限制探视，加强生活照护。

（8）拔管撤机：循环稳定，血流动力学参数平稳 12 h，且全身情况得以改善即拔管撤机。拔管前先将球囊反搏比率减至 2∶1，观察数小时无异常即可拔管撤机。拔管后立即用无菌纱布按压穿刺部位 30 min，加压包扎，用沙袋压迫 6—8 h，并注意观察局部渗血情况。撤除沙袋后，该侧肢体避免用力或负重，并继续观察局部有无出血、血肿形成及肢体远端血运情况。

4. 并发症的预防与护理

（1）心肺功能不全的预防：

① 观察并保持稳定的血压：注意调整使用正性肌力药物，并根据血压回升情况逐渐适时地减量至停用。

② 预防及纠正心律失常，注意防止术后机体缺氧或缺血加重。保持血液容量平衡、呼吸道通畅以及纠正电解质紊乱。

（2）下肢静脉栓塞的预防：

① 及时检查置管一侧下肢的动脉搏动，观察下肢皮肤的颜色、温度、感觉及下肢周径等变化并与对侧比较。

② 将置管一侧下肢垫高，每 4 h 进行一次下肢功能锻炼。

③ IABP 患者的半卧位应小于 45°,避免屈膝、屈髋引起的球囊管打折。

④ IABP 患者需要抗凝治疗。抗凝治疗前遵医嘱监测 ACT,抗凝治疗后观察有无出血或凝血现象。

⑤ 避免导致停搏交替或停搏的因素,如触发不良、循环波动引起的低反搏压、1∶3 IABP 大于 8 h 或停搏超过 30 min 而未及时拔管等。

（3）局部感染的预防:

① 球囊管置管处的局部观察:每日更换敷料的同时检查穿刺局部有无渗血、红肿或分泌物。敷料污染时应及时更换。

② 观察每日体温、血象的动态变化。

③ 观察应用各类抗生素的效果,效果不佳时应及时报告医生。

（4）球囊破裂的预防:

① 密切观察有无顽固性低反搏压;置管外侧管道内有无血液流出。

② 发生上述两种情况应及时报告医生,立即停止 IABP,行撤管处理,如有必要协助医生更换新管再行置入。

（三）健康指导与康复

（1）定期门诊复查:如有心悸、胸闷等症状时,应及时就医,行心电图检查。

（2）患者术后注意休息,逐渐增加活动量,不要负重或剧烈运动。

（3）积极配合医生治疗原发疾病。

二十一、冠状动脉造影术护理

冠状动脉造影术是指经皮穿刺外周动脉将冠状动脉造影管送至主动脉根部或左右冠状动脉开口处,推注造影剂,用 X 线机连续摄像的一种技术。它可以清楚显示心脏冠状动脉结构,为冠心病的诊断、治疗方案的选择和预后判断提供科学依据。

（一）身心评估

配合医生进行病情评估,评估患者的疾病史、用药史、过敏史、手术史、心理状况、配合程度及各项生命体征。

（二）护理措施

1. 术前护理

（1）心理护理:讲解介入治疗的目的、方法及重要性,使患者配合手术。

（2）协助医生完成血常规、出凝血时间、凝血酶原时间、肝肾功能、心电图、心脏超声、胸片等检查。

（3）维护桡动脉血管及皮肤的完整性,穿刺处禁止任何针刺、输液或置管;同时做好手术区皮肤清洁准备工作,更换病员服。

（4）建立静脉通路,留置静脉留置针。

（5）手术当日可正常进食,但不可过饱。

（6）指导患者床上排便,术前排空膀胱,训练患者深呼吸、憋气及咳嗽动作。

（7）术前晚保证充足睡眠，必要时给予镇静催眠药。

2. 术中护理

（1）协助患者取去枕平卧位，吸氧。

（2）实施心电监护，保持静脉通畅。

（3）观察病情，询问患者主诉，观察有无低血压及心律失常的发生。

（4）加强心理护理，随时听取患者主诉，让患者放松并配合手术。

3. 术后护理

（1）穿刺侧肢体局部血循环情况的观察及护理：行桡动脉穿刺者术后根据患者情况采取合适体位，腕部制动，不可弯曲负重，手指可适量活动。行股动脉穿刺者术后患者绝对卧床休息 12 h，术侧肢体制动。术后应严密观察穿刺侧肢体血运情况，密切观察桡动脉及下肢足背动脉搏动、皮肤色泽、温度等情况，如有异常，及时通知医生。观察穿刺处有无渗血、血肿，桡动脉穿刺处加压止血器按时减压。

（2）术后适当补充液体，交代患者适量饮水，观察患者排尿情况，术后 4 h 尿量大于800 mL 为宜。

（3）严密观察患者心率、心律、血压等变化。

（4）观察患者有无局部渗血及血肿、低血压、尿潴留、消化道出血及皮肤黏膜出血等并发症。

（5）加强各项基础护理工作。

（6）心理护理，嘱患者保持乐观、平和心态。

（三）健康指导与康复

（1）避免冠心病的危险因素，指导患者戒烟、酒，避免情绪紧张、激动，注意饮食，降低体重，积极控制高血糖、高血压及高血脂等危险因素。

（2）定时门诊随访，复查血常规、肝肾功能、血脂等，如有不适及时就医。

（3）嘱患者遵医嘱服药，随身备硝酸甘油或速效救心丸，以便发作时急用。

（4）进食清淡及富含维生素、优质蛋白及纤维素的食物，进食不宜过快、过饱、限制甜食及高脂饮食，忌烟、酒。

二十二、经皮冠状动脉介入治疗护理

经皮冠状动脉介入治疗（PCI）是用心导管技术疏通狭窄甚至闭塞的冠状动脉管腔，从而改善心肌的血流灌注的方法，包括经皮冠状动脉腔内成形术（PTCA）、经皮冠状动脉内支架植入术、冠状动脉内旋切术、旋磨术和激光成形术。其中，PTCA 和支架植入术是冠心病的重要治疗手段。

（一）身心评估

配合医生进行病情评估，评估患者的疾病史、用药史、过敏史、手术史、心理状况、配合程度及各项生命体征。

（二）护理措施

1. 术前护理

（1）心理护理：讲解介入治疗的目的、方法及重要性，使其配合手术。

（2）协助医生完成血常规、出凝血时间、凝血酶原时间、肝肾功能、心电图、心脏超声、胸片等检查。

（3）术前 3—5 天开始服用阿司匹林，每天 100—300 mg，硫酸氢氯吡格雷片每天 75 mg 或术前负荷 300 mg，继续服用硝酸酯类药物和钙离子通道拮抗药。

（4）维护桡动脉血管及皮肤的完整性，穿刺处禁止任何针刺、输液或置管。建立静脉通道，留置静脉留置针。

（5）手术当日可正常进食，但不可过饱。

（6）指导患者床上排便，术前排空膀胱，训练患者深呼吸、憋气及咳嗽动作。

（7）术前晚保证充足睡眠，必要时给予镇静催眠药物。

2. 术中护理

（1）协助患者取平卧位、吸氧。

（2）连接心电监护，保持静脉通畅。

（3）术中给予肝素应用，持续肝素化。

（4）病情观察：询问患者主诉，观察有无低血压及各种心律失常的发生。

（5）加强心理护理，指导患者放松心情配合手术。

3. 术后护理

（1）穿刺侧肢局部血循环情况的观察及护理：行桡动脉穿刺术后根据患者情况采取合适卧位，腕部制动，手指可适量活动，行股动脉穿刺者术后患者绝对休息 12 h，术侧肢体制动。术后应密切注意穿刺侧肢体血液循环情况，密切观察桡动脉及下肢足背动脉搏动、皮肤色泽、温度等，如有异常，及时通知医生。观察穿刺处有无渗血、出血及血肿，桡动脉穿刺处加压止血器按时减压。

（2）术后适量补充液体：交代患者适量饮水，观察患者排尿情况。术后 4 h 尿量大于 800 mL 为宜。

（3）严密观察患者心电、血压等变化。

（4）拔管护理：患者术后严格保持平卧，防止术肢活动致鞘管脱落或出血。术后 4—6 h 医生拔除动脉鞘管，预先准备抢救及拔管所需物品，拔管时应观察患者神志情况及有无恶心、呕吐、血压下降、面色苍白、四肢发冷、心动过缓等迷走神经反射亢进症状。密切观察患者心律、心率、血压变化。拔管后加压包扎并用沙袋压迫 6—8 h，术侧肢体制动 12 h。

（5）观察有无局部渗血及血肿、低血压、尿潴留、消化道出血、恶性心律失常等并发症。

（6）加强各项基础护理，使患者舒适。

（7）心理护理：保持乐观平和心态。

（三）健康指导与康复

（1）定期门诊复查：告知患者术后定期复查，如出现心肌缺血症状应随时复查。

（2）遵医嘱坚持服用抗凝药物，可有效防止术后再狭窄。

（3）患者术后注意休息，逐渐增加活动量，切不可操之过急。

(4) 指导患者做好冠心病的二级预防。

二十三、先天性心脏病介入治疗护理

先天性心脏病是一种常见病,其中动脉导管未闭(PDA)、房间隔缺损(ASD)、室间隔缺损(VSD)是临床最常见的几种先天性心脏病。

介入治疗方法指经皮穿刺外周血管,在 X 线透视引导和超声心动图的辅助下,将导管推送至心脏病变的相应部位进行治疗的方法。

(一)身心评估

(1) 配合医生进行病情评估,评估患者的疾病史、用药史、过敏史、手术史、心理状况、配合程度及各项生命体征。

(2) 了解先天性心脏病的分类及缺损大小程度。

(二)护理措施

1. 术前护理

(1) 心理疏导:向患者及家属讲解手术目的及必要性、大致方法及可能出现的不适,使其配合治疗。

(2) 必要时遵医嘱进行抗生素皮试。

(3) 术前 1 日嘱患者练习床上大小便,洗澡并更换病员服,术前排空大小便。

(4) 建立静脉通道,给予外周静脉置管。

(5) 告知患者术后卧床、肢体制动、沙袋压迫的时间,以便患者配合。

(6) 详细了解病情,协助医生做好胸片、超声心动图、心电图、心功能、肝肾功能、出凝血时间、血常规、血生化等各种检查。

(7) 合理饮食,一般以清淡饮食为宜,不宜过饱;年龄较小需全麻的患者,禁食、禁水12 h。

2. 术中护理

(1) 协助患者取平卧位,吸氧。

(2) 实施心电监护,保持静脉通畅。

(3) 病情观察:询问患者主诉,观察有无低血压及心律失常的发生。

(4) 加强心理护理,指导患者放松心情配合手术。

3. 术后护理

(1) 心理护理:加强沟通,缓解患者的紧张心理。

(2) 心电监护:严密监测患者心率、心律、呼吸、血压变化。

(3) 嘱患者绝对卧床休息12 h,肢体制动6 h,沙袋压迫的时间为6 h,注意观察局部有无出血、渗血情况,避免咳嗽、打喷嚏、用力排便、憋尿等增加动脉压及腹压的因素。

(4) 密切观察下肢皮肤颜色、温度及循环情况。

4. 并发症的观察与护理

(1) 感染:观察患者的体温及血常规变化,如出现体温过高,按发热护理常规处理,遵医嘱给予抗生素应用。

（2）封堵器脱落及异位栓塞：密切观察患者有无胸闷气促、胸痛、发绀等症状，密切观察心电图及心脏杂音的变化，如有异常，及时汇报医生。

（3）心律失常：除室早、房早等心律失常外，还可能出现房室传导阻滞或束支传导阻滞，密切观察心电图改变，及时汇报。

（4）血栓形成：术后予抗凝药物应用，观察患者出、凝血时间等变化，及时询问患者病情变化，注意观察患者皮肤黏膜及消化道有无出血倾向，防止抗凝过度。

（5）溶血：溶血是 PDA 封堵术罕见的严重的并发症，72 h 内应严密观察患者心脏杂音变化、睑结膜及尿液颜色，及时记录汇报。

（三）健康指导与康复

（1）保持心情舒畅，注意休息，术后 3 个月内禁止剧烈体力活动，穿刺处 1 周内避免洗澡，防止出血。

（2）预防感冒，术后 6 个月内注意预防感染性心内膜炎。

（3）房间隔缺损、室间隔缺损封堵术后需抗凝治疗 3—6 个月，指导患者及家属观察有无出血倾向，出现异常及时就诊。

（4）术后 1 个月、3 个月及 6 个月来院随访，门诊复查心脏彩超，如有不适，及时到医院就诊。

二十四、心衰超滤治疗护理

心衰超滤脱水装置是心衰超滤专用设备，针对充血性心力衰竭的钠水潴留病理、生理状态，在最小化循环负荷的前提下，采用单纯超滤技术，实现机械性利水利钠，从而达到治疗心衰的目的。它以血泵驱动为动力，经外周静脉建立体外循环通路；使用专用管路，在超滤泵的负压抽吸下，通过滤器实现单纯的血液超滤机械性利尿，从而达到纠正容量负荷过重、缓解钠潴留的目的。

（一）超滤治疗前的筛查与评估

（1）超滤治疗的适应证：高容量负荷且对利尿剂抵抗；心力衰竭伴明显液体潴留的患者；因近期容量负荷明显增加，导致心力衰竭症状加重。

（2）超滤治疗的相对禁忌证：血肌酐中度升高但未达到透析指征的患者和血肌酐明显升高有血液透析指征的患者。应谨慎进行超滤治疗。

（3）超滤治疗的绝对禁忌证：收缩压不大于 90 mmHg，且末梢循环不良；肝素抗凝禁忌证；严重二尖瓣或主动脉瓣狭窄；急性右心室心肌梗死；需要透析或血液滤过治疗；全身性感染。以上各情况应禁止使用超滤治疗。

（4）所有患者和家属均应完成医疗机构规定的知情同意程序和相关文件。

（5）超滤治疗前，护士的评估内容如下：患者基本状况，超滤治疗相关数据的测量、记录，患者依从性。具有超滤治疗相对禁忌证时，建议全程超滤速度控制在 200 mL/h 以内，24 h 超滤总量不宜超过 2500 mL，并密切监测血肌酐变化。

（二）超滤治疗前的护理配合

（1）实施超滤治疗的护士应掌握心力衰竭发展、干预的相应知识，管路管理技能，以及团队协作、对紧急事件积极应变的能力。

（2）操作前物品准备：超滤治疗相关物品（穿刺针、超滤管路、滤器、预冲液、超滤机），抢救相关物品（抢救车、除颤仪）。首选颈内静脉，若使用外周静脉，需选择条件良好、粗大的浅表静脉，流量均应大于 90 mL/min，建立体外循环。超滤治疗前超滤机自检，确认能正常工作。用 500 mL 生理盐水加 5000 U 普通肝素进行预冲，预冲时间大于 30 min，预冲液量应不少于 300 mL 且超滤袋重量大于 60 g，充分排出气体和浸泡滤器，避免空气和致热源残留，以保证治疗的顺利进行，延长滤器使用寿命。

（3）治疗通路准备：启动治疗前静脉管路的准备包括中心静脉管路的准备和外周静脉管路的准备。检验各管路有无血凝块，确保管路的通畅。

（4）依据患者情况遵医嘱采用相应的抗凝方式。若需要使用普通肝素，建议肝素负荷量为 1500—3000 U，初始维持量为 500 U/h；若采用低分子量肝素抗凝，建议首剂量为 75—100 U/kg 于治疗前 30 min 静脉给药。年龄大于 70 岁或血肌酐升高者，应适当减量。

（5）遵医嘱调整适宜的治疗参数。超滤机治疗参数的设置：

① 根据医嘱设置血泵及超滤泵的速度。建议初始血泵流量为 20—30 mL/min，初始超滤速度为 200—300 mL/h。若使用无肝素超滤治疗，血泵速度大于 30 mL/min。根据患者的病情、生命体征、液体负荷状态、脱水计划及管路各项压力进行调整。

② 以呼吸困难为主要表现的左心衰竭患者，24 h 超滤总量不宜超过 3000 mL；以体循环淤血、外周水肿表现为主的右心衰竭患者，24 h 超滤总量不宜超过 5000 mL，存在严重组织水肿者除外，并将后续调整剂量完整记录于护理记录单中。

（三）超滤治疗启动后的监测与管理

（1）严密监测生命体征：治疗第 1 h 内每 15 min 监测一次血压和心率，之后每小时监测一次，每 6 h 测量体温一次；如果患者出现生命体征异常，应告知医生并增加监测频次。治疗期间血流动力学应保持稳定。

（2）监测超滤效果：监测内容包括总超滤液量、体重、症状、体位、经皮血氧饱和度、水肿程度、腿围、腹围、出入量等。

（3）监测安全性指标：包括实验室检查结果、并发症、运行数据、机器报警。超滤安全性指标包括患者临床表现、实验室检查结果及运行数据的监测等。机器报警发生时要求于 30 s 内处理，避免造成凝血。

（4）监测抗凝效果：

① 使用普通肝素抗凝时，保持活化部分凝血活酶时间（APTT）在 65—85 s，或活化凝血时间（ACT）在 180—220 s。每 4—6 h 测定一次。

② 使用低分子量肝素抗凝时，每 6—8 h 追加首次剂量的一半，追加时从动脉管路前端采血端口处给药，不必监测 APTT。

③ 使用无肝素化抗凝时，建议血泵速度大于 30 mL/min，每小时用生理盐水冲洗循环管路一次，每次生理盐水的量为 100 mL，同时将预设的超滤速度增加 100 mL/h。

（5）参照静脉护理指南规定维护静脉管路。

（6）对于有皮肤受损潜在危险的患者，每日对患者皮肤状态进行评估，并为患者实施相应的保护措施。

（四）超滤治疗并发症的预防及护理

常见并发症主要包括超滤管路堵塞、低血压、出血、感染及肌肉痉挛等。

（1）识别发生管路凝血的原因，并及时处理。

（2）识别低血压的发生，遵医嘱采取相应措施。发生低血压的判断标准是超滤治疗中收缩压下降大于 20 mmHg 或收缩压小于 90 mmHg，或平均动脉压下降大于 10 mmHg，并出现低血压症状，如头晕、出汗、倦怠等，且需要临床干预。若出现超滤低血压，建议减慢血流速度，降低超滤速度，补充血浆或白蛋白，必要时加用升压药。若出现皮肤湿冷、苍白、发绀、意识障碍等低血压休克表现，及时停止超滤。

（3）每日监测凝血功能，观察有无皮肤出血点、皮下瘀斑、口腔黏膜及穿刺点出血等症状。

（4）严格遵循无菌操作原则，密切监测体温、血常规等感染指标。

（5）对于发生肌肉痉挛的患者，遵医嘱采取相应措施。发生肌肉痉挛的原因是由于短时间内快速脱水，血管内循环血液量减少导致灌注不足，引起四肢血管发生代偿性收缩，导致肌肉组织缺血缺氧、肌肉电生理异常等。为患者补充左卡尼汀可以改善骨骼肌细胞缺氧，维持细胞膜的稳定性，从而减少肌肉痉挛的发生。当发生肌肉痉挛时，建议减慢超滤速度，降低超滤量，直至为 0，观察病情变化。

（五）超滤治疗结束时的护理

超滤治疗结束时，护士应处理管路回血，实施静脉管路维护等，避免患者发生超滤治疗后的感染等。

（1）医生对患者超滤效果进行评估后，开具停止超滤治疗医嘱。

（2）管路封闭依据静脉治疗护理技术操作规范执行。

（3）超滤机置备用状态。超滤结束后对机器进行维护：拆卸管路，关闭机器，建议使用 0.05％的含氯消毒剂擦拭机身，使用 75％的酒精擦拭机器屏幕表面，消毒结束后将机器置于阴凉处，固定好，罩上防尘罩，备用。

第四节　消化系统疾病护理常规

一、消化系统疾病一般护理

消化系统疾病是临床常见病，主要包括食管、胃、肠、肝、胆、胰等脏器的器质性和功能性疾病，病变可局限于消化系统或累及其他系统，其他系统或全身性疾病也可引起消化系统疾病或症状。

（一）身心评估

（1）评估患者饮食习惯、用药史以及有无应激因素等，了解与疾病有关的诱因。

（2）评估患者生命体征、意识状态、营养、睡眠状况等。

（3）评估患者有无嗳气、反酸、食欲减退、上腹饱胀、腹痛、恶心、呕吐等胃肠道症状。

（4）评估患者呕吐物及排泄物的色、量、性状及伴随症状。

（5）评估患者对疾病的认知程度及心理状态，有无焦虑、抑郁等情绪。

（二）护理措施

1. 体位

急性期或重症患者，如上消化道出血、肝硬化晚期、肝性脑病、急性胰腺炎等，应绝对卧床休息，并根据疾病性质协助取舒适体位。轻症及重症恢复期患者可适当活动。

2. 病情观察

（1）观察患者有无恶心、呕吐、腹痛、腹胀、腹泻、呕血、黑粪、黄疸、吞咽困难等消化道症状。

（2）呕吐、呕血、便血、严重腹泻时，观察血压、体温、脉搏、呼吸、神志并详细记录。

（3）腹痛时，注意观察部位、性质、持续时间及疼痛与饮食的关系，如有病情变化及时汇报医生处理。

（三）症状护理

1. 疼痛护理

（1）观察疼痛特点：评估疼痛的性质、部位，是否伴有严重恶心、呕吐、吞咽困难、呕血及黑便等。

（2）药物止痛：遵医嘱给予抑酸、胃黏膜保护剂等药物，必要时给予解痉止痛药。

（3）安慰患者情绪，解释病情予心理支持，协助患者选择舒适的体位，运用多种方式分散患者注意力，缓解疼痛。

2. 呕吐护理

（1）注意呕吐物的内容、颜色、气味、次数、时间及呕吐方式。观察皮肤的弹性和静脉充盈等情况。

（2）药物治疗：遵医嘱给予补液，纠正水、电解质平衡等治疗。呕吐剧烈者遵医嘱给予止呕药应用。

（3）预见性护理：呕吐时协助患者头偏向一侧，病情许可可取端坐位或半卧位，以免误吸分泌物引起吸入性肺炎或窒息，及时清除口腔呕吐物，保持口腔洁净。

3. 腹泻护理

（1）观察排便次数、量、颜色、形状、性质。腹泻严重者暂禁食，并观察有无脱水征。

（2）遵医嘱补充水分、电解质及对症治疗，根据病情予以止泻剂等应用。

（3）排便频繁者每次便后宜用湿纸巾擦肛门，并用温水清洗干净，以防肛周皮肤黏膜破溃、糜烂。

4. 饮食护理

根据病情合理安排饮食，保持营养均衡。定时进餐，少食多餐，饮食宜清淡宜消化，避免过冷、过热、过酸、辛辣刺激的食物。对于溃疡病、肝硬化腹水、急性胰腺炎、溃疡性结肠炎等患者,指导食用易消化、高蛋白、低盐或无盐、低脂肪或无油无渣的食物。肝功能显著损害并有血氨偏高或肝性脑病先兆者,应限制或禁止蛋白质摄入;胃底静脉曲张者宜以无渣的软食为宜;消化道急性活动性出血期间禁食,戒烟、戒酒。

(四)心理护理

及时巡视、关心患者,根据病情做好与家属沟通,建立良好护患关系,加强心理支持,取得患者信任、家属配合理解。缓解患者紧张、烦躁不安、焦虑、恐惧、悲观等心理反应。

(五)健康指导与康复

(1)强调饮食质量及饮食规律,节制烟、酒。
(2)指导慢性消化系统疾病患者掌握发病的规律性,防止复发和出现并发症。
(3)向患者介绍一些与疾病有关的医疗知识。
(4)说明坚持长期服药及定期复查的重要性。
(5)指导患者保持情绪稳定。
(6)生活规律,劳逸结合,适当运动。

二、急、慢性胃炎护理

胃炎是指各种病因导致的胃黏膜的炎性病变。按临床发病的缓急,一般分为急性胃炎和慢性胃炎。另有其他特殊型胃炎,如急性化脓性胃炎,急性腐蚀性胃炎等。

(一)身心评估

(1)评估患者既往用药史,有无服用非甾体抗炎药、某些抗肿瘤药、口服氯化钾或铁剂等。
(2)评估患者有无胃食管返流病史。
(3)评估患者有无不良生活习惯。
(4)心理状况评估:评估患者有无焦虑、抑郁、烦躁、无望等一系列负性情绪。

(二)护理措施

1. 体位
急性发作期应卧床休息,注意保暖,减少活动,恢复期可适当活动,避免劳累。
2. 病情观察
(1)注意呕吐物的内容、颜色、气味、次数、时间及呕吐方式。观察皮肤的弹性和静脉充盈等情况。
(2)观察患者腹痛的部位、性质、持续时间及腹痛与进食的关系,用药后有无改善。
(3)观察有无呕血、黑便等其他消化道症状。
3. 症状护理
(1)腹痛护理:严密观察腹痛性质、腹痛特征。轻、中度腹痛,病情明确时予以局部热敷,腹痛剧烈时遵医嘱予以解痉剂或止痛剂应用,并观察药物的作用与副作用。

（2）呕吐护理：呕吐频繁有失水情况时，协助医生采血送检钠、钾、氯及二氧化碳结合力，及时纠正水、电解质和酸碱失衡，测量脉搏、血压并记录。记录呕吐次数、性质和量，清除呕吐物并漱口。

（3）饮食护理：病情轻者可给予清淡流质饮食，并多饮水。剧烈呕吐时应暂禁食。强酸中毒性胃炎可给牛奶、蛋清类，强碱中毒性胃炎可给橘子汁起中和作用。

（4）生活指导：忌饮大量烈性酒、浓茶等。避免进食过冷、过热、刺激性食物，少食多餐。注意饮食卫生。

（5）安全护理：病情严重患者卧床休息，呕吐剧烈时需床旁守护。呕吐时协助患者头偏向一侧，病情许可可取端坐位或半卧位，以免误吸分泌物导致吸入性肺炎或窒息。

（6）用药护理：指导患者遵医嘱服药，观察药物治疗效果和不良反应。

（7）心理护理：对于不同病因所导致的急、慢性胃炎，给予不同心理护理。如吞服强酸、强碱有自杀企图的患者，应给予精神安慰，引导患者适当地发泄情绪，以达到心理平衡，并帮助患者正确对待各种矛盾。

（三）健康指导与康复

（1）注意饮食卫生，勿吃腐败变质的食物，不暴饮暴食。
（2）养成良好的生活习惯，保持饮食规律。
（3）加强锻炼，增强身体抵抗力。
（4）讲解疾病有关病因，避免复发。
（5）指导患者保持心境平和，家属予以关心。

三、消化性溃疡护理

消化性溃疡是指发生在胃和十二指肠黏膜的慢性溃疡，也可以发生在食管下端、胃空肠吻合口周围。溃疡的形成与胃酸、胃蛋白酶的消化作用有关，故称消化性溃疡。消化性溃疡的发生是损害因素与防御因素之间平衡失调的结果。十二指肠溃疡多见青壮年；胃溃疡发病年龄较晚，男性多于女性。胃溃疡和十二指肠溃疡发病率之比约为 3∶1。

临床以慢性过程、周期性发作与节律性上腹部疼痛为主要特征。发病常与季节变化、精神紧张、过度疲劳和饮食不当等有关。

（一）身心评估

（1）评估患者有无幽门螺杆菌感染病史及生活习惯。
（2）评估患者有无应激和心理状态。
（3）评估患者疼痛发作部位及性质，有无规律；评估患者全身状况和腹部体征，患者身体自理能力情况。
（4）评估患者及家属对于疾病的认识程度，了解患者家庭-社会支持系统情况。

（二）护理措施

1. 体位

嘱患者保持安静，溃疡活动期，大便隐血试验阳性应卧床休息 1—2 周。一般休息 4—6

2. 病情观察

（1）及时了解患者有无嗳气、反酸、恶心、呕吐、腹痛及腹痛与进食的关系。

（2）当患者出现四肢厥冷，脉速，血压下降，黑便，呕血，腹痛剧烈，呕吐，提示有出血、穿孔等并发症，应及时报告医生处理。

（三）症状护理

（1）腹痛护理：轻、中度腹痛，病情明确时予以局部热敷，腹痛剧烈时遵医嘱予以解痉剂或止痛剂应用，观察药物的作用、副作用及用药后有无改善。

（2）呕吐护理：呕吐频繁有失水情况时，抽血送检钠、钾、氯及二氧化碳结合力，及时纠正水、电解质和酸碱失衡，测量脉搏、血压并记录。记录呕吐次数、性质和量，清除呕吐物并漱口。

（3）用药护理：指导患者按医嘱服药，抗酸药应在两餐之间或临睡前服用；黏膜保护剂宜研碎或嚼碎；长期服用出现便秘者可给予缓泻剂，慎用或不应用非甾体类药（NSAIDS）、激素等药物。

（4）饮食护理：定时进餐，少食多餐，每天5—6餐，饮食以柔软、易消化、清淡为原则，忌粗糙、生冷、坚硬或富含纤维饮食，保证足够的热量和维生素，尽量避免饮用刺激胃液分泌亢进的饮品，如浓茶、咖啡，忌烟酒和辛辣调味品，以偏碱食物为宜。进食时细细咀嚼。伴消化道出血时，应根据病情禁食。

（5）并发症护理：出血时取平卧位，禁食，建立静脉通路，补充血容量，观察生命体征，积极配合抢救；穿孔时禁食，做好术前准备；幽门梗阻行胃肠减压，注意患者胃内潴留物的颜色、气味、性质等情况。

（6）心理护理：评估患者疼痛特点及疼痛与进食关系，有无放射痛，指导患者使用松弛术、热敷、针灸等方法以减轻腹痛。评估患者及家属的心理反应，并积极进行心理干预，消除或减轻其不良心理反应，协助患者取得家庭和社会支持。

（四）健康指导与康复

（1）向患者讲解该病病因、诱因，避免精神紧张、过度疲劳，保持情绪乐观；戒烟、忌酒；生活要有规律，遵守饮食疗法，建立合理的饮食习惯和结构。

（2）遵医嘱用药，坚持规律服药，预防疾病复发，疗程结束后按医嘱规定时间及时复查。

（3）注意疾病自我观察，如发现有上腹部疼痛、不适、压迫感、恶心、呕吐、黑便等症状应及时就诊。

（4）尽量不服用对胃黏膜有刺激的药物，如必须使用应在医生指导下服用，注意安全用药。

四、上消化道出血护理

上消化道出血是指屈氏韧带以上的消化道，包括食管、胃、十二指肠和肝、胰、胆道病变引起的出血，以及胃空肠吻合术后的空肠病变所致的出血。上消化道出血病因常为消化系统疾病或全身性疾病。

（一）身心评估

（1）评估患者有无引起消化道出血的疾病（食管疾病、胃十二指肠疾病、门静脉高压症、胆道疾病及血管性疾病等）。

（2）评估患者呕血、黑便的量、颜色、性状，判断出血的量、部位及时间。

（3）评估患者的意识状态、气道、呼吸、循环。观察患者皮肤黏膜色泽及口渴等症状，评估有无失血性周围循环衰竭前兆。

（4）评估患者心理状况，有无焦虑、恐惧、紧张不安的表现。

（二）护理措施

1. 体位

大量出血患者绝对卧床休息至出血停止，取侧卧位或平卧位，双下肢略抬高，指导患者头偏向一侧，防止误吸或窒息；使用双侧床栏；随着病情的好转，逐渐增加活动量。

2. 病情观察

（1）观察患者血压、体温、脉搏、呼吸及分泌物的变化。

（2）大出血时，每 15—30 min 测脉搏、血压，有条件者使用心电监护仪进行监测。

（3）观察患者神志、末梢循环、尿量、呕血和便血的色、质、量。及时关注患者血液检查结果血红蛋白浓度、红细胞计数等有无变化。

（4）患者有头晕、心悸、出冷汗等休克表现时，及时报告医生对症处理并做好记录。

3. 症状护理

（1）烦躁者给予镇静剂，门静脉高压出血患者烦躁时慎用镇静剂。

（2）迅速建立两组以上静脉通路，尽快补充血容量，用 5% 葡萄糖生理盐水或血浆代用品；大量出血时应及时配血、备血，双气囊三腔管备用，必要时行内镜治疗或介入治疗。

（3）注意保暖。

（4）行胃管冰盐水冲洗时，应观察冲洗液有无再出血。

（5）口腔护理：出血期禁食，每日至少口腔护理 2 次。呕血时应随时做好口腔护理，保持口腔清洁、无异味，防止感染。

（6）便血护理：大便次数频繁者每次便后应擦净，保持臀部清洁、干燥，以防发生湿疹或压力性损伤。

（7）饮食护理：消化性溃疡小量出血者予以温凉流质，大出血期间禁食；出血停止后按顺序给予温凉流质、半流质及易消化的软饮食；出血后三天未解大便者，慎用泻药。

（8）使用双气囊三腔压迫治疗时，参照双气囊三腔护理常规护理。

（9）使用特殊药物，如生长抑素及类似药物、垂体后叶素时，应严格掌握滴速，持续静脉滴注或使用微量泵静脉泵入，如出现腹痛、腹泻、心律失常等副作用时，应及时报告医生处理。

（10）心理护理：尊重患者，耐心、细致做好解释、安抚工作，以消除其紧张不适、恐惧等负性情绪。污染被服应随时更换，避免不良刺激，护理人员守护陪伴患者，使其有安全感。

（三）健康指导与康复

（1）保持良好的心境和乐观主义精神，正确对待疾病，积极治疗原发病。

（2）合理安排休息时间，注意劳逸结合。适当进行体育锻炼，增强体质。

（3）禁烟、酒，忌浓茶、咖啡等对胃有刺激的饮品，注意饮食卫生，生活规律。

（4）对于一些可诱发或者加重溃疡病的症状，甚至引起并发症的药物应忌用，如水杨酸类、利血平、保泰松等。

（5）定期复查，如出现呕血、黑便及时就医。

五、急性胰腺炎护理

急性胰腺炎是指胰酶在胰腺内被激活后引起胰腺组织自身消化的化学炎症。常因胆道疾病、胆管阻塞、大量饮酒、暴饮暴食、手术创伤、感染等引起，以青壮年者居多，女性多于男性。

临床以急性上腹疼痛、恶心、呕吐、发热、血与尿淀粉酶增高以及重症伴休克、腹膜炎等为主要特征。临床分型为充血水肿型、出血坏死型。

（一）身心评估

1. 身体状况评估

（1）评估患者发病原因，有无胆道疾病、饮酒过量或饮食不当、十二指肠返流、创伤因素、胰腺循环障碍、高脂血症、高钙血症等。

（2）评估患者腹部疼痛时间、部位、性质、程度，呕吐次数，呕吐物性质及量，有无腹膜刺激征，腹胀及肠鸣音变化。

（3）评估患者的意识状态、生命体征、皮肤黏膜色泽、肢体温度、尿量、有无休克和 ARDS 症状。

2. 心理状况评估

由于腹痛剧烈及病情进展急骤，患者常出现紧张、恐惧、痛苦等悲观消极情绪。

（二）护理措施

1. 体位

绝对卧床休息，取弯腰屈膝侧卧位，患者剧烈疼痛辗转不安时，应注意安全；必要时加用床档，防止坠床。

2. 病情观察

（1）生命体征观察：严密观察患者体温、脉搏、呼吸、血压、神志的变化。

（2）疼痛的观察：认真听取患者主诉腹部疼痛的部位、性质、时间等。

（3）引流液的观察：使用胃肠减压时应观察引流液的颜色、内容物及量。

（4）出血的观察：注意观察患者有无出血倾向，如脉速、出冷汗、血压下降等休克表现，以及患者有无腹胀、肠麻痹、脱水等症状，发现异常及时报告医生。

3. 症状护理

（1）抑制胰腺分泌，禁食、水，胃肠减压，使胰液分泌量减少到最低限度，避免和改善胃肠胀气并保持管道通畅。

（2）急性期按护理做好口腔护理、皮肤护理，防止压力性损伤和肺炎发生。

（3）疼痛护理：解痉止痛，与患者交谈分散其注意力，教会患者放松技巧，缓解疼痛。

（4）心理护理：由于病程长，病情反复，患者常出现紧张、恐惧、痛苦悲观消极情绪，应加强陪护，耐心做好解释工作，满足患者安全、舒适需要。了解患者感受，耐心解释问题，帮助患者树立战胜疾病的信心。

（三）健康指导与康复

（1）向患者说明本病好发特点及治疗中注意事项，悉心安慰患者，使其情绪稳定，积极配合治疗。

（2）1—2 月内避免过度劳累或提举重物。

（3）禁食高脂饮食，避免进辛辣刺激性食物，避免暴饮暴食、酗酒，少食多餐，以防疾病复发。

（4）积极治疗原发病。定期复查，一旦出现左上腹剧烈疼痛，立即到医院就诊，以免延误病情。

六、肝硬化护理

肝硬化是一种以肝组织弥漫性纤维化、假小叶和再生结节形成为特征的慢性肝病。主要由病毒性肝炎、酒精中毒、胆汁淤积循环障碍、工业毒物或药物、代谢营养障碍等引起。

临床表现以肝功能损害和门静脉高压为主要特征，晚期可出现消化道出血、肝性脑病、继发感染等严重并发症。

（一）身心评估

（1）评估患者有无病毒性肝炎、慢性中毒、肠道感染及胆汁瘀滞病史；评估患者的饮食习惯、饮酒史、长期服药史及职业和工作环境。

（2）评估患者肝功能失代偿期表现：是否存在乏力、食欲减退、恶心、厌油、腹胀、肝脏肿大，有无消化道症状、内分泌功能失调。

（3）评估患者有无门脉高压失代偿表现及出血情况。

（4）评估患者有无性格行为异常等神经精神系统症状。

（5）评估患者对肝硬化知识的了解和治疗配合程度，有无焦虑、恐惧、悲观失望、多疑敏感、易激动等心理变化，家庭成员对本病的认知程度和重视程度。

（二）护理措施

1. 体位

肝功能代偿期患者，可参加力所能及的工作；肝功能失代偿期患者应卧床休息。大量腹水的患者，可取半卧位或取患者感到舒适的体位。

2. 病情观察

（1）密切观察患者意识、血压、脉搏、呼吸、尿量、皮肤色泽等。

（2）根据病情随时观察患者神志、表情、性格变化及扑翼样震颤等肝性脑病先兆表现。

（3）观察患者鼻、牙龈、胃肠等有无出血倾向。若有呕血及便血时做好记录，及时与医生联系、处理。

（4）对于躁动不安的患者，应用约束带、床栏等保护措施，避免坠床。

3. 饮食

予以高热量、优质蛋白、低脂肪、低盐、多维生素软食,忌食粗糙、油炸及坚硬的食物,适当补充多种维生素,尤以 B 族维生素为主。伴有水肿和腹水的患者应限制水和盐(每日1.2—2.0 g)。肝功能不全及处于昏迷期或血氨升高时,限制蛋白每日不大于30 g。禁烟,忌酒、咖啡等刺激性饮料及食物。

4. 正确记录 24 h 出入液量

注意观察患者使用利尿药后的尿量变化及电解质情况,随时与医生取得联系进行处理。大量腹水的患者,每日测量并详细记录腹围和体重;衣裤宽松舒适,每日以温水擦身,保持皮肤清洁、干燥;并发脐疝时以腹带保护;牙龈出血患者,用软毛刷或含漱液清洁口腔,切忌用牙签剔牙。

5. 并发症护理

胃底食管静脉破裂出血参照上消化道出血护理常规护理;肝性脑病参照肝性脑病护理常规护理;定期检查肾功能及心肌酶、尿酸等指标,防止肝肾综合征发生;感染时遵医嘱给予抗生素应用,出现发热给予物理降温。

6. 心理护理

使患者保持情绪稳定,树立坚强意志,心情开朗,振作精神,消除思想负担,告知患者及家属保持积极、乐观的情绪及平和的心态有助于病情的改善,取得家属及社会关系的有力支持。

(三)健康指导与康复

(1)帮助患者及家属掌握相关症状的病因、诱因、病种、表现以及药物的用法、用量等。

(2)保持良好心情,正确对待疾病。

(3)按时按量正确服药。

(4)指导患者生活有规律,注意劳逸结合。

(5)避免感冒等各种感染及不良刺激。

(6)饮食指导:康复期坚持三高(高热量、高蛋白、高维生素)一低(低脂)饮食,禁辛辣、刺激、坚硬食物。戒烟、酒,适当限制食用动物脂肪。

(7)定期复查,发现病情变化及时就诊。

七、肝性脑病护理

肝性脑病是指严重肝病引起的、以代谢紊乱为基础的中枢神经系统综合征,主要由各种肝硬化、重症病毒性肝炎、中毒性肝炎、药物性肝炎、门静脉分流术后引起。

由于来自肠道和体内的一些有害的代谢产物(氨),不能被肝脏解毒和消除,进入体循环,透过血脑屏障,导致大脑功能紊乱。临床以意识障碍、行为失常、昏迷为主要特征。根据意识障碍程度、神经系统表现及脑电图改变情况可分为前驱期、昏迷前期、昏睡期、昏迷期四期。

(一)身心评估

(1)评估患者有无病毒性肝炎、肝硬化、原发性肝癌、急性脂肪肝、严重胆道感染和手术史。

（2）评估患者是否长期服用损坏肝功能的药物或饮酒。

（3）评估患者有无上消化道出血、感染、大量利尿、放腹水、高蛋白饮食、便秘、使用镇静剂麻醉等诱发因素。

（4）评估患者思维、认知变化，判断意识障碍程度、生命体征变化、神经系统体征。

（5）评估患者的心理状态，有无焦虑、恐惧、抑郁等心理变化。评估患者及家属对于疾病的认识程度，了解患者家庭-社会支持系统情况。

（二）护理措施

1. 体位

一般患者卧床休息，根据病情协助患者取舒适体位。昏迷者取去枕平卧位，头偏一侧，防止舌根后坠阻塞呼吸道。必要时应用约束带，防止坠床。

2. 病情观察

（1）严密观察患者性格、行为和意识的改变。如有无反常的冷漠或欣快，有无精神失常、扑翼样震颤等。

（2）观察各种反射是否存在，以判断昏迷程度。发现瞳孔、血压、及呼吸异常时，应及时与医生联系并协助处理。

（3）观察原发肝病体征有无加重，如出血倾向、黄疸等，有无上消化道出血、感染等并发症。

3. 症状护理

（1）意识障碍护理：患者卧床休息，对兴奋躁动者须采取安全防护措施，去除病房内的不必要设备和危险物品，以免患者伤人和自伤，24 h 陪护。

（2）保持呼吸道通畅，昏迷患者头偏向一侧，有分泌物及时消除。

（3）对有脑水肿患者可用冰帽降低颅内温度，保护脑细胞功能。

4. 用药护理

使用谷氨酸钠或谷氨酸钾时，应注意观察患者的尿量、腹水和水肿状况，尿少时慎用含钾药物，明显腹水和水肿时慎用钠盐，并监测患者电解质变化。应用精氨酸时，滴注速度不宜过快，观察患者是否有流涎、面色潮红与呕吐症状并即时处理。

5. 饮食护理

病情开始数日禁食蛋白质，以碳水化合物为主，每日热量保持在 1500—2000 cal。昏迷患者可进行鼻饲流质，神志清醒后逐渐增加蛋白质（每日控制在 40 g 以下）及多种维生素，限制钠盐摄入。

6. 其他措施

（1）消除病因，及时止血，避免诱因。

（2）训练患者对人、地点和时间的定向力，可以用电视、收录机等操作予以刺激。

（3）注意维持水、电解质和酸碱平衡，补充钾，限制钠盐，准确记录出入液量。

（4）清洁肠道，以减少产氨。出血停止后吸除胃内积血或用生理盐水加 1/5 食醋进行灌肠（忌用肥皂水灌肠）或用乳果糖每日 3 次口服（每次 10 mL），保持肠道酸性环境。

（5）注意保暖：使用热水袋时应加外套，水温不应超过 60 ℃。

7. 心理护理

对患者及家属应进行细致、全面的心理评估,安慰患者,提供情感支持。

(三)健康指导与康复

(1)保持良好心情。

(2)积极治疗原发病。告诉患者及家属本病病因及诱因等相关知识。

(3)按时按量正确服药,慎用镇静剂、助眠药物及经肝脏代谢的药物。

(4)指导患者生活规律,注意卧床休息,保持大便通畅。

(5)避免感染和大量进食蛋白质食物,指导患者多食植物蛋白,少食动物蛋白。

(6)教会患者家属判断肝性脑病前驱表现,出现思维、性格、行为、睡眠方面的改变时,应立即就诊。

八、溃疡性结肠炎护理

溃疡性结肠炎(UC)是一种病因未明的慢性非特异性肠道炎症性疾病,病变主要位于结直肠,为呈慢性的病程终生复发性疾病。结直肠弥漫性、连续性浅表炎症,以及相应的组织学改变。下消化道内镜或影像检查可明确诊断。本病可在任何年龄发病,最常发生于青年期,发达国家的人群患病率较高,我国高发年龄为20—49岁,性别差异不明显。其发病机制与遗传易感个体的结肠内环境变化有关。精神刺激、劳累、饮食失调为发病诱因。

(一)身心评估

(1)评估患者有无家族史,是否有工作紧张、劳累、饮食不洁、肠道感染、气候变化等诱发因素。

(2)评估患者大便次数、便血的程度、粪便的形状;有无口渴,皮肤弹性减弱,消瘦,乏力,血压下降,水、电解质平衡紊乱,营养障碍等表现。

(3)评估患者疼痛的性质、部位及疼痛伴随的症状。

(4)评估患者的情绪和心理状态,有无抑郁、焦虑。

(二)护理措施

1. 环境

保持室内空气流通,每日清扫病室并进行消毒。定期更换病床用品,将室内温度调节到最佳水平。

2. 体位

轻者应注意休息,活动期患者应充分休息,减少精神和体力负担,重症患者应卧床休息,在不影响治疗的前提下将患者调整到合适体位,以减轻肠蠕动和肠痉挛。

3. 病情观察

(1)观察腹泻的频次,大便的性状、颜色。询问患者排便时感觉。

(2)爆发型患者应观察是否有口渴、皮肤弹性减弱、消瘦、乏力、心悸、血压下降等水、电解质、酸碱平衡失调和营养障碍的表现。

(3)如病情恶化、毒血症明显、高热伴腹胀、腹部压痛、肠鸣音减弱或消失或出现腹膜刺激征,提示有并发症发生,应立即与医生联系协助抢救。

（4）观察患者是否伴有外周关节炎、结节性红斑、坏疽性脓皮病、口腔复发性溃疡等肠外表现。

（5）定时检测肠道情况:严密监测患者 TPRBP,定时听诊肠道,便于及时发现肠鸣音、肠梗阻、肠道功能紊乱等现象并进行处理。若患者治疗期间有发烧倾向,需立即停治疗,给予患者物理或药物降温。

4. 症状护理

（1）腹痛的护理:观察腹痛部位、性质、时间。必要时遵医嘱应用解痉剂,观察生命体情况、肠鸣音,及时发现有无急性肠穿孔。弥漫性腹膜炎等并发症,病情变化及时通知医生。腹痛应用解痉剂时,剂量宜小,避免引起中毒性结肠扩张。

（2）腹泻的护理:准确记录大便次数与性质,血便量多时应估计出血量及时留取化验标本,并通知医生,遵医嘱给予止血药物。严重者观察生命体征变化,准确记录出入量。连续便血和腹泻时要特别注意预防感染,便后行温水坐浴或肛门热敷,改善局部循环;局部涂擦抗生素软膏,保持皮肤清洁干燥。

5. 营养支持

指导患者进食刺激性小、纤维素少、高热量食物,少食多餐。大出血时禁食,根据病情过渡到流食和无渣饮食,慎食用牛奶、乳制品及含糖量高的食物。因牛乳过敏或不耐受发病的患者应该限制乳制品摄入。严重发作者,应遵医嘱及时补充液体和电解质、血制品,及时纠正贫血、低蛋白血症等。

6. 用药护理

服用氨基水杨酸制剂的患者,注意观察病是否有恶心、呕吐、食欲减退、头痛等,如有发生及时通知医生适当减量。如有皮疹等过敏反应应更换药物。定期复查血象。

7. 灌肠、肛周护理

灌肠液温度以 38 ℃为标准,边操作边询问患者有无异常感受。肛周护理以清洗、预防肛裂及痔疮为主。便后用温水清洗肛周。

8. 相关检查

需行结肠内窥镜或钡剂灌肠检查时,以低压生理盐水灌肠完善肠道准备,避免压力过高,防止肠穿孔。需行药物保留灌肠时,宜在晚间睡前执行;先嘱患者排便,后取左侧卧位,行低压盐水灌肠。需家庭灌肠的患者,应教会其家属灌肠方法及注意事项。

9. 心理护理

及时与患者及家属交流,耐心讲解其发病原因、危害及治疗过程,鼓励患者树立信心,提高治疗疾病的主动性,尊重患者,保护隐私,帮助患者和家属认识本病,明确精神因素可为诱发和加重因素,使患者以平和的心态对待疾病,耐心倾听患者诉求,以和蔼态度与患者沟通,能快速获得患者信任,缓解焦虑。若患者为儿童,家长应该提供更多的支持和帮助,让患儿尽早适应疾病状态下的生活。

10. 运动护理

尤其是餐后,病情较轻者应鼓励其下床走动,促进肠蠕动,加快消化。

（三）健康指导与康复

（1）向患者及家属讲解疾病的诱发因素、治疗后的效果,共同做好生活方式管理。

（2）指导患者保证充足的休息，调节好情绪，多与治疗效果较好的患者交流，提供良好的社会支持。嘱家属对其鼓励、帮助、减轻、消除患者恐惧心理，避免心理压力过大。

（3）按时按量正确服药，积极配合治疗和护理，坚持治疗，指导患者不得自行骤然停药，以避免症状反复甚至加重。

（4）指导摄入足够的营养，避免进食粗纤维及刺激性食物，忌冷食，合理饮食，注意饮食卫生。

（5）定期门诊复查，如出现排便次数或性状改变伴腹部疼痛，及时就诊。

九、胃、肠息肉摘除术护理

胃、肠息肉是指任何突出于胃肠腔内的隆起性病变，一般指黏膜局限性隆起。根据息肉位置分类为食管息肉、胃息肉、小肠息肉、大肠息肉等。其中以胃和大肠息肉最常见。胃息肉多发于胃窦、胃底，结肠息肉好发于乙状结肠及直肠。

（一）身心评估

（1）评估患者饮食习惯，有无上腹隐痛、腹胀不适；有无恶心、呕吐、胃酸、厌食、消化不良、体重下降；有无下腹部疼痛、腹泻、便血、大便里急后重。

（2）评估患者有无家族史及息肉大小。

（3）了解患者身体状况及有无禁忌证。

（4）评估患者的情绪和心理状态，是否紧张、焦虑以及患者的配合情况及自理情况。

（二）护理措施

1. 术前肠道准备

术前 2 天食无渣、易消化食物，禁蔬菜、鱼、肉类及水果。术前 1 天食用无渣软食，晚餐禁食，术前 6 h 禁饮食，术日 5:00—7:00 口服清洁肠道药物至排出清水样便。

2. 体位与活动

术后 24 h 内卧床休息，期间可进行适当床上活动，自行缓慢翻身，避免下床活动。息肉较大或较多者，术后宜卧床休息 2—3 天，避免用力咳嗽，避免提重物等。

3. 病情观察

（1）观察患者有无活动性出血、呕血、便血等情况。

（2）观察患者咽部有无水肿、疼痛。

（3）观察患者生命体征改变。

（4）观察患者有无腹胀、腹痛及腹膜刺激征。

（5）观察患者有无低血糖反应。

4. 症状护理

（1）出血护理：观察患者有无呕血、腹痛、腹胀等症状，注意观察肠鸣音、大便的次数及颜色性状。如腹部疼痛加剧，有便血且出血量多、面色苍白、四肢发冷、脉速、血压下降，立即向医生报告，按消化道出血处理。

（2）穿孔护理：观察患者有无剧烈腹痛，查体有腹部压痛、反跳痛、肌紧张等，考虑穿孔可能，应立即通知医生行相关检查，明确有无穿孔，对症处理，必要时行外科手术治疗并协助医生做好术前各项准备。

5. 饮食护理

胃息肉切除后一般禁食 6—8 h 或 24 h。第 1 个 24 h 后可饮少量冷开水,如无不适,可予冷流质饮食,避免饮用易引起腹胀的牛奶、豆制品及高甜饮食。第 2 个 24 h 可选择较软且易于消化的食物,如米粉、菜泥、烂面条等。术后 1 周内以软食为主。在进食前给予胃黏膜保护剂,根据大便情况改为半流质或少渣饮食。肠息肉术后无渣饮食 1 周,以后过渡到普食。少量多餐。3 周内患者的饮食应清淡易消化,保持大便通畅,必要时用缓泻剂,并避免剧烈运动。

6. 心理护理

向患者和家属介绍内镜技术、治疗过程、注意事项及配合方法,帮助患者调节状态,减轻心理压力。

(三)健康指导与康复

(1)进食易消化、清淡食物,避免辛辣刺激性食物,禁烟、禁酒。保持大便通畅。

(2)术后 3 周内避免性生活,6 周内避免持重物、长途步行,3 月内禁骑自行车。

(3)教会患者观察大便颜色、性质、量,发现异常及时就医。

(4)术后 1 个月、3 个月、半年及 1 年复查。

十、食管-贲门失弛缓症护理

食管-贲门失弛缓症又称贲门痉挛、巨食管,是由食管神经肌肉功能障碍所致的疾病,其主要特征是食管缺乏蠕动,食管下端括约肌(LES)高压和对吞咽动作的松弛反应减弱,多见于青壮年人群,临床表现为咽下困难、食物返流和下端胸骨后不适或疼痛。

(一)身心评估

(1)评估患者进食情况、腹部体征。

(2)评估患者生命体征、精神和意识状态等。

(3)评估患者既往史。

(4)评估患者的心理状态。

(二)护理措施

1. 体位

嘱患者餐后 1—2 h 不宜平卧,采取头高位,将床头适当抬高,避免弯腰或用力大便等增加腹压的活动。

2. 病情观察

(1)观察患者胸痛的程度、性质、持续时间。

(2)观察有无呕吐及呕吐物、大便的颜色及性质,并做好记录。

(3)观察患者进食时是否有吞咽困难、进食后有无返流及呕吐现象、进食量及有无反酸现象。

3. 症状及并发症护理

（1）胸骨后不适症状明显时,遵医嘱给予黏膜保护药或制酸药,部分患者采用 Valsalva 动作以促进食物从食管进入胃内,缓解胸骨后不适。

（2）胸骨后疼痛时遵医嘱给予硝酸甘油类药物,有弛缓平滑肌作用,直接松弛 LES,改善食管的排空情况。伴有食管炎及吸入性肺炎时对症处理。

（3）潜在并发症窒息护理：

① 晚餐七成饱,不宜进食高脂肪食物。不吃宵夜,以防食物滞留时间过长返流入食管。

② 睡眠时床头抬高 15°—30°,也可取半卧位。

③ 最好不要单独睡,应取侧卧位,保持气道通畅。

④ 严重者床边备吸引器。

⑤ 遵医嘱给予促胃动力药。

4. 饮食护理

（1）早期患者应注意饮食习惯,宜少量多餐,以柔软而富于热量、易消化的流质或半流质饮食为主。晚期患者因食管极度扩张,适当禁食,并冲洗食管,补充必要的热量、维生素、水和电解质,保证每日摄入足够热量。

（2）鼓励患者进餐,细嚼慢咽,保持愉快心情。进餐时伴以汤水,或食后伸直胸背部,以用力深呼吸或屏气等方法协助咽下动作,以便食物顺利通过食管,减少哽噎。进餐时可采取站立位,餐后半小时忌卧躺,宜步行 30 min。

（3）经常评估患者的饮食和营养状况,包括每日的进食量、体重和实验室检查有关指标的变化。

（4）避免过度劳累,饭后散步有助于促进胃的排空。

（5）在进食期间保持安静,避免分散患者注意力。进食时,嘱患者不要说话,以免引起误吸。

（6）协助患者进行口腔护理,使之进食前后保持口腔清洁卫生。

5. 用药护理

指导服药：① 服药原则是减少对食管刺激,减轻或消除食管炎症水肿,促进溃疡愈合,恢复贲门正常松弛,尽量改用含服、肌注、静脉给药,减少局部刺激。② 颗粒药片一定碾成粉末,加凉开水冲服。

6. 心理护理

（1）正确评估患者的心理状态,了解已出现或潜在的心理问题,有针对性地解决。

（2）深入浅出地讲解本疾病的相关知识,使患者对本病的病因及发病机制有所认识,加深对诱发因素的了解,进一步提高自我保健意识。

（3）使患者认识到情绪也是诱发因素之一,保持好的心态也是治疗的关键。

（4）让治疗效果明显的患者"现身说法",树立治疗信心。

（5）护理过程中护士应充分体现耐心、细心、爱心,学会倾听、宽慰患者。

（6）家属的参与和支持是患者最好的精神支柱。

（7）给患者创造一个整洁、舒适、安全、安静的诊治环境。

（三）健康指导与康复

（1）嘱患者生活要有规律,避免暴饮暴食,少进油腻食物。

（2）不穿紧身衣服，保持心情愉快，睡眠时抬高头部。

（3）有返酸、烧心、吞咽困难等症状随时就诊。

（4）指导患者及家属保持乐观态度、情绪稳定，以积极的心态面对疾病。坚持锻炼身体，增强机体抵抗力。

（5）遵医嘱合理用药，勿擅自停药。

（6）本病癌变复发率高，应半年复查 1 次。

十一、胃食管返流病护理

胃食管返流病（GERD）是指胃十二指肠内容物返流入食管引起烧心等症状，可引起返流性食管炎（RE），以及咽喉、气管等食管邻近的组织损害。据统计，在西方国家其发病率为 10%—30%，在亚洲地区发病率为 2.5%—7.2%，呈不断上升趋势，且发病率随年龄增加而上升。40—60 岁为高峰发病年龄，男女发病无差异，但有返流性食管炎者，男性多于女性。我国该病的发病率低于西方国家且病情较轻，北京、上海两地胃食管返流病的患病率为 5.77%。相当一部分胃食管返流病患者内镜下无食管炎表现，这类胃食管返流病称为内镜阴性的胃食管返流病或称非糜烂性返流病（NERD）。

（一）身心评估

（1）评估患者有无胸骨下烧灼感、胸骨后疼痛、返食、吞咽困难等情况。

（2）评估患者既往史，询问患者饮食习惯、用药史及有无应激因素等，了解疾病的诱发因素。

（3）评估患者心理状况、对疾病认知程度及家庭、社会的支持程度。

（二）护理措施

1. 体位及休息

注意休息，劳逸结合，白天进食后不宜立即卧床，三餐定时，睡前不宜饮食，避免饭后剧烈运动及睡前 2 h 进食，养成餐后散步或采取直立位，睡眠时将床头抬高 25°—30°的生活习惯，以避免食物返流和促进食管及胃的排空。腰带不宜过紧，避免引起腹压过高状态。

2. 病情观察

注意观察患者疼痛、胸骨下烧灼感、反酸等症状发生的时间、性质。

3. 症状护理

疼痛护理：疼痛时尽量腹式呼吸，保持舒适体位，严格遵医嘱应用抑制胃酸分泌、促进胃动力等药物，必要时使用镇痛药。餐前 15—30 min 服用胃复安或吗叮啉（均为 10—20 mg，每天 3—4 次，睡前或餐前服用），可增加食管下段括约肌的压力，加速胃的排空，减少返流。注意观察药物疗效和不良反应。

4. 饮食护理

指导患者饮食要有规律，少食多餐，以高蛋白、低脂肪、无刺激、易消化饮食为宜；保持胃处于非充盈状态，避免进食促进胃酸分泌的肉汤、鸡汤、浓茶、咖啡、巧克力、橘汁、辣椒等食物。

5. 其他护理措施

（1）指导患者建立良好的生活习惯。

（2）避免吸烟、饮酒、受凉及腹压增加等诱发因素。

（3）规律地服用促胃肠蠕动、抑制胃酸药物。

6. 心理护理

向患者解释胃食管返流病的病因、主要临床表现、诱发因素。让患者主动参与自身的治疗和护理过程。保持情绪稳定。

（三）健康指导与康复

（1）由于肥胖使腹压增加，可诱发或加重食物返流，故肥胖者应减轻体重。

（2）改变生活方式，避免餐后立即卧床、睡前进食、弯腰和搬重物，以免增加腹压诱发返流，避免重体力劳动和高强度体育锻炼。

（3）治疗咳嗽、便秘，减少因腹压增加而诱发返流。

（4）定时定量进食清淡饮食，忌烟、酒、咖啡、浓茶、辛辣食物。

（5）遵医嘱规律服药，勿擅自停药。如出现上腹部不适，及时复查。

（6）治疗调养相结合，由于此病为慢性病，须坚持长期综合调养。

十二、三腔二囊管压迫术护理

三腔二囊管利用气囊压力压迫胃底和食管下段以达到止血的目的，用于食管和胃底静脉破裂出血时的紧急压迫止血治疗。其外形与一般胃管相似，但有三个腔：一腔是通往胃内的通道，可经此抽吸胃内容物或给药；另一腔通向食管囊，可注入空气压迫食管黏膜起到止血作用；第三腔通向胃囊，可注入气体固定三腔二囊管，同时压迫出血的胃底静脉，起到止血的作用。

（一）身心评估

（1）了解、熟悉患者情况，适用于一般止血措施难于控制的门静脉高压症合并食管胃底静脉曲张静脉破裂出血。

（2）快速评估患者及家属对此项操作的了解程度，向患者及家属告知病情，并解释应用三腔二囊管止血的意义作用及如何配合，以及操作过程中的风险及意外，并签署知情同意书。

（3）评估患者有无鼻息肉、鼻甲肥厚和鼻中隔偏曲，选择鼻腔较大侧插管，清除鼻腔内的结痂及分泌物。

（4）器械准备：三腔二囊管、50 mL 注射器、血管钳 3 把、治疗盘、无菌纱布、无菌手套、液状石蜡、0.5 kg 重沙袋（或袋装盐水）、血压表、绷带、宽胶布。

（二）操作步骤

（1）洗手，戴口罩、帽子。

（2）认真检查三腔二囊管气囊有无松脱、漏气，充气后膨胀是否均匀，通向食管囊、胃囊和胃腔的管道是否通畅。找到管壁上 45 cm、60 cm、65 cm 三处并标记及三腔通道的外口。

（3）对躁动不安或不合作患者，可肌肉注射安定 5—10 mg。清除鼻腔内的结痂及分泌物。

（4）抽尽双囊内气体，将三腔二囊管之前端及气囊表面涂以液状石蜡。将三腔管从患者鼻腔送入，达咽部时嘱患者吞咽，使三腔管顺利送至 65 cm 标记处。如能由胃管腔抽出胃内容物，表示管端已至幽门。

（5）用注射器先向胃气囊注入 250—300 mL 空气（囊内压 5.3—6.67 kPa，即 40—50 mmHg），使胃气囊充气，用血管钳将此管腔钳住，然后将三腔管向外牵拉，感觉有中等度弹性阻力时，表示胃气囊已压于胃底部。再以 0.5 kg 沙袋或袋装盐水通过滑车持续牵引三腔管，使牵引角度呈 45°，牵引物离地面 30 cm，以达到充分压迫之目的。

（6）经观察仍未能压迫止血者，再向食管囊内注入 100—200 mL 空气（囊内压 4—5.33 kPa，即 30—40 mmHg），然后钳住此管腔，以直接压迫食管下段的曲张静脉。

（7）定时由胃管内抽吸胃内容物，以观察是否继续出血，并可自胃管进行鼻饲和有关治疗。

（8）每 2—3 h 检查气囊内压力一次，如压力不足应及时注气增压。每 8—12 h 食管囊放气并放松牵引一次，同时将三腔管再稍深入，使气囊与胃底黏膜分离，放气前先口服液体石蜡 15—20 mL，以防胃底黏膜与气囊粘连。30 min 后再使气囊充气加压。

（9）出血停止 24 h 后，可先排空食管囊，稍事观察无出血迹象后解除牵引，再排空胃囊，继续留置于胃内观察，如未再出血，可嘱患者口服液体石蜡 15—20 mL，然后抽尽双囊气体，缓缓将三腔二囊管拔出。

（三）健康指导与康复

（1）严密观察气囊有无漏气和滑出，定时用水银血压计测定囊内压力。

（2）患者一旦出现极度呼吸困难、烦躁不安甚至窒息时，应注意是否为胃囊滑脱进入食管压迫气管所致。应立即解除牵引，抽出囊内气体或剪断三腔管自动排除气体。

（3）患者置管后应侧卧或头偏向一侧，以利于吐出睡液和排出咽喉部的分泌物，防止发生吸入性肺炎。

（4）患者出现胸骨后不适、心律失常等症状时，先观察三腔管的固定标志是否向外移动，另外需要观察食管囊内的压力是否过高。

（5）三腔二囊管一般放置不超过 3—5 日，否则食管和胃黏膜可因受压过久而发生缺血、溃烂、坏死和穿孔。每隔 12 h 应将气囊放空 10—20 min，如果出血继续可以再充气压迫。放空胃囊前切记先解除牵引。

（6）拔除三腔管后仍应禁食观察，然后逐步由流食、半流食过渡到软食。

十三、腹腔穿刺术护理

腹腔穿刺术是为了诊断和治疗疾病，以明确腹水的性质，降低腹腔压力或向腹腔内注射药物，进行局部治疗的方法。

（一）身心评估

1. 适应证评估

（1）疑有腹腔脏器损伤而不能明确诊断者。

（2）各种原因引起的腹水过多,致使腹腔内压力过高,严重影响呼吸、循环、肾功能者。

（3）需向腹腔内注射药物者。

（4）腹水浓缩回输治疗者。

（5）行人工气腹作为诊断或治疗手段。

2. 禁忌证评估

（1）巨大卵巢囊肿或肿瘤、肝性脑病先兆、严重低蛋白血症、结核性腹膜炎、严重电解质紊乱忌放腹水。

（2）妊娠中、晚期者。

（3）因既往有腹部手术或炎症史者,腹腔内有广泛粘连者。

（4）躁动不能合作者。

（5）有明显的出血倾向者。

3. 心理评估

评估患者对穿刺技术了解程度及有无焦虑、紧张情绪。

（二）操作步骤

（1）协助患者坐在靠椅上,或取平卧、半卧,或稍左侧卧位,暴露腹部。

（2）选择合适的穿刺点。一般选择左下腹部脐与髂前上棘连线中外 1/3 交界处,也有取脐与耻骨联合中点上 1 cm 偏左或偏右 1—1.5 cm 处,或取侧卧位脐水平线与腋前线或腋中线的交点处。对少量或包裹性腹水,须在 B 超定位下穿刺。

（3）穿刺部位护理消毒,戴无菌手套,铺消毒洞巾,自皮肤至腹壁层用 2％利多卡因逐层做局部浸润麻醉。

（4）术者左手固定穿刺部位皮肤,右手持穿刺针刺向腹腔,待感针尖抵抗突然消失时,表示针尖已穿过腹膜壁层,即可行抽取和引流腹水,并置腹水于消毒试管中以备检验用。诊断性穿刺可选用 7 号针头进行穿刺,直接用 20 mL 或 50 mL 无菌注射器抽取腹水。大量放液时可用针尾连接橡皮管的 8 号或 9 号针头,在放液过程中,用血管钳固定针头并夹持橡皮管。

（5）如抽不到液体,可变换针头方向、塑料管深度或改变体位再抽吸。

（6）观察抽出液的性状:血液、胃内容物、混浊腹水、胆汁或尿液,以判断是哪一类脏器受损。

（7）抽液和放水完毕,根据需要向腹腔内注入抗生素。

（8）放液结束后拔出穿刺针,盖上无菌纱布,用力按压局部 1—2 min,针眼处用 0.5％活力碘棉球消毒,穿刺部位用无菌纱布覆盖并用多头绷带将腹部包扎,如遇穿刺处继续有腹水渗漏时,可用蝶形胶布或涂上火棉胶封闭。

（9）术中应密切观察患者有无恶心、头晕、心悸、气短、面色苍白等,一旦出现应立即停止操作,并对症处理。注意腹腔放液速度不宜过快,以防腹压骤然降低、内脏血管扩张而发生血压下降甚至休克等现象。肝硬化患者首次放腹水不超过 1000 mL,以后每次放腹水一般不超过 3000 mL,过多放液可诱发肝性脑病和电解质紊乱,但在补充输注大量清蛋白的基础上,也可以大量放液。腹水为血性者在留取标本后,应停止抽吸或放液。

（三）健康指导与康复

1. 术前护理

（1）向患者解释穿刺的目的、方法及操作中可能会产生不适,一旦出现立即告知医生。

（2）检查前嘱患者排尿,以免穿刺时损伤膀胱。

（3）放液前测量腹围、脉搏、血压,检查腹部体征,以观察病情的变化。

2. 术后护理

（1）穿刺放液后平卧 4 h,大量放液者应卧床休息 8—12 h,并使穿刺点位于上方,穿刺点 3 天不沾水,密切观察体温、脉搏、呼吸、血压、神志、尿量及腹围的变化。

（2）密切观察穿刺部位有无渗液、渗血,及时更换敷料及腹带,有无腹部压痛、反跳痛及腹肌紧张的腹膜感染征象。

（3）保持局部敷料清洁干燥。

（4）防止便秘,避免剧烈咳嗽,防止腹内压增高。腹带不宜过紧,以防造成呼吸困难。

（5）肝功能差者要注意肝性脑病的先兆症状,如有异常应及时处理。

十四、肝穿刺术护理

肝穿刺是肝穿刺活体组织检查术的简称,是采取肝组织标本的一种简单手段。对穿刺所得的组织块进行组织学检查或制成涂片做细胞学检查,以判断原因未名的肝肿大或某些血液系统疾病,并可为肝脓肿患者穿刺以抽吸脓液和注射药物,从而达到治疗目的。

（一）身心评估

（1）评估患者生命体征及腹部体征变化,包括黄疸情况,如皮肤、巩膜颜色及大小便颜色,肝功能恢复情况。

（2）评估引流液的颜色、性状、量。

（3）评估穿刺周围皮肤及伤口敷料情况。

（4）评估患者对肝穿刺了解程度及患者的心理,有无紧张、焦虑等不良情绪。

（二）护理措施

1. 术前护理

（1）根据医嘱测定患者肝功能,出、凝血时间,凝血酶原时间及血小板计数,发现异常应根据医嘱肌注维生素 K_1 10 mg,连续使用 3 天后进行复查,正常后方可实施。

（2）术前协助行胸片、心电图及腹部 B 超等检查,进一步了解心肺功能,肝脏及腹水情况,验血型,以备必要时输血。

（3）心理护理:向患者讲解穿刺的目的、意义、方法,消除顾虑及紧张情绪,并训练其屏气呼吸方法（深吸气、呼气、憋住气片刻）以利于术中配合,情绪紧张者可术前 1 h 口服地西泮 5 mg。

（4）训练床上大小便,保证术后绝对卧床休息。

（5）术前禁食 12 h。

（6）穿刺前测量血压、呼吸、脉搏，并做记录。

2. 术后护理

（1）术后患者应卧床 24 h。

（2）密切观察患者生命体征，术后 4 h 内每 15 min 测一次，如有脉速、血压下降、烦躁不安、面色苍白、出冷汗等现象，应立即通知医生。

（3）注意观察穿刺部位，注意伤口有无渗血、皮下血肿、疼痛，若腹痛剧烈、腹肌紧张明显，有胆汁性腹膜炎征象者，应立即通知医生进行紧急处理，局部疼痛为术后最常见的并发症。由于局部和肝包膜受到刺激，伤口和肝区甚至右肩部会出现轻度疼痛，一般可忍受，12—24 h 内自行缓解，疼痛剧烈者，排除出血及其他创伤后可遵医嘱给予解痉、镇痛药物。

（4）遵医嘱给予止血药物。

（5）做好患者的基础护理，协助患者进食，进行大小便护理。

（三）健康指导与康复

（1）指导患者进行肝穿刺术中的配合性训练（练习呼气、吸气、屏气）。

（2）训练患者床上排便，防止术后因不习惯排便而发生尿潴留。

（3）指导患者 1 周内不要剧烈运动和干重体力活，生活有规律，适当进行锻炼。

（4）保持穿刺点清洁、干燥，如出现腹痛、腹胀情况及时通知医生。

（5）宜进高蛋白、高维生素、清淡、易消化的饮食，忌烟、酒、辛辣食物。

十五、内镜下逆行胰腺管造影术护理

内镜下逆行胰腺管造影术（ERCP），是指在内镜下经十二指肠乳头插管注入照影剂，从而逆行显示胰、胆管的造影技术，是目前临床上诊断和治疗胆总管结石、阻塞性黄疸等胰胆管疾病的金标准。在 ERCP 的基础上，可以进行十二指肠乳头括约肌切开术、内镜下鼻胆管引流术、内镜下胆管引流术等介入治疗。

（一）身心评估

（1）评估患者既往病史，注意患者有无高血压、心、肺、脑及精神疾病及麻醉药物过敏史。

（2）检查前确认患者是否按要求禁食、禁水，是否去除金属物品、义齿等。

（3）评估患者有无紧张、恐惧、焦虑不安的情绪。

（4）评估患者右侧上肢有无留置针及留置针是否通畅、固定良好，有无渗血、渗液。

（二）护理措施

1. 体位

患者取俯卧位，头偏向右侧。在患者肩下及各骨突处加垫软枕或水胶体垫，防止压力性损伤。检查完毕返回病房后可取自由体位，行经内镜鼻胆管引流术（ENBD）后，抬高床头10°—30°，以便利于胆汁引流。

2. 病情观察

(1) 观察鼻胆引流管固定是否牢固,胆汁引流是否通畅,引流液的颜色、形状等。

(2) 密切观察患者生命体征变化,术后有条件者可使用心电监护。观察患者有无腹痛、腹胀、发热等不适。

(3) 观察有无胰腺炎的发生,如患者有持续性的胰腺炎相关疼痛并持续术后 24 h 以上,且淀粉酶超过正常上限的 3 倍。

(4) 观察有无胆道感染的征象:右上腹疼痛、发热、黄疸等。

(5) 观察有无持续上腹痛,并向腰背部反射等,并结合腹部立卧位片等影像学检查是否有胆总管穿孔征象。

(6) 观察患者有无黑便(或鲜血便)等消化道出血表现。

3. 术前护理

(1) 检查前 1 日进流质饮食,晚间保证充足睡眠。

(2) 检查前禁食、禁水 8 h。

(3) 检查前取下身上带有金属的物品,如项链、戒指、眼睛、手表、义齿等。

(4) 检查当日护士需在患者右侧上肢保留留置针一枚。

4. 术后护理措施

(1) 告知患者术后禁食、禁水 48—72 h,卧床休息。

(2) 做好患者基础护理,保持口腔清洁、无异味。

(3) 遵医嘱监测患者术后即刻、6 h 及 24 h 血压,电解质及淀粉酶的变化。

(4) 遵医嘱予以补液、抑制胃酸、抗感染等对症治疗,注意用药后效果及有无不良反应。

(5) 做好管道护理,高龄患者或意识不清者可酌情使用约束手套,防止意外拔管。

(6) 严格记录引流液的颜色、量、性质的改变。

5. 并发症护理及预防

(1) 急性胰腺炎:术后观察患者腹痛情况,有无腹膜刺激征、血尿淀粉酶升高。如患者有腹痛、恶心、呕吐、白细胞增高等急性胰腺炎症状,应立即行胰胆管造影检查,确诊胰腺炎后立即予以禁食、胃肠减压,遵医嘱使用抑酸、生长抑素、抗生素等药物治疗。定期复查血尿淀粉酶。

(2) 急性胆管炎:术后密切观察体温、腹痛、黄疸和血常规的变化,及时准确应用抗生素。予以吸氧,高热给予物理降温或药物降温。保持口腔、皮肤清洁。必要时,在积极抗感染同时采取有效的引流或手术治疗。

(3) 出血:一般出血多表现为术后切口渗血,少数为迟发性出血。迟发性出血可能在48—72 h 内发生。术后观察患者有无头晕、呕血、黑便。必要时进行大便隐血实验和检查血常规、凝血功能。如患者出现面色苍白、大便频繁、黑便甚至血便,应立即通知医生,快速补充血容量,应用止血药,并做好术前准备。

(4) 穿孔:临床表现为早期出现上腹痛,持续性加重,后期可出现腹膜刺激征。X 线见膈下游离气体。确诊穿孔后应立即给予禁食、胃肠减压、补液、抗炎等保守治疗,若保守治疗失败,及时进行手术治疗。

6. 心理护理

针对患者的心理特点给予心理疏导,向患者介绍 ERCP 术的目的、方法、术前准备、术中配合及术后注意事项,解除其疑虑和恐惧心理。检查前后有专人护送,消除患者恐惧心理,使其有安全感。

（三）健康指导与康复

（1）保持良好心态和积极乐观主义精神，正确对待疾病，消除紧张、焦虑情绪。

（2）若患者携带管道出院，告知患者鼻胆管留置目的，指导患者掌握日常护理方法及观察要点。

（3）正确饮食，避免进食油腻、生冷、粗糙、刺激性食物。

（4）合理休息，避免劳累、熬夜、情绪紧张等。

（5）遵医嘱定期复查。如腹痛、呕吐、皮肤黄染等及时就诊。

十六、内镜下黏膜切除术/剥离术护理

内镜下黏膜切除术（EMR），是指针对黏膜病变，利用高频电刀将病变所在区域黏膜剥离以治疗相关疾病或取组织活检协助诊断的内镜技术。对于胃肠道早期黏膜癌、平坦型腺瘤及黏膜下肿瘤可以应用该技术行内镜下病灶切除。内镜下黏膜剥离术（ESD）是在 EMR 的基础上发展来的新技术，能安全地将较大的病灶完整、大块切除，具有创伤小、疗效好、可靠安全的特点，有与外科手术相同的治疗效果，它可免除传统手术治疗的风险，成为治疗早期消化道肿瘤的有效手段，越来越多的早期胃肠道癌被发现并在内镜下进行治疗。

（一）身心评估

（1）健康史：包括年龄、性别、职业、饮食、生活习惯、性格特征、药物使用情况，特别是有无非甾体类抗炎药和皮质醇等药物服用史。如术前有使用抗凝和抗血小板药的患者，至少停用 5 天。

（2）身体状况：① 症状和体征。了解患者上腹部疼痛的规律，腹部有无压痛及压痛的部位，有无消瘦和贫血等全身表现，大便的颜色、性状及量。② 辅助检查。了解各项辅助检查结果，如胃肠镜检查、X 线钡餐检查结果等以判断溃疡发生状况，并了解各脏器功能状态。

（3）心理-社会状态：① 了解患者对疾病的认知程度，对手术有何顾虑及思想负担。② 亲属对患者的关心程度、支持程度，家庭对手术的经济承受能力。

（二）护理措施

1. 术前护理

（1）术前病情评估。术前常规检查，充分评估患者的心肺功能、生命体征，有无胰腺基础疾病及 ESD 禁忌证，凝血时间，血、尿淀粉酶，血小板计数和分类。

（2）心理护理。术前应仔细阅读病历，全面了解患者的病情。耐心讲解此手术的安全性及优越性，告知患者此手术不仅损伤小、恢复快，而且费用相对低廉，消除其不安心理，以积极的心态配合治疗。

（3）术前禁食至少 6 h，禁水至少 2 h。

（4）完善相关辅助检查。

（5）询问药物过敏史，备齐术前用药。

（6）患者不要穿得太厚，除去金属物品及取下活动义齿及其他影响造影的衣物。

（7）指导患者术中如何配合。

2. 术后护理

（1）心理护理。针对 ESD 患者存在的心理问题采取有针对性的心理干预措施,转移患者注意力,缓解患者紧张情绪。

（2）体位护理。床上大小便,可取平卧或者半卧位,指导患者翻身活动,但不宜过早下床活动,以防术后出血等并发症,2 周内避免剧烈活动,以促进创面愈合。

（3）饮食护理。禁饮食 24—72 h,由静脉补充营养,如无并发症,酌情给予饮食,由低温流质食物、半流质食物、软食逐渐过渡,可进食高蛋白、高维生素、高热量、易消化的食物,避免进食粗糙、刺激性及含较多纤维不易消化的食物。

（4）用药护理。术后根据医嘱予抑酸、止血、抗炎药物及黏膜保护剂,促进创伤愈合。督促患者按时服药,观察药物的疗效和不良反应。

（5）观察病情变化。密切观察患者的面色、体温、脉搏、呼吸、血压的变化;密切观察有无恶心、呕吐、腹痛、腹胀及压痛、反跳痛等症状体征,密切观察大便颜色、量、性状,发现问题及时报告医生。

（6）并发症护理:

① 穿孔护理:密切观察患者神志、血压、心律的变化,如发现腹痛剧烈、腹肌紧张要及时报告医生并协助紧急处理;给予胃肠减压,抬高床头取半卧位,以利于炎症局限于腹部,同时有助于呼吸和血液循环。

② 出血护理:观察血压、心律的变化,观察有无恶心、呕血及黑便现象,并听取患者主诉,观察有无心慌、出冷汗现象,观察精神及神志变化。开放静脉通道,并予止血、抑酸、纠正电解质平衡等对症治疗。同时嘱咐患者禁水、禁食,绝对卧床休息。

③ 腹痛护理:针对 ESD 患者存在的心理问题采取有针对性的心理、社会、文化措施,观察腹痛的性质,如发现穿孔症状按穿孔护理常规护理,腹痛不明时禁用止痛针,必要时行腹部立位平片检查,了解有无纵膈气肿和膈下游离气体。同时给予患者心理安慰,告知腹痛乃 ESD 术后常见症状,减轻患者紧张及焦虑情绪。如腹痛原因明确,可适当给予止痛针。还可以通过下棋、看报、听音乐等消除紧张感。

④ 感染护理:术后遵医嘱应用抗生素预防感染。

（三）健康指导与康复

嘱患者注意休息,避免剧烈的重体力活动,饮食规律、健康。注意观察大便的颜色,如有不适随时就诊,定期复诊(分别于术后 1、3、6 个月复查胃镜)。

第五节　内镜检查治疗护理常规

一、胃镜检查护理

通过胃镜能清晰地观察食管、胃、十二指肠球部甚至降部的黏膜状态,并且可以进行活体的病理学和细胞学检查的过程称胃镜检查。

（一）身心评估

了解患者病史、检查目的及其他检查情况,有无内镜检查禁忌,有无药物过敏史及急性、慢性传染病等。检查前禁食 6—8 h;已做钡餐检查者,最好 3 天后再做该项检查;幽门梗阻者则应禁食 2—3 日,必要时需洗胃,术前排空大小便。

（二）护理措施

（1）向患者讲解检查的目的、术中配合方法和可能出现的并发症,耐心解答疑问,消除患者恐惧心理,充分与其沟通,以取得其信任和配合。

（2）协助患者取左侧卧位,头部略向前倾,两腿屈曲,取下患者活动义齿,松解领扣和裤带,咬住口圈(垫)。

（3）在插镜过程中密切观察患者的呼吸、面色等情况,同时不断向患者做简单解释,指导其做深呼吸,不能吞下口水,让其自然流入弯盘内。

（4）需做活检者,使用活检钳要稳、准、轻巧,小心地钳取病灶组织,放入标本固定溶液中固定,及时送检。

（5）如需胃镜下治疗者,积极配合医生做好胃镜下治疗。

（三）健康指导与康复

（1）术后 1—2 h,待麻醉作用消失后,才能进食。当天宜进温软食物。

（2）检查后患者若有剧烈腹痛、黑便、呕血,嘱即来就诊。

二、肠镜检查护理

肠镜又称结肠镜,结肠镜检查是医生经肛门将肠镜循肠腔插至回盲部用来检查大肠及结肠内部病变的一种诊断方式。

（一）身心评估

检查前 2—3 日吃少渣半流质食物,检查前 1 日晚上进半量流质食物,晚 8 时后禁食,检查当日晨 9 时予清洁肠道,直到患者大便呈清水样为止。评估患者是否有紧张、焦虑情绪。

（二）护理措施

（1）向患者解释肠镜检查的目的及检查的步骤;术中配合的方法与可能出现的不适;耐心倾听并解答患者的疑问,消除患者恐惧心理,取得其信任和配合。

（2）协助患者取左侧卧位,双腿屈膝,露出肛门。诊疗护士调试肠镜注气注水及吸引装置,使其处于正常工作状态。

（3）术中需要更换体位,护士应协助患者改变体位时保证镜身处于肠腔中央,动作轻柔避免擦伤肠黏膜。

（4）术中严密观察生命体征的变化,发现异常时及时配合医生处理。

（5）需做活检者,使用活检钳要稳、准、轻巧,小心地钳取病灶组织,放入 10％甲醛溶液中固定,及时送检。

(6) 如需肠镜下治疗者,积极配合医生做好肠镜下治疗。

(三) 健康指导与康复

(1) 术后应交代患者如出现腹痛、腹胀、黑便、面色苍白、出冷汗等症状,及时就医诊疗。

(2) 饮食护理:术后患者腹胀好转可进食温热的流质或半流质食物,行活检者 3 日内进软食,忌生、冷、硬、刺激性食物,注意观察大便颜色。

三、急诊内镜止血术护理

消化道出血是常见的内科急症,内镜下止血术是现代治疗消化道出血的重要手段,它的开展可明显缩短部分上消化道出血患者的出血时间及减少出血量,从而减少实施外科手术的需要。

(一) 身心评估

术前做血常规、血型、出凝血时间、肝肾功能等检查,常规作血型交叉配血、备血等。

(二) 护理措施

(1) 向患者及家属说明本操作对患者的必要性及术中、术后可能出现的并发症,取得患者及家属同意后方可进行本治疗。

(2) 协助患者取正确体位。

(3) 根据出血的部位以及出血量的多少,需要镜下喷洒药物止血者,遵医嘱给予镜下喷洒止血。

(4) 需行钛夹止血者,在视野不清、出血部位未充分显露时,可遵医嘱先以冰盐水或去甲肾上腺素局部冲洗,找到出血病灶后再行金属钛夹止血术。

(5) 加强生命体征监测,密切注意血压、脉搏、神志的变化。

(三) 健康指导与康复

(1) 观察患者的呼吸、血压、脉搏、神志,如无异常,用平车床送患者回病房;做好口腔清洁,协助做好生活护理。

(2) 饮食护理:禁食 24 h,静脉补充水分、营养及电解质,注意水、电解质平衡,如无特殊情况,第二天可进流质饮食,以后渐予半流质及普食,饮食以清淡为宜。

四、急诊内镜异物取出术护理

消化道异物系指各种原因造成的非自身所固有的物质潴留于消化道内,小而光滑的异物对机体影响不大,可自行排除,较大和锐利的异物会对消化道黏膜造成一定伤害,严重者可导致消化道穿孔,故应尽早采取急诊内镜下异物取出术。

（一）身心评估

患者空腹 6 h 左右,询问基础病史、吞食异物史,了解异物的形状、大小及吞食时间,吞入金属性异物者还应做 X 线透视或摄片检查,以确定异物的大小、形态和异物潴留的部位,但切忌行吞钡检查。

（二）护理措施

（1）应详细询问吞食异物史,了解异物的形状、大小及吞食时间,向患者及家属交代钳取异物的重要性和必要性,以取得其信任和配合。

（2）协助患者取左侧双屈膝卧位,松开衣领及裤带,患者如有义齿应取下。

（3）根据异物的大小与形状,协助医生采用不同的器械钳取异物;取到异物后,应尽量收紧取物器材,并使其紧贴内镜,这样有利于异物与内镜同时退出。

（4）异物取出时在贲门或咽喉部等狭窄部位容易被卡住而难以退出。此时应将内镜前推,将异物推入胃内或食管,调整异物的位置,直至异物能顺利通过狭窄处。

（5）密切观察患者反应,做好心理护理;异物取出后应注意有无消化道损伤,如有损伤应及时处理。

（三）健康指导与康复

（1）全麻下取异物时,应待患者完全苏醒后再让其回家。怀疑有消化管损伤时,应留院观察或住院治疗。

（2）并发症的观察和处理,如有消化道黏膜损伤和继发感染等,应积极采取有效措施治疗。

五、超声内镜检查护理

超声内镜检查是将超声探头和内镜技术结合,将内镜送入消化道时,既可通过内镜直接观察黏膜表面病变,又可进行实时超声扫描,以观察消化管管壁各层组织结构及其邻近器官的超声图像,在消化道隆起性病变的诊断中具有独特的价值。

（一）身心评估

术前评估患者有无心、肺、脑疾病及严重程度,高龄或疑有心血管疾病者给予氧气吸入和行血氧饱和度、心电监护。禁食、禁水 4—6 h。携带既往内镜检查报告单。确认无内镜检查禁忌证。

（二）护理措施

（1）协助患者采取正确的检查体位。助患者取左侧双屈膝卧位,头偏低稍后仰,松开衣领及裤带,患者如有义齿应取下。

（2）严密观察病情:检查过程中应密切观察患者的呼吸、面色反应等情况,监测动脉血氧饱和度和心率的变化,必要时给予吸氧及心电监护。

（3）密切配合医生,协助插镜操作,根据患者不同的病灶,在检查过程中配合调整不同的体位,使病灶处取得最佳图像,缩短检查时间。

（4）做好患者心理护理。

（5）如患者出现面色苍白、冷汗、头昏、乏力等不适,应关心安抚患者,留观察室平卧休息至症状缓解,严重者静脉滴注5%葡萄糖溶液500 mL。

（6）并发症观察:如腹痛、腹壁紧张、呕吐、消化道穿孔、出血、严重感染等,一旦发现,及时报告医生并配合处理。

（三）健康指导

告知患者如有腹痛等不适,立即就诊。

六、食道狭窄扩张术护理

食道狭窄可由多种原因引起,如肿瘤的生长与浸润、术后的瘢痕与狭窄、各型食管炎、食管化学性烧伤、硬化剂治疗后等,主要症状为吞咽困难,严重狭窄者甚至不能进食进水,导致营养不良、脱水及电解质紊乱。食道狭窄扩张术是治疗食道狭窄最常见的方法。

（一）身心评估

患者术前先行胃镜检查或食道钡餐造影,其检查结果术中携带,便于术中参考,术前做心肺功能、血常规、血型、血小板、出凝血时间检查,检查前24—36 h进流食,扩张前禁食、禁水8 h,有义齿的患者要事先取出义齿,遵医嘱予术前用药。

（二）护理措施

（1）术前应主动和患者谈心,告知手术操作的主要步骤,使其了解操作程序,便于配合。

（2）患者保持侧卧头颈前屈体位,由于操作刺激,患者憋气恶心、呕吐时,嘱患者大口换气,尽量保持镇静。

（3）术中密切配合医生,监测心电末梢血氧浓度的变化,持续高浓度吸氧,出现憋气、恶心、呕吐时,嘱患者大口换气,保持镇静。

（4）护士熟悉食道狭窄扩张整体过程及步骤,密切配合医生进行操作。

（5）术中消化道出血时遵医嘱予内镜下止血治疗。

（三）健康指导与康复

（1）观察胸痛、腹痛以判断有无气胸及消化道穿孔等情况,掌握患者动态变化。嘱患者平卧休息5—10 min,待患者自觉无不适,血氧饱和度大于90%,心率小于100次/min时可送入病房。

（2）术后静卧休息12—24 h,避免用力咳嗽、提取重物或过多活动,以免加重出血。

（3）术后禁食、禁水2 h,以防呛咳。餐后2 h或睡眠时应抬高床头15°—30°,防止食物返流,进食高糖高蛋白低维生素的无渣食物。

（4）注意休息,不洗热水澡,不用热水泡脚,以免出血。

（5）向患者解释可能在1—2天内有短暂的咽痛及咽后壁异物感,必要时用盐水漱口,数天后症状自行消失,加强口腔清洁卫生。

七、食道支架置放术护理

食道支架置入术是近年来开展的非手术治疗各种原因造成的食管狭窄较为理想的姑息治疗手段,对失去手术机会的晚期食管癌引起的食管狭窄、食管手术以后或放疗引起的瘢痕狭窄以及肿瘤复发引起的狭窄、部分良性食管狭窄,包括贲门失弛缓症、手术后吻合口狭窄以及化学灼伤予以支架置放术,以提高患者的生活质量。

(一)身心评估

术前胸部 X 线射片,胃镜检查,血、尿、粪常规检查,肝、肾功能检查,出、凝血时间检查,心电图检查等,各项化验单齐全,术前禁食 8 h;向患者说明治疗目的及注意事项,签知情同意书。

(二)护理措施

(1)术前应主动和安慰解释工作,并向患者讲清手术的目的、步骤、优越性及配合方法,可能发生的副反应,从而消除其焦虑、恐惧心理,积极配合手术。

(2)配合医生在胃镜直视下将导入钢丝通过狭窄口达胃腔,医生在退出胃镜时要略用力顶住钢丝防止滑出。

(3)密切配合医生,护士熟悉食道狭窄扩张及支架置放整体过程,支架置入的关键是位置必须准确,主动配合医生进行操作。

(4)密切观察患者病情,消化道出血时遵医嘱予内镜下止血治疗。

(三)健康指导与康复

(1)饮食护理:术后鼓励患者多饮热水,使支架扩张到最佳状态。

(2)正确的体位:置入支架后,置入段部分食管丧失蠕动功能,且支架支撑部分无"活瓣"作用,易使胃内容物发生返流。

(3)食管支架置入术后,可能发生食管穿孔、出血、支架移位及堵塞等较严重的并发症,应严密观察病情变化。

(4)定期复查胃镜或食管 X 线造影,观察食管通畅情况。

八、食道静脉曲张套扎及硬化治疗术护理

食道静脉曲张破裂出血是肝硬化患者主要并发症和主要的死亡原因之一,食管静脉曲张可在内镜直视下注射硬化剂或用皮圈结扎食管曲张静脉闭塞血管,从而达到止血和预防出血的目的。内镜下食管静脉曲张套扎及硬化治疗是目前一种安全、有效的治疗方法,并发症少,是一项无需外科手术和全身麻醉的治疗。

(一)身心评估

禁水、禁食 6—8 h,术前 30 min 肌内注射安定 10 mg、阿托品 0.5 mg,以减轻焦虑、减少腺体分泌。备三腔二囊管。

（二）护理措施

（1）热情接待患者，耐心、细致地做好解释工作，鼓励患者，提供心理护理，使其以最佳心身状态接受治疗。

（2）密切观察患者神志、心电、血压、脉搏、呼吸、血氧饱和度变化，熟悉操作的过程及产生的并发症。

（3）密切配合医生，熟悉套扎器的安装，安装套扎器动作快而准确。

（4）需硬化治疗者应注意硬化剂注射应严格执行无菌操作，组织黏合剂治疗严格按操作程序进行，预防损伤及阻塞内镜孔道。

（5）若术中发生大出血者，应保持镇静、安慰患者，防止窒息，量多应中止硬化剂注射及套扎治疗，立即遵医嘱采取紧急救护措施。

（三）健康指导与康复

（1）帮助患者擦净面部，清除呕吐物，严格要求患者卧床休息 2 周，同时避免咳嗽等使腹压增高的诱因。

（2）饮食护理：术后禁食 1—2 天后，可改进流质饮食，1 周后逐渐过渡成半流质饮食，勿食热、硬及刺激性食物。

（3）并发症的护理：大出血是最严重的并发症，多因术后进食粗糙的食物、剧烈运动所造成。应调整饮食，保持大便通畅。

九、经胃镜空肠营养管置入术护理

经胃镜空肠营养管置入术是指先将营养管插入胃内，再经口将胃镜插入胃内后，放入活检钳，用异物钳夹住营养管的前端，随同胃镜一起下至十二指肠降段，松开活检钳，取出胃镜，再将营养管继续下送置入空肠。

（一）身心评估

术前做血常规、肝肾功能等检查，术前禁食 8 h，遵医嘱予术前用药等。

（二）护理措施

（1）首先向患者及家属说明置管的目的、必要性、方法以及术中配合要点、术后注意事项等，以取得同意及配合。

（2）患者取左侧卧位，双膝屈曲，松解衣领、腰带。

（3）予心电监护，监测生命体征，术中密切注意患者血压、脉搏、神志的变化，如有异常及时报告医生处理。

（4）在胃腔内用异物钳钳夹鼻肠管头端，轻柔操作推送胃镜带鼻肠管至十二指肠降部，此时助手固定鼻肠管，退出胃镜至胃腔，松开异物钳，后退异物钳至胃腔。

（5）第 2 次及以后推送鼻肠管时，钳住胃腔内鼻肠管管身，同前推送胃镜带鼻肠管至十二指肠降部并后退胃镜及异物钳，通常 3—4 次就可将其送至 Treitz 韧带以下 20—40 cm，此时助手固定鼻肠管，边吸气边后退出胃镜。

（三）健康指导与康复

（1）观察患者对肠内营养的反应和适应状况，输注过程中密切观察患者有无发热、腹胀、腹痛、腹泻、恶心、呕吐等不适。

（2）妥善固定营养管是防止营养管移位的最重要措施。

（3）连续输注营养液时，每次 2—4 h 用无菌水冲洗营养管，以防止营养物沉积于管腔内堵塞导管，每日输注完毕后，亦应用无菌水冲洗营养管。

十、电子小肠镜检查护理

小肠镜检查是最常用的检查和诊断病因不明的慢性消化道出血及各种小肠病的方法，适用于经胃镜、结肠镜、全消化道钡剂造影、腹部 B 超、腹部 CT 或 MRI 等检查未能发现可以解释临床症状的器质性病变。

（一）身心评估

完善相关检查，如经口进镜，检查前 2 日进食流质，检查当天禁食 10 h 以上；如经肛进镜，则需检查前 2—3 日吃少渣半流质饮食，术前需清洁肠道。

（二）护理措施

（1）向患者及家属交代检查的重要性和必要性，消除患者恐惧心理，充分与其沟通，以取得其信任和配合。

（2）协助患者取左侧卧位，松开衣领及裤带，经口进镜者如有义齿应取下。

（3）严密观察患者血压、脉搏、呼吸频率及血氧饱和度等监测指标，如有异常应及时报告医生，保持呼吸道通畅；经肛进镜时的护理与结肠镜检查时基本相同。

（4）密切配合医生，协助插镜操作，在插镜过程中要注意观察患者的反应。

（5）如需内镜下治疗者，积极配合医生做好内镜下治疗。

（三）健康指导与康复

（1）无痛小肠镜检查结束后必须继续监测生命体征直至患者苏醒，部分患者清醒后会主诉有轻微的头昏及咽痛，要做好解释工作。

（2）严密观察术后腹部症状及体征，患者若无特殊不适，术后 4 h 可按照医嘱进食。

十一、支气管镜检查护理

支气管镜检查是将支气管镜经鼻腔或口腔置入患者的下呼吸道，即经声门进入气管和支气管以及更远端，直接观察气管和支气管的病变，并根据病变进行相应的检查和治疗。

（一）身心评估

评估患者的一般情况，术前 6—8 h 禁食、禁水，排空大小便，有义齿者先取下。遵医嘱予术前麻醉。

（二）护理措施

（1）向患者详细说明检查的目的、意义、大致过程、护理并发症和配合检查的方法等，同时应了解患者的药物过敏史，取得患者及家属的积极配合。

（2）患者取平卧位，头稍后仰，以治疗巾包裹双眼，鼻腔滴呋麻液，吸氧，接心电监护仪。

（3）操作过程中，患者会有憋气感、窒息感甚至呛咳，护士应安慰患者，稳定其情绪，遵医嘱给予术中用药。

（4）严密观察患者的呼吸、意识、心率及 SpO_2 的变化，如有异常及时通知医生。

（5）连续吸痰时间不宜太长，一般不超过 3 min。吸痰器的负压，不超过 50 kPa。吸引某一部位时不宜过久，以免引起出血；一旦出血，立即遵医嘱予以镜下用药。

（三）健康指导与康复

（1）嘱患者平卧休息 5—10 min，给予氧气吸入，情况稳定后可送回病房。

（2）术毕 1 h 内严密观察患者的生命体征、咳嗽、咳痰及咯血情况，禁食、禁水 2 h，2 h 后可进温凉的半流质食物。

十二、经支气管镜氩气刀治疗术护理

氩等离子体凝固（APC）又称氩气刀，是一种利用氩等离子体束传导高频电流，无接触地热凝固组织的治疗方法。将氩等离子体用导管经纤支气管导入支气管内进行治疗即经支气管镜氩气刀治疗。

（一）身心评估

评估患者的一般情况，术前 6—8 h 禁食、禁水，排空大小便，有义齿者先取下，遵医嘱予术前麻醉。

（二）护理措施

（1）向患者介绍气管镜室的环境、仪器，消除恐惧感，关心体贴患者，指导患者如何配合手术，取得患者及家属的积极配合。

（2）患者取平卧位，头稍后仰，以治疗巾包裹双眼，鼻腔滴呋麻液，吸氧，接心电监护仪。

（3）经支气管镜操作导入 APC 导管至病变部位，脚踏开关（电凝）进行治疗，治疗后退出 APC 导管，观察局部治疗情况。

（4）治疗后局部坏死组织较多时，可用活检钳夹除。

（5）严密监测心电图、血氧饱和度和血压的变化，发现异常及时通知并配合医生处理。

（三）健康指导与康复

（1）术后禁食、禁水 2 h，嘱患者卧床休息，必要时可吸氧，患侧卧位，尽量减少说话，以利于声带的恢复。

（2）积极观察有无感染、出血、窒息等并发症，如有异常及时报告医生处理。

十三、支气管肺泡灌洗术护理

支气管肺泡灌洗术是指通过支气管镜(电子镜)对支气管以下肺段或亚肺段反复以无菌生理盐水灌洗、回收,对其进行一系列检测和分析,从而获得下呼吸道病变的性质特点和活动程度,有助于确立诊断,缓解气道阻塞,改善呼吸功能,控制呼吸道感染。

(一) 身心评估

术前评估患者的一般情况,禁食、禁水 4—6 h,遵医嘱予术前麻醉。

(二) 护理措施

(1) 向患者及家属讲解检查的目的、必要性、肺灌洗术过程,术中的不适及配合方法,以减轻或消除患者的焦虑和恐惧,同时取得患者及家属的积极配合。

(2) 患者取平卧位,头稍后仰,以治疗巾包裹双眼,鼻腔滴呋麻液,吸氧,接心电监护仪。

(3) 严密观察病情:如果 SpO_2 降至 90% 以下或心率增加超过基础 HR 的 20% 或收缩压超过 180 mmHg,应及时通知医生退镜,确保患者生命体征的平稳。当 SpO_2 回升到 95% 以上,血压、心率恢复正常再行灌洗,实行灌洗治疗时应根据心率、SpO_2 变化情况来确定每次进镜治疗的时间。

(4) 密切配合医生,护士熟悉支气管镜治疗整体过程及步骤,主动配合医生进行治疗和应急处理。

(5) 做好安全防护,注意患者神志改变,过度躁动者应给予适当的约束措施或按医嘱予镇静药物。

(三) 健康指导与康复

(1) 嘱患者平卧休息 5—10 min,待患者自觉无不适,血氧饱和度大于 90%,心率小于 100 次/min 时可送入病房。

(2) 术毕 1 h 内严密观察患者的生命体征、咳嗽、咳痰及咯血情况,术后 2 h 后可进食温凉流质或半流质食物。

(3) 支气管肺泡灌洗术后常见的不良反应为低热和少量出血,无需特殊处理。

十四、经内镜逆行胰胆管造影护理

经内镜逆行胰胆管造影术(ERCP)是指将十二指肠镜插至十二指肠降部,找到十二指肠乳头,由活检管道内插入造影导管至乳头开口部,注入造影剂后 X 线摄片以显示胰胆管的技术。ERCP 首先可以达到诊断目的,再根据诊断结果采取进一步介入治疗,是目前公认的诊断胰胆管疾病的金标准。

(一) 身心评估

监测心肺功能、出凝血时间,测定血、尿淀粉酶、血小板及白细胞计数计数等,术前患者禁食、禁水 6 h,穿着不宜太厚并去除义齿和金属饰品以适宜摄片,做好碘过敏试验,遵医嘱予术前用药。

（二）护理措施

（1）术前应耐心地向患者介绍 ERCP 的操作过程，告知手术的优点，增加患者对 ERCP 的了解和信任，以减轻或消除患者的焦虑和恐惧，取得患者的积极配合。

（2）协助患者取俯卧位，头偏向右侧，双手放于身体两侧或右手放于胸右侧。松开衣领及裤带，患者如有义齿应取下。

（3）严密监测生命体征，观察患者神态、面色、表情变化，了解患者疼痛情况，发现异常及时处理，必要时建立静脉通道，准备好急救物品。

（4）操作时弄清医生意图，紧密配合，器械的收放不可粗暴，导丝不可插入过深，反复轻柔试进，网篮忌骤放骤收。

（5）严格执行无菌操作，各附件操作中避免污染，防止发生医源性感染。

（6）做好患者心理护理。

（三）术后护理

（1）术后护理禁食，24 h 后可进低脂流质，逐步过渡为正常饮食。禁食期间做好口腔护理，保持口唇湿润，使患者舒适。

（2）密切观察患者的面色、体温、脉搏、呼吸、血压的变化；密切观察有无恶心、呕吐、腹痛、腹胀、皮肤黄染以及是否排出结石等。

十五、胶囊内镜护理

胶囊内镜是通过让患者吞服一粒小型的胶囊，它随着消化道蠕动进入体内，其所拍摄的图像将传递到阵列分布在腰部的传感器中，传感器与 Given Data Recorder 数据记录仪连接，数据记录仪则挂在患者的腰部并保存数据，检查结束后即将数据记录仪中的信息下载到工作站。

（一）身心评估

检查前 2 日吃少渣、半流食，每日 3 餐吃米粥、面汤等；不吃蔬菜、水果、海带等不易消化的食物，检查前 1 日晚上及检查当日早晨禁食，检查前清洁肠道。

（二）护理措施

（1）做好解释工作，向受检者说明胶囊内镜的构造和应用原理、检查步骤、安全可靠性及检查目的和配合方法，取得受检者的信任。

（2）备好胶囊内镜、腰带，电池充电，数据记录仪初始化。

（3）服用胶囊后观察患者是否感到腹痛、恶心、呕吐，如有需要立即通知医生。

（4）胶囊内镜检查期间，勿剧烈运动、屈体、弯腰及移动腰带，切勿撞击图像记录仪。避免受外力的干扰，不能接近任何电磁波区域。

（5）指导患者每 15 min 查看一次记录仪指示灯是否正常闪烁（2 s/次），同时需多次巡视。

（6）指导患者进行日常活动,吞服胶囊后 2 h 可饮无色葡萄糖水,防止低血糖。4 h 后可进食简餐,8 h 以后方可正常进食。

（三）健康指导与康复

（1）胶囊内镜工作 8 h 后且胶囊停止工作后可由护士协助医生拆除设备。

（2）在持放、运送、拆除所有设备时要避免冲击、震动或阳光照射,否则会造成数据信息的丢失。

（3）嘱受检者观察胶囊内镜排出情况,强调胶囊排出前切勿接近强电磁区域,勿做 MRI 检查。一般胶囊内镜在胃肠道内 8—72 h 后随粪便排出体外,若受检者出现难以解释的腹痛、呕吐等肠道梗阻症状或检查后 72 h 仍不能确定胶囊内镜是否还在体内,应及时联系医生,必要时行 X 线检查。

十六、消化道息肉治疗术护理

消化道息肉指突出于胃、肠腔内的隆起性病变,但一般所指的息肉,仅仅是黏膜局限性隆起。息肉的组织学类型分为:腺瘤性、错构瘤性、炎症性和增生性。目前镜下治疗息肉的方法有高频电切、高频电灼、活检摘除等。

（一）身心评估

术前做血常规、血型、出凝血时间、肝肾功能等检查,胃息肉检查前禁食至少 6—8 h,肠息肉检查前 2—3 日吃少渣半流质饮食,检查前 1 日晚进半量流质,晚 8 时后禁食,检查当日晨九点予清洁肠道,直到患者大便呈清水样为止,清洁肠道药物禁用甘露醇。

（二）护理措施

（1）向患者及家属说明本操作对患者的必要性及术中、术后可能出现的并发症,取得患者及家属同意后方可进行本治疗。

（2）协助患者取正确体位。

（3）用湿纱布擦去肌肉丰厚处皮屑,将电极片贴于患者肌肉丰厚处,遵医嘱予解痉剂肌注,配合医生进镜,发现息肉后观察息肉所在部位,根据息肉大小及蒂的情况,合理调整好角度,暴露充分情况下进行操作。

（4）根据息肉情况合理选择圈套器、注射针、活检钳、异物钳等治疗附件,配合医生进行息肉治疗。

（5）术中密切注意患者血压、脉搏、神志的变化,息肉治疗后观察残端确定无出血、穿孔后等方可退镜。

（三）健康指导与康复

（1）饮食护理:术后当天禁食,3 日内进食无渣、流质食物,勿进食牛奶及豆制品以免引起胀气,可进食米汤、菜汤、肉汤等,以后可改为半流质饮食或普食。2 周内保持大便通畅,给予缓泻剂软化大便,避免因干硬粪便摩擦创面致焦痂脱落导致大出血。

（2）并发症的预防:注意术后有无出血、腹痛、腹胀、肠穿孔等并发症,住院患者应卧床休息 1—2 日，1 周内勿进行剧烈运动及重体力劳动；门诊观察患者应注意有无腹痛、腹胀、便血等情况，如有不适随时就诊。

十七、喉镜检查护理

喉镜检查是指将喉镜经鼻腔或口腔置入患者的上呼吸道，观察鼻咽部黏膜、喉黏膜及其组织结构是否异常的一种检查方法。

（一）身心评估

评估患者的一般情况，检查前最好少吃或者不吃东西，排空大小便，有义齿者先取下，遵医嘱予术前麻醉。

（二）护理措施

（1）向患者详细说明检查的目的、意义、大致过程、并发症和配合检查的方法等，同时应了解患者的药物过敏史，取得患者及家属的积极配合。

（2）患者取坐位或者平卧位，头稍后仰，下颌稍微往上抬起。

（3）操作过程中，患者会有憋气感、窒息感甚至呛咳，嘱患者不适时挥手示意，护士应安慰患者，稳定其情绪。

（4）严密观察患者呼吸、意识、心率及 SpO_2 的变化，如有异常及时通知医生。

（三）健康指导与康复

（1）告知患者检查结束后会有咽喉部不适、堵塞感、异物感，其症状是由局麻药及检查局部刺激引起的，稍作休息症状随后会消失；2 h 后方可进食软食，不可太烫。

（2）检查后 1—2 日如有痰中带血或涕中少许带血，不需特殊处理，避免烟、酒及辛辣刺激饮食，注意口腔卫生。

第六节　内分泌及代谢性疾病护理常规

一、内分泌与代谢性疾病患者护理

内分泌系统由内分泌腺和分布于全身各组织的激素分泌细胞以及它们所分泌的激素组成。内分泌系统辅助神经系统将体液性信息物质传递到全身各细胞组织，包括远处的和相近的靶细胞，发挥其对细胞的生物作用。

内分泌科疾病以病理生理分类，可表现为功能亢进、功能减退或功能正常；根据其病变发生部位在下丘脑、垂体或周围靶腺，可分为原发性和继发性；内分泌腺或靶组织对激素的敏感性或应答反应降低也可导致疾病；非内分泌组织恶性肿瘤如异常地产生过多激素，或治疗过程应用激素和某些药物，也可导致内分泌疾病。

（一）身心评估

（1）一般状况：患者的精神、意识状态、生命体征、身高、体重、体型、营养状态等有无异常。

① 甲状腺功能亢进症患者常有烦躁、易激动、脉搏增快，而甲状腺功能减退的患者常有精神淡漠、脉搏减慢；糖尿病酮症酸中毒、高渗性昏迷时常有意识改变。

② 血压增高见于 Cushing 综合征、糖尿病，血压低见于肾上腺功能减退症。

③ 巨人症体格可异常高大，侏儒症体格可异常矮小，Cushing 综合征可出现向心性肥胖，呆小症病儿身高不能随着年龄而正常长高，上半身与下半身的比例失调等。

④ 肥胖症患者可出现体内大量脂肪堆积，体重增加；神经性厌食和甲亢患者皮下脂肪减少，表现为消瘦、体重减轻等。

（2）皮肤黏膜检查：有无皮肤黏膜色素沉着、干燥、粗糙、潮热、多汗、水肿、感染、溃疡；有无毛发稀疏、脱落、多毛、痤疮等。

（3）头颈部检查：有无头颅及面容改变、突眼、眼球运动障碍、视力或视野异常、甲状腺肿大等改变。

（4）胸腹部检查：有无乳房溢乳、腹部皮肤紫纹。如垂体瘤患者常有闭经溢乳，Cushing 综合征患者可有腹部皮肤紫纹。

（5）四肢、脊柱、骨关节检查：有无疼痛、畸形，肌力、腱反射有无异常。骨质疏松症可导致脊柱、骨关节疼痛、变形甚至驼背；痛风可引起急性关节疼痛；肌无力可见于 Cushing 综合征。

（6）心理评估：评估患者患病后的精神、心理变化，告知患病对日常生活、学习或工作、家庭的影响，询问是否适应患者角色转变；患者对疾病的性质、发展过程、预后及防治知识的认知程度，多与患者接触及交流，鼓励患者表达其感受，交谈时语言要温和，耐心倾听。消除患者紧张情绪，树立其自信心。必要时安排心理医生给予心理疏导。

（二）护理措施

1. 体位

休息与卧位应根据不同疾病进行具体护理，轻者休息或卧床休息，危重或做特殊检查者应绝对卧床休息。如低血糖昏迷患者应绝对卧床休息；突眼的患者采取高枕卧位；危象患者休克时立即采取中凹卧位，以利于增加回血量等。

2. 病情观察

（1）观察患者的精神、意识状态、生命体征、身高、体重、体型、营养状态等有无异常。

（2）有无皮肤黏膜色素沉着、干燥、粗糙、潮热、多汗、水肿、感染、溃疡；有无毛发稀疏、脱落、多毛、痤疮等；有无突眼；甲状腺是否肿大、大小是否对称、质地及表面有无结节；有无压痛和震颤；听诊有无血管杂音。

3. 一般护理

（1）按内科及本系统疾病的一般护理常规护理。

（2）根据不同疾病给予各种治疗饮食并嘱患者遵守膳食原则。

（3）向患者做必要的解释，取得合作，以保证试验过程和标本采集准确无误。

（4）根据患者所患疾病提供相应的专业指导，让患者对疾病有正确的认识。

（5）功能危象。患者应绝对卧床休息，必要时安排专人护理，保持环境安静，避免声光等不良刺激。

4. 心理护理

根据患者所患疾病给予相应的心理护理，消除患者紧张情绪，树立信心。讲解疾病的有关知识，给患者提供疾病康复资料和患有相同疾病并已治疗成功患者的资料。引导患者积极配合治疗，必要时安排心理医生给予心理疏导。

（三）健康指导与康复

（1）疾病知识指导：指导患者了解疾病的相关知识，教会患者自我护理。

（2）饮食指导：指导患者进食与疾病相关的食物，如腺垂体功能减退症患者进食高热量、高蛋白、高维生素、易消化的食物，少量多餐，以增强机体抵抗力。

（3）用药指导：教会患者认识所服药物的名称、剂量及不良反应，如肾上腺糖皮质激素过量易致欣快感、失眠；服甲状腺激素应注意心率、心律、体温、体重变化等。指导患者认识到随意停药的危险性，必须严格遵医嘱按时服用药物，不得随意增减药物剂量。

（4）指导患者定期门诊随访：如糖尿病患者一般每 2—3 月复检糖化血红蛋白，体重每1—3 月测一次，每 3—6 月门诊定期复查，每年全身检查一次，以便尽早防治慢性并发症。

（5）自我监测：向患者讲解相关疾病的原因及表现，使患者学会自我观察。

（6）康复及预后：告知患者相关疾病预后情况、如何进行治疗及疾病病程等相关情况。

二、甲状旁腺功能亢进症护理

甲状旁腺功能亢进症简称甲旁亢，可分为原发性、继发性和三发性 3 种。原发性甲状旁腺功能亢进症是由于甲状旁腺本身病变（肿瘤或增生）引起的甲状旁腺激素（PTH）合成、分泌过多，通过其对骨与肾的作用，而导致血钙增高和血磷降低。主要临床表现为反复发作的肾结石、消化性溃疡、精神改变与广泛的骨吸收。继发性甲状旁腺功能亢进是由于各种原因所致的低钙血症刺激甲状旁腺，使其代谢性分泌过多的 PTH，常见于肾功能不全、骨质软化症和肠道吸收功能受损的疾病。三发性甲状旁腺功能亢进是在继发性甲状旁腺功能亢进的基础上，由于腺体受到持久和强烈的刺激，部分增生组织转变为腺瘤伴功能亢进，自主地分泌过多的 PTH，主要见于肾衰竭患者。

（一）身心评估

1. 一般评估

评估患者骨骼系统症状：是否有骨折、骨痛、骨骼变形、钙化性关节炎；是否有泌尿系统结石症状，如腰痛、血尿；是否有精神症状；呼吸道是否通畅；疼痛的部位、性质、程度等。

2. 心理评估

评估患者对疾病性质、发展过程、预后及防治知识的认知程度，树立战胜疾病的信心，做好心理辅导。

（二）护理措施

1. 体位

（1）急性期：① 甲状旁腺功能亢进症患者昏迷时应立即采取去枕平卧位，头偏向一侧，防止窒息。② 甲状旁腺功能亢进症患者产生心力衰竭时取半坐卧位，减轻心脏负担。

（2）非急性期：甲状旁腺功能亢进症伴骨质疏松的患者疼痛时可取仰卧位或侧卧位，卧床休息数天到 1 周，可缓解疼痛。

2. 病情观察

（1）监测血电解质，尤其要定期监测血钙、血磷。

（2）定期测尿钙。

（3）记录出入量。

（4）手术后的患者，注意观察有无低血钙的发生及轻重，及时用药，并观察低血钙的改善情况。

3. 症状护理

（1）骨质疏松的护理。广泛的骨质疏松、骨质脱落的患者，应缓慢移动患者，减轻患者疼痛，长期卧床的患者，给予按摩，协助患者做各个关节的运动，防止肌肉萎缩。

（2）急危重症的护理：

① 观察：

a. 血钙大于 3.75 mmol/L。

b. 消化系统：恶心、呕吐、厌食、消化道出血。

c. 循环系统：烦渴、多尿导致全身脱水、高热、血压下降、虚脱、心律失常、心肌病、心力衰竭。

d. 中枢神经系统：神志改变、淡漠、精神错乱、幻觉、嗜睡、昏迷。

② 处理：

a. 大剂量补液，静脉滴注生理盐水 200—300 mL/h。

b. 注意监测心脏的功能。

c. 利尿，抑制肾小管重吸收钙质，分 2—4 次静脉注射速尿药 40—100 mg（须补足血容量后进行）。

d. 使用降钙素。

e. 使用皮质激素，抑制肠道内钙质的吸收，降低血钙。

f. 二磷酸盐可以抑制骨质的吸收，减低血钙，对恶性肿瘤性高血钙效果较好。

g. 维持治疗，血钙小于 3.25 mmol/L 时口服速尿片每日 40—160 mg、氯化钠 400—600 mmol/dL，入水量每日至少 3 L，注意补钾、补镁。

（3）并发症的观察与护理：

① 呼吸困难和窒息，立即报告医生，遵医嘱给予吸氧、大剂量激素等，或协助医生立即进行床边抢救、环甲膜穿刺或气管切开。

② 观察患者发音和吞咽情况，若有面部麻木、手足抽搐、甲状腺危象等，及时通知医生、配合治疗。

③ 低钙血症，多在 1—3 日发生，表现为手足麻木、抽搐，严重者可发生喉支气管痉挛造成窒息，遵医嘱补钙，检测血钙值及效果，一般术后 2 周左右甲状旁腺功能开始恢复正常。

4. 心理护理

甲旁亢患者因种种原因易造成误诊、误治,常情绪低落,容易产生焦虑、恐惧或悲观心理,护理人员应针对患者的具体情况,做好患者思想工作,帮助他们树立战胜疾病的信心。

5. 其他措施

(1)活动:嘱患者卧床休息,减少活动或降低劳动强度,必要时提供适当的辅助工具。

(2)饮食护理:提供色、香、味俱全的食品或让患者家属自带食品。提高饮食中纤维素的含量,多吃含有纤维素的食物,注意补充钙、磷,给予高热量、高维生素、高蛋白的饮食。多饮水,减少泌尿系统结石的发生。

(三)健康指导与康复

(1)环境:应安静,床铺应整洁、舒适。

(2)饮食指导:可食易消化,富含高纤维素、高蛋白质、高钙、高磷的食物;多饮水,减少泌尿系统结石的发生。

(3)活动:骨质疏松严重时,应卧床休息;如需活动,给患者提供适当的辅助工具,如手杖、拐杖等;指导患者及家属掌握正确锻炼的方法。

(4)心理指导:向患者及家属讲解此病的相关知识,缓解焦虑和恐惧心理。

(5)骨质脱落、骨质疏松的患者,应睡硬板床,协助患者翻身,动作应柔和,减轻患者疼痛感。

(6)康复与自我护理指导:指导患者正确面对疾病,控制情绪,保持心情愉快、心境平和。

三、甲状旁腺功能减退症护理

甲状旁腺功能减退症简称甲旁减,是指 PTH 分泌过少和(或)效应不足而引起的一组临床综合征。其临床特点是手足抽搐、癫痫发作、低钙血症、高磷血症。临床常见类型有特发性甲旁减、继发性甲旁减、低血镁性甲旁减和新生儿甲旁减。

(一)身心评估

1. 一般评估

(1)评估患者的生命体征,观察有无体温升高、手足抽搐等。

(2)评估患者的精神症状,观察有无神经衰弱、多梦、烦躁、易激动、抑郁或精神病。

(3)评估患者的血清总钙、血镁、血磷、血 PTH 的值。

2. 心理评估

评估患者对疾病的性质、发展过程、预后及防治知识的认知程度,树立战胜疾病的信心,做好心理辅导。

(二)护理措施

1. 体位

(1)急性期:甲状旁腺功能减退症患者癫痫发作时立即去枕仰卧或侧卧,头偏向一侧,保持呼吸道通畅。

（2）非急性期：甲状旁腺功能减退症患者发生水肿时，应抬高患肢，减轻水肿。

2. 病情观察

（1）定期监测血钙、血磷、尿钙，了解病情变化。

（2）经常巡视病房，了解患者需要，及时帮助患者解决实际问题，并观察病情，如发生手足抽搐、癫痫，立即给予处理。

3. 症状护理

（1）低钙血症的护理：① 避免应用加重低血钙的药物，如苯妥英钠、安定、避孕药等。② 长期口服补充钙剂，每天摄入元素钙 1—1.5 g，并可以加用维生素 D 及其衍生物，促进钙质的吸收，提高血钙的水平。

（2）癫痫的发作护理：① 如患者癫痫发作时，应注意保持呼吸道通畅，保护患者不受到损害，即刻按医嘱静脉注射 10% 的葡萄糖酸钙 10—20 mL，必要时 1—2 h 后重新给药。② 提供安静、舒适的休息环境，保证患者睡眠充足。

4. 心理护理

（1）耐心细致地解释病情，提高患者对疾病的认知水平，鼓励患者表达内心感受，理解和关心患者，建立互信关系。

（2）关心患者，讲解疾病相关知识，缓解患者焦虑情绪。

5. 其他措施

（1）饮食：进食高钙低磷的饮食，不宜吃过多的乳制品、蛋黄及菜花等。

（2）活动：注意休息，提供安静、舒适的环境，保证患者睡眠充足。

（3）急危重症的护理措施。

① 观察：

a. 血钙水平。

b. 有无发热、感染等应急情况，或妊娠时引起的血钙下降而导致的手足抽搐或类似癫痫大发作。

c. 做好 ECG 的监测。

② 处理：

a. 采血检查钙、磷、镁等。

b. 给予 10% 的葡萄糖酸钙 10—20 mL 缓慢静脉注射，速尿药给药速度不可以超过 2 mL/min，如有症状可以每小时反复注射 1—2 次。

c. 至症状缓解或血钙上升至 1.75 mmol/L 以上后，且维持在 1.87—2.25 mmol/L，开展 ECG 监护，每小时查尿钙。

d. 可将 10% 葡萄糖酸钙 10—15 mL 加入 5% 葡萄糖溶液 1000 mL 静脉滴注，调整滴注速度。

e. 维生素 D 治疗，给予维生素 D_3 肌肉注射。

f. 如有可能可以口服钙剂。

g. 如治疗 6 h 以后，血钙仍下降至 1.87 mmol/L 以下或血钙已经正常但仍有抽搐，可能是缺乏镁离子所致，可考虑补充镁。

（三）健康指导与康复

（1）心理指导：向患者及家属讲解此病的相关知识，缓解焦虑和恐惧心理。

（2）饮食指导：进食高钙、低磷的食物。

（3）注意休息：指导患者及其家属如有癫痫发作、手足抽搐时应采取的应对措施，如随身携带病情卡片，上面标记姓名、年龄、疾病、就诊医院、药物等，以得到别人的帮助。

（4）避免长期使用降低血钙的药物，定期监测血钙、尿钙、血磷，掌握病情的变化。病情严重时，立即到医院就诊。

四、甲状腺功能亢进症护理

甲状腺功能亢进症简称甲亢，是指由多种病因导致甲状腺腺体本身产生甲状腺激素（TH）过多而引起的甲状腺毒症。

（一）身心评估

1. 身体评估

（1）一般状态：

① 生命体征。观察患者有无体温升高、脉搏加快、脉压增加等表现。

② 意识精神状态。观察患者有无兴奋易怒、失眠不安等表现或神情淡漠、嗜睡、反应迟钝等。

③ 营养状况。评估患者有无消瘦、体重下降、贫血等营养状况改变。

（2）皮肤黏膜：观察皮肤是否湿润、多汗，有无皮肤紫癜。

（3）眼征：观察和测量突眼度，评估有无眼球突出、眼裂增宽等表现，有无视力疲劳、畏光、复视、视力减退、视野变小，角膜有无溃疡。

（4）甲状腺：了解甲状腺肿大程度，是否呈弥漫性、对称性肿大，有无震颤和血管杂音。

（5）心脏、血管：有无心尖搏动位置变化、搏动增强、心率增快、心尖部收缩期杂音、心律失常等，有无周围血管征。

（6）消化系统：有无腹胀、肠鸣音增强等。

（7）骨骼肌肉：是否有肌无力、肌萎缩等。

2. 心理评估

评估患者患病后对日常生活的影响，是否有睡眠、活动量及活动耐力的改变。甲亢患者因神经过敏、急躁易怒，易与家人或同事发生争执，导致人际关系紧张；评估患者的心理状态，有无焦虑、恐惧、多疑等心理变化。

（二）护理措施

1. 体位

（1）急性期：甲亢危象患者发生休克时应立即采取中凹卧位，有利于气道通畅，改善缺氧症状。

（2）非急性期：甲亢伴突眼的患者采取高枕卧位，以减轻球后水肿。

2. 病情观察

（1）观察患者体温、脉搏、血压、呼吸、心率、心律及肝功能以及甲亢严重程度等变化。

（2）观察患者体重、情绪及症状的发展变化，了解治疗反应，脉搏减慢、体重增加是治疗有效的标志。

（3）监测激素水平。

（4）观察患者有无甲状腺危象早期表现。

（5）观察患者精神状态和手指震颤情况，以及有无焦虑、烦躁、心悸等甲亢加重的表现，必要时使用镇静剂。

3. 症状护理

（1）患者易多汗，应勤洗澡、更衣，保持清洁舒适。腹泻较重者，注意保护肛周皮肤。

（2）甲状腺危象护理：

① 休息与体位：绝对卧床休息，必要时遵医嘱给予适量镇静剂，取半卧位，给氧，迅速建立静脉通路。

② 用药护理：遵医嘱使用丙硫氧嘧啶、碘剂、糖皮质激素、β受体阻滞剂、氢化可的松等药物。

③ 病情监测：监测生命体征，评估患者意识状况和心肾功能。

④ 对症护理：高热时物理降温，必要时施行人工冬眠降温。

⑤ 营养支持：维持营养与体液平衡。

⑥ 治疗配合：用血透、腹透或血浆置换等措施降低血 TH 浓度者应做好相应的护理。

（3）突眼护理：

① 戴深色眼镜，复视者戴单侧眼罩。

② 保持眼部湿润，防感染，勿用手直接揉搓眼睛。

③ 睡眠或休息时抬高头部，减轻球后水肿。

④ 使用免疫抑制剂及左甲状腺素片控制浸润性突眼。

⑤ 定期至眼科检查角膜。

4. 心理护理

（1）告知患者坚持治疗能够改善病情，以解除其焦虑，积极配合治疗。

（2）鼓励患者参与集体活动以免出现社交障碍而产生焦虑。

（3）避免刺激性语言，指导患者使用自我调节的方法，保持最佳状态，鼓励其面对现实，增强战胜疾病的信心。

5. 其他护理措施

（1）环境和休息：环境舒适，避免嘈杂。依据病情指导患者休息。

（2）饮食护理：宜选择高热量、高蛋白、高维生素及矿物质丰富的饮食，主食足量，多摄取新鲜蔬菜和水果，避免食用刺激性及含碘丰富的食物，多饮水。

（3）相关治疗护理：

① ATD(抗甲状腺药物)治疗的护理：作用机制是抑制甲状腺激素合成，包括硫脲类和咪唑类。疗程分初治期、减量期和维持期，共计 1.5—2 年；常见不良反应有粒细胞减少和皮疹。治疗期间应监测血象；白细胞低于 3×10^9/L 或中性粒细胞低于 1.5×10^9/L，应立即停药；症状缓解但甲状腺反增大或突眼加重，应遵医嘱加服甲状腺片。

② ^{131}I 治疗的护理：^{131}I 释放 β 射线，破坏甲状腺组织细胞。空腹服用^{131}I。治疗前后 1 个月避免服用含碘的药物和食物，服药后 2 h 内不吃固体食物，服药后 24 h 内避免咳嗽以减少^{131}I 的丢失；服药后 2—3 日，饮水 2000—3000 mL/日以增加排尿；服药后第 1 周避免用手按压甲状腺。服用^{131}I后患者的排泄物、衣服、被褥及用具等需单独存放，待放射作用消失后再做清洁处理。

（三）健康指导与康复

（1）向患者及亲属介绍甲亢的基本知识和防治要点,使其认识甲亢发生和加重的常见因素,并懂得如何避免。

（2）指导患者合理安排工作和休息,保持心情愉快,维持充足的睡眠时间,避免精神紧张和过度劳累。鼓励亲属与患者建立良好的家庭关系,并提供良好的社会支持系统。

（3）告诉患者和亲属合理膳食的重要性以及食物选择方法。

（4）教会患者保护眼睛的方法。告诉患者上衣领宜宽松,避免压迫甲状腺,严禁用手挤压甲状腺以免引起甲状腺激素分泌过多加重病情。

（5）告知患者及亲属病情观察的内容,出现异常及时就医。

（6）指导患者按时服药,定期到医院复查。按剂量、疗程服药,不随意减量和停药,监测血象。对妊娠期甲亢禁用^{131}I治疗。

（7）康复及预后:本病病程较长,经积极治疗预后较好,少数患者可自行缓解。单纯ATD治疗的患者,复发率较高。部分放射性碘治疗、甲状腺手术治疗所致甲减者需 TH 终身替代治疗。

五、甲状腺功能减退症护理

甲状腺功能减退症简称甲减,是由各种原因导致的低甲状腺激素血症或甲状腺激素抵抗而引起的全身性低代谢综合征,其病理特征是黏多糖在组织和皮肤堆积,表现为黏液性水肿。

（一）身心评估

（1）评估甲状腺功能减退症典型表现:一般表现,如怕冷、少汗、乏力、少言懒动、反应迟钝、动作缓慢等;黏液性水肿表现,如表情淡漠、面色苍白、眼睑水肿、皮肤干燥、毛发脱落等;精神神经症状,如记忆力减退、智力低下等;肌肉与关节症状,如肌肉软弱无力、进行性肌萎缩等;心血管系统症状,如心动过缓;消化系统症状,如厌食、腹胀、便秘等;内分泌系统症状,如性欲减退,男性出现阳痿,女性出现月经失调等。

（2）评估有无黏液性水肿、昏迷先兆表现,如嗜睡、呼吸徐缓、心动过缓、血压下降、四肢肌肉松弛等。

（3）评估患者的心理状态,有无反应迟钝、抑郁、多虑等神经质表现。

（二）护理措施

1. 体位

（1）急性期:甲减危象的患者发生休克时应立即采取中凹卧位,头、躯干抬高 20°—30°,下肢抬高 15°—20°,即头脚抬起、中间凹的体位,以利于增加回心血量。

（2）非急性期:甲状腺功能减退症患者发生水肿时抬高患肢,减轻水肿。

2. 病情观察

（1）密切观察患者病情变化,注意尿量及全身水肿消退情况,准确记录 24 h 出入量,避免发生水、电解质紊乱。

（2）治疗过程中注意观察患者心脏反应情况，特别是在有冠心病情况下，补充甲状腺素过快易诱发心绞痛甚至心肌梗死，应复查心电图。如出现嗜睡、低体温（低于 35 ℃）、呼吸减慢、心动过缓、血压下降、四肢肌肉松弛、反射减弱或消失，甚至昏迷，应立即配合医生抢救，迅速建立静脉通道，严格掌握药物用量，及时补液，维持水、电解质平衡；注意保暖，体温低时，室温应保持在 22—24 ℃。

（3）保持呼吸道通畅，给予氧气吸入，识别 CO_2 麻醉，必要时行气管插管或气管切开，密切观察患者神志、呼吸、血压及心率、尿量的变化，准确记录出入量。

3. 症状护理

（1）甲减危象的护理：

① 指导患者避免受寒等诱发因素，保持环境温暖、舒适；指导患者适时增加衣服、被褥等。注意保暖，避免局部热敷，以免烫伤和加重循环不良。

② 应注意保温，必要时使用空调，使室温保持在 22—23 ℃，但一般不主张加温处理。

③ 保持呼吸道通畅，吸氧，必要时配合气管插管或气管切开。

④ 准备好治疗药品及抢救物品，建立静脉通道，遵医嘱及时、准确地使用甲状腺激素、糖皮质激素等药物，配合对症、支持治疗。

⑤ 监测生命体征和动脉血气分析的变化，记录 24 h 出入量。

（2）便秘护理：给予高蛋白、高维生素、低热量、低盐饮食，严重水肿者给无盐饮食，注意观察患者的饮食情况，定时测体重，宜多食粗纤维的食物，适当活动以防便秘，必要时使用轻泻剂。合并心肾功能不全或黏液性水肿患者，应卧床休息，同时做好皮肤及口腔护理，皮肤干燥者，每日用温水擦浴。

（3）体温过低的护理：

① 加强保暖，调节室温至 22—23 ℃，避免病床靠近门窗，以免患者受凉。

② 监测患者生命体征，观察患者有无寒战、皮肤苍白等体温过低表现及心律不齐、心动过缓等表现，并及时处理。

4. 心理护理

由于甲减需终生替代治疗，加之形象的改变，易产生悲观、自卑的心理；同时由于理解力迟钝和记忆力减退，可导致以抑郁为主的情感障碍，因此，要关心、体贴和爱护患者，鼓励其只要坚持治疗，就能像正常人一样生活。

5. 其他措施

（1）治疗护理：原发性甲减需终生替代治疗，注意观察药物替代治疗后病情有无改善，如在服药过程中发生心动过速、心律不齐、心绞痛、多汗、体重明显减轻，则提示药物剂量过大，应警惕药物过量致心肌梗死的可能，慎用镇痛药、麻醉药。

（2）加强皮肤护理，预防压力性损伤，对于皮肤干燥者可涂润肤液。

（3）用药护理：对需终身替代治疗者，向其解释终身坚持服药的必要性。不可随意停药或变更剂量，否则可能导致心血管疾病，如心肌缺血、心肌梗死或充血性心力衰竭。指导患者自我监测甲状腺激素服用过量的症状，如出现多食消瘦、脉搏大于 100 次/min、心律失常、体重减轻、发热、大汗、情绪激动等情况时，及时就诊。替代治疗效果最佳的指标为血 TSH 恒定在正常范围内，长期替代者宜每 6—12 个月检测一次。对有心脏病、高血压、肾炎的患者，应特别注意剂量的调整。服用利尿剂时，指导患者记录 24 h 出入量。

（三）健康指导与康复

（1）嘱遵医嘱按时按量服药，不能随意增减或停药。指导患者自我监测药物的疗效及过量的症状。

（2）指导患者避免影响用药的因素，如各种应激、腹泻、吸收不良、使用某些药物（糖皮质激素、利福平、卡马西平、氢氧化铝、苯妥因钠等）须报告医生，以便调整剂量。

（3）指导便秘者腹部按摩。

（4）对于长期替代治疗者，交代患者需要监测体重、心功能等。交代患者出院后，一旦出现心动过缓、低血压、低体温等不适，应及时就医。

（5）告知患者使疾病加重的常见诱发因素，避免受寒、感染、精神紧张等，慎用镇静药、中枢性止痛药及麻醉药等，以免诱发甲减危象。

（6）康复及预后：告知永久性甲减者若坚持治疗可生活如常人，不及时治疗或中断治疗者可因严重并发症而死亡。

六、单纯性甲状腺肿护理

单纯性甲状腺肿是指由多种原因引起的非炎症性或非肿瘤性甲状腺肿大，一般不伴有甲状腺功能异常的临床表现。当本病患病率超过10％时，称为地方性甲状腺肿。

（一）身心评估

1. 身体评估

（1）甲状腺肿大或颈部肿块：甲状腺肿大是单纯性甲状腺肿征性的临床表现，呈弥漫性、表面光滑、质软、随吞咽上下活动、无震颤及血管杂音。

（2）压迫症状：压迫症状是单纯性甲状腺肿最重要的临床表现：

① 压迫气管可引起喘鸣、呼吸困难、咳嗽。

② 压迫食管可引起吞咽不畅或困难。

③ 压迫喉返神经可引起声带麻痹、声音嘶哑，双侧喉返神经受累还可引起呼吸困难。

④ 胸骨后甲状腺肿可压迫颈静脉、锁骨下静脉甚至上腔静脉，引起面部水肿、颈部和上胸部浅静脉扩张。

2. 心理评估

明显肿大的甲状腺导致颈部外形改变，将使患者产生自卑、挫折感，导致焦虑、恐惧感。在流行病区，因患者人数多，人们习以为常，不愿配合治疗。应做好患者的心理辅导，消除其紧张情绪。

（二）护理措施

1. 体位

（1）急性期：单纯性甲状腺肿意识清醒的患者出现呼吸困难时，应立即采取半坐卧位，使呼吸困难得到改善。

（2）非急性期：单纯性甲状腺肿患者产生水肿时，应立即抬高患肢，减轻水肿。

2. 病情观察

（1）观察患者体温、脉搏、呼吸、血压及压迫症状有无改善，如发现异常及时通知医生。

（2）嘱咐患者按时按量服药，并观察药物疗效及不良反应。

（3）观察患者甲状腺肿大的程度、质地，有无结节及压痛，颈部增粗的进展情况。结节在短期内迅速增大，应警惕恶变。

3. 症状护理

自我体象紊乱护理：① 鼓励患者倾诉，表达其内心感受。② 鼓励患者对自我形象重新设计，并进行修饰，如穿高领毛衣。③ 加强学习，提高自身素质与涵养。让患者了解到遵医嘱坚持服药并进行正规治疗后，甲状腺肿大症状会逐渐改善。④ 用药护理：观察甲状腺药物治疗的效果和不良反应。如患者出现心动过速、呼吸急促、食欲亢进、怕热多汗、腹泻等甲状腺功能亢进症表现，应及时通知医生处理。结节性甲状腺肿患者避免大剂量使用碘治疗，以免诱发碘甲状腺功能亢进症。

4. 心理护理

（1）关心、理解患者，让患者倾诉，缓解其心理压力。

（2）指导患者恰当修饰，消除自卑心理。

5. 其他措施

（1）饮食：予高蛋白、高维生素、易消化饮食；如压迫食管，进食困难者，可进食流质或静脉补液。

（2）活动：注意休息，避免过度劳累。

（三）健康指导与康复

（1）环境：宜舒适、安静，温度、湿度适宜。

（2）饮食指导：可进食高蛋白、高维生素、易消化的食物，必要时可进食流质食物。多进食含碘丰富的食物，如海带、紫菜等海产类食品，并食用碘盐，以预防缺碘所致的地方性甲状腺肿。避免摄入大量阻碍 TH 合成的食物，如卷心菜、花生、菠菜、萝卜等。

（3）活动：在一般情况下不会影响工作学习，压迫症状明显时如出现呼吸不畅、声音嘶哑等症状，应卧床休息。

（4）帮助患者正确面对疾病，正确面对形象改变，建立战胜疾病的信心。

（5）用药指导：指导患者坚持服药，告诉患者服药时的注意事项及不良反应。定期复查，学会观察药物疗效和不良反应，如出现心动过速、呼吸急促、食欲亢进、怕热多汗、腹泻等甲状腺功能亢进症表现，应及时就诊。避免服用硫氰酸盐、保泰松、碳酸锂等阻碍 TH 合成的药物。

（6）康复及预后：我国是碘缺乏病较严重的国家之一，应在妊娠期、哺乳期、成长发育期增加碘的摄入，以防本病的发生。

七、库欣综合征护理

库欣综合征是由于各种原因引起的肾上腺分泌过多糖皮质激素（主要是皮质醇）所致病症的总称，其中以垂体促肾上腺皮质激素（ACTH）分泌亢进所引起者最为多见。主要临床表现有满月脸、多血质、向心性肥胖、皮肤紫纹、痤疮、糖尿病倾向、高血压和骨质疏松等。

（一）身心评估

1. 健康评估

重点询问患者的健康状况，有无垂体瘤及其他肿瘤，如肾上腺皮质腺瘤、肾上腺皮质瘤及肺癌等，以初步了解产生库欣综合征的原因。

2. 身体评估

（1）脂肪代谢紊乱：向心性肥胖、满月脸、水牛背、多血质、紫纹、锁骨上窝脂肪垫。颊部及锁骨上窝脂肪堆积有特征性。

（2）蛋白质代谢紊乱：皮肤菲薄，皮肤弹性纤维断裂，可见微血管的红色紫纹。毛细血管脆性增加，易有皮下瘀血、肌萎缩及无力、骨质疏松、病理性骨折。

（3）糖代谢紊乱：外周组织糖利用减少、肝糖输出增多、糖异生增加、糖耐量受损、继发性（类固醇性）糖尿病。

（4）电解质紊乱：过多使用氢化可的松致高血钠、低血钾、水肿及夜尿增加、低血钾性碱中毒等。

（5）全身及神经系统：肌无力，不同程度的神经、情绪反应。

3. 心理评估

患者易产生精神紧张、烦躁不安，因家庭和社会生活受影响而产生自卑感，必要时给予心理辅导。

（二）护理措施

1. 体位

（1）急性期：库欣综合征患者引起心力衰竭时应立即采取半坐卧位，使静脉回心血流量减少，减轻心脏负担。

（2）非急性期：库欣综合征患者体液过多时尽量取平卧位，抬高双下肢，以利于静脉回流，避免水肿。

2. 病情观察

（1）观察生命体征：注意血压、心律、心率变化，防治心衰。

（2）观察血钾：测血钾和描述心电图及注意低钾表现，如出现恶心、呕吐、腹胀、乏力及心律失常等临床表现，应及时报告医生处理等。

（3）监测血糖：了解是否存在类固醇糖尿病倾向。

（4）监测体温：定期检查血常规，注意有无感染征象。

（5）记录出入水量：水肿者，每日测量体重变化，记录 24 h 液体出入量；水肿严重时，根据医嘱给予利尿剂，观察疗效及副作用。

（6）观察有无关节痛或腰背痛等情况，及时报告医生。

（7）观察皮肤情况：评估患者水肿情况，每天测量体重，监测电解质浓度和心电图变化。

（8）观察患者有无关节疼痛或腰背部疼痛等情况，必要时可由骨科评估是否需要使用拐杖等辅助工具。

3. 对症护理

（1）发生感染危险的护理：

① 保持皮肤、阴部、衣着、用具等清洁卫生，减少感染机会。

② 观察体温变化。

③ 一旦发生感染应按医嘱及早治疗,以免扩散。

④ 皮肤和口腔护理:协助做好全身皮肤清洁,避免皮肤擦伤破损。长期卧床者预防压力性损伤发生,危重者做好口腔护理。

(2) 有受伤危险的护理:

① 对有广泛骨质疏松和骨痛的患者,应嘱其注意休息,避免过度劳累。

② 移除环境中不必要的家具或摆设,浴室应铺上防滑脚垫,防止因碰撞或跌倒引起外伤或骨折。

③ 避免剧烈运动,严防摔伤。

(3) 体液过多的护理:

① 休息:尽量取平卧位,抬高双下肢,以利于静脉回流,避免水肿。

② 饮食护理:予低钠、高钾、高蛋白及低热量饮食,避免刺激性食物,宜食用柑橘类、枇杷、香蕉及南瓜等含钾高的食物,预防低钾血症和高血糖。适当摄取富含钙及维生素 D 的食物以预防骨质疏松。

4. 心理护理

稳定患者情绪,给予情感支持,以尊重和关心的态度与患者交谈,消除患者因形体改变而引起的失望与挫折感以及焦虑、害怕的情绪,正确认识疾病所导致的形体外观改变,提高对形体改变的认识和适应能力,如可建议穿宽松的衣服。

5. 其他措施

(1) 用药护理:遵医嘱应用肾上腺皮质激素合成阻滞药,注意观察疗效和不良反应。此类药物的主要不良反应是食欲不振、恶心、呕吐、嗜睡及乏力等。部分药物对肝脏损害较大,应定期做肝功能检查。

(2) 预防感染,保持皮肤清洁,勤沐浴,保持床单位的平整、清洁。做好口腔、会阴护理。

(3) 观察精神症状与防止发生事故。患者烦躁不安、异常兴奋或抑郁状态时,要注意加强看护,防止其坠床,宜用床档或用约束带保护患者,不宜在患者身边放置危险品,避免刺激性语言,应多加关心和照顾。

(4) 腺癌化疗的患者应观察有无恶心、呕吐、嗜睡、运动失调和记忆减退征象。

(5) 每周测量身高、体重,预防脊柱突发性、压缩性骨折。

(三)健康指导与康复

(1) 告知患者有关疾病过程及治疗方法,指导患者正确使用肾上腺皮质激素合成阻滞药,学会观察药物疗效及不良反应,遵医嘱用药,不擅自减药或停药。

(2) 教会患者自我护理,避免感染,保持皮肤清洁,防止外伤性骨折,保持心情愉快。

(3) 指导患者和家属有计划地安排力所能及的生活活动,增强其自信心和自尊感。

(4) 指导患者在日常生活中注意预防感染,防止外伤及骨折。

(5) 指导患者正确地摄取营养平衡饮食,给予低钠、高钾、高蛋白食物。

(6) 定期门诊随访。

(7) 康复及预后:垂体腺瘤经手术摘除后,病情在数月后逐渐好转,血压下降,向心性肥胖等症状减轻,女患者月经恢复,甚至可受孕。如病程已久,肾血管发生不可逆损害,则血压不易降至正常。

八、腺垂体功能减退症护理

腺垂体功能减退症是指多种病因引起的腺垂体全部或大部分受损,导致一种或多种垂体激素分泌不足或绝对缺乏所致的临床综合征。因垂体分泌细胞受下丘脑各种激素的直接影响,其功能减退可原发于垂体病变,也可继发于下丘脑病变。因病因不同,累及激素的种类和数量不同,故临床表现复杂多变,但经补充所缺乏的激素后,症状可迅速缓解。

成人腺垂体功能减退症又称为西蒙病。生育期妇女因产后腺垂体缺血性坏死所致腺垂体功能减退者称为希恩综合征。儿童期发生腺垂体功能减退可因生长发育障碍而导致垂体性矮小症。

(一)身心评估

1. 身体评估

(1)评估有无垂体、下丘脑病变,如垂体肿瘤、希恩综合征、下丘脑肿瘤、炎症、浸润性病变、蝶鞍区手术、创伤或放射性损伤等。

(2)评估有无性腺功能减退情况,如女性有无产后大出血、休克及昏迷病史;成年男子有无性欲减退、阳痿,睾丸松软缩小,胡须、腋毛和阴毛稀少等。

(3)评估有无甲状腺功能减退情况,如患者怕冷、嗜睡、思维迟钝及精神淡漠,皮肤干燥变粗、少汗,食欲不振、便秘及心率减慢。严重者可有黏液性水肿面容、精神失常等。

(4)评估肾上腺皮质功能减退情况,如患者表现为极度疲乏、食欲不振、恶心、呕吐、体重减轻及血压偏低等。黑色素细胞刺激素减少而使皮肤色素减退,面色苍白。对胰岛素敏感性提高而出现血糖降低,伴生长激素缺乏时可加重低血糖发作。

2. 心理评估

患者因腺垂体功能减退而出现闭经、性功能减退、生长发育障碍、记忆力减退、精神萎靡及体力不支等,影响家庭生活与社交活动,患者常出现悲观、忧郁和焦虑等心理。

(二)护理措施

1. 体位

(1)急性期:垂体危象伴昏迷的患者应立即采取去枕平卧位,头偏向一侧,防止窒息。

(2)非急性期:垂体功能减退症伴水肿的患者应抬高患肢,以利于静脉回流,减轻水肿。

2. 病情观察

密切观察患者生命体征和意识状态的变化,注意有无低血糖、低血压、低体温等情况,观察瞳孔大小、对光反射等,以尽早发现垂体危象的征象。

3. 症状护理

(1)便秘者,增加纤维素和豆制品的摄入,并鼓励其从事适量体育活动,养成按时排便的习惯。

(2)性腺功能障碍护理:

① 评估性功能障碍的形态:提供一个隐蔽舒适的环境和恰当的时间,鼓励患者描述目前的性功能、性活动与性生活形态,使患者以开放的态度讨论问题。

② 提供专业指导:

a. 护士应接受患者讨论性问题时所呈现的焦虑,对患者表示尊重和支持。

b. 提供可能的信息咨询服务,如咨询专业医生、心理咨询师,看性咨询门诊等。

（3）垂体危象护理：

① 避免诱因：避免感染、失水、饥饿、寒冷、手术、不恰当用药等诱因。

② 病情监测：密切观察患者的意识状态、生命体征变化,注意有无低血糖、低血压、低体温等情况。评估患者神经系统体征及瞳孔大小、对光反射的变化。

③ 紧急处理：一旦发生危象,立即报告医生并配合抢救。主要措施有：

a. 迅速建立静脉通路,准确使用高渗糖和激素类药物。

b. 保持呼吸道通畅,给氧。

c. 低温者注意保暖,遵医嘱给予小剂量甲状腺激素;循环衰竭者,纠正低血容量状态;有感染、败血症者遵医嘱给予抗感染治疗;高热者降温处理;水中毒患者在加强利尿的同时给予泼尼松或氢化可的松治疗。

d. 做好口腔护理、皮肤护理,通畅排尿,防止尿路感染;慎用麻醉剂、镇静剂、催眠药或降糖药等,防止诱发昏迷。

4. 心理护理

（1）患者身心变化较大,对之前的工作和社会角色适应能力下降,会感到力不从心,对前途丧失信心,产生焦虑、恐惧等不良心理。护士要正确评估患者的心理状态,接受其表现出的焦虑、恐惧或抑郁情绪,关心、体贴、尊重、支持患者。

（2）患病后,患者会不同程度地出现第二性征消退、生理周期改变、性欲减退、性交痛,女性会出现阴道分泌物减少,男性会存在勃起障碍等,影响夫妻生活。应在患者同意的情况下,在隐秘的环境中与患者一起分析,向患者讲解不良情绪对疾病的影响,指导患者采取正确的应对方法。

（3）帮助患者获得社会支持系统,如丈夫（妻子）和儿女的支持。

（4）请治疗效果好的患者现身说法,营造一个良好的病室氛围。

5. 其他措施

（1）保证生活有规律,避免过度疲劳,注意保暖。症状明显时应卧床休息。

（2）给予高热量、高蛋白、高维生素饮食。血压较低者适当补充钠盐,以利血压稳定。

（3）用药护理：告知患者本病为终身性疾病,需要终身激素替代治疗。先补充糖皮质激素,然后再补甲状腺激素,以防发生肾上腺危象和循环衰竭。注意依病情调节糖皮质激素剂量,符合皮质醇生理性分泌节律。甲状腺激素应从小剂量开始,缓慢递增。育龄女性需采用人工月经周期治疗,可维持第二性征和性功能,促进排卵和生育。男性患者用丙酸睾酮治疗。

（4）运动指导：垂体功能减退的患者通常会出现精神淡漠、血压偏低、反应迟钝,记忆力和注意力减退,动作缓慢,对周围感知能力下降,不能及时感知环境中的危险因素或发生直立性低血压而造成患者出现意外。护理中应给患者提供一个安全的环境,病情严重者应留陪护,并告知患者及家属相关注意事项,注意安全,避免劳累,保证充足的睡眠和休息时间。

（三）健康指导与康复

（1）避免诱因：指导患者保持情绪平稳,注意生活有规律,避免过度劳累。冬天注意保暖,更换体位时动作应缓慢,以免发生晕厥。平时注意皮肤清洁,预防外伤,少到公共场所或人多之处,以防发生感染。

(2)生活指导:生活有规律,情绪乐观,避免过劳,注意保暖。预防外伤和呼吸道感染。

(3)饮食指导:予高热量、高蛋白、高维生素及易消化饮食,少量多餐,以增强机体抵抗力。

(4)病情监测指导:指导患者及家属识别垂体危象的征兆。外出时随身携带个人疾病信息识别卡。

(5)用药指导:教会患者认识所服药物的名称、剂量、用法及不良反应,如肾上腺糖皮质激素过量易致欣快感、失眠;服甲状腺激素应注意心率、心律、体温、体重变化等。指导患者认识到随意停药的危险性,必须严格遵医嘱按时按量服用药物,不随意增减药物剂量。

(6)观察及随访:指导患者识别垂体危象的征兆,若有感染、发热、外伤、腹泻、呕吐、头痛等情况发生时,应立即就医。外出时随身携带疾病信息识别卡,以防意外发生。

(7)康复及预后:积极防治产后大出血及产褥热,在垂体瘤手术、放疗时也应预防此症的发生。本病多采用靶腺激素长期替代治疗,可适应日常生活。

九、原发性慢性肾上腺皮质功能减退症护理

原发性慢性肾上腺皮质功能减退症又称为艾迪生(Addison)病,是由于结核、自身免疫、感染、肿瘤等原因使双侧肾上腺的绝大部分遭破坏,导致肾上腺皮质激素分泌不足,特别是糖皮质激素类固醇分泌不足所造成的疾病。

临床表现为起病缓慢,疲乏无力,食欲减退,精神萎靡,皮肤色素沉着及低血压,体重减轻,胃肠症状(食欲不振、恶心、呕吐、便秘)。

(一)身心评估

1. 身体评估

(1)评估患者皮肤的颜色、湿度及弹性,注意有无脱水的表现。

(2)评估患者血浆、尿皮质醇、促肾上腺皮质激素(ACTH)水平。

(3)评估患者是否存在厌食、恶心、腹胀、腹痛、腹泻,体重下降等胃肠道症状。

(4)评估患者是否存在低血压或体位性低血压导致头晕、眼花。

(5)评估患者是否存在肌无力、下肢软瘫或四肢麻痹。

2. 心理评估

评估患者对疾病的掌握情况,树立信心,积极配合治疗和护理,消除患者恐慌心理和紧张情绪,必要时请专业心理咨询师进行心理辅导。

(二)护理措施

1. 体位

(1)急性期:肾上腺危象的患者昏迷时采取去枕平卧位,头偏向一侧,以防窒息的发生。

(2)非急性期:① 原发性慢性肾上腺皮质功能减退症患者产生黏液性水肿时应绝对卧床休息,由于长期浮肿、感觉障碍、长期卧床,应预防褥疮的发生,每2h翻身或变换体位一次,翻身时肢体要离开床面,不要强拉,以免损伤皮肤。② 告知患者由卧位改为坐位或立位时,要缓慢起身,以防止发生直立性低血压。

2. 病情观察

（1）准确记录出入量。

（2）遵医嘱给药。

（3）做好预防隔离保健工作，注意与传染病患者隔离，预防院内感染，以防肾上腺危象发生。

（4）观察患者恶心、呕吐、腹泻情况并记录。

3. 症状护理

（1）体液不足的护理：

① 指导患者摄入含盐的饮料，特别是大量出汗后及时补充。

② 有恶心、呕吐、腹痛、腹泻、严重脱水、血压下降、心率快、精神失常、高热、低血糖、低钠血症等危象先兆时，应遵医嘱补充生理盐水和葡萄糖盐水。

③ 准确记录出入量，观察患者皮肤颜色、湿度及弹性，注意有无脱水表现。

④ 用药护理：使用盐皮质激素的患者密切监测血压、肢体水肿、血清电解质等的变化，为调整药量和电解质的摄入量提供依据。

（2）肾上腺危象的护理：

① 病情观察：严密观察病情变化，评估患者意识状态，监测刺激反应，测体温、脉搏、呼吸、血压并记录。如发现患者嗜睡、低体温、呼吸浅慢或呼吸困难，血压下降等甲状腺功能减退症危象发生时，及时抢救。准确记录出入液量，严密观察尿量和水肿消退情况，每两天查一次电解质水平，避免发生电解质紊乱。昏迷患者每 4 h 查一次电解质水平和动脉血气分析，根据化验结果及时补充纠正。

② 处理：

a. 在发热、劳动强度增强时，适当增加糖皮质激素的量。

b. 预防感染、创伤的发生。

c. 食盐摄入量充分，大量出汗时增加盐的摄入。

d. 有恶心、呕吐、腹痛、腹泻、严重脱水、血压下降、心率快、精神失常、高热、低血糖、低钠血症等危象先兆时，应遵医嘱补充生理盐水和葡萄糖盐水。

4. 心理护理

向患者及其家属讲解本病知识及长期坚持激素替代治疗的必要性和意义，使患者树立信心，积极配合治疗和护理。患者由于皮肤黏膜色素沉着常有自卑感，护士及家属应避免此方面的刺激性言语，关心、理解患者，满足患者的需要，使患者心情放松，主动配合治疗。

5. 其他措施

（1）饮食护理：给予高糖、高蛋白、高维生素饮食，及时补充氯化钠，维持水、电解质平衡，防止低血糖的发生。指导患者摄入含盐的饮料，特别是大量出汗后注意补充盐分。三餐按时按量进食，不能饥饿，以免发生低血糖。

（2）活动：保证患者睡眠和休息的时间，肾上腺危象时绝对卧床休息，昏迷患者加床档保护。

（3）加强营养，适当休息，轻患者可以适当活动，黏液性水肿患者应卧床休息；昏迷患者，要注意安全，防止其坠床。

（4）加强皮肤护理：保持床铺平整、清洁、干燥，避免物理刺激。皮肤干燥的患者，每天用温水擦洗一次，防止皮肤干裂、脱屑，引起皮肤感染。

（5）预防感染：在应用广谱抗生素的同时病室空气要清新，室温调节至 22—24 ℃，湿度控制在 40％左右，发挥上呼吸道自然防御功能，以免引起肺内感染。

（三）健康指导与康复

（1）环境：应安静、舒适，温度、湿度适宜。

（2）饮食指导：给予高糖、高蛋白、高维生素饮食。食盐摄入量应充分，每日至少 8—10 g，特别是大量出汗后注意补充盐分。三餐按时按量进食，不能饥饿，以免发生低血糖。

（3）活动：保证患者有充足的睡眠休息时间，患者随身携带疾病信息识别卡，应写明姓名、地址、诊断，一旦发生紧急情况能立即送医院进行诊治。

（4）心理指导：告知患者疾病的一般情况，关心、安慰患者，缓解其心理压力，避免不良刺激，使其主动配合治疗。

（5）指导患者持续按时服药，预防感染、创伤的发生。让患者正确认识此病，了解药物作用及不良反应，要遵医嘱坚持用药，定期复查，不可自行停药。

（6）避免加重病情的因素：指导患者避免感染、创伤、过度劳累等病情加重的因素。鼓励家属给予心理上的安慰与支持，使患者保持情绪稳定。

（7）加强自我保护：教导患者外出时避免阳光直晒，以免加重皮肤黏膜色素沉着。随身携带疾病信息识别卡，写明姓名、地址并说明自己为肾上腺皮质功能不全者，以便发生紧急情况时能得到及时处理。

（8）康复及预后：本症患者终身使用肾上腺皮质激素替代治疗，可维持正常生活。

十、尿崩症护理

尿崩症是指精氨酸加压素（AVP，又称抗利尿激素：ADH）严重缺乏或部分缺乏（称中枢性尿崩症），或肾脏对 AVP 不敏感（肾性尿崩症），致肾小管吸收水的功能障碍，从而引起以多尿、烦渴、多饮、低比重尿和低渗尿为特征的一组综合征，是颅脑手术后，特别是鞍区肿瘤手术后常见的并发症。

（一）身心评估

1. 生命体征评估

注意各项生命体征、瞳孔、神志的变化及中心静脉压的监测，反映患者的有效血容量、心功能和血管张力等综合状况。中心静脉压（CVP）正常值范围为 5—12 cmH$_2$O。意识改变的原因有术后颅内血肿、脑水肿、下丘脑的损害及水钠代谢紊乱等。尿崩症时伴随水分的丢失，大量电解质随即排出，导致水、电解质紊乱，出现烦躁、嗜睡、抽搐、定向力障碍，甚至意识丧失等深昏迷表现，提示机体水、电解质严重失调，如不尽快控制尿崩症，则会导致机体其他器官的衰竭。

2. 尿量评估

密切观察并准确记录每小时尿量、颜色、尿比重，准确记录 24 h 出入量。尿崩症的患者主要表现为多尿，诊断依据是：① 尿量多，一般 4—10 L/日；② 低渗尿，尿渗透压小于血浆渗透压，一般低于 200 mOsm/(kg·H$_2$O)，尿比重多在 1.005 以下；③ 禁水试验不能使尿渗透压明显增加，而注射加压素后尿量减少、尿渗透压较注射前增加 9％以上；④ 去氨加压素

（DDAVP）或加压素（AVP）治疗有明显效果。

3. 饮食评估

评估患者有无食欲不振、便秘、发热、皮肤干燥、倦怠、睡眠不佳等症状。

4. 心理状况评估

评估患者患病后的精神、心理变化，患病对日常生活、学习或工作、家庭的影响，患者是否适应角色转变。消除患者紧张情绪，使其树立自信心。必要时安排心理医生给予心理疏导。

（二）护理措施

1. 体位

急性期：尿崩症患者产生脑水肿时，立即采取头高脚低位，减轻颅内压。

非急性期：尿崩症患者产生肢体水肿时，立即抬高患肢，以减轻水肿。

2. 病情观察

（1）准确记录患者尿量、尿比重、饮水量，观察液体出入量是否平衡，以及体重是否发生变化。

（2）观察饮食情况，有无食欲不振以及便秘、发热、皮肤干燥、倦怠、睡眠不佳等症状。

（3）观察有无脱水症状，如头痛、恶心、呕吐、胸闷、虚脱、昏迷等。

（4）高钠血症的护理：输入不含盐的等渗溶液，每日补液量3000—4000 mL，并以口服白开水为主，有利于钠盐的排出，静脉和口服不宜过快，否则会使细胞外渗透压突然下降，水分进入细胞内而加重脑水肿，且加重心脏的负担。

（5）低钠血症的护理：限制等渗液体和饮水，同时给予少量脱水药（呋塞米 20 mg/日），静脉输注以减少细胞外液量，减少脑水肿，还可输新鲜血浆和复方氨基酸以支持。补钠时不应使血钠升高太快，避免加重脑水肿。补液过程中，应经常巡视，防高渗溶液漏出血管外引起组织坏死。

（6）预防感染：因失水常使唾液及汗液分泌减少，引起口腔黏膜及皮肤干燥、弹性差，造成损伤致感染，应加强口腔及皮肤的护理，保持床单位清洁干净，皮肤干燥时可涂甘油、凡士林等；留置尿管患者需保持会阴部清洁，防止泌尿系统感染。

（7）心理护理：对于清醒患者要注重心理护理，个别患者及家属会对治疗缺乏耐心，护士需多安慰、开导患者，解释疾病的过程及良好的情绪疾病对恢复的重要性，使其树立信心，消除顾虑，能更好地配合治疗。

（8）基础护理：

① 对于多尿、多饮者应给予协助与预防脱水，根据患者的需要供应水。

② 测尿量、饮水量、体重，从而监测液体出入量，正确记录，并观察尿色、尿比重等及血电解质、血渗透压情况。

③ 患者因夜间多尿而产生失眠、疲劳及精神焦虑等应给予护理照料。要注意保持安静舒适的环境，有利于患者休息。

④ 注意患者出现的脱水症状，一旦发现要及早补液。

⑤ 保持皮肤、黏膜的清洁。

⑥ 药物治疗及检查时，应注意观察疗效及副作用，嘱患者准确用药。

⑦ 定时测血压、体温、脉搏、呼吸及体重，以了解病情变化。

（三）健康指导与康复

（1）患者由于多尿、多饮，要嘱患者在身边备足温开水。

（2）注意预防感染，尽量休息，适当活动。

（3）指导患者记录尿量及体重的变化。

（4）准确遵医嘱给药，不得自行停药。

（5）康复及预后：尿崩症患者应该定期门诊随访，避免感染。

十一、低血糖护理

低血糖症是一组由某些病理性、生理性或医源性因素，致血浆葡萄糖水平低于2.8 mmol/L而引起的以交感神经兴奋和中枢神经、精神异常为主要特点的临床综合征。

低血糖分类：

（1）低血糖：生化指标。正常人：血糖不大于2.8 mmol/L；糖尿病患者：血糖不大于3.9 mmol/L。

（2）低血糖症：生化指标＋临床表现——多数患者属于此类，血糖低于2.8 mmol/L（50 mg/L），同时有临床症状和体征。

（3）低血糖反应：易发生于血糖迅速下降时，指患者有与低血糖相应的临床症状及体征，血糖多低（低于2.8 mmol/L），亦可不低。

临床表现为血糖低于正常，出现出汗、心慌、饥饿、软弱无力、面色苍白、肢体发冷、头晕、反应迟钝、步态不稳等。

（一）身心评估

（1）评估诱因：糖尿病患者发生低血糖有2种临床类型，即反应性低血糖和药物性低血糖。前者见于少数2型糖尿病患者患病初期，由于餐后胰岛素分泌高峰延迟，出现反应性低血糖，大多数发生在餐后4—5 h，尤以单纯性进食糖时为重。后者多见于胰岛素使用不当或过量，以及口服磺脲类药物不当。当从动物胰岛素改用人胰岛素时，发生低血糖的危险性增加。

（2）评估患者有无肌肉颤抖、心悸、出汗、饥饿感、软弱无力、紧张、焦虑、性格改变、神志改变、认知障碍以及严重时发生抽搐、昏迷等相关症状。

（3）评估患者的饮食习惯和生活习惯。

（4）心理评估：评估患者对低血糖知识的了解程度，有无焦虑、恐慌等心理变化，家庭成员对本病的认知程度和态度，多与患者进行交流、沟通，关心体贴患者，及时掌握心理状态并进行疏导，使患者树立战胜疾病的信心。

（二）护理措施

1. 体位

（1）急性期：发生低血糖昏迷时，绝对平卧，一方面可保持呼吸道通畅，另一方面可维持足够的脑血流量。

（2）非急性期：轻症神志清醒者，立即就地卧位，进食15 g单糖类化合物，15 min后复测血糖仍过低的患者,继续补充以上食物。

2. 病情观察

(1) 观察病情的变化,若出现头晕、疲乏无力、出汗、饥饿、反应迟钝、昏迷等症状时立即通知医生并监测血糖、详细记录。

(2) 观察瞳孔及意识的变化,监测生命体征并记录。

3. 症状护理

低血糖昏迷的护理:

(1) 绝对卧床休息。

(2) 立即静脉推注 50%葡萄糖 20—40 mL,若症状缓解后短时间再次出现低血糖昏迷或血糖持续低于正常,则建立静脉通道,静滴葡萄糖。

(3) 昏迷躁动者提供保护性护理。

4. 心理护理

(1) 关心患者,了解患者的工作、生活、思想情况。

(2) 消除患者对疾病的恐惧及悲观情绪,帮助患者寻找低血糖的原因。

5. 其他措施

(1) 饮食:应用降糖药时应按时按量有规律地进食,预防低血糖的发生。

(2) 活动:嘱患者注意休息,不宜空腹运动,运动量要循序渐进、持之以恒,出现低血糖时立即停止运动并进食,随身携带糖块。

(3) 绝对卧床休息,迅速补充葡萄糖是决定预后的关键。及时补糖将使症状完全缓解;而延误治疗则将出现不可逆的脑损害。因此,应强调在低血糖发作的当时,立即给予任何含糖较高的物质,如饼干、果汁等。

(4) 能自己进食的低血糖患者,饮食应低糖、高蛋白、高脂肪,少食多餐,必要时午夜增加糖饮料。血糖小于 3.9 mmol/L 者,应迅速补充含糖的食物,如半杯甜果汁、半杯糖水、1 汤匙蜂蜜、3—5 块饼干、3—4 块方糖、2—3 块糖果等,10—15 min 后若症状还未消失可再次进食 15 g 单糖类化合物。若症状消除,但离下一次进餐时间在 1 h,则加食 1 份主食或蛋白质食物,如 1 片面包、1 个馒头、3—5 块饼干等。如出现神志不清、突发昏迷等,家属应及早将患者送往医院。

(三) 健康指导与康复

(1) 饮食指导:选择低糖、高蛋白、高纤维、高脂肪饮食,以减少对胰岛素分泌的刺激,饮食要有规律,宜少量多餐。

(2) 活动劳逸结合,不宜在进餐前运动。根据血糖情况调整活动,当有低血糖发生时应立即卧床休息并进食或吃糖块。

(3) 心理指导:安慰患者,给予心理疏导,消除顾虑。

(4) 指导患者坚持治疗方案,不可随意更改。应用药物者注意药物的不良反应,学会自我观察,特别是糖尿病患者应避免医源性低血糖。

(5) 指导糖尿病患者外出时应随身携带食物,如糖果、饼干等,以备发生低血糖时急用,及时纠正低血糖,避免导致严重低血糖。必要时携带急救卡片,它提供了与糖尿病急救有关的重要信息,使发生严重低血糖时能在最短时间得到诊断和治疗。

(6) 合理使用胰岛素和口服降糖药。药物使用过多是低血糖发生的主要原因。根据病情及时调整药物剂量,尤其是并发肾病、肝病、心脏病、肾功能不全者。

(7) 掌握各种胰岛素的特点及正确的注射技术。定期轮流更换注射部位,防止产生皮下硬结,影响胰岛素吸收。

(8) 生活应有规律,养成良好的生活习惯,戒烟戒酒,饮食定时定量,保持每日基本的稳定的摄食量。积极采用分餐制,一日至少进食三餐。易出现低血糖的患者或病情不稳定的患者还应在三次正餐之间进行 2—3 次加餐,即从 3 次正餐中匀出一部分食品留作加餐食用。

(9) 康复及预后:糖尿病为终身疾病,目前尚不能根治,低血糖是糖尿病常见的并发症,所以尽量减少低血糖的发生,提高生活质量。

十二、肥胖症护理

肥胖症是指体内脂肪堆积过多和分泌异常,体重增加,是遗传性因素和环境因素共同作用的结果。肥胖症作为代谢综合征的主要组分之一,与多种疾病如 2 型糖尿病、血脂异常、高血压、冠心病、卒中和某些癌症密切相关。肥胖症及其相关疾病可损害患者身心健康,使生活质量下降、预期寿命缩短,已成为重要的世界性健康问题之一。临床特点为脂肪堆积,一般男性呈苹果型,女性呈梨形。

(一) 身心评估

(1) 评估患者肥胖症的发病原因,询问患者单位时间内体重增加的情况。

(2) 评估患者饮食习惯,每天进餐次数及量,食后感觉和消化系统吸收情况,排便习惯。

(3) 评估患者是否出现伴随症状,如气急、行动困难、腰痛、便秘、怕热、多汗、头晕、心悸等及其程度。

(4) 心理评估:评估患者是否因肥胖导致焦虑、抑郁等不良情绪导致食量增加,是否存在影响摄食行为的精神心理因素,应针对其精神心理因素给予相应的辅导,有严重情绪问题的患者应建议给予心理专科治疗。

(二) 护理措施

1. 体位

(1) 急性期:因心悸引起呼吸困难的患者应立即采取半坐卧位,可利用重力作用,使膈肌位置下降,胸腔容积扩大,同时也减轻内脏对心肺的压力,使呼吸困难症状得到改善。

(2) 非急性期:过度肥胖症患者长期卧床时,要避免压力性损伤的发生,经常变换位,2—3 h 翻身一次,翻身时应注意勿使头部屈曲及过伸。

2. 病情观察

(1) 定期评估患者营养状况和体重的控制情况,动态观察实验室有关检查的变化。

(2) 注意热量摄入过低可引起衰弱、脱发、抑郁甚至心律失常,应严密观察并及时按医嘱处理。

3. 症状护理

(1) 身体意向紊乱护理:

① 提供心理支持:

a. 评估患者对其身体变化的感觉及认知,多与患者接触和交流,鼓励患者表达其感受,交谈时语言要温和,耐心倾听。

b. 讲解疾病有关知识,向患者提供有关疾病资料和患有相同疾病并已治疗成功患者的资料,向患者说明身体外形的改变是疾病发生、发展过程的表现,只要积极配合治疗和检查,部分改变可恢复正常。使其明确治疗效果及病情转归,消除紧张情绪,树立自信心。

② 恰当修饰:指导患者改善自身形象,选择合身的衣服,增加心理舒适和美感。

③ 建立良好的家庭互动关系:家庭成员是患者最亲密的互动者,可给予患者最大的支持。鼓励家属主动与患者沟通,互相表达内心的感受,促进家人之间的联系,改善互动关系。鼓励家属主动参与对患者的护理,以减轻患者内心的抑郁感。

(2) 对使用药物辅助减肥者,护士应指导患者正确服用药物,并观察和处理药物不良反应:

① 芬特明、安非拉酮应早、晚餐前服用。

② 西布曲明不良反应有恶心、口干、食欲不振、心率快、紧张、便秘和失眠。

③ 脂肪酶抑制剂奥利司他的主要不良反应是由于粪便中含脂肪多而呈烂便、脂肪痢、恶臭。肛门常有脂滴溢出而容易污染内裤,应指导患者及时更换,并注意肛周皮肤护理。

4. 心理护理

(1) 鼓励和协助患者表达与其感觉、思考和看待自我的方式有关的感受,与患者交谈时语气应温和,耐心倾听患者的述说。

(2) 与患者讨论疾病的治疗及预后,使其明确治疗效果和转归,增加战胜疾病的信心。

(3) 鼓励患者进行自身修饰,穿着合适的衣着,增加心理舒适和美感。

(4) 加强自身修养,提高内在气质。

(5) 鼓励其与他人交往,鼓励其加入社会中的支持团体。教育家属和周围人群勿歧视患者,避免伤害自尊。

5. 其他措施

(1) 饮食护理:

① 宜选择低脂肪、低糖、低热量、高纤维食品,增加素食。逐渐减少饭量,少量多餐,忌暴饮暴食。帮助患者制定饮食行为干预计划和减轻体重的目标,其内容包括食物行为(选购、贮存、烹饪)、摄食行为(时间、地点、陪伴、环境、用具、菜单)和保护自尊,使患者在少吃一些的同时感觉良好,护士应监督和检查计划执行情况,使患者每周体重下降 0.5—1 kg。

② 教导患者改变不良饮食行为的技巧,如限定只在家中餐桌进食,使用小容量的餐具,保持细嚼慢咽,每次进食前先喝 250 mL 水。不进食油煎食品、方便面、快餐、零食、巧克力、少食甜食等,可适当添加胡萝卜、芹菜、苹果等低热量蔬菜、水果以满足饱腹感。尽量避免和减少在社交场合由于非饥饿性因素的进食。

(2) 合理活动:

① 视本人躯体条件选择运动项目,运动后 2 min 内恢复正常心跳视为运动量不足;15 min 后恢复,视为运动量过大。指导患者固定每日运动的时间,每天间歇活动的时间应累计有 30 min 以上,并充分利用一切增加活动的机会,如走楼梯而不乘电梯等。若出现头昏、眩晕、胸闷或胸痛、呼吸困难、恶心、丧失肌肉控制能力等应停止运动。

② 帮助患者制定每日活动计划,注意逐渐增加活动量,避免活动过度和过猛。

（三）健康指导与康复

（1）宣讲肥胖的危害：肥胖症的发生与遗传及环境有关，环境因素的可变性提供了预防肥胖的可能性。应做好宣传教育工作，鼓励人们采取健康的生活方式，尽可能使体重维持在正常范围内；早期发现有肥胖趋势的个体，并对个别高危个体具体进行指导。预防肥胖应从儿童时期开始，尤其是加强对学生的健康教育。

（2）积极预防：要阻止肥胖症的流行，应从预防开始。特别是有肥胖家族史的儿童，产后及绝经期的妇女，中年以上或病后恢复期的男性尤应注意。

（3）饮食指导：宜选择低脂肪、低糖、低热量、高纤维食品，增加素食。逐渐减少饭量，少量多餐，忌暴饮暴食。

（4）加强运动：指导患者坚持运动，告知短暂、间断性的运动达不到减轻体重的目的，只有坚持每天运动方能奏效。使其坚信个人的主观动机是减轻体重计划获得成功的根本保证。鼓励患者家属共同参与运动计划。

（5）心理指导：安慰患者，给予心理疏导，消除顾虑。

（6）指导患者坚持减肥计划并严格遵守，应用药物者注意不良反应及不要擅自增加药物剂量。定期测量体重、腹围等以便评价自己的减重情况。

（7）康复及预后：单纯性肥胖症若坚持长期治疗，可减少心血管疾病、高血压和糖尿病等并发症的发生，预后较好。继发性肥胖症者要同时治疗原发病，其预后与原发病的性质有关。

十三、骨质疏松症护理

骨质疏松症是一种系统性骨病，其特征是骨量下降和骨的微细结构破坏，表现为骨的脆性增加，因而骨折的危险性大为增加，即使是轻微的创伤或无外伤的情况下也容易发生骨折。骨质疏松症是一种多因素所致的慢性疾病。在骨折发生之前，通常无特殊临床表现。该病女性多于男性，常见于绝经后妇女和老年人。原发性骨质疏松是以骨量减少、骨的微观结构退化为特征的，致使骨的脆性增加以及易于发生骨折的一种全身性骨骼疾病。

（一）身心评估

（1）评估患者疼痛的部位、性质、间隔时间等。

（2）评估患者有无身长缩短、驼背。

（3）评估患者有无呼吸功能下降。老年人多数有一定程度肺气肿，肺功能随着增龄而下降，若再加骨质疏松症所致胸廓畸形，患者往往可出现胸闷、气短、呼吸困难等症状。

（4）心理评估：评估患者及家属对疾病的了解程度，同时注意评估患者有无因疼痛或骨折而产生不良心理反应，如紧张、恐惧等。

（二）护理措施

1. 体位

（1）急性期：骨质疏松患者股骨骨折时，应立即采取平卧位，抬高患肢并置于中立位，脚穿"丁"字鞋，限制外旋，在两大腿之间放一个枕头，防止患肢内收。胫腓骨骨折时应立即采取平卧位,抬高患肢并置于中立位,离于心脏平面 10°—20°。

（2）非急性期：骨质疏松患者产生疼痛时,可取仰卧位或侧卧位,卧床休息数天到 1 周,可缓解疼痛。

2. 病情观察

（1）注意观察患者疼痛发作的部位、程度及持续时间和疼痛时的行为表现。

（2）应用止痛药时注意观察药物的副作用,观察患者是否产生依赖性等。

（3）观察是否有病理性骨折的发生。

（4）定期进行骨质密度、血清钙、性激素及尿钙检测。

3. 症状护理

（1）使用硬板床,取仰卧位或侧卧位,卧床休息数天到 1 周,可缓解疼痛。

（2）对疼痛部位给予湿热敷,可促进血液循环,减轻肌肉痉挛,缓解疼痛。

（3）给予局部肌肉按摩,以减少因肌肉僵直所引发的疼痛。

（4）用药护理：药物使用包括止痛剂、肌肉松弛剂或抗炎药物,要正确评估疼痛程度,按医嘱给药。

4. 心理护理

与患者交朋友,应理解、尊重他们,做到关心、耐心、细心,与他们建立良好的护患关系。认真倾听患者的感受,了解他们的心理活动和生活情况,对有心理问题的患者给以开导,帮助他们纠正心理失衡状态,鼓励他们参加社交活动,适当娱乐、听音乐、冥想,使情绪放松以减轻疼痛。这样不仅有利于消除患者的心理压力,减轻症状,提高疗效,促进康复,还有利于改善患者的生命质量。

5. 其他措施

（1）饮食护理：钙有广泛的食物来源,通过膳食来源达到最佳钙摄入是最优先的方法。在饮食上要注意合理配餐,烹调时间不宜过长。主要进食高维生素 D、高钙、高蛋白饮食。

（2）运动指导：运动项目的选择应依个体的年龄、性别、健康状况、体能等特点及运动史选择适当的方式、时间、强度等。急性期卧床休息,不要勉强活动。好转时要注意活动的强度,劳逸结合,多晒太阳,如病情允许,由家人陪伴多进行户外运动。

（3）用药护理：指导患者根据不同的疏松程度,按医嘱及时、正规用药,严密注意药物的疗效及不良反应,掌握合理的用药途径,每种药的用法、注意事项必须详细告诉患者,如使用激素时要注意乳腺癌、中风和血栓形成等并发症的预防。

（4）改变不良生活、饮食习惯：做到营养搭配合理；避免酗酒、嗜烟、饮过量的浓茶、浓咖啡及碳酸饮料；保证充足的睡眠。

（5）安全护理：① 保证环境安全,加强日常生活护理,预防跌倒。② 增加富含钙质和维生素 D 的食物,补充足够维生素 A、C 及含铁的食物,以利于钙的吸收。③ 指导患者用药及使其了解常见不良反应。

（三）健康指导与康复

（1）疾病预防指导：随着年龄的增长,每个人均有不同程度的骨量丢失,对于骨质疏松症的预防,在达到峰值骨量前就应开始,以争取获得较理想的骨峰值骨量。合理的生活方式和饮食习惯可以在一定程度上降低骨量丢失的速率和程度,延缓和减轻骨质疏松症的发生及其程度。其中运动及保证充足的钙剂摄入较为有效。成年后的预防主要是尽量延缓骨量丢失的速度和程度,对绝经后骨质疏松应早期补充雌激素或雄、孕激素合剂。

(2)注意营养:注意增加营养,重视蛋白质、维生素(特别是维生素 D)和钙、磷的补充,改善膳食结构,多摄入富含钙质的食物,如可多食牛乳、骨头汤、豆制品、水果及新鲜蔬菜等。

(3)戒烟戒酒:酒精中毒可致骨质疏松,吸烟过多能增加血液酸度,使骨质溶解。

(4)重视运动:经常进行适当体育锻炼,如散步、走路、太极拳、健身操、小跑步、轻跳步或原地轻跳以及游泳等,但不宜剧烈运动。应自幼养成每日适度运动的良好习惯,并长期坚持。

(5)多接受日光浴:多到户外活动,进行适量日光浴,以增加维生素 D 的生成。并注意防寒保暖。

(6)不滥用药物:某些药物对骨代谢有不良影响,因此用药时要权衡利弊,不随意用药,不滥用药物,特别是要慎用激素类药物。

(7)尽早预防:研究表明,骨质疏松症发生与否,取决于一个人青年时期峰值骨量达到的水平。若峰值骨量比较高,则发生骨质疏松症的危险性就低。人从出生至 20 岁时是骨量随年龄增长而持续增加的时期,30 岁时人体骨量达到峰值后,又随年龄增加而逐渐丢失。因此预防骨质疏松症要从儿童时期做起,至少应从年轻时开始,以努力提高峰值骨量,增加抗骨质疏松的储备能力,进而延缓骨质疏松症的发生或减轻其程度。

(8)避免发生骨折:户外活动、外出、夜间起床应倍加小心,减少和避免受伤,以免引起骨折。一旦发生骨折,即需卧床休息,并用夹板或支架妥善固定,及时送往医院医治。

(9)心理指导:多关心患者,了解其生活饮食习惯,多和患者沟通,使患者能够正确对待疾病。

(10)康复及预后:骨质疏松症患者经过综合治疗可提高疗效,减少骨折的发生。老年人骨质疏松症的治疗较困难,而继发性骨质疏松症的预后取决于原发病的性质和治疗效果。

十四、糖尿病护理

糖尿病(DM)是由遗传及环境在内的多种因素共同作用而引起的一组以慢性高血糖为特征的代谢性疾病。因胰岛素分泌绝对或相对不足,导致血糖升高,出现糖尿症状而引起糖、脂肪、蛋白质、水及电解质等代谢异常。可能与遗传、自身免疫、病毒、基因突变、组织对胰岛素产生抵抗及其他因素如生活方式改变、高热量饮食、体育锻炼减少等因素有关。

(一)身心评估

1. 病史评估

(1)详细询问患者患病的有关因素,如有无糖尿病家族史、病毒感染等。

(2)询问患者起病时间、主要症状及其特点,如有无烦渴多饮、多食、腹胀、便秘、腹泻、体重减轻、伤口愈合不良、感染等。

(3)对糖尿病原有症状加重,伴食欲减退、恶心、呕吐、头痛、嗜睡、烦躁者,应警惕酮症酸中毒的发生,注意询问有无感染、胰岛素治疗不当、饮食不当,以及有无应激状态等诱发因素。

(4)对病情较长者注意询问患者有无心悸、胸闷及心前区不适感;有无肢体发凉、麻木或疼痛和间歇性跛行;有无视物模糊;有无经常发生尿频、尿急、尿痛、尿失禁、尿潴留及外阴瘙痒等情况。

2. 身体评估

（1）一般评估：评估患者生命体征、精神和神志状态。酮症酸中毒昏迷及高渗性昏迷者，应注意患者瞳孔的大小及对光反射情况。观察患者体温、血压、心率及节律有无异常，有无呼吸节律、频率的改变，以及呼气中有无出现烂苹果气味。

（2）营养状况：有无消瘦或肥胖，如 1 型糖尿病患者常表现为消瘦，儿童则出现发育障碍和延迟；2 型糖尿病患者多为肥胖，特别是腹型肥胖。

（3）皮肤和黏膜：有无皮肤的湿度和温度改变，足背动脉搏动有无减弱；局部皮肤有无发绀或缺血性溃疡、坏疽，或其他感染灶的表现。

（4）眼部有无白内障、视力减退、失眠等。

（5）神经和肌肉系统：肌张力及肌力有无减弱，腱反射有无异常；有无间歇性跛行。

3. 心理评估

糖尿病为终身性疾病，漫长的病程、严格的饮食控制及多器官、多组织结构障碍易使患者产生焦虑、抑郁等心理反应，对治疗缺乏信心，不能有效地应对，治疗的依从性较差。护士应详细评估患者对疾病知识的了解程度，患病后有无焦虑、恐惧等心理变化，家庭成员对本病的认知程度和态度，以及患者所在社区的医疗保健服务情况等。

（二）护理措施

1. 体位

（1）急性期：糖尿病患者发生高渗性昏迷和低血糖昏迷时采取去枕平卧位，头偏向一侧，保持呼吸道通畅，以防止窒息；糖尿病患者休克时立即采取中凹卧位，以利于增加回心血量。

（2）非急性期：糖尿病肾病患者产生水肿时，抬高患肢，减轻水肿；糖尿病患者心悸时立即采取端坐位，必要时两腿下垂，可减少从腹腔和下肢来的回心血量，减轻心脏负担和肺瘀血，从而改善缺氧症状。

2. 病情观察

（1）询问既往饮食习惯、饮食结构和进食情况以及生活方式、休息状况、排泄状况，有无特殊嗜好。

（2）询问有无糖尿病家族史，泌尿道、皮肤、肺部等有无感染。

（3）观察有无低血糖表现。

（4）有糖尿病慢性并发症的患者，注意观察有无血管、神经系统异常。

3. 症状护理

（1）酮症酸中毒护理：

① 病情监测，予以心电监护及氧气吸入，保持呼吸道通畅。

② 监测患者生命体征的变化，记录神志状态、瞳孔大小和反应，记录液体出入量。

③ 监测患者的临床症状，有无口渴、多饮、多尿、食欲减退、恶心、呕吐、头痛、烦躁、嗜睡、呼吸深快且有烂苹果味、昏迷等，发现病情变化立即通知医生处理及配合抢救。

④ 监测并记录尿糖、血糖和血、尿酮水平。遵医嘱监测动脉血气分析。监测血钾水平，注意有无低血钾症状，如意识障碍、震颤、虚弱、出汗等，根据患者症状遵医嘱给予补钾处理。

⑤ 一旦发生酮症酸中毒，则立即建立静脉通路，遵医嘱补液，确保液体和胰岛素的输

入。患者应绝对卧床休息,注意保暖,给予低流量持续吸氧。加强生活护理,特别注意皮肤和口腔的护理。昏迷患者按照昏迷护理常规护理。

(2) 低血糖护理:当患者出现强烈饥饿感,伴软弱无力、恶心、心悸甚至意识障碍时,或于睡眠中突然觉醒伴皮肤潮湿多汗时,均应警惕低血糖的发生。发生低血糖昏迷时,采取的措施包括:立即静脉推注 50% 葡萄糖 20—40 mL,若症状缓解后短时间再次出现低血糖昏迷或血糖持续低于正常,则建立静脉通路,静滴葡萄糖。

(3) 皮肤护理:糖尿病患者因皮肤的抵抗力低,易受感染,如发生外伤,伤口不易愈合。护理人员应注意对患者皮肤的保护,措施如下:① 鼓励患者勤洗澡、勤换衣服,保持皮肤清洁,以防皮肤化脓感染。② 每日用温水清洁皮肤,并施以皮肤按摩促进局部血液循环。③ 指导患者选择质地柔软、宽松的衣服,避免使用松紧带和各种束带。④ 护理时应严格执行无菌操作。⑤ 如有外伤或皮肤感染时,不可随意用药,尤其是刺激性大的药物,例如碘酒等,应由专业人员处理。

(4) 糖尿病足的护理:

① 评估患者有无足溃疡的危险因素。足部观察与检查:每天检查足部一次,评估足部神经感觉、足背动脉搏动情况以及皮肤颜色、温度的改变,以早期发现感染及感觉的改变。检查时应注意趾甲、趾间及足底部位皮肤变化,有无胼胝、鸡眼、甲沟炎、皮癣、红肿、青紫、水泡、溃疡、坏死等,如发现异常要及时处理。定期做足部感觉的测试,及时了解足部感觉功能。

② 促进肢体的血液循环:

a. 冬天注意足部的保暖,避免长期暴露于寒冷或潮湿环境。

b. 每天进行适度的运动,以促进血液循环。

c. 经常按摩足部,按摩方向由趾端往上。

d. 积极戒烟。

③ 选择合适的鞋袜,避免足部受压。患者应选择轻巧柔软、前头宽大的鞋子,袜子以弹性好、透气及散热性好的棉毛质地为佳。新鞋不可一次穿得太久,最好逐渐增加穿着时间,如第一天只穿半小时,以后每天增加半小时。外出时不可穿拖鞋,以免受伤。

④ 保持足部清洁,避免感染。每天用中性肥皂和温水清洁足部,水温与体温相近即可,脚趾缝之间要洗干净,洗净后应以清洁、柔软的毛巾轻轻擦干,若足部皮肤干燥,可采用羊毛脂涂擦,但不可常用,以防皮肤过度浸软。趾甲不要剪得太短,应与脚趾平齐。积极预防足癣,勤换鞋袜,保持足部清洁。如有红肿热痛,应及时治疗。

⑤ 预防外伤。教育患者不赤脚走路,以防刺伤。冬天使用电热毯或烤灯时谨防烫伤。及时治疗鸡眼、胼胝、脚癣。

(5) 泌尿道的护理:患者因尿糖的刺激,使阴部皮肤常有瘙痒现象,尤其是女患者,每次小便后,最好用温水清洗外阴,洗后擦干,以防止或减少瘙痒和湿疹发生。如有自主神经紊乱造成的尿潴留,尽量避免插入导尿管以免感染,可采用人工诱导排尿、膀胱区热敷或按摩等方法,以上方法无效时,应在严格执行无菌操作下行导尿术。

4. 心理护理

糖尿病是一种以持续高血糖为基本症状的综合病症。因需要终生治疗,长期的血糖波动以及患者对各种糖尿病急、慢性并发症恐惧,加上对糖尿病的不了解以及社会上一些对糖尿病夸大和不实的宣传,使糖尿病患者易发生心理障碍,从而影响糖尿病预后,所以对糖尿病患者首先要正确评价患者的身体状况以及心理状况,提高管理自己的能力。为患者制定合理的运动、饮食计划。根据患者的接受能力、自身性格的不同,通过语言及非语言沟通,因人而异地应用各种心理干预方法,改变患者的心理状态和行为,达到促进和保持健康的目的。

5. 其他措施

(1) 饮食中的主副食数量应基本固定,要严格按照营养师制定的食谱,避免随意增减。选用任何新品种食物时,要先了解其主要营养成分,经医生同意后可适量调换。如偶然发生低血糖时,可立即饮用易于吸收的果汁、糖水或吃少量糖果予以缓解。如经常出现低血糖症状,要及时就诊,调整饮食或药物。

(2) 严格限制食用各种食糖及糖果、点心、冷饮、水果及各种酒类,个别轻型患者如需增加水果时,应严格依据其血糖谱。体重过重者,要忌吃油炸、油煎食物。植物油中含不饱和脂肪酸多,有降低血清胆固醇的作用,如花生油、豆油、菜籽油等,动物油因其含饱和脂肪酸多,可使血清胆固醇升高。因此炒菜宜用植物油,忌吃动物油。饮食要少盐,且要少吃含胆固醇多的食物,如动物内脏、蟹黄、虾子、鱼子等,以免促进和加重心、肾血管并发症。

(3) 患者早晨进行体育锻炼时不宜空腹。平日如劳动强度有较大的变化,如游泳、长跑等,也应增加适量食物,防止低血糖。

(4) 患者如生活不规律,经常出差时,应注意随身携带一些方便食品,如奶粉、方便面、咸饼干等。外出吃饭时也要遵照平时饮食定量,不可暴饮暴食而使病情加重。

(5) 每周应定期测量一次体重,衣服重量要相同,且用同一磅秤。如果体重改变超过2 kg,应通知医生。

(6) 严格限制饮食,口服降血糖药物及注射胰岛素者应注意:每餐应将计划饮食吃完,如果不能吃完全餐,须当天补足未吃完食物的热量与营养素;定时进食,如果进餐时间延后,应在餐前先喝一杯牛奶或吃一点饼干,以避免发生低血糖反应;长时间的运动应根据需要增加热量摄入,以预防发生低血糖反应。

(7) 呼吸道、口鼻腔的护理:指导患者保持口腔清洁卫生,做到睡前、早起后刷牙,饭后要漱口;保持呼吸道通畅,避免与呼吸道感染者接触,如肺炎、感冒、肺结核等。

(8) 休息与运动:

① 运动可促进体重减轻并维持适当的体重,使胰岛素受体上升,对胰岛素的敏感性提高;促进葡萄糖进入肌肉细胞,促进肌肉和组织利用葡萄糖,使血糖下降;促使肌肉利用脂肪酸,降低血清甘油三酯、极低密度脂蛋白,提高高密度脂蛋白,从而减少胆固醇,降低血压,有利于预防冠心病、动脉硬化等并发症的发生;改善血液循环与肌肉张力,防止骨质疏松;还可减轻患者的压力和紧张,使人心情舒畅。

② 体育锻炼的方式:以步行锻炼为主,包括慢跑、骑自行车、健身操、打太极拳、游泳及家务劳动等活动。

③ 运动的适应证及禁忌证。适应证:2 型糖尿病以及 1 型糖尿病血糖稳定的患者。禁忌证:并发急性感染、活动性肺结核患者;严重急慢性并发症患者,如心、肾并发症,酮症酸中毒者和严重糖尿病患者等。

④ 运动原则:根据年龄、性别、体力、病情及有无并发胰岛素治疗及饮食治疗等情况决定,循序渐进,逐步增加运动量,持之以恒,切忌随意中断。

⑤ 虚弱的患者应增加卧床时间,同时可指导患者进行床上肢体活动,促进患者血液

循环。

（9）药物治疗：① 使用口服降糖药治疗。② 口服降糖药的服用方法：磺脲类药物宜在餐前半小时口服，双胍类药物宜在餐后或餐中用。副作用：磺脲类副作用主要为低血糖反应、肝肾功能损坏，双胍类药物的不良反应为胃肠道不适等。

（10）胰岛素治疗：

① 剂量必须准确。

② 经常更换注射部位，以防注射部位产生硬结，吸收不良，影响疗效。

③ 未开封的胰岛素应放在 2—8 ℃冰箱内保存，避免剧烈晃动。已使用的胰岛素在常温下(不超过 28 ℃)可使用 28 日，避免过热、太阳直射，否则会因蛋白凝固变性而失效。

④ 对于采用胰岛素笔注射的患者，应教会患者如何使用。

⑤ 注射胰岛素的过程中，应监测血糖的变化，以免发生低血糖反应。

（三）健康指导与康复

（1）增加对疾病的认识：采取多种方法，指导患者及家属增加对疾病的认识，如讲解、放录像、发放宣传资料等，让患者和家属了解糖尿病的病因、临床表现、诊断与治疗方法，提高患者对治疗的依从性，使之以乐观、积极的态度配合治疗。

（2）掌握自我监测的方法：

① 指导患者学习和掌握监测血糖、血压、体重指数的方法，如微量血糖仪的使用、血压的测量方法、体重指数的计算等。

② 了解糖尿病的控制目标。

（3）提高自我护理能力：

① 需向患者详细讲解口服降糖药及胰岛素的名称、剂量、给药时间和方法，教会其观察药物疗效和不良反应。使用胰岛素的患者，应教会患者和家属掌握正确的注射方法。

② 强调饮食和运动的重要性，并指导患者掌握具体实施及调整的原则和方法。生活应有规律，戒烟、酒，注意个人卫生。

③ 心理调适，说明情绪、精神压力对疾病的影响，并指导患者正确处理疾病所致的生活压力。

④ 患者及家属熟悉糖尿病常见的急性并发症，如低血糖、酮症酸中毒、高渗性昏迷等的主要临床表现、观察方法及处理措施。

⑤ 指导患者掌握糖尿病足的预防和护理知识。

（4）指导患者定期复诊：一般每 2—3 月复检糖化血红蛋白：如原有血脂异常，每 1—2 月监测一次；如原有血脂无异常，每 6—12 月监测一次即可。体重每 1—3 月测一次，以了解病情控制情况，及时调整用药剂量。每 3—6 月门诊定期复查，每年全身检查一次，以便尽早防治慢性并发症。

（5）预防意外发生：教导患者外出时随身携带疾病信息识别卡，以便发生紧急情况时及时处理。

（6）康复及预后：糖尿病为终生疾病，目前尚不能根治，并发大血管病变和微血管病变可使患者致死、致残，应注意治疗和防治并发症的发生。

十五、痛风护理

痛风是嘌呤代谢障碍所致的一组异质性慢性代谢性疾病,其临床特点为高尿酸血症、反复发作的痛风性急性关节炎、间质性肾炎和痛风石形成,严重者呈关节畸形及功能障碍,常伴有尿酸性尿路结石。

(一)身心评估

(1)评估患者是否有急性关节炎(关节红、肿、热、痛)、痛风性肾病、尿酸性尿路结石等症状。

(2)评估患者平日饮食习惯及对痛风日常保健知识的了解程度。

(3)心理状况评估:是否积极配合治疗,是否存在抑郁、焦虑情绪。

(二)护理措施

1. 体位

注意休息,避免过度劳累。急性关节炎期应绝对卧床,抬高患肢,避免受累关节负重。待关节疼痛缓解72 h后方可恢复正常活动。

2. 病情观察

(1)观察疼痛部位、程度、性质、间隔时间,有无午夜因剧痛而惊醒。

(2)受累的关节有无红、肿、热和功能障碍。

(3)有无过度劳累、寒冷、潮湿、紧张、饮酒、饱餐、脚伤等诱发因素。

(4)有无痛风石的体征,了解结石的部位及有无症状。

(5)观察患者体温变化,有无发热等。

(6)监测尿酸水平变化。

3. 症状护理

(1)疼痛:

① 绝对卧床休息,抬高患肢,避免受累关节负重,也可在病床上安放支架支托盖被,减少患部受压。

② 若手、腕或肘关节受侵犯时用夹板固定制动,可减轻疼痛,也可予受累关节冰敷或硫酸镁湿敷。

③ 注意保护患肢的皮肤,因痛风严重时可能导致溃疡发生,故要注意维持患部皮肤清洁,避免发生感染。

(2)发热:

① 严密监测体温变化。

② 采用有效降温措施:通常用物理降温方法,如用冰袋冷敷头部或大动脉走行处,用温水、酒精擦浴。

③ 保持病室适宜的温湿度,定期通风换气,保持空气清新流通。

④ 补充营养和水分:每日保证足够的热量和液体摄入,给予高维生素、易消化的流质或半流质饮食。

⑤ 加强口腔、皮肤护理:协助患者餐前、餐后、睡前漱口,高热患者大量出汗后,应及时

用温水擦拭,更换浸湿的床单被褥和衣裤,以保持皮肤清洁、干燥。

4. 心理护理

患者由于疼痛影响进食和睡眠、疾病反复发作导致关节畸形和肾功能损害,思想负担重,常有情绪低落、忧虑、孤独等感受,护士应向其讲解痛风的有关知识、饮食与疾病的关系,并给予精神上的安慰和鼓励,增强其战胜疾病的信心。

(三)健康指导与康复

(1)嘱其保持心情愉快,避免情绪紧张,生活应有规律,防止受凉、劳累、感染、外伤等。

(2)饮食指导:避免进食高蛋白、高嘌呤食物,如动物内脏、鱼虾类、菠菜、豆制品、啤酒等,蛋白质控制在 $1\,g/(kg \cdot 日)$;指导患者进食碱性食物,如牛奶、鸡蛋、水果、蔬菜等;总热量的摄入应限制在 1200—1500 kcal/日,防止肥胖;低盐饮食;忌饮酒;每天至少饮水 2000 mL,特别是在用排尿酸药物时更应多饮水,有助于尿酸排泄。

(3)用药指导:应用药物时注意副作用,避免应用降低排泄尿酸的药物如利尿剂、青霉素、胰岛素、VB1、VB12 等。

(4)病情监测指导:平时用手触摸耳轮及手足关节处,检查是否产生痛风石,定时复查血尿酸。

(5)指导患者尽量使用大肌群,如能用肩部负重者不用手提,能用手臂者不用手指。

(6)指导患者交替完成轻重不同的工作,避免长时间持续进行重体力劳动。

(7)经常改变姿势,保持受累关节舒适。

(8)告知患者如有关节局部温热和肿胀,尽可能避免其活动;如运动后疼痛超过1—2 h,应暂时停止此项运动。

十六、糖尿病酮症酸中毒护理

糖尿病酮症酸中毒(DKA)是由于胰岛素不足和升糖激素不适当升高引起的糖、脂肪和蛋白质代谢严重紊乱综合征,以致水、电解质酸碱平衡失调,临床以高血糖、高血酮和代谢性酸中毒为主要表现。1 型糖尿病和 2 型糖尿病均可发生,但 1 型糖尿病比 2 型糖尿病常见,近年来的研究及临床观察有以酮症起病的成人隐匿性自身免疫糖尿病(LADA),LADA 是 1 型糖尿病的一种亚型。

(一)身心评估

(1)了解患者既往有无糖尿病及其类型,有无糖尿病症状加重的表现。

(2)了解患者有无感染、胰岛素中断或不适当增减、饮食不当、胃肠疾病、脑卒中、心肌梗死、手术、创伤、妊娠和分娩、精神刺激等诱发因素。

(3)评估体温、脉搏、呼吸、血压、意识、面色、末梢温度及尿量,特别注意呼吸频率、深度及呼气有无烂苹果味。

(4)了解血糖、血酮等检测结果。

(5)了解患者及家属对疾病的认识及心理反应,有无焦虑、恐惧等心理变化。

(6)了解患者家庭经济能力及家庭支持情况。

（二）护理措施

1. 体位

绝对卧床休息。

2. 病情观察

（1）严密监测生命体征及神志变化，尤其注意血压、体温、呼吸形态及呼气时有无烂苹果样气味（酮味）。

（2）监测血、尿糖，血、尿酮体及电解质，肾功能及血气分析。

（3）随着失水加重出现脱水，尿量减少，皮肤干燥无弹性，眼球下陷，观察尿量的变化，准确记录出入量。

（4）观察患者皮肤状况，有无压力性损伤、皮肤损伤等。

（5）观察患者血糖下降速度，每小时下降 4—6 mmol/L 为宜，血糖仪监测显示为 HI，无法读出数值时，予以抽取静脉血送检，防止血糖下降速度过快诱发脑水肿。

3. 症状护理

（1）昏迷：

① 确诊糖尿病酮症酸中毒后，绝对卧床休息，立即配合医生抢救。

② 快速建立静脉通道，纠正水、电解质及酸碱平衡紊乱，纠正酮症酸中毒症状。

③ 遵医嘱应用普通短效胰岛素，小剂量胰岛素应用时抽吸剂量要准确，以减少低血糖、低血钾、脑水肿的发生。

④ 协助处理诱因和并发症，严密观察生命体征、神志、瞳孔及出入量，协助做好血糖的测定和记录。

⑤ 加强口腔、皮肤护理，保持呼吸道通畅，预防呼吸系统、泌尿系统感染，防止血栓性静脉炎及肌肉萎缩，防止患者坠床受伤等。

（2）发热：

① 严密监测体温变化。

② 采用有效降温措施：通常用物理降温方法，如用冰袋冷敷头部或大动脉走行处，用温水擦浴，必要时遵医嘱用药。

③ 保持病室适宜的温湿度，定期通风换气，保持空气清新流通。

④ 补充营养和水分：每日保证足够的热量和液体摄入，清醒者予以高维生素、易消化的糖尿病流质或半流质饮食，昏迷者遵医嘱补液。

⑤ 加强口腔，皮肤护理：高热患者大量出汗后，应及时用温水擦拭。更换浸湿的床单被褥和衣裤，以保持皮肤清洁，干燥，并做好口腔护理，防止继发感染。

（3）乏力：

① 合理安排休息活动时间，保证充足的睡眠。

② 将患者常用物品置于易取处。

③ 加强巡视，及时协助生活护理，如洗漱、进餐、如厕等。

（4）脱水：迅速建立静脉输液通路，遵医嘱快速补充血容量，保证胰岛素及时输入，纠正水、电解质紊乱和调节酸碱平衡。输液时应根据患者年龄、心、肺、肾功能情况，酌情调整补液的成分及速度，以免发生心力衰竭、肺水肿等并发症。

（5）恶心、呕吐：

① 观察患者呕吐的特点,记录呕吐的次数,呕吐物的性质、量、颜色和气味。

② 遵医嘱应用止吐药及其他治疗。

③ 积极补充水分和电解质,对于清醒者给予口服补液时应少量多次饮用,以免加重恶心、呕吐。

④ 注意腹部保暖,及时清除口腔呕吐物,及时更换湿污的床单及衣物。

(6) 感染:

① 注意观察患者体温、脉搏等变化。

② 上呼吸道感染:注意保暖,减少探视人数,保持病室通风良好,空气清新。

③ 泌尿道感染:勤用温水清洗外阴部并擦干,导尿患者应定期更换尿袋,做好会阴部护理。

④ 皮肤护理:保持皮肤清洁,贴身衣服应选择棉质、宽松、透气衣服;皮肤瘙痒患者嘱其勿抓挠皮肤,防止损伤。

4. 心理护理

指导患者正确处理疾病所致的生活压力,帮助患者及家属正确认识疾病,树立其与糖尿病做长期斗争及战胜疾病的信心。

(三) 健康指导与康复

(1) 指导患者正确使用胰岛素,避免随意停用或突然减量,使用胰岛泵的患者,做磁共振及 CT 应取下泵体,有报警情况时应及时处理。

(2) 避免受凉、精神创伤及过度劳累,积极治疗各种感染。

(3) 教会患者自我监测血糖的方法及相关注意事项,佩戴瞬感血糖监测系统患者,避免去有磁场的地方。

(4) 指导患者口干多饮多尿症状加重,伴恶心、呕吐时,应及时就诊。

(5) 坚持糖尿病饮食控制及运动锻炼,保持生活规律,戒烟、酒。

(6) 注意清洁卫生,防止皮肤损伤,预防感冒及其他感染。

(7) 外出时应随身携带疾病信息识别卡,以便发生紧急情况时及时处理

(8) 做好保健指导,使患者和家属掌握有关糖尿病的知识,树立战胜疾病的信心。

十七、甲状腺功能亢进症浸润性突眼护理

甲状腺功能亢进症浸润性突眼为弥漫性甲状腺肿伴甲状腺功能亢进症中的一种特殊严重的眼部表现,又称恶性突眼,会出现相应的严重症状和体征。

常见症状为双眼突出,多出现于男性患者,眼球突出明显,突眼度常大于 18 mm。伴有眼球胀痛、畏光、流泪、视力减弱、眼肌麻痹眼球转动受限,出现斜视、复视。严重时球结膜膨出,红肿而易感染;由于眼睑收缩,眼球突出,眼睑不能关闭,角膜暴露,引起角膜干燥,发生炎症,继之溃疡,并可能继发感染,甚至角膜穿孔而失明。

(一) 身心评估

(1) 评估有无体温升高、脉搏加快、脉压加大等临床表现。

(2) 评估意识精神状态:有无兴奋易怒、失眠不安等表现或神志淡漠、嗜睡、反应迟

钝等。

（3）评估营养状况：有无消瘦、体重下降、贫血等营养状况改变。

（4）观察和测量突眼度，评估有无眼球突出、眼裂增宽等表现，有无视力疲劳、畏光、复视、视力减退、视野变小，角膜有无溃疡。

（5）了解甲状腺肿大的程度，是否呈弥漫性、对称性肿大，有无震颤和血管杂音。

（6）评估有无心功能不全、甲亢性心脏病。

（7）家庭经济能力评估：家庭-社会支持系统情况、心理状况等。

（二）护理措施

1. 体位

取高枕卧位。

2. 病情观察

（1）监测患者神志、体温、呼吸、脉搏、血压的变化。

（2）观察球后水肿的消长情况，定期去眼科检查角膜以防止角膜溃疡造成失明。

（3）警惕甲亢危象的发生，若心率大于 140 次/min，伴有食欲减退、恶心、呕吐、腹泻、脱水等要及时报告医生并协助处理。

（4）必要时监测体重，观察有无贫血、消瘦、体重下降等症状。

3. 症状护理

（1）突眼：

① 加强眼部护理：对于眼睑不能闭合者必须注意保护角膜和结膜，经常点眼药，防止干燥、外伤及感染，外出戴眼镜或眼罩以避免强光、风沙及灰尘的刺激。睡前涂抗生素眼膏，并覆盖纱布或眼罩。眼睛勿向上凝视，以免加剧眼球突出和诱发斜视。

② 指导患者减轻眼部症状的方法：0.5 甲基纤维素或 0.5 氢化可的松溶液滴眼，可减轻眼睛局部刺激症状；高枕卧位和限制钠盐摄入可减轻球后水肿，改善眼部症状；每日做眼球运动以锻炼眼肌，改善眼肌功能。

③ 定期到眼科进行角膜检查以防角膜溃疡造成失明。

④ 突眼异常严重者，应配合医生做好手术前准备，做好眶内减压术，减低眶内压力。

⑤ 睡眠时适当抬高头部，减轻眼睑水肿。

（2）消瘦：

① 饮食护理：为满足机体每日需要量，给予高热量、高蛋白质、高维生素（尤其是复合维生素 B）及矿物质的饮食。限制钠盐摄入，以减轻球后水肿症状，主食应足量，可增加奶类、蛋类、瘦肉等优质蛋白以纠正体内的负氮平衡，两餐之间添加点心。每日饮水量控制在 2000—3000 mL，但有心脏疾病的患者应避免大量饮水，以防水肿和心衰。

② 每周监测体重一次，观察变化。

（3）乏力：

① 保持病室光线适宜，环境安静，为患者提供良好的休息环境。

② 合理安排休息活动时间，保证充足的睡眠。

③ 将患者常用物品置于易取处。

④ 加强巡视，及时协助生活护理，如洗漱、进餐、如厕等。

（4）失眠：

① 将患者安置于阴凉、安静、无强光刺激的房间内。

② 治疗护理时间尽量安排集中,限制探视人员,为患者提供良好的睡眠环境。

③ 保持患者情绪稳定,避免摄入浓茶、咖啡等刺激性饮料。

④ 可采用音乐疗法等,使患者放松。

⑤ 必要时遵医嘱使用镇静催眠药物。

（5）其他护理:

① 用药护理:抗甲药物应遵医嘱按时按量服用,同时注意观察患者服药后有无甲状腺功能减低的表现,如嗜睡、怕冷、水肿、体重增加过快等,及时报告医生,提供减少药量的依据。

② 因运动可使患者代谢率增高,应嘱咐患者注意休息,不要剧烈运动,避免劳累。

4. 心理护理

关心体贴患者,说话态度和蔼,掌握好交流的技巧,给予患者精神上的安慰,以免情绪波动。向患者说明病情发展与精神有紧密联系,使患者解除思想顾虑,积极配合治疗。

（三）健康指导与康复

（1）教会患者有关甲亢的知识及眼睛保护方法,外出戴眼镜或眼罩以避免强光、风沙及灰尘的刺激。使患者学会自我护理。

（2）遵医嘱按时服药,不随便自行停药和增减剂量。

（3）预防感染,定期复查白细胞、眼部情况及相关指标。

（4）坚持每日做眼球运动以锻炼眼肌,改善眼肌功能。

（5）保持身心愉快,避免过度劳累和精神刺激。

（6）患者可适当从事力所能及的工作,回归社会。

十八、垂体功能减退性危象护理

垂体功能减退性危象（垂体危象）是指慢性全垂体功能减退的患者在各种应激（感染、脱水、手术、外伤等）及应用麻醉及镇静催眠药、降糖药等情况下发生休克或昏迷等危象的表现,是一种罕见的急危重症。

临床可表现为高热型（体温高于 40 ℃）、低温型（体温低于 30 ℃）、低血糖型、低血压型、循环虚脱型水中毒型、混合型。

（一）身心评估

（1）评估患者危象类型（低血糖昏迷、感染诱发昏迷、中枢神经抑制药诱发昏迷、低温昏迷、低钠昏迷、水中毒昏迷）。

（2）评估患者神志、意识、生命体征。

（3）评估患者心理状况:有无焦虑、抑郁等情绪。

（4）评估患者家庭-社会支持系统情况。

（二）护理措施

1. 体位

患者应绝对卧床休息，给予合适的体位，如有休克者给予中凹卧位；恶心、呕吐者头偏向一侧，保持呼吸道通畅；昏迷患者予平卧位，头偏向一侧。

2. 病情观察

（1）密切观察患者的意识状态、生命体征变化。

（2）注意有无低血糖、低血压、低体温等情况。

（3）观察患者神经系统体征、瞳孔大小、对光反射的变化。

（4）一旦发生垂体危象，立即通知医生并协助抢救。

3. 症状护理

（1）发热：

① 严密监测体温变化。

② 采用有效降温措施：通常采用物理降温方法，如用冰袋冷敷头部或大动脉走行处，用温水、酒精擦浴。

③ 保持病室适宜的温湿度，定期通风换气，保持空气清新流通。

④ 补充营养和水分：每日保证足够的热量和液体摄入，给予高蛋白、高热量、高维生素、易消化的流质或半流质饮食。

⑤ 加强口腔、皮肤护理：协助患者餐前、餐后、睡前漱口，高热患者大量出汗后，应及时用温水擦拭，更换浸湿的床单被褥和衣裤，以保持皮肤清洁、干燥。

（2）低血糖：

① 迅速建立静脉通道，首先给予 50%GS 40—60 mL 迅速静注以抢救低血糖，然后用 5% 葡萄糖盐水每 500—1000 mL 加入氢化可的松 50—100 mg 静滴，以解除急性肾上腺功能减退危象。

② 密切监测血糖变化。

（3）低血压：

① 提供适宜温度、湿度，通风良好，合理照明的整洁、安静、舒适的环境。

② 改变体位时动作宜慢。

③ 保持情绪稳定，生活有规律。

④ 密切监测血压变化。

（4）低体温：

① 采用保暖措施，如可用保暖毯逐渐加热，使患者体温逐渐回升。

② 低温与甲状腺功能减退有关，可遵医嘱给予小剂量甲状腺激素。

③ 密切监测体温变化。

（5）循环衰竭者按休克护理常规护理。

（6）水中毒：遵医嘱加强利尿，可给予波尼松或氢化可的松。

4. 心理护理

指导患者保持情绪稳定，该病病程长，需要长期服药治疗，若患者自理能力差，心理负担重，应帮助其树立战胜疾病的信心。

（三）健康指导与康复

（1）饮食指导：指导患者进食高热量、高维生素、高蛋白质、易消化的食物，少食多餐，增进机体抵抗力。

（2）用药指导：教会患者认识所用药物剂量、用法及不良反应，必须严格遵医嘱按时按量用药，按时服药，不可随意增减药量或停药。

（3）自我观察：指导患者识别垂体危象的征兆，若有感染、发热、外伤、腹泻、呕吐、头痛等情况发生，应该立即就医。

（4）指导患者注意生活有规律，避免过度劳累：冬天注意保暖，更换体位时动作宜慢，以免发生晕厥。平时注意皮肤清洁，预防外伤，少到公共场所，以防发生感染。

（5）外出时随身携带身份识别卡，以防意外发生。

（6）指导患者定期随访。

十九、腺垂体功能减退症护理

腺垂体功能减退症是指不同病因引起腺垂体全部或大部分受损，导致一种或多种垂体激素分泌不足所致的临床综合征，如生长激素、催乳素缺乏，或多种激素如促性腺激素、促甲状腺激素、促肾上腺皮质激素同时缺乏。临床以性腺机能减退、甲状腺机能减退、肾上腺皮质机能减退和鞍区占位性病变为主要特征。

（一）身心评估

（1）评估有无垂体、下丘脑病变，如垂体肿瘤、希恩综合征，下丘脑肿瘤、炎症，浸润性病变，鞍区手术、创伤或放射性损伤等。

（2）评估有无性腺功能减退、甲状腺功能减退、肾上腺皮质功能减退、垂体危象的表现。

（3）心理-社会支持系统情况：有无悲观、忧郁、焦虑等心理。

（二）护理措施

1. 体位

适当休息，避免劳累。

2. 病情观察

（1）密切观察患者生命体征及意识状态的变化。

（2）注意有无低血糖、低血压、低体温等情况，观察瞳孔大小、对光反射情况，警惕有无垂体危象的发生。

3. 症状护理

（1）危象护理：立即监测血糖变化，先给予静脉推注 50％GS 40—60 mL，以抢救低血糖，继而补充 10％葡萄糖盐水，以每 500—1000 mL 加入氢化可的松 50—100 mg 静脉滴注，以解除急性肾上腺功能减退危象。

（2）意识不清者加床档，防止其坠床。

（3）纠正周围循环衰竭，有感染、败血症者应当积极抗感染治疗。

（4）低温与甲状腺功能减退有关，可给予小剂量甲状腺激素，并采取保暖措施使患者体温回升。高热者应给予降温治疗。

（5）水中毒的患者应加强利尿,同时给予泼尼松或者氢化可的松治疗。

（6）禁用或慎用麻醉剂、镇静药、催眠药或者降糖药等,防止诱发昏迷。

4. 心理护理

关心体贴患者,鼓励患者诉说使其烦恼的因素,向患者及家属详细解释病情,提供有关的信息咨询服务,帮助患者树立战胜疾病的信心,消除不良的心理状态。

（三）健康指导与康复

（1）饮食指导:指导患者进食高热量、高维生素、高蛋白质、易消化的饮食,少食多餐,增进机体抵抗力。

（2）用药指导:教会患者认识所用药物的名称、剂量、用法及不良反应,如糖皮质激素过量易致欣快感、失眠;服甲状腺激素应注意心率、体温和体重变化,指导患者认识到随意停药的危险性,严格遵守医嘱按时按量服药,不可随意增减药物剂量或停药。

（3）避免垂体危象诱因:如感染、失水、饥饿、寒冷、外伤、手术、不恰当用药等诱因。

（4）自我观察:指导患者识别垂体危象的征兆,若有感染、发热、外伤、腹泻、呕吐、头痛等情况发生,应该立即就医。

（5）指导患者注意生活有规律,避免过度劳累;冬天注意保暖,更换体位时动作宜慢,以免发生晕厥。平时注意皮肤清洁,预防外伤,少到公共场所,以防发生感染。

（6）外出时随身携带身份识别卡,以防意外发生。

（7）指导患者定期随访。

二十、代谢综合征护理

代谢综合征(MS)是指多种代谢异常簇集发生在同一个体的临床状态。这些代谢异常包括糖耐量低减、糖尿病、中心性肥胖(腹型肥胖)、脂代谢紊乱(高甘油三酯血症及高密度脂蛋白低下、低密度脂蛋白胆固醇升高)、高血压等。代谢综合征中的每一项都会增加心血管疾病的危险性,就糖尿病而言,其 10 年内新发心血管事件的危险与冠心病相似,同时合并多种异常时发生心血管疾病的危险性更大,诸多代谢异常集聚于一体,其协同作用远远大于各危险因素单独作用之和。这些代谢异常紧密联系,恶性循环,互为因果,严重影响人们的健康和生活质量。

（一）身心评估

（1）评估患者的身高、体重、腰围等,计算体重指数(BMI)。

（2）评估患者血压、血甘油三酯、高密度脂蛋白、低密度脂蛋白、血糖情况。

（3）评估患者日常生活习惯,饮食习惯及运动情况等。

（4）评估患者的心理状况,有无自卑、焦虑等情绪。

（二）护理措施

1. 体位

无特殊要求,取舒适体位。

2. 病情观察

（1）有无头晕、恶心、呕吐、嗜睡、水肿等症状。

（2）监测其神志、心率、呼吸、血压、血糖等变化。

（3）有无泌尿道、皮肤、肺部感染，女性有无外阴部皮肤瘙痒。

（4）在固定的条件下测量血压，测量前静坐或静卧 30 min。

（5）有无四肢麻木等周围神经病变表现。

3. 症状护理

（1）高血压：

① 良好环境：提供适宜温度、湿度，通风良好，合理照明的整洁、安静、舒适的环境。

② 合理饮食：选择易消化、低脂、低胆固醇、低盐、高维生素及富含纤维素的食物，限制烟、酒、浓茶、咖啡的摄入。

③ 生活有规律：保持良好的生活习惯，注意保暖，避免冷热刺激等。

④ 控制情绪：避免精神紧张、情绪激动、烦躁、焦虑等诱发高血压的精神因素，加强自我修养，随时调整情绪，保持心情舒畅。

⑤ 坚持运动：积极参加力所能及的体力劳动和适当的体育锻炼，以改善血液循环，增强心血管功能。

⑥ 用药护理：详细讲解降压药物的作用和副作用，遵医嘱按时服药，观察药物的不良反应，保证药物治疗的连续性和有效性。

⑦ 加强监测：监测血压应做到"四定"，即定时间、定部位、定体位、定血压计。

（2）高血糖：

① 饮食护理：严格控制总热量的摄入，并保证糖、蛋白质和脂肪的比例。对患者营养状况进行评估，详细了解患者的膳食种类、量、餐次及有无不良饮食嗜好，给予相应的饮食指导。依据患者的病情、身高、体重、劳动强度等计算出患者每日所需的热卡，制定个性化的食谱，在确保提供各种营养素的前提下，帮助患者选择低热量、低胆固醇、较高纤维素的食物，并督促其执行。

② 运动护理：针对患者情况制定个体化的运动处方，提倡每日进行轻中等强度的体力活动至少 30 min，持之以恒。告知患者运动的益处，可减少胰岛素抵抗，增加胰岛素的敏感性，促进肌肉对葡萄糖的利用，以利于对血糖的控制。定期检查患者坚持运动的情况，督促其执行。在运动过程中要随时观察有无不适症状。

③ 遵医嘱应用降糖药物，并加强血糖监测。

（3）肥胖：

① 制定合适的饮食计划，指导患者选择食物，限制脂肪和含糖高的食品，鼓励患者多饮水。

② 指导患者建立良好的进食习惯，细嚼慢咽，减慢进食速度。

③ 克服疲乏、厌烦、抑郁期间的进食冲动。

④ 鼓励患者进行锻炼，应选择有氧运动，循序渐进并持之以恒。

⑤ 定时测量体重用作计算饮食和观察疗效的参考。

（4）脂代谢紊乱：

① 低脂饮食，每日摄入油量不超过 20 g。

② 鼓励患者进行锻炼，应选择有氧运动，循序渐进并持之以恒。

③ 戒烟戒酒。

④ 生活有规律。

4. 心理护理

了解患者的性格特征和引起精神紧张的心理-社会因素,根据不同性格予以指导,训练自我控制的能力,尽可能减少患者心理压力。

（三）健康指导与康复

（1）教会患者自我监测血压、血糖、体重、腰围的方法和注意事项。

（2）帮助患者及家属掌握与代谢综合征治疗及干预的相关知识。

（3）掌握饮食治疗的具体措施,选择低热量、低固醇、较高纤维素的食物,控制总热量,少量多餐,保证膳食营养均衡。

（4）指导患者及家属熟悉糖尿病及高血压的常见急性并发症及处理措施。

（5）为患者制定切实可行的减肥计划,在减肥初期出现饥饿感时,可用含热卡极低的食品（如西红柿、黄瓜等）来填充,满足饱腹感。坚持一段时间后,逐渐适应,饥饿感会慢慢消失。运动时要备有糖块、饼干等,防止低血糖反应的发生。

（6）注意皮肤清洁,预防感染,有炎症及感染要立即治疗。

（7）戒烟戒酒,养成良好的生活习惯。

（8）保持积极、乐观的生活态度,劳逸结合,避免情绪波动过大。

（9）定期门诊复查,并携带相关病历及检查报告。

二十一、"3C"系统护理

"3C"整合系统——"722 实时动态胰岛素泵系统"将实时动态血糖监测（CGM）、胰岛素持续输注（CSII）与糖尿病信息管理（Care Link）融合在一起（又称"3C"疗法）,"3C"疗法可以实时监测血糖信息,它主要依靠一个植入皮下的血糖探头,将收集到的血糖信息实时更新,发送给胰岛素泵并显示在泵的屏幕上。医生可以根据实时血糖信息,及时调整胰岛素输注。从而可以更快地使患者的血糖达标,减少降糖时间,也减少患者的住院天数。

（一）身心评估

（1）评估患者腹部皮肤情况。

（2）评估患者血糖情况。

（3）观察患者有无紧张、焦虑等不良情绪。

（4）适应证评估:

① 1 型糖尿病患者和需要长期强化胰岛素治疗的 2 型糖尿病患者,在住院期间可以通过治疗稳定血糖控制、缩短住院天数和为优化多次胰岛素注射的方案提供参考数据。

② 需要短期胰岛素治疗控制高血糖的 2 型糖尿病患者。

③ 糖尿病患者的围手术期血糖控制及监测。

④ 应激性高血糖患者的血糖控制。

⑤ 妊娠糖尿病或糖尿病合并妊娠者。

⑥ 血糖波动大,虽采用胰岛素多次皮下注射方案,血糖仍无法得到平稳控制的糖尿病

患者。

⑦ 无感知低血糖者。

⑧ 频发低血糖者。

⑨ 黎明现象严重导致血糖总体控制不佳者。

⑩ 胃轻瘫或进食时间长的患者。

（二）护理措施

1. 心理护理

由于住院患者多为老年 2 型糖尿病的患者，病程较长，思想压力大，部分患者可能存在经济因素制约等，护士应积极与患者沟通，做好患者心理疏导工作。要积极并耐心地做好解释工作，告知患者如何正确佩戴系统及可能出现的问题，消除患者及其家属顾虑，建立良好的护患关系。

2. 监测系统宣教

"3C"系统是由美国敦力公司整合动态血糖监测和胰岛素泵的优点，并结合其公司开发的 Care Link 管理软件制作而成，能够更具有针对性和个性化地解决患者的血糖波动和低血糖等问题。该系统在糖尿病管理方面取得了突破性的进展，它可以有效地改善患者体内糖化血红蛋白的水平。实时动态血糖监测能为医护人员提供血糖变化时的速率和方向等信息，从而帮助患者减少高血糖或低血糖的发病频率和程度。胰岛素泵可以模拟胰腺，更加接近生理功能，避免了患者每天注射的痛苦，具有安全、灵活、便捷、可靠等优点。

3. 报警处理

如患者闻及机器报警或自觉不适后应及时告知值班人员。常见的报警原因有数据卡故障、探头接触不良或脱出、患者血糖值过高或过低、电池电量低、输注针头故障等，其中输注针头故障是引起胰岛素泵输注中断最常见的原因。而胰岛素输注中断后又出现异常的血糖升高或波动，危及患者安全，故应首先考虑管路的通畅问题，其次可根据仪器屏幕显示的故障报警图标予以对症处理。

（三）健康指导与康复

（1）告知患者及家属"3C 系统"的操作方法等，指导患者妥善放置记录器及线路，患者着装应尽量宽松以减少摩擦及穿刺探头的脱出，行血糖监测期间不能进行 X 线、CT 等放射性检查，不能进行磁共振（MRI）检查，不能前往强电磁干扰源的附近。

（2）避免泡澡、淋浴、游泳等，减少户外活动，避免大量出汗和剧烈温度变化，注意防止各导线和管路的弯折及扭曲，发现管路故障及时告知医务人员。

（3）监测期间仍需要采指尖血糖进行校正，患者应随身携带糖尿病卡及糖块，避免低血糖发生；睡觉时尽量采取平卧位，以免传感器脱落，可利用糖尿病卡或仪器记录活动及进餐时刻以利于医生参考。

（4）监测期间值班护士应密切观察仪器是否正常，交接班内容应该包括仪器电量、胰岛素泵基础率、剩余药量、导管导线的连接等。

（5）监测结束后应由专人撤除装置及取走仪器，并将取下的传感器弃入指定的利器盒内。

（6）使用该系统时间过长（尤其是夏季）可能会对皮肤造成刺激，引起穿刺部位的炎症、出血及疼痛等。因此,护士应该每日检查穿刺点周围有无红肿、发热、出血及疼痛等不良反应,如长时间使用,应每3—5日进行仪器及管路的更换。

第七节　肾脏系统疾病护理常规

一、肾脏系统疾病一般护理

(一)病情观察

(1)观察尿量、颜色、形状变化,有明显异常及时报告医生,每周至少化验尿常规和比重一次。

(2)根据病情定时测量血压,发现异常及时处理。

(3)每周测量体重一次,水肿明显、行腹膜透析和血液透析者,每日测量体重一次,做好记录。

(4)观察有无贫血、电解质紊乱、酸碱失衡、尿素氮升高等情况。

(5)根据病情记录24 h出入液量。

(6)加强对常见症状的观察,包括高血压、肾区疼痛、神态及营养状况。

(二)饮食护理

(1)急性肾炎:给予低盐、高维生素饮食,限制水的摄入。

(2)慢性肾炎、肾病综合征:给予低盐、低脂、优质高蛋白、高维生素饮食,有水肿者限制水的摄入。

(3)肾功能不全者:给予优质低蛋白、高钙、高铁、高维生素、低磷饮食,限制植物蛋白摄入量,尿少者限制水、钠盐的摄入量。

(三)症状护理

1. 水肿护理

(1)准确记录24 h出入液量,限制水和盐的摄入;水肿严重者一般以总入量等于前1日总出量加500 mL为宜;定期监测患者的体重;观察水肿的消长情况,观察有无胸腔、腹腔和心包积液。

(2)卧床休息,严重水肿的患者应卧床休息,以增加肾血流和尿量,缓解水钠潴留;双下肢水肿的患者卧床休息时可抬高双下肢(20°—30°),以增加静脉回流,减轻水肿,水肿减轻,尿常规检查基本正常后,患者可起床活动,逐步增加活动量,应避免劳累。

(3)做好皮肤护理,预防皮肤损伤和感染。

(4)用利尿剂时,注意观察尿量的变化及药物的副作用和水、电解质的情况。

(5)水肿者应予每周测量体重2次,水肿明显或使用利尿剂者,宜每日测量体重1次。

(6)有腹水者,根据病情定期测量腹围。

2. 尿异常的护理

（1）交代患者留取尿标本的正确方法，容器要清洁，送检要及时。

（2）如有血尿时要分清是初始血尿、全程血尿还是终末血尿，以协助诊断，同时观察血尿的量和颜色。

（3）如有大量血尿时，应卧床休息，并注意观察血压和血红蛋白的变化，遇有异常及时报告医生进行处理。

（4）适当多饮水，以冲洗尿路，防止血块堵塞和感染。

3. 注意观察血压变化

如血压低，要预防血容量不足，防止体位性低血压和摔跤；如高血压，要预防肾脏缺血、左心功能不全和脑水肿发生。嘱患者卧床休息，避免情绪激动。

（四）休息与活动

（1）急性肾炎、急性肾衰患者必须绝对卧床休息，待病情稳定后，可逐步增加活动。

（2）慢性肾炎、肾盂肾炎、急慢性肾功能不全者，急性期需要卧床休息，恢复期则可适当活动，但应合理安排生活，不熬夜，不酗酒，不乱服药，以免病情复发。

（3）病区内应安静、舒适、整齐、清洁。病室内温度宜 22—24 ℃，湿度宜 50%—60%。

（五）用药护理

肾脏疾病常用的糖皮质激素、免疫抑制剂、利尿剂、降压药物，护士应掌握其作用和副作用，指导患者严格遵医嘱用药，提高患者用药依从性。观察药物的疗效及可能出现的副作用。

（六）预防感染

（1）保持室内清洁，空气新鲜，保持一定的温度和湿度。

（2）医护人员在做各项操作时，应保持无菌，严格执行操作规程。

（3）保持口腔及皮肤清洁，勤换内衣，剪短指（趾）甲，保持个人卫生，长期卧床者应注意预防压力性损伤发生。

（4）避免患者受凉、感冒和接触感染性疾病者。

（七）心理护理

评估患者心理状况，针对所存在的心理问题，采取心理护理措施，给予有效干预。

（八）健康教育

患者出院后应避免过度劳累，饮食要规律，少食腌渍食物，做好个人卫生，定期到医院复查，不适随诊。

二、IgA 肾病护理

IgA 肾病是我国最常见的原发性肾小球疾病，占我国终末期肾病病因的第一位，常在上呼吸道感染后发病或加重，以血尿和（或）蛋白尿为主要临床表现。

（一）身心评估

（1）观察疼痛的部位及变化。

（2）观察血尿的形状、量及持续时间，并准确记录 24 h 尿量。

（3）观察用药不良反应。糖皮质激素具有抗炎、抗过敏、免疫抑制的作用，广泛应用于包括 IgA 肾病在内的免疫介导的炎症反应的治疗。蛋白尿是导致 IgA 肾病预后不良的重要因素。但从激素治疗疗程考虑，短期激素治疗存在疗程不足、激素治疗效果欠佳可能，而长疗程治疗可带来大量激素副作用如骨质疏松等。

（4）评估患者心理情况：有无焦虑、抑郁等不良情绪。

（二）护理措施

（1）做好疾病知识宣教，提供书面材料和介绍国内关于本疾病治疗的最新动态。

（2）肾活检术护理：

① 术前：讲解相关疾病知识，介绍肾活检的目的、方法、24 h 可能出现的并发症；主管医生的诊疗技术水平，肾活检的开展与应用情况；化验的项目，术前目的、方法、注意事项；药物治疗的目的、方法、剂量、注意事项；肾活检室的环境、仪器设备、相关人员、麻醉方式、穿刺体位、简单过程、穿刺中配合事项；穿刺当日饮食注意事项。指导患者学会屏气及床上大小便。

② 手术日：进行心理指导，介绍应用止血药的目的、方法、剂量、注意事项。

③ 术后 6 h 内：介绍术后制动的意义；如何正确饮水、合理饮食；定时监测血压的目的、意义；化验检查的目的、方法、注意事项；药物治疗的目的、方法、注意事项；常见并发症的原因、早期症状、预防措施、处理方法。

④ 术后 24 h：介绍休息的意义，指导患者正确活动。

⑤ 观察疼痛的性质、部位、强度及持续时间等。协助患者更换体位以减轻疼痛，局部热敷或理疗。让患者听音乐，与人交谈，以此来分散注意力，减轻疼痛。遵医嘱给予止疼剂并观察疗效及副作用。

（3）单纯性血尿者，无论伴（或不伴）蛋白尿，均以保养为主，防劳累、防感冒，及时治愈感染病灶，慎用肾损害药物。

（4）有慢性扁桃体炎症反复发作者，急性期过后，应行扁桃体切除术，可减少肾脏损伤。IgA 肾病与黏膜免疫关系密切，IgA 肾病患蛋白者扁桃体感染后常常出现肉眼血尿或尿检异常加重。有研究发现，摘除 IgA 肾病患者腭扁桃体能明显改善尿检异常并维持肾功能稳定。

（5）给予优质蛋白饮食。

（6）定期通风，保持室内空气新鲜，减少探视，防止医院感染。

（7）监测体温变化，指导患者预防肺部感染，如经常更换体位、咳嗽加强排痰、防止误吸等。

（8）加强皮肤护理，保持皮肤的完整性。嘱咐患者常换内衣；协助患者剪指（趾）甲；帮助患者使用无刺激或刺激性小的洗护用品。每次输液完毕，协助患者局部按压 3—4 min。

（三）健康指导与康复

（1）环境：宜安静舒适，空气新鲜，定时通风，减少探视，防止医院感染。

（2）饮食指导：患者食物中蛋白质摄入量可同正常人。

（3）日常活动：患者可以从事轻体力工作，注意休息，避免劳累、着凉，预防感冒，以免加重病情。

（4）心理卫生：指导患者思想上足够重视，不能轻视，正确对待此病。

（5）提醒患者勿用对肾脏有损害的药物。

三、急性肾盂肾炎护理

急性肾盂肾炎是指肾实质及肾盂黏膜的急性感染性泌尿系统病变，可发于各年龄阶段，以孕龄期女性较为多见。急性肾盂肾炎起病急骤，临床表现为发作性的寒战、发热、腰背酸痛或钝痛，通常还有尿频、尿痛、夜尿增多等泌尿系统表现，以及恶心、呕吐、食欲不振等胃肠道症状，个别患者还有腹部绞痛，严重影响患者生活。细菌感染是导致急性肾盂肾炎的主要原因。

（一）身心评估

（1）询问患者是否急性起病，起病前有无尿路结石、梗阻、性生活及进行器械检查，是否有长期卧床、留置导尿管等诱因。

（2）评估患者的主要症状和体征，有无尿频、尿急、尿痛、腰痛、肋脊角压痛和（或）叩击痛等；有无全身感染中毒症状，如寒战、高热、低血压等。

（3）评估患者对疾病的认知程度和心理状态。

（4）评估患者有无尿频、尿急、尿痛等尿路刺激症状，有异常及时通知医生。

（二）护理措施

1. 一般护理

（1）急性期可卧床休息。

（2）进食清淡并富含维生素的食物。

（3）多饮水，以增加尿量，冲洗尿路，减少炎症对膀胱和尿道的刺激。

2. 症状护理

（1）高热护理：按高热护理常规护理执行。

（2）尿路刺激征的护理：

① 多饮水，每日饮水量在 2500 mL 以上。

② 遵医嘱合理使用抗生素。

③ 指导患者注意个人卫生，保持外阴清洁干燥。

④ 留取清洁中段尿进行尿培养和药敏试验。

3. 肾区疼痛的护理

卧床休息，采用屈膝位，尽量不要站立或坐立。

4. 心理护理

出现焦虑紧张等情绪，护士要了解其焦虑紧张的原因，进行心理护理疏导及健康指导。

5. 其他

收集尿标本时应注意除急症外以留取晨尿为宜，并立即送检。留取中段尿做细菌培养时,必须严格执行无菌操作。留取中段尿方法:嘱患者多饮水以保证有足够的尿量。取清洁坐浴盆,内盛 1∶10000 高锰酸钾溶液 2000 mL 患者下蹲清洗外阴,连续清洗 2 min,嘱患者不要站立避免污染,排尿时弃去前段尿液用培养管直接留取部分中段尿。

(三)健康指导与康复

(1)做好卫生宣教,帮助患者养成勤洗澡、勤更衣的卫生习惯。
(2)女性患者要注意经期、婚后及孕期卫生,保持会阴部清洁。
(3)指导患者坚持适量饮水预防尿路感染。
(4)避免过度劳累,多饮水、少憋尿是简单有效的预防措施。
(5)坚持服药,定期门诊复查。

四、急性肾小球肾炎护理

急性肾炎是一组起病急,以血尿、蛋白尿、水肿和高血压为主要表现,且可有一过性氮质血症的一组疾病。本病常有前驱感染,多见于链球菌感染或由其他细菌、病毒和寄生虫感染后引起。本症是小儿时期最常见的一种肾病,年龄以 3—8 岁多见,2 岁以下罕见。男女比例为 2∶1。

(一)身心评估

(1)评估血压、浮肿、尿量变化,每日记录血压、尿量,出现血压上升、尿量减少,应该警惕合并心力衰竭、脑水肿、尿毒症、高血压的发生。
(2)评估患者体温、脉搏、呼吸、血压、神志变化,发现异常及时报告医生。
(3)观察用药后不良反应。
(4)评估患者有无焦虑、紧张等不良情绪。

(二)护理措施

(1)保持病房空气新鲜,有充足的阳光。
(2)活动与休息:在患者起病 2 周内,应保证其卧床休息,对于病情严重的患者严格卧床休息,以使肾血流增加,减轻心脏负担,促使患者降压、消肿,并减少并发症。患者血压平稳,水肿消退,可少量活动。
(3)如果患者水肿严重,且排尿量少,应限定患者每日水钠摄入量。具体计算方法为:前 1 天患者液体的排出量加 500 mL 等于每日需要摄入的水量;及时评价患者水肿的进展情况,每周测量 2 次体重;若患者水肿严重,每日测量 1 次体重,并保证患者 24 h 内的液体出入量记录准确。完善出入量记录,提高记录准确率。尽量细化出入量内容,避免对汗液、伤口渗出液等不易测量项目的漏记。制定出更科学、更准确的食物含水量表及专门的出入量记录单,为正确记录出入量提供依据。
(4)保持患者皮肤干燥,不在水肿部位进行肌肉注射,男性患者阴囊水肿严重时,可定期翻身,并用四头带托起,严重水肿患者用气圈垫其受压部位,以免长时间皮肤受压导致破损。
(5)急性期患者在起病 1—2 周内,应限定水和钠盐的摄入(食物中 NaCl 约为每日 1—

2 g),并给予高维生素和高糖、适量脂肪和蛋白质的低盐饮食。

（6）药物治疗和护理：急性肾炎主要的病理生理改变是水钠潴留，细胞外液容量增大，发生水肿、高血压，直至循环过度负荷、心功能不全，故利尿降压是对症治疗的重点。

① 利尿药：轻度、中度水肿者，通过卧床休息、限制钠盐及水的摄入即可缓解水肿。高度水肿者应使用利尿药，通过利尿药的使用可达到消肿、降压，预防心、脑并发症的目的。

② 降压药物：积极而稳步地控制血压对于增加肾血流量、改善肾功能，预防心、脑并发症是很必要的。如果经过休息、控制水盐，利尿后血压控制仍不满意时，可服用降压药物。

③ 抗炎药：对尚留存在体内的前驱感染如咽炎、扁桃体炎、中耳炎等应积极治疗。由于前驱感染病灶有时比较隐蔽，不易发现，故即使找不到明确感染病灶的急性肾小球肾炎，一般也主张使用青霉素（过敏者更换为大环内酯类抗生素）常规治疗 10—14 日，但不主张常规长期用药。反复发作的慢性扁桃体炎，待肾炎病情稳定后［尿蛋白小于（＋）］，尿沉渣红细胞少于 10 个（高倍视野）可做扁桃体摘除，术前术后应用青霉素不少于 2 周。

（7）心理护理：向患者家属讲解急性肾炎的有关知识，告知患者药物疗效以及日常生活中的注意事项；由于患者对急性肾炎认识欠佳，常易出现焦躁、恐惧甚至沮丧的情况，应耐心讲解患者关心的问题，向患者介绍已痊愈的案例，消除患者紧张、恐惧心理。

（三）健康指导与康复

（1）预防感染，尤其是在呼吸道感染易发季节，更应该注意预防。
（2）定期门诊随访。
（3）保持皮肤清洁，注意个人卫生，预防皮肤感染。
（4）女性患者近期不宜妊娠，以防复发。
（5）当临床观察得患者血压平稳且水肿消退时，可少量活动或采取户外散步的方式。3 个月内不能剧烈活动。当血沉正常时方可上学。尿沉渣 12 h，阿迪氏的计数正常时，才可以正常活动。
（6）患者的居室应保证空气新鲜、不污浊，并有充足的阳光，清洁舒适。为使患者能够保证充足睡眠，在房间的布置及陈设上应尽量符合患者的心理特点。同时，注意采取保护性隔离措施，避免患者与感染性疾病患者同居一室，以减少交叉感染的发生。在患者起病 2 周内，应保证其卧床休息，对于病情严重的患者，严格卧床休息，以使肾血流量增加，减轻心脏负担，促进患者降压、消肿，并可减少并发症的发生。

五、急性肾损伤护理

急性肾功损伤简称急性肾衰，是由于各种病因引起的肾功能急骤、进行性减退而出现的临床综合征。临床主要表现为肾小球滤过率明显降低所致的氮质潴留，以及肾小管重吸收和排泌功能障碍所致的水、电解质和酸碱平衡失调，甚至引发全身各系统并发症。

（一）身心评估

（1）少尿期评估：
① 评估患者病情变化，监测水、电解质平衡，按病情做好各种护理记录。
② 评估患者有无嗜睡、肌张力低下、心律不齐、恶心、呕吐等高钾血症，有异常立即通知

医生。

（2）多尿期评估患者血钾、血钠的变化及血压变化。

（3）恢复期评估患者用药不良反应，定期复查肾功能。

（4）评估患者对疾病认知程度和家庭、社会支持程度。

（二）护理措施

1. 少尿期

（1）控制与监测水平衡：坚持"量出为入"原则，控制液体出入量，按医嘱准确输入液体，以了解水分潴留情况。

① 准确记录 24 h 出入量。

入量＝输入液量＋饮水量＋各种食物含水量

出量＝尿量＋粪便＋呕吐物＋各种引流量＋创面渗液＋不显性失水

② 每日测体重 1 次，以了解水分潴留情况。

③ 严格控制补液的量和速度，每日进水量＝前 1 日液体排出量＋500 mL，输液速度视疾病而调整。

（2）饮食护理：既要限制入量，又要适当补充营养，原则上应是低钾、低钠、高热量、高维生素及适量蛋白质。

（3）绝对卧床休息，保持环境安静以降低新陈代谢，减轻肾脏负担。

（4）预防感染，做好口腔及皮肤护理，一切护理要严格执行无菌操作原则，以防止感染。

（5）如行腹膜透析或血液透析治疗，按腹膜透析、血液透析护理常规护理。重症急性肾衰病情严重，需要及时得到透析治疗，临床常使用血液透析的方法治疗重症急性肾衰疾病，也以其操作便捷、安全可靠取得了一定的治疗效果，但随着医疗事业的不断发展，传统的间歇性血液透析治疗手段容易导致患者血流动力学不稳定、引起不良反应等弊端不断凸显。连续性肾脏替代治疗方法作为新型治疗手段，具有更高的生物相容性和溶质清除率，在重症急性肾衰的治疗中发挥了不小的作用，连续性肾脏替代治疗的治疗效果更好，能够显著改善患者的肾功能指标，半年内存活率相对理想。

2. 多尿期

供给含足够热量、维生素、优质蛋白饮食，蛋白质可逐日加量，以保证组织的需要，给予含钾多的食物。

（1）嘱患者多饮水或按医嘱及时补液，如补充钾、钠等，以防止脱水、低钾和低钠血症的发生。

（2）以安静卧床休息为主。

（3）控制及预防感染，注意清洁及护理。

（4）准确记录出入量，特别是尿量。

（5）做好保护性隔离，室内空气要新鲜，避免与易感人群接触，严格控制探视人员，各种介入性操作要严格执行无菌操作原则。

3. 恢复期

（1）给予高热量、高蛋白饮食。

（2）鼓励患者逐渐恢复活动，防止出现肌肉无力现象。

（3）避免劳累和一切加重肾脏负担的因素，如高血压等。

4. 心理护理

针对患者存在心理问题,给予支持性心理护理措施。

(三)健康指导与康复

(1)定期复查尿常规、肾功能及双肾 B 超、尿量,以判断身体恢复状况,教会患者测量和记录尿量的方法。

(2)保护肾脏,有关资料表明,20%—50%的患者的急性肾衰是由药物引起的,还有部分患者是接触农药等有害物质所致,告诉患者及其家属尽量避免使用和接触有害毒物,使用肾毒性药物时提前了解药物对身体的毒副作用。使用肾毒性的抗生素,如氨基糖苷类、庆大霉素、木通等应慎之又慎。避免接触重金属、工业毒物等。一旦误服毒物,应立即洗胃或导泻,并采取有效的解毒剂。

(3)恢复期的患者要加强营养,进行适当的锻炼身体,增强体质;注意个人卫生,注意保暖,防止受凉;避免妊娠、手术、外伤等。

六、慢性肾衰竭的护理

慢性肾衰竭,简称慢性肾衰,指各种原发性或继发性慢性肾脏病进行性扩展引起肾小球滤过率下降和肾功能损害,出现以代谢产物潴留引起全身各系统症状,水、电解质和酸碱平衡紊乱为主要表现的临床综合征。

(一)身心评估

(1)评估患病及治疗经过:慢性肾衰竭的患者一般有多年原发性或继发性慢性肾病史。因此,应详细询问患者的患病经过,包括首次发病前有无明显的诱因,疾病类型,病程长短,病程中出现了哪些主状、有何特点,既往有无病情加重及其诱因。了解既往治疗及用药情况,包括曾用药物的种类、用法、剂量、疗程、疗效及不良反应等,有无高血压或肾脏疾病家庭史。

(2)评估目前病情与一般状况:目前的主要不适及症状特点有随症状并发症等。有无出现畏食、恶心、呕吐、口臭、舌炎、腹胀、血便;有无头晕、胸闷、气促;有无皮肤瘙痒、鼻出血、牙龈出血、月经过多(女患者)等;有无下肢水肿、少尿;病情有无反复或者出现新的症状等。

(3)心理-社会支持系统情况:慢性肾衰竭患者的预后不佳,治疗费较昂贵,尤其是需要进行长期透析或做肾移植手术时,患者及其心理压力较大,会出现各种反应,如抑郁、恐惧、绝望等。护理人员应细心观察以便及时了解患者及其家属的心理变化,评估患者的社会支持情况,包括家庭经济情况、家庭成员对疾病的认知及态度,患者的工作单位所能提供的支持等,另外,也应对患者居住地区的社会保健情况进行评估。

(二)护理措施

(1)加强口腔护理,饭后漱口,观察呕吐物及粪便的颜色。

(2)贫血严重者,起床、上下床动作宜缓慢,防止因跌倒或碰撞造成意外伤害。

(3)皮肤护理,勤用温水擦洗,保持皮肤清洁,忌用肥皂和酒精,勤换衣服、被子、床单,对于有严重水肿者,尤其注意保护皮肤,经常更换体位,避免压力性损伤。清洗时勿过分用力,避免损伤。

（4）病情观察：观察体温、咳嗽、咳痰和尿量变化。

（5）预防感染：减少探视，避免与呼吸道感染者接触。病室定期通风，严格执行无菌操作。

（6）合理营养：少量多餐，应予高热量、高维生素、高钙、优质低蛋白饮食，适当限制钠盐和钾盐，蛋白质量不可过多以免增加肾脏负担，对长期热量不足的患者，需经胃肠外补充热量。

（7）维持水、电解质、酸碱平衡：

① 应准确记录 24 h 出入量，患者行动方便时按时测体重，安排静脉液体有序进入，有严重高血压、心功能不全及少尿无尿者，应严格控制饮水量。

② 长期应用利尿剂及呕吐、腹泻致脱水时，饮食中不必严格制钠盐摄入，水过多时，应严格钠盐 4—6 g/日。

③ 严密观察患者呼吸深度、血压、心率、心律以及神智变化，如有不适反应（血钠、血钾过低或过高）及时通知医生处理。

（8）指导患者遵医嘱用药，观察药物疗效和不良反应。

（9）心理护理：应理解、同情、关心患者，耐心向家属及患者疾病的有关知识，指导患者轻者可起床活动，重者卧床休息，避免劳累与受凉，加强与患者的沟通，减轻患者思想负担。

（三）健康指导与康复

（1）患者遵医嘱用药，避免使用肾毒性药物，不要自行用药。有计划地使用血管及保护前臂、肘的大静脉，向患者介绍这对于日后进行血透治疗的重要性，使患者理解并配合。

（2）饮食指导：指导饮食治疗原则，选用优质低蛋白饮食，并补充多种维生素。高血压、浮肿及少尿者应限盐，如行透析治疗，应增加蛋白质摄入。每日尿量少于 500 mL 时，应避免进食高钾食物及饮料。具体如下：

① 保证优质蛋白和充足热量的摄入，以含必需氨基酸多的高效的动物蛋白为主，如蛋清、家禽、猪牛羊肉、鱼等，如每周透析 2 次，蛋白质的摄入量为 1.0—1.2 g/(kg·日)；每周透析 3 次，蛋白质的摄入量为 1.2—1.4 g/(kg·日)。

② 限制盐：饮水量很大程度上取决于钠盐的摄入量，因为钠盐摄入过多会加重口渴，从而增加饮水量。另外还会加重高血压，增加心脑血管疾病的发生率，推荐食盐摄入量为 3—5 g/日，无尿时应控制在 1—2 g/日。

③ 限制水的摄入：控制水的摄入，为使患者透析期间维持理想的体重，应避免水负荷过多引起心力衰竭、高血压、肺水肿等并发症。原则上每日进水量＝前 1 日尿量＋透析超滤水量/透析间隔天数＋500 mL，两次透析间期体重增加不要超过自身体重的 5%。

④ 限制钾的摄入：慢性肾衰竭患者肾脏排钾功能障碍，因此应限制钾的摄入。钾的摄入量应限制在 2—4 g/日，很多的蔬菜和水果都是含有钾的，慎用含钾高的食物，如蘑菇、卷心菜、菠菜、竹笋、番茄、榨菜、土豆、薯类、枇杷、、香蕉、柿子等。在食用蔬菜的时候不要生吃，要烧熟吃，可通过烹调的方法去钾。

选择低钾水果，如苹果、菠萝、葡萄、蓝莓和覆盆子。选择低钾蔬菜，如生菜、青豆、黄瓜和萝卜。选择低钾食物，如豆泥、通心粉、米饭、玉米饼等。

⑤ 限制磷的摄入和增加钙的补充：磷过多会造成血磷升高或血钙下降，高磷血症是引

起 MHD 患者肾性骨病和继发性甲状旁腺功能亢进的重要因素,也是死亡率增加的主要原因之一。人体每周经消化道吸收磷为 3600—4500 mg,而每周 3 次透析大约只能清除磷 2400—2700 mg,护理透析远不能清除进食的磷,因此磷的摄入至少要控制在 700 mg/日以内,必要时使用磷结合剂。避免进食含磷高的食物,如全麦面包、动物内脏、干豆类、坚果、奶粉、乳酪、蛋黄、巧克力等。

(3) 注意个人卫生,保持口腔清洁,做好皮肤护理,预防感染,避免受凉、过劳。以卧床休息为主,病情允许时,鼓励起床活动,卧床者坐起或被动运动。

(4) 心理护理:指导患者正确对待疾病,树立战胜疾病的信心,积极配合治疗,延缓疾病的进展。

(5) 病情监测指导:指导准确记录每天的尿量和体重,掌握自我监测血压的方法。定期复查血常规、尿常规、肾功能、电解质等。定期随访,有任何异常情况及时就医。

七、肾病综合征护理

肾病综合征是指由各种肾脏疾病所致的,以大量蛋白尿(尿蛋白高于 3.5 g/日)、低蛋白血症(血浆清蛋白低于 30 g/L)、水肿,高脂血症为床表现的一组综合征。

(一) 身心评估

(1) 评估起病与症状特点:肾病综合征患者最常见和突出的症状是水肿,应详细询问患者水肿的发生时间、部位、程度、特点、消长情况以及有无胸闷、气促、腹胀等胸腔积液,询问有无肉眼血尿、血压异常和尿量减少,有无发热咳嗽、咳痰、皮肤感染和尿路刺激等感染症状。

(2) 评估检查与治疗经过:了解是否做过尿常规、肾功能、肾 B 超等检查;其结果如何,询问以往用药情况。

(3) 评估心理-社会情况:本病病程长,易复发,部分患者可能出现焦虑、悲观等不良情绪,注意患者的心理反应和社会支持情况,如家庭成员的关心程度,医疗费用是否充足等。

(4) 评估患者的精神状态、营养情况、生命体征,了解患者的体重有无异常。

(5) 评估水肿的范围、特点,有无胸腔、腹腔、心包积液和阴囊水肿。

(二) 护理措施

(1) 病情观察:

① 密切观察患者血压、水肿、尿量变化,出现血压下降、尿量减少时,应警惕循环衰竭或急性肾衰竭。

② 准确记录 24 h 尿量。

③ 观察用药不良反应。

(2) 症状护理:

① 水肿护理:下肢水肿的患者卧床休息时可抬高双下肢,以增加静脉回流、减轻水肿,做好皮肤护理,预防皮肤损伤和感染。

② 高血压护理:注意观察血压变化,如血压低,要预防血容量不足,防止体位性低血压和摔跤;如血压高,要预防肾脏缺血、左心功能不全和水肿发生。

③ 大量血尿时,应卧床休息,并注意观察血压和血红蛋白的变化,遇有异常及时报告医生进行处理;适当多饮水,以冲洗尿路,防止血块堵塞和感染。

(3) 休息与活动:卧床休息是肾病综合征患者护理的重要内容,尤其是针对重症患者,更应绝对卧床休息。因卧床可以增加肾血流量,改善肾灌注,会在不同程度上有助于减少蛋白尿,利尿消肿。但同时保持适当的床上及床旁活动,以防止肢体血栓形成,疾病缓解后可增加活动,有利于减少合并症,因此鼓励动静结合。

(4) 预防感染:减少对外界的接触以防止外源性感染。

(5) 饮食护理:给予高热量、低盐、低脂、优质高蛋白、高维生素饮食,有水肿者限制水的摄入。

(6) 用药护理:指导患者严格遵医嘱用药,观察糖皮质激素和其他免疫抑制剂的治疗效果及不良反应;用利尿剂时,注意观察尿量的变化及药物的副作用和水、电解质的情况。

(7) 心理护理:针对患者存在心理问题,给予支持性心理护理,呼吁患者家属多关心体贴患者,从而缓解甚至消除患者内心不良情绪,给予患者足够的安全感,使患者以更积极的态度应对治疗和康复措施。

(三)健康指导与康复

(1) 出院后应继续保持良好的休息,合理饮食。

(2) 饮食指导:告诉患者优质蛋白、高热量、低脂、高膳食纤维和低盐饮食的重要性,指导患者根据病情选择合适的食物,并合理安排每天饮食。少食富含饱和脂肪酸(动物油脂)的食物,多食富含多聚不饱和脂肪酸(如植物油、鱼油)的食物及富含可溶性纤维的食物(如燕麦、豆类)等,以控制高脂血症。注意维生素及铁、钙等的补充,给予低盐饮食。

(3) 预防感染:避免受凉和感冒,注意个人卫生。采取以下措施可减少感染概率:

① 紫外线空气消毒每日 2 次,定期开窗通风,并用消毒药水拖地、擦桌椅,保持室内温度和湿度合适。尽量减少病区的探访人次。

② 嘱患者不去人群聚集区域,出门戴口罩避免交叉感染。

③ 指导患者加强全身皮肤、口腔黏膜和会阴部护理,防止皮肤和黏膜损伤。

(4) 用药指导:告诉患者不可擅自减药或停药,介绍各类药物的使用方法、使用注意事项以及可能出现的不良反应。

(5) 自我病情监测与随访:监测水肿、血浆清蛋白、血红蛋白、尿蛋白和肾功能的变化。

八、腹膜透析护理

腹膜透析是利用腹膜的半透膜特性,向腹腔内灌入一定量的生理性腹膜透析液,通过弥散、对流和渗透的原理,清除体内的代谢废物和过多水分,纠正电解质和酸碱失衡,以维持机体内环境稳定。

腹膜透析适合于各种年龄的尿毒症患者,对患者的血流动力学影响不大,尤适用于并发糖尿病、严重高血压及心血管疾病的老年患者。腹膜透析可以较好地保护残余的肾功能,降低替代治疗的总费用,故残余肾功能较好的患者,可首选腹膜透析。腹膜透析设备简易,不需要复杂的透析机和水处理等,更宜于基层医院开展。

（一）身心评估

（1）评估患者神志、体温、脉搏、呼吸、血压的变化。

（2）置管后评估管口处有无渗血、渗液，腹透管是否通畅等。

（3）密切评估透析液的颜色、超滤量、形状等。

（4）评估患者有无腹膜炎、低血压、腹腔出血等并发症。

（5）评估患者有无腹痛症状。

（6）评估患者有无焦虑和恐惧心理。

（二）护理措施

1. 置管术后护理

（1）注意切口处有无渗液、渗血及水肿，每1—3日换药一次，10日拆线，也可以术后封管至拆线，再做腹透。

（2）术后半卧位或坐位，避免咳嗽、呕吐以防漂管。

（3）保持引流管通畅，勿使蛋白质块或血凝块阻塞引流管，如有阻塞可用10 mL生理盐水快速推注，切不可用注射器抽吸以免将大网膜吸入透析管微孔。

（4）术后当天进食半流质饮食。

（5）术后1—3日卧床休息，暂给予IPD方案透析治疗，3日后可适当活动促进透析液的交换和排出。

2. 透析过程护理

（1）透析前房间以紫外线照射30 min，每日2次；用500 mg/L含氯消毒机擦拭患者的床、桌等用物及墙壁、地面；每日更换患者床单、衣服一次；还应注意房间通风换气。

（2）透析液使用前应仔细检查有无混浊、絮状物、破漏并检查出厂日期，操作前按医嘱于透析液加入药物，并加热至37 ℃。

（3）掌握各种连接管道的分离和连接方法，妥善固定导管，防止牵拉、扭转导管，保持患者大便通畅及避免咳嗽，防止导管出口处外伤引起感染。

（4）透析过程中一定要注意执行无菌操作，无菌操作能有效预防细菌性腹膜炎和导管出口处感染等并发症。

（5）透析时进液速度不宜太快，控制在3 min左右输完，腹腔停留4 h，然后将透析液引流出来，出液不宜太快，以防大网膜顺液流进透析管内。透析过程中密切观察透出液的颜色和澄清度。

（6）准确记录每次进出腹腔的时间、液量、颜色等，每2—3日测血钾、钠、氯、尿素氮、肌酐和血气分析等，及时调整透析浓度。定期送检透析液细菌培养。

（7）有计划安排腹膜透析液的灌入及放出时间，准确记录超滤量。

（8）定期做腹膜平衡试验评价腹膜功能。

3. 透析管理护理

（1）每日透析前，须将导管及其皮肤出口处用络合碘溶液消毒，盖以敷料，并保持其清洁、干燥，如有潮湿，立即更换。

（2）平时应仔细观察透析管出口处有无渗血、漏液、红肿等，若有上述情况应做好相应处理。

（3）患者如需淋浴,淋浴前可将透析管用塑料布包扎好,淋浴后将其周围皮肤轻轻拭干,再用络合碘消毒,重新包扎或用人工肛袋代替,但不宜盆浴,以免引起腹膜炎。

4. 饮食护理

给予易消化、高热量、高维生素饮食,补充高生物效价的蛋白质,如牛奶、鲜奶、牛肉等高热量饮食,每日摄入热量应大于 35 kcal/kg。应避免高磷饮食,对于体重迅速增加、浮肿或高血压者,需限制水和钠的摄入。适量增加运动,以促进食欲。对不喜好动物蛋白质及消化能力弱者提倡进食大豆类食物。

5. 常见并发症预防及护理

（1）腹膜炎:腹膜炎是腹膜透析最常见的并发症,直接影响腹膜透析的继续进行及患者的存活率。病原体主要是沿着透析管腔及管周围进入腹腔,少数是临近器官感染蔓延所致。

① 保持室内环境整洁,空气新鲜,每日紫外线照射 2 次,每次 30 min。更换透析液时尽量在透析室进行。

② 透析温度以 37—39 ℃为宜,用干燥恒温箱加温,勿用热水加湿,恒温箱每周消毒、擦洗 1 次。

③ 严格执行无菌操作,仔细检查透析液内有无杂质、沉淀,透析袋有无破损等。

④ 透析管出口每周换敷料两次,同时检查出口周围皮肤有无血肿,疑有感染要加强换药,每天更换敷料。

⑤ 透析液的观察,正常情况下每周进行一次细菌培养。患者出现腹痛时,应及时将透析液放出,观察有无混浊,应留取标本送常规生化和细菌培养。

⑥ 提高患者机体免疫力,鼓励患者锻炼身体,预防感冒,严格按照无菌操作规程换液、换药,换液、换药前必须洗手。

⑦ 注意导管处的护理,观察导管出口处及隧道有无红肿、压痛,及时进行分泌物的细菌涂片培养。

⑧ 对发热患者均应检查导管出口处及隧道有无感染迹象。

⑨ 注意个人卫生,勤换衣,洗澡时要防止导管口进水。

⑩ 保持大便通畅,不吃生冷及不洁食物,预防肠道感染。

⑪ 发生感染,用透析液 1000 mL 连续冲洗 3—5 次,暂时改为 IPD 治疗。必要时,腹透液内加入抗生素及肝素钠。

⑫ 感染不能控制的情况下 2—4 周后应考虑拔除透析管。

（2）腹膜管外口和隧道感染:腹膜管外口和隧道感染可导致难以治愈的或反复发作的腹膜炎,甚至不得不拔除腹膜透析管。透析患者的免疫功能低下,若无菌技术观念不强,操作不慎,会使细菌在腹膜透析管外滋生引起炎症反应。感染的病原菌大都是金黄色葡萄球菌,铜绿假单胞菌少见,其他有革兰阳性菌、阴性杆菌及真菌。

① 严格执行无菌操作,减少外口及隧道创伤,注意外口处的护理。

② 避免导管扭曲,导管应固定妥当。

③ 在常规护理中不能强行除去硬皮和痂皮,应用双氧水、生理盐水或碘伏浸泡外口处,使之软化后除去。

（3）预防腹腔出血:

① 嘱患者保护好伤口及导管,防止下腹部剧烈活动或挤压碰撞等。

② 为保证透析效果,透析液中尽量不加或少加药物,以免影响渗透压及酸碱度刺激腹

膜而致感染或粘连。

(4) 预防低蛋白血症,电解质紊乱:

① 嘱患者按透析要求进食优质高蛋白饮食。

② 注意补充维生素,服药或食补均可。

③ 必要时静脉输入白蛋白或氨基酸。

④ 防止腹透感染,以防蛋白质丢失。

(5) 肺部感染:腹透时由于腹腔内压力增高,部分肺泡扩张不全,易合并肺部感染。应鼓励患者晨起透析前做深呼吸。

(6) 腹痛:透析液温度过高或过低,灌注或排出液体或快,透析管位置过深,透析液 pH 小于 5.5 或高渗透析液都会引起腹痛。应尽量去除诱因,在透析液中加 1‰—2‰普鲁卡因或利多卡因 3—5 mL。无效时减少透析次数或缩短留置时间。腹膜透析液灌入末期由于腹部膨胀而引起疼痛时,可立即排出液体或调整交换容量,腹痛即可缓解。大网膜包裹透析管时腹部固定性疼痛,尤以入液时疼痛明显,同时伴有引流不畅,应来院就诊。

(7) 腹透管引流不畅:主要为单向阻滞,即液体可进入,但流出不畅,发生双向阻滞者较少。其发生原因如下:透析导管堵塞,纤维蛋白凝块阻塞或大网膜包裹透析管;透析管位置不当或外移使部分引流孔裸露在腹腔液面之上;管腔、肠腔内气体过多,透析管移位或透析管扭曲,腹膜粘连等,应积极寻找病因做相应处理。此外,应鼓励患者走动,变换体位或采取半卧位式,轻压腹部,稍改变导管方向,腹部按摩或使用泻药增加肠蠕动。如效果不佳,可遵医嘱使用抗凝药物使纤维块溶解。必要时重新手术调整透析管的位置或重新植入透析管。

(8) 代谢异常:腹膜透析时蛋白质和氨基酸丢失甚多,可引起低白蛋白血症,腹透患者每日摄入蛋白质应在 1.2 g/kg,由于腹透液内大量糖被机体吸收,故可引起肥胖,高甘油三酯血症,因此应限制高糖透析液使用过多,不卧床式透析者 4.25%葡萄糖每日用一次。

(9) 血性透析液:常见于腹膜缝合不紧密、腹腔脏器表面血管损伤及女性患者月经期等情况下,如为少量渗血,不必停止透析,应寻找原因。

(10) 透析液渗漏:可因导管腹膜荷包缝合不紧密,固定线松脱或透析管放置过浅引起,多见于老年、腹壁水肿明显或低蛋白血症者。

(11) 水过多或肺水肿:在透析期间,水盐控制不当,滴注药物、透析液引流不畅,失超滤等原因可使患者水潴留加剧,如伴有难控制的高血压,则易发生肺水肿。

(12) 腹膜透析失超滤:腹膜炎反复发作,导致腹膜纤维化,使其对水的超滤和溶质清除能力下降;腹膜淀粉样病变导致腹膜毛细血管基底膜增厚,致糖梯度下降,超滤量下降。

(三) 健康指导与康复

(1) 指导患者清洁和固定腹膜透析管的方法,合理使用清洁和消毒剂清洁及消毒腹透管。

(2) 告知患者保持大便通畅,放液时排空膀胱,保证引流通畅。

(3) 指导并教会患者准备居家腹透环境,掌握洗手、腹透换液的操作方法。

(4) 指导患者饮食、运动、用药、病情监测、并发症预防和处理等自我管理的知识和技巧。

(5) 积极预防上呼吸道感染,如避免着凉、过度劳累,天气变化时及时增减衣服,感冒流行时少去公共场所。

九、血液透析护理

血液透析采用弥散和对流原理清除血液中代谢废物、有害物质和过多的水分,是最常用的终末期肾脏病患者的肾脏替代治疗方法之一,也可用于治疗药物或食物中毒等。

(一)身心评估

血液透析前了解患者的一般情况和血管通路的情况,向患者及家属介绍血液透析相关知识,使患者紧张焦虑的情绪得到缓解,增进医患关系,积极配合治疗。

(二)护理措施

1. 透析前准备

(1)操作护士洗手、戴口罩,检查并保持透析治疗区干净整洁,患者及陪护人员在候诊区等候,经医生接诊后方可进入透析治疗区。

(2)透析前向患者说明透析的目的和过程,避免紧张,以配合治疗。

(3)透析前评估患者有无出血倾向。

(4)血管通路的评估:

① 中心静脉导管:检查中心静脉导管的固定、穿刺出口处是否血肿及感染等情况。

② 动静脉内瘘:检查动静脉内瘘有无感染、肿胀和硬结。吻合口是否触及搏动,听诊杂音是否正常,以确定内瘘是否通畅。

(5)透析前排尿,测体重、脉搏、血压。

2. 透析中护理

(1)帮助患者采取舒适体位,提高患者在治疗过程中的舒适度。

(2)血液透析治疗过程中,每小时仔细询问患者自我感觉 1 次,测量血压、脉搏,观察穿刺部位有无渗血、穿刺针有无脱出移位,并准确记录。

(3)严密观察患者神志及生命体征变化,如果患者血压、脉搏等生命体征出现明显变化,应随时监测,必要时进行心电监护。注意有无热源反应、失衡综合征及症状性低血压等并发症,及时遵医嘱给予对症处理。

(4)注意透析器及血路管道有无漏血、凝血、破膜的发生,如有异常情况及时通知医生并根据医嘱处理。

(5)观察机器各项参数是否在正常范围并记录,正确排除报警故障。

(6)紧急情况处理:如遇患者意识丧失、低血压、肌肉痉挛,以及骤停、低血糖等紧急情况,护士及时通知医生并做出相应处理。

3. 透析后护理

(1)动静脉内瘘者,须在穿刺处压迫 10—20 min 以上,以免出血,保持内瘘肢体正确位置,避免长时间弯曲;中心静脉置管妥善固定,并观察置管处有无出血、渗血。

(2)给予高热量饮食,补充一定量蛋白质,少尿或无尿者严格控制入水量,有高血压及心功能不全、水钠潴留者应限制钠盐。

(3)透析后测体重 1 次,评估水分消除的情况。

(4)心理护理:鼓励患者树立治疗信心,防止意外发生。

（三）健康指导与康复

（1）加强教育，纠正不良生活习惯，包括戒烟、戒酒、生活规律等。

（2）饮食控制，包括控制水和钠盐摄入，使透析间体重增加不超过干体重的 5%，每日体重增长不超过 1 kg；控制饮食中磷的摄入，少食高磷食物；控制饮食中钾的摄入，以避免发生高钾血症。保证患者每日蛋白质摄入量达到 1.0—1.2 g/kg，并保证足够的糖类摄入，以避免出现营养不良。

（3）指导患者记录每日尿量及每日体重情况，并保证大便通畅；教育患者有条件的每日测量血压并记录。

（4）指导患者维护和监测血管通路。对采用动静脉内瘘者每日应对内瘘进行检查，包括触诊检查有无震颤，也可听诊有无杂音；对中心静脉置管患者每日应注意置管部位出血、局部出现不适等表现，一旦发现异常应及时就诊。

（5）指导患者进行合理的运动锻炼，提高患者的生活质量，回归社会。

十、动静脉内瘘护理

动静脉内瘘是通过外科手术，吻合患者的外周动脉和浅表静脉，使得动脉血液流至浅表静脉，达到血液透析所需的血流量要求，便于血管穿刺，从而建立血液透析体外循环。

（一）身心评估

了解患者的一般情况和血管通路的情况，向患者及家属介绍动静脉内瘘的相关知识，使患者的紧张、焦虑的情绪得到缓解，增进医患关系，积极配合治疗。

（二）护理措施

1. 术前护理

（1）按外科一般术前护理常规护理。

（2）选择非惯用侧手臂备用做内瘘。

（3）保护该侧血管避免动静脉穿刺，避免静脉留置针应用。

（4）保护该侧手臂皮肤勿破损，并保持皮肤清洁，防止术后感染。

（5）遵医嘱予以光子治疗每日 2 次。

（6）修剪指甲、沐浴，清洁术肢皮肤，备皮，更换病员服。

（7）控制好血压、血糖，按时服药。

（8）放松心情，避免紧张、焦虑情绪。

2. 术后护理

（1）按外科一般术后护理常规护理。

（2）监测血压、血糖，保持术侧肢体清洁干燥。

（3）术侧手臂应适当抬高，促进静脉回流，减轻肿胀；坐起时用三角巾悬吊术肢于胸前。

（4）每天检查内瘘口是否通畅，触及震颤、听到血管杂音表示瘘管通畅，否则应怀疑有血栓形成，应立即与医生联系并及时处理。

（5）观察敷料渗血情况，包扎伤口的敷料不可过紧，衣袖要宽松，避免吻合口及该侧手臂受压,禁止在该侧做输液、输血和血压测量等。

（6）注意术肢远端皮肤颜色、温度、知觉。

（7）遵医嘱继续予以光子治疗内瘘术侧。

（8）内瘘康复锻炼——健瘘操,注重循序渐进。术后第一天行手指运动。第一节——手指运动:适合术后 24 h 做手指运动。第一式,十指弹钢琴运动;第二式,以拇指为中心做对指运动;第三式,手掌独立,四指向大拇指方向轻轻握起(每次 5—10 min,早晚各一次)。第二节——手臂运动:适合术后第二天锻炼手臂伸直,手心朝上,缓慢向上;手心朝下,缓慢向下,尽量在空中停留 6 s(每次 10—15 min,早晚各一次)。第三节——握拳空抓运动:适合术后第三天锻炼;术肢在自然状态下缓慢握拳,默数 4 s,五指张开,默数 4 s,可配合肘关节做屈伸运动(每次 10—15 min,早晚各一次)。第四节——腕关节运动:适合术后第七天锻炼;第一式,术侧肢体在自然状态下,握空拳,手腕伸屈运动;第二式,术侧肢体在自然状态下,握空拳,手腕做旋转运动(每次 10—15 min,早晚各一次)。第五节——捏握力球运动:适合术后两周锻炼;术侧手缓慢捏紧握力球默数 4 s,缓慢放开默数 4 s,重复进行(每次 10—15 min,每天 3—4 次)。

（9）内瘘的成熟取决于自身血管条件及手术情况。若静脉扩张、管壁肥厚、有动脉震颤或搏动则表示内瘘已成熟,一般 4—8 周可使用,特殊情况下需再过 2—3 周方可使用。

（10）通常新的瘘管管壁薄而脆,最初几次穿刺很容易引起皮下血肿而影响下一次穿刺,穿刺时应谨慎,应尽量做到一次成功。透析结束后拔针时,按压穿刺点力度要适宜,不可过重,压迫位置应在血管进针处,而不是皮肤进针处,以免形成皮下血肿。嘱患者将手臂抬高,减少静脉回流阻力,加快止血。

（11）在动静脉内瘘的穿刺方法中,钝针扣眼法和绳梯法最为常用,钝针扣眼法穿刺具有提高内瘘穿刺成功率、减少渗血发生、减轻穿刺疼痛、缩短拔针后按压时间以及减少动脉瘤的发生率等优点,护理动静脉内瘘患者穿刺时,绳梯法比扣眼法有助于降低远期并发症,更利于保护内瘘血管功能以延长动静脉内瘘使用寿命。

（12）每次穿刺前应观察瘘管有无炎症、感染、狭窄及动脉瘤等并发症,并触摸吻合口有无震颤,如发现异常及时通知医生并做相应的处理。

（13）注意观察有无并发症出现,如血流量不足、血栓形成、窃血综合征、感染、动脉瘤、高输出量心力衰竭等。如出现任何一种并发症应及早通知医生并给予处理。

（三）健康指导与康复

（1）应教会患者及家属学会自我监测瘘管吻合口有无震颤,发现瘘管疼痛、出血、感染及震颤消失应立即来院就诊。

（2）嘱患者衣袖应宽松,瘘侧手臂勿负重、受压,在冬季建议家属在患者的毛衣和棉衣袖(瘘侧)下方加拉链,便于透析时穿刺及保吸。嘱患者透析前清洁瘘侧皮肤,透析后穿刺部位勿接触水,以免感染及出血。嘱患者在透析 24—48 h 后局部适当行湿热敷或擦喜辽妥等,促进血液循环、渗血吸收、组织再生。

（3）透析结束后,嘱患者于 15—30 min 后再打开压迫绷带或减轻压迫,压迫时间过长易造成内瘘管闭塞,压迫时间应因人而异,原则上以止住血后,在最短的时间内解除压迫为目的。

（4）提供心理支持,对长期血液净化治疗者予以心理干预,为其树立乐观生活理念,加入肾内科"战友"微信群。

十一、肾脏活体组织检查术护理

肾脏活体组织检查术是在 B 超引导下,使用肾活检查针经皮肤刺入,夹取少许肾组织后,进行光镜、免疫荧光、电镜检查,以明确肾脏病变原因、病变进展、病理类型,以指导治疗、判断预后。

(一)术前护理

(1)心理护理,向患者及家属解释穿刺的必要性、穿刺的优点和可能出现的并发症,讲述同类疾病的穿刺效果,减轻患者对穿刺的紧张和焦虑。

(2)术前训练:

① 指导患者练习术中摆位,即俯卧位,并在腹部垫一小枕。指导患者进行呼吸屏气训练,俯卧位行"吸-停"运动,即平静呼吸,吸气末屏气,尽量保持在 30 s 以上。

② 指导患者练习床上排尿,以防止术后不习惯床上排尿而引起排尿困难。

③ 指导患者准备好便盆、腹带、吸管等物品。

(3)饮食指导:手术当天宜进食半流质饮食,不宜过饱,也不能空腹。术前不吃豆制品、牛奶等产气食物。

(4)术前用药:遵医嘱注射止血药。

(5)一般观察:观察患者有无感冒或剧烈咳嗽,女性是否处于月经期等。手术前晚保证睡眠,高血压患者控制血压,手术前清洁肾区皮肤,穿刺前排空大小便。

(二)术中配合

(1)向患者解释穿刺目的和注意事项,以取得配合。

(2)协助患者在硬板检查床上取俯卧位,肋下垫 10 cm 厚的硬枕,防止肾脏在穿刺时向下滑动。

(3)穿刺点定位多选择右肾下部。

(4)护理消毒皮肤:打开肾脏穿刺包,医生铺洞巾后,协助医生抽吸 1%—2% 利多卡因进行局部麻醉。

(5)操作过程中当穿刺针从肾囊进入肾实质时,指导患者屏气(或捏住鼻孔)至术者快速吸取活组织后拔出穿刺针,此过程约为 1/4 s。

(6)指导患者穿刺过程中有不适感,如头晕、恶心、胸闷等,要随时报告医护人员。

(7)拔出穿刺针后,以无菌纱布按压穿刺点 5 min,用无菌敷料覆盖穿刺点,局部以沙袋加压,腹带包扎,将患者平移至平车送回病房。

(8)协助医生用生理盐水将吸取的肾组织冲出,置于标本瓶内。

(9)整理用物。

(三)术后护理

(1)术后按压穿刺部位 5 min,穿刺点以无菌敷料覆盖,以腹带加压包扎,不宜搬动患者,平车送回病房。

（2）遵医嘱予以心电监护，监测患者的血压、心率。血压平稳后可停止监测。

（3）术后绝对卧床 6—8 h；卧床休息 24 h，卧床期间嘱患者安静休息，减少躯体移动，避免引起伤口出血，同时观察伤口敷料有无渗血。无明显肉眼血尿和腰酸腰痛者，6 h 后可解除沙袋，适当翻身；24 h 后解除腹带，根据情况可下床轻微活动。有明显肉眼血尿的患者，要延长卧床时间至肉眼血尿消失或明显减少。

（4）嘱患者一周内避免剧烈活动；术后两周内应避免弯腰、扭腰等腰部用力动作，以免没有完全愈合的伤口再度出血；术后 3 天不能淋浴或盆浴，以免伤口感染。

（5）术后嘱患者多饮水，每日不少于 1500 mL，促进排尿冲洗尿管，防止少量凝血块堵塞输尿管，并留取尿标本 3 次，护理送检。术后不习惯卧床排尿的患者，可采取腹部热敷、听流水声刺激排尿等方法，必要时留置导尿。

（6）术后护理使用止血药。

（7）术后注意观察病情，注意有无恶心、呕吐，警惕有脏器损伤的可能；观察有无尿频、尿急、尿痛症状，防止术后感染；患者有轻度腰酸腰痛，一般无需处理，一周后可自行消失。有绞痛时应立即行 B 超检查，防止肾包膜下血肿的发生。

（四）常见并发症及护理

1. 血尿

术后患者一般都会出现镜下血尿，多数患者 1—2 日内自行消失。

（1）严密观察患者血压、脉搏、呼吸及尿液的颜色、量。

（2）嘱患者全身放松，避免腰部用力。

（3）密切观察患者有无面色苍白、头晕、恶心、出汗等不适症状，有无腹痛、腰痛。

（4）嘱患者多饮水以免血块阻塞尿路，以少量多次为宜，留取术后 3 次尿。进行尿常规检查以观察尿中红细胞情况。

（5）如果出现肉眼血尿，应延长绝对卧床时间，直至肉眼血尿消失后 1—2 日。

2. 肾周血肿

多数为迟发性，可表现为肾区疼痛、低血压及头晕。

（1）密切观察患者血压、脉搏及血红蛋白变化，如出现血压降低、脉搏加快、血红蛋白下降等应及时报告医生，严重者给予手术处理。

（2）嘱患者术后避免用力排便和剧烈咳嗽等增加腹压的动作，以免增加肾周血肿的出血量。患者 24 h 后若无不适主诉即可下床活动，但应避免突然弯腰、碰撞及使用腹压等动作。术后 1 个月内避免剧烈运动和重体力劳动。

（3）嘱患者洗浴时应保持合适的水温，以免造成体内血流速度及血流量的改变，导致穿刺部位的出血。

3. 尿潴留

由于排尿方式及体位的改变，患者术后发生尿潴留的情况较常见。

（1）心理疏导：指导患者放松、分散注意力的方法，如慢节律呼吸、听音乐、看书等，音乐有稳定情绪、血压和心率的作用，悠扬缓慢的乐曲可消除紧张，具有安神宁心的效果。

（2）可以指导患者以按摩、热敷、听流水声等方法刺激排尿。

（3）环境的营造：劝导家属暂时回避，为患者创造一个安静、私密的环境，放松心情。

（4）以上措施均无效时应遵医嘱给予患者导尿。

4. 腹痛腹胀

腰腹胀痛多为钝痛或不适感,可给予患者舒适卧位,并转移患者注意力,同时须密切观察患者病情变化。该症状一般于 3—5 日后消失,只有极少数患者可持续很长时间。如患者腰腹部出现绞痛,可能是发生血块堵塞肾盂或输尿管,应立即报告医生,并给予相应的对症治疗。

5. 感染

随着肾活检技术的成熟,几乎很少发生术后感染的情况,术后 3 日内需要监测体温的变化,当患者出现发热、腰痛、尿频、尿急、白细胞值偏高时,应立即报告医生给予相应处理。此外,执行各项护理操作时应严格执行无菌操作,避免感染的发生。

十二、人工血管内瘘护理

(一)身心评估

了解患者的一般情况和血管还路的情况,向患者及家属介绍人工血管内瘘的相关知识,使患者的紧张、焦虑情绪得到缓解,增进医患关系,积极配合治疗。

(二)护理措施

1. 术前护理

(1)对患者双上肢皮肤和血管进行照护,避免使用静脉留置针,遵医嘱予以应用光子治疗仪。

(2)告知患者人工血管内瘘相关知识,根据患者的年龄、文化程度选择与之相应的宣传材料,如手册、画册、微信等形式多样、内容丰富的健康教育手段来提高患者的依从性和遵医行为,从而降低患者的负性情绪。

(3)术前 1 天予以术前准备,告知患者手术相关知识,佩戴腕带,病员服反穿,与手术室护士进行交接班。

目前开展的人工血管内瘘为快速穿刺人工血管,该人工血管以聚氨酯为材料,穿刺针眼会弹性回缩,避免穿刺点出血,因此无需等待人工血管与皮下组织纤维愈合即可穿刺,一般于术后 24 h 即可穿刺。

2. 术后护理

(1)观察患者手术切口敷料、水肿情况,听诊患者人工血管内瘘杂音,测量血压。班班交接内瘘杂音情况,如发现患者手部皮温变冷、疼痛难忍及皮肤苍白应及时报告医生。

(2)嘱患者抬高术侧肢体,避免受压影响血液循环而造成内瘘闭塞,并嘱患者术肢注意保暖,保持内瘘肢体清洁。

(3)教会患者自我检查人造血管的血流情况。

(4)不可在人工血管内瘘的手臂上测量血压及输液。

(5)不可在人工血管内瘘的手臂上穿戴过紧的衣服和首饰及负重。

(6)睡觉时不要压迫人工血管内瘘的手臂。

(7)监测患者血压情况,如出现低血压、眩晕后应触摸通路震颤及搏动情况。

(8)人工血管内瘘的使用:快速穿刺人工血管,以聚氨酯为材料,穿刺针眼会弹性回缩,避免穿刺点出血,因此无需等待人工血管与皮下组织纤维愈合即可穿刺,一般于术后24 h即可穿刺。

① 明确血流方向,判断内瘘的动静脉:袢式人造血管触诊时,搏动强的一侧为动脉,弱的一侧为静脉;听诊时杂音强的一侧为动脉,弱的一侧为静脉;进行阻断试验,阻断后搏动增强的一侧为动脉,变弱的一侧为静脉。

② 选择正确的穿刺点:采取绳梯式穿刺,以免人造血管纤维断裂、狭窄及感染。替换的穿刺点距离应为0.5—1 cm,动静脉穿刺点应距吻合口至少3 cm以上,吻合口、狭窄处、弯曲部位不宜进针。

③ 穿刺针的方向:静脉针方向始终顺血流方向,即向心方向;动脉针可顺也可逆血流方向。

④ 穿刺角度:针尖斜面向上,穿刺角度以40°—50°为宜,可使人造血管穿刺部位产生"皮片"效应,即穿刺针拔出时发挥类似瓣膜的功能,减少穿刺点出血;进针角度大于60°,则易留下圆形的穿刺孔,不能产生"皮片"效应,对血管损伤大;进针角度小于10°,则易损伤血管外壁。

⑤ 采用指压止血法:拔除穿刺针后,拇指加压止血5—10 min,再用弹性绷带包扎。指压力度以既能维持两端相似搏动又能控制止血为宜,压力过轻将导致出血,过重将导致人造血管闭塞。

(9) 发现通路感染现象、震颤音改变及时告知医生。

3. 并发症的护理

(1)出血:术后出血多以吻合口破裂渗血为主,与长期透析患者凝血功能障碍和透析使用肝素有关,立即通知医生,协助医生予以换药并给以绷带加压包扎2 h后出血停止,但应注意绷带包扎不可过紧,时间不可过长,以免形成血栓。

(2)水肿:患者术后1—2周均有不同程度的患肢疼痛及肿胀,予以肢体抬高15°—30°避免肢体弯曲受压或遵医嘱应用50%硫酸镁纱布湿敷,时间为20 min左右,每日2次,在硫酸镁湿敷的间隔加以喜辽妥涂抹效果尤为显著,术后2周肿胀基本消失。

(3)感染:预防感染对人工血管内瘘术后尤为关键,注意观察患者体温变化,观察伤口有无红肿热痛,全身有无畏寒发热,加强环境卫生,避免人员探视。如发生感染应积极使用全身抗感染治疗及局部用药,如全身感染无法控制应尽早取出人工血管,局部清创及应用有效抗生素,以预防败血症的发生,待感染控制后再次建立血管通路。

(4)血栓:血栓是人工血管内瘘术后较为常见的并发症之一,护理时要注意向患者做好宣教工作,避免内瘘侧患肢受压,睡觉时提高警惕;每日监测患者血压,警惕低血压发生;定期观察内瘘血流量的情况,并教会患者自我监测的方法;透析后用无菌纱布压迫穿刺点,压迫时间为20—30 min,若患者凝血功能差,可延压迫时间,按压力度适中,以不出血且能触摸人工血管震颤或听诊可闻及血管音为宜。

(5)血管狭窄:人工血管内瘘狭窄常发生在动脉吻合口附近及穿刺部位。护理时要注意的是:避免透析中低血压,嘱患者着宽松衣物,避免压迫血管,严格执行绳梯式穿刺。

十三、连续性肾脏替代治疗护理

连续性肾脏替代治疗(CRRT)是一组体外血液净化技术,是所有连续、缓慢消除血液中水分和溶质治疗方式的总称。

（一）CRRT 特点及原理

特点：稳定的血流动力学，持续、稳定地控制氮质血症及电解质和水钠代谢，不断清除循环中存在的毒素和中分子物质，补给营养并开展及药物治疗。

原理：弥散和对流。弥散：半透膜两侧的血液及透析液中的分子，在限定的空间内自由扩散，以达到相同的浓度，最终分子由高浓度一侧转运至低浓度一侧。对流：在跨膜压（TMP）的作用下，液体从压力高的一侧通过半透膜向压力低的一侧移动，液体中的溶质也随着之通过半透膜，这种方法即为对流。该术模拟人的肾小球以对流清除溶质和水分。透析器的中空纤维膜均是半透膜。

（二）透析前的护理

（1）患者的心理准备：对初次接受透析的患者，应当给以适当的解释，以减少恐惧，增加安全感。对长期透析的患者，则应让患者及家属了解透析的重要性，以取得配合。

（2）药物准备：透析用药、生理盐水、肝素、鱼精蛋白、急救用药、透析液等。

（3）测量患者血压、体温、脉搏、呼吸。

（4）安排合适的体位。

（三）透析过程中的护理

（1）建立血液透析的血管通路，并适当固定。

（2）调节机器控制系统，透析开始时血流速度要慢（50 mL/min），以后逐渐增快，15 min 左右才能达到 200 mL/min。待血流量稳定后，设置好各种报警阈值。

（3）严密观察患者生命体征。在 CRRT 治疗过程中，应密切监测患者的体温、心率、血压、呼吸、血氧饱和度、中心静脉压，持续心电监护，及时发现和处理各种异常情况并观察疗效。

（4）由于在 CRRT 过程中患者热量损失大，要注意给患者保暖。

（5）监测血电解质及肾功能。急性肾功能不全患者电解质及酸碱平衡严重紊乱，治疗中输入大量含生理浓度电解质及碱基的置换液，能有效纠正这种内环境紊乱。电解质的测定可以提示患者的电解质情况，血尿素氮及肌酐的变化可以反应肾功能的好坏。配置置换液时必须严格遵医嘱加入钾、钠、钙、镁等电解质，严格执行查对制度，无误后方可用于患者治疗，应定期检测患者内环境状况，根据检测结果调整置换液配方，现配现用，以保证患者内环境稳定。

（6）血管通路的管理。维持血管通路的通畅是保证 CRRT 有效运转的最基本要求。患者均建立临时血管通路，治疗期间保证了双腔静脉置管、血液管路的固定通畅，无脱落、打折、贴壁、漏血等发生。置管口局部敷料应保持清洁、干燥，潮湿、污染时要及时予以换药，以减少感染机会。注意观察局部有无渗血、渗液、红肿等。导管使用前常规消毒铺巾，抽出上次封管的肝素弃去，确定导管内无血栓且血流畅通后方可行 CRRT，取下的肝素帽消毒备用。

（7）观察机器各项参数是否在正常范围并记录，正确排除报警故障；观察透析器及管路有无凝血、漏血、破膜的发生。

（8）紧急情况处理：如遇患者意识丧失、低血压、肌肉痉挛、心脏骤停、低血糖等紧急情况，护士及时通知医生并做出相应处理。

（9）关注患者的各项化验指标，遵医嘱调整治疗方案。

（10）与所在护理单元的责任护士及时进行病情及透析情况的交接。

（11）做好基础护理。由于患者病情危重、治疗时间长、活动受限、生活不能自理，所以应做好口腔、皮肤等基础护理，动作应轻柔、仔细，防止各种管路的脱落、扭曲；注意牙龈有无出血；保持床单整洁、干燥，每 2 h 协助所在病房责任护士为患者更换体位 1 次，避免压力性损伤。

（12）对患者及家属进行健康教育，解答患者及家属关于 CRRT 的相关问题。

（13）并发症的观察及预防：

① 出血：肾功能不全患者多存在出血或潜在出血，CRRT 中抗凝剂的应用使出血危险明显增加或加重出血。因此，应注意观察引流液、大便、创口、牙龈等出血情况，并做好记录，及早发现，及时调整抗凝剂的使用或使用无肝素技术，以避免出现由此引起的严重并发症。

② 凝血：患者在行 CRRT 时肝素用量少甚至无肝素，治疗时间长，极易发生体外凝血。为此，在行 CRRT 之前用肝素盐水浸泡滤器及管路 30 min，再以生理盐水冲净肝素后方开始CRRT，且在 CRRT 过程中保持血流量充足、血循环线路通畅，可有效避免体外凝血。同时应密切检测静脉压（VP）、跨膜压（TMP）值及波动范围，并做好记录，以便及时采取处理措施。如有严重凝血时，应更换滤器及血液管路。

③ 感染：患者病情危重，抵抗力低下，加之各种侵入性的检查、治疗，细菌极易侵入、繁殖而引起感染。护理人员在进行各项护理技术操作时须严格执行无菌操作原则。如在配液过程中，注意各环节，减少致热反应的发生，做好深静脉导管的护理，防止医源性感染。

（四）透析后的护理

（1）留取血标本进行生化检查，了解透析结果。

（2）血液透析通路的维护深静脉导管封管。

（3）密切观察患者的情况，监测血压、脉搏、呼吸等。

（4）与患者所在护理单位的责任护士交接患者的透析情况。

第八节　风湿免疫系统疾病护理

一、系统性红斑狼疮护理

系统性红斑狼疮（SLE）是一种具有多系统损害表现的慢性自身免疫病。患者血清内可产生以抗核抗体为代表的多种自身抗体，通过免疫复合物等途径，损害各个系统、脏器和组织。本病病程迁延，病情反复发作。SLE 以女性多见，患病年龄以 20—40 岁最多。

（一）身心评估

1. 身体评估

患者的神志、生命体征有无改变；有无面部蝶形红斑及其他皮疹、口腔黏膜溃疡；有无肢体末梢皮肤颜色改变和感觉异常；有无关节畸形及功能障碍，有无肌肉压痛；有无肾损害的体征，如水肿、高血压，尿量有无减少。应进行全身各系统器官的详细评估，及早发现脏器损害。

2. 心理评估

本病反复发作，迁延不愈，并因关节疼痛、活动受限和脏器功能受损而影响患者的正常生活、工作和社会活动，加之长期治疗所造成的经济负担，可使患者出现各种心理问题。应注意评估患者的心理状态，有无紧张、焦虑、抑郁，甚至恐惧等。同时应了解患者及其家属对疾病的认识程度、态度以及家庭经济状况、医疗保险情况等。

（二）护理措施

1. 皮肤损害护理

SLE 患者最具特征性的皮肤损害为面部的蝶形红斑。除常规的皮肤护理、预防压力性损伤外，应注意：

（1）保持皮肤清洁、干燥，每天用温水冲洗或擦洗，忌用碱性肥皂。

（2）有皮疹、红斑或光过敏者，指导患者外出时采取遮阳措施，避免阳光直接照射裸露皮肤，忌日光浴；皮疹或红斑处避免涂用各种化妆品或护肤品，可遵医嘱局部涂用药物性软（眼）膏；若局部溃疡合并感染者，遵医嘱使用抗生素治疗的同时，做好局部清创换药处理。

（3）避免接触刺激性物品，如各种染发或烫发剂、定型发胶、农药等。

（4）避免服用容易诱发风湿病症状的药物，如普鲁卡因胺、肼屈嗪等。鼓励患者摄入足够的蛋白质、维生素和水分，以维持正氮平衡，满足组织修复的需要。

2. 关节疼痛与肿胀护理

关节疼痛是关节受累最常见的首发症状，也是风湿病患者就诊的主要原因。

（1）休息与体位：根据患者的全身情况和受累关节的病变性质部位、多少及范围，选择不同的休息方式与体位。急性期关节肿胀伴体温升高、倦怠等症状时，应卧床休息；帮助患者采取舒适的体位，尽可能保持关节的功能位置，必要时给予石膏托、小夹板固定；为避免疼痛部位受压，可用支架支起床上盖被。休息时间过久易发生肌力减弱、关节挛缩、压力性损伤、骨质疏松、心肺耐力降低等，故应根据患者的病情变化调整休息的时间，必要时应用适当的运动治疗以减少或避免上述症状的发生。

（2）协助患者减轻疼痛：为患者创造适宜的环境，避免嘈杂、吵闹，或过于寂静，以免患者因感觉超负荷或感觉剥夺而加重疼痛感；合理应用非药物性止痛措施，如松弛术、皮肤刺激疗法（热敷、震动等）、分散注意力；根据病情使用蜡疗、水疗、磁疗、超短波、红外线等物理治疗方法缓解疼痛，也可按摩肌肉、活动关节，防止肌肉挛缩和关节活动障碍；遵医嘱用药，常用的非甾体类抗炎药有布洛芬、萘普生、阿司匹林、吲哚美辛等，告诉患者按医嘱服药的重要性和有关药物的不良反应。

3. 口腔黏膜受损护理

（1）口腔护理：注意保持口腔清洁。口腔黏膜破损时，每天晨起、睡前和进餐前后用漱口液漱口;有口腔溃疡者在漱口后用中药冰硼散或锡类散涂敷溃疡部,可促进愈合;对有口腔感染病灶者,遵医嘱局部使用抗生素。

（2）饮食护理:在营养师的指导下,维持患者良好的饮食平衡。鼓励进食高糖、高蛋白和高维生素的食物,少食多餐,宜软食,忌食芹菜、无花果、蘑菇、烟熏食物及辛辣等刺激性食物,以促进组织愈合。

4. 并发症护理:慢性肾衰竭

（1）休息:急性活动期应卧床休息,以减少消耗,保护脏器功能,预防并发症发生。

（2）营养支持:肾功能不全者,应给予低盐、优质低蛋白饮食,限制水钠摄入。意识障碍者,鼻饲流质饮食。必要时遵医嘱给予静脉补充足够的营养。

（3）病情观察:定时监测患者生命体征、体重,观察水肿的程度、尿量、尿色、尿液检查结果的变化,监测血清电解质、血肌酐、血尿素氮的改变。

（4）用药护理:应用非甾体类抗炎药、激素、免疫抑制剂等药物时,应观察用药反应,雷公藤总苷的不良反应较大,对性腺具有毒性作用,也需注意肝损害等其他不良反应。长期应用氯喹可引起视网膜退行性变和心肌损害,应定期检查眼底、监测心脏功能。

5. 心理护理:焦虑

（1）心理支持:鼓励患者说出自身感受,与患者一起分析原因,并评估其焦虑程度。在协助患者认识自身焦虑表现的同时,向患者委婉说明焦虑对身体状况可能产生的不良影响,帮助患者提高解决问题的能力,重点强调出现焦虑时应采取积极的应对措施。劝导患者家属多给予关心、理解及心理支持。介绍成功病例及治疗进展鼓励患者树立战胜疾病的信心。

（2）采用缓解焦虑的技术:教会患者及家属使用减轻焦虑的措施,如音乐疗法、香味疗法、放松训练、指导式想象、按摩等。

（3）病情观察及安全保护:观察患者的精神状态是否正常,发现情绪不稳定精神障碍或意识不清者,应做好安全防护和急救准备,防止发生自伤或意外受伤等。

（三）健康指导与康复

1. 疾病知识指导

向患者及家属解释本病若能及时、正确、有效地治疗,病情可以长期缓解,从而过正常生活。嘱家属给予患者精神支持和生活照顾,以维持其良好的心理状态。在疾病缓解期,患者可逐步增加活动,参加社会活动和日常工作,但要注意劳逸结合,避免过度劳累。避免一切可能诱发或加重病情的因素,如日晒、妊娠、分娩、口服避孕药及手术等。为避免日晒和寒冷刺激,外出时可戴宽边帽子,穿长袖衣及长裤。

2. 皮肤护理指导

注意个人卫生及皮损处局部清洁,不滥用外用药物或化妆品,切忌挤压,抓搔皮疹或皮损部位,预防皮损加重或发生感染。

3. 用药指导

坚持严格按医嘱治疗,不可擅自改变药物剂量或突然停药,保证治疗计划得到落实。应向患者详细介绍所用药物的名称、剂量、给药时间和方法等,并教会其观察药物疗效和不良反应。

4. 生育指导

无中枢神经系统、肾脏或其他脏器严重损害,病情处于缓解期达半年以上者,一般能安全地妊娠,并分娩出正常婴儿。非缓解期的 SLE 患者容易出现流产、早产和死胎,发生率约 30％,故应避孕。病情活动伴有心肺、肾功能不全者属妊娠禁忌。妊娠前 3 个月至妊娠期应用环磷酰胺、甲氨蝶呤、硫唑嘌呤者均可能影响胎儿的生长发育,故必须停用以上药物至少 3 个月方能妊娠。

二、风湿热护理

风湿热是 A 组乙型溶血性链球菌感染后发生的一种自身免疫性疾病,引起全身结缔组织病变,尤其好侵犯关节、心脏、皮肤,偶可累及神经系统、血管、浆膜及肺、肾等内脏,临床上多表现为关节炎、心肌炎、皮下结节、环形红斑、舞蹈病,本病有反复发作倾向,瓣膜炎症的反复发作可导致慢性风湿性心脏病。

临床表现最常见为发热、关节炎、心肌炎、环形红斑、皮下结节,舞蹈病偶尔可见。

(一)身心评估

评估关节疼痛的部位、性质、程度。评估患者有无焦虑、抑郁等心理反应。

(二)护理措施

1. 病情观察

(1)体温异常时,应及时通知医生,并采取相应措施。

(2)遵医嘱给药。

(3)提供合适的衣服与盖被。

(4)观察疼痛的部位、性质、持续时间。

2. 一般护理

(1)饮食:进食易消化、富含营养的食物。

(2)活动指导:急性期应卧床休息,并注意保暖及防寒,关节炎严重者,应注意保护关节,避免关节过度活动及受压,体温正常后开始活动。

(3)心理护理:关心患者,心肌炎者应避免精神刺激。

3. 对症护理

(1)控制和预防上呼吸道链球菌感染。

(2)有感染者,应用青霉素或其他有效抗生素进行为期 10 天的治疗。

(3)病情控制好后,定期(每 3 周)注射长效青霉素 120 万单位,儿童患者至少预防至 18 岁,成年患者不少于 5 年。

(4)病灶处理:慢性扁桃体炎反复急性发作者,可考虑在风湿病情得到控制后 2—4 个月后行手术摘除。

(三)健康指导与康复

(1)环境:通风良好,防潮、保暖。

(2)饮食:进食易消化、富含营养的食物。

(3)心理指导:保持平静的心境,避免精神刺激。

(4)活动:加强体育锻炼,提高抵抗力,急性期应卧床休息。

三、类风湿关节炎护理

类风湿关节炎是一种以慢性对称性周围性多关节炎为主要临床表现的异质性、系统性、自身免疫性疾病。异质性指患者遗传背景不同，病因可能也非单一，因而发病机制不尽相同。临床主要表现为受累关节疼痛、肿胀以及功能下降。当炎症破坏软骨和骨质时，出现关节畸形和功能障碍。

（一）身心评估

评估患者的营养状况、生命体征、关节肿痛程度，受累关节有无压痛、触痛，局部皮肤温度是否升高，有无活动受限及畸形等。评估患者的心理状态，如有无敏感多疑、易激惹、性格幼稚化、焦虑、抑郁和悲观等心理反应及程度。

（二）护理措施

1. 饮食护理

宜给予足量的蛋白质、高维生素、营养丰富的饮食，有贫血者增加含铁食物。

2. 休息与体位

急性活动期，除关节疼痛外，常伴有发热、乏力等全身症状，应卧床休息，以减少体力消耗，保护关节功能，避免脏器受损，但不宜绝对卧床。限制受累关节活动，保持关节功能位，如肩关节不要处于外旋位，肩两侧可垫枕头等物品，双臂间置枕头维持肩关节外展位；双手掌可握小卷轴，维持指关节伸展；髋关节两侧放置靠垫，预防髋关节外旋；平卧者膝下放一平枕，使膝关节保持伸直位；足下放置足板，定时给予按摩和被动运动，防止足下垂。每天至少取俯卧位2—3次，每次半小时，以预防髋关节屈曲挛缩，足部伸出床外，全身肌肉放松，利用自身肌肉伸直膝关节和髋关节。由于膝、腕、指、趾关节不易做到功能位，可借助可塑夹板固定，尤其夜间休息时，肌肉处于松弛状态，容易加重畸形。每晚临睡时，绑上夹板，晨起先卸掉夹板，在床上适当活动，日常梳洗、早餐后、再把夹板绑上，但每天应放开2—3次，让关节适当活动。

3. 病情观察

（1）了解关节疼痛的部位，患者对疼痛性质的描述，关节肿胀和受限的程度，有无畸形，晨僵的程度，以判断病情及疗效。

（2）注意关节外症状，如胸闷、心前区疼痛、腹痛、消化道出血、头痛、发热、咳嗽、呼吸困难等，如有则提示病情严重，应尽早给予适当的处理。

4. 晨僵护理

鼓励患者早晨起床后行温水浴，或用热水浸泡僵硬的关节，而后活动关节。夜间睡眠戴弹力手套保暖，可减轻晨僵程度。

5. 预防关节失用

为保持关节功能，防止关节畸形和肌肉萎缩，护士应指导患者锻炼。在症状基本得到控制后，鼓励患者及早下床活动，必要时提供辅助工具。训练手的灵活性、协调性，可做日常生活活动训练，包括饮食、更衣、洗漱等基本动作技巧，循序渐进，消除依赖心理，不断强化，提高熟练度和技巧性。肢体锻炼如摸高、伸腰、踢腿及其他全身性伸展运动等，由被动向主动渐进,配合理疗、按摩,以增加局部血液循环,松弛肌肉,活络关节,防止关节失用,活动强度应以患者能耐受为限。

6. 心理护理

患者因病情反复发作、顽固的关节疼痛、疗效不佳等原因,常表现出情绪低落、忧虑、孤独,对生活失去信心。护士在与患者的接触中态度要和蔼,采取疏导、解释、安慰、鼓励等方法做好心理护理。

(1)认识和疏导负性情绪:重视患者的每一个反应,如否认、孤独、抑郁、愤怒、恐惧等。提供合适的环境使患者表达悲哀,尽量减少外界刺激,帮助患者认识负性情绪不利于疾病的康复,长期的情绪低落会造成体内环境失衡,引起食欲不振、失眠等症状,反过来又加重病情。

(2)鼓励患者自我护理:与患者一起制定康复的重点目标,激发患者对家庭、社会的责任感。鼓励自强,正确认识、对待疾病,积极与医护人员配合,争取得到好的治疗效果。对已经发生关节功能障碍的患者,要鼓励其发挥健康肢体的作用,尽量做到生活自理或参加力所能及的工作,体现生存价值。

(3)参与集体活动:组织患者集体学习疾病知识或座谈,以实现相互启发、相互学习、相互鼓励,也可让患者参加集体娱乐活动,充实生活。

(三)健康指导与康复

1. 疾病知识指导

帮助患者及家属了解疾病的性质、病程和治疗方案,避免感染、寒冷、潮湿、过劳等各种诱因,注意保暖。强调休息和治疗性锻炼的重要性,养成良好的生活方式和习惯,在疾病缓解期,每天有计划地进行锻炼,增强机体的抗病能力,保护关节功能,延缓功能损害的进程。

2. 用药指导与病情监测

指导患者用药方法和注意事项,遵医嘱用药,不要自行停药、换药、增减药量,坚持规范治疗,减少复发。严密观察疗效及不良反应,定期检测血、尿常规及肝、肾功能等。一旦发现严重的不良反应,应立即停药并及时就医。病情复发时及早就医,以免重要脏器受损。

四、瑞特综合征护理

典型的瑞特综合征以关节炎、尿道炎及结膜炎为临床特征,初次发病以年轻男性居多,绝大部分患者在 15—35 岁,不过任何年龄均可发病,此病与 HLA-B27 有高度的相关性,属血清阴性脊柱关节病。

临床表现以突发性急性关节炎为特点。

(一)身心评估

评估疼痛是否减轻、感染能否控制、有无恐惧和悲观心理。

(二)护理措施

1. 病情观察

观察创面是否平整、光滑,有无渗液;观察患者生命体征变化及感染是否得到控制。

2. 一般护理

（1）饮食：注意饮食卫生。

（2）活动指导：正确热敷或理疗,取舒适体位。

（3）心理护理：关心患者,了解患者的思想、生活及工作情况,消除患者对疾病的恐惧心理和悲观情绪。

3. 对症护理

（1）指导患者掌握正确缓解疼痛的技巧,告诉患者所用止痛药的服用时间,一般在引起不舒适的活动前和疼痛的高峰到来前使用。

（2）保持创面清洁、干燥,促进溃疡愈合。

（三）健康指导与康复

（1）环境：整齐、清洁、舒适。

（2）饮食：注意饮食卫生,增强抵抗力。

（3）活动：嘱患者经常洗手,尤其在便后、餐前、自我护理前后;注意口腔清洁,正确使用漱口液,用软毛牙刷刷牙;清洁卫生是有效预防瑞特综合征发病的关键。

（4）心理护理：保持平静的心境,向朋友、亲人倾诉。

五、感染性关节炎护理

感染性关节炎是由各种病原体引起的关节炎症,可导致关节软骨和骨质的破坏、关节畸形和关节功能丧失。

临床表现为关节红、肿、热、痛、急性起病,大多侵犯单关节。

（一）身心评估

（1）评估关节疼痛的部位、性质、关节肿胀的程度,是否存在功能障碍。

（2）评估患者有无悲观心理。

（二）护理措施

1. 病情观察

注意关节疼痛的部位、性质、程度、是否存在功能障碍及用药后的反应。

2. 一般护理

（1）饮食：注意加强营养。

（2）活动指导：急性期卧床休息,维持关节功能位,炎症消退后,努力恢复关节的运动范围。

（3）心理护理：关心、安慰患者,以积极、乐观态度对待疾病。

3. 对症护理

关节疼痛的护理：

（1）配合医生及时做关节腔穿刺抽液检查,选择有效的抗生素。

（2）卧床休息,减少关节的活动。

（3）常用物品放在患者易取之处,增加巡视病房次数,帮助患者解决生活问题。

（4）指导患者掌握放松技巧。

（5）遵医嘱正确给药。

（三）健康指导与康复

（1）环境：安静、温暖、清洁、舒适。

（2）急性期卧床休息，炎症控制后努力恢复关节活动范围。

（3）心理护理：保持乐观的情绪，积极配合医护人员治疗疾病。

（4）严格遵医嘱服药。

六、骨性关节炎护理

骨性关节炎又称退行性关节病、骨质增生、骨关节病，是中老年人常见的风湿性疾病。
临床表现以疼痛、关节晨僵和黏着感为特点。

（一）身心评估

（1）评估关节疼痛的程度、性质、持续时间以及对疾病认识、了解的程度和采取措施后效果。

（2）评估患者有无焦虑、悲观心理。

（二）护理措施

1. 病情观察

（1）观察疼痛的部位、性质、程度。

（2）观察用药后的反应。

2. 一般护理

（1）饮食：多食富含钙和胶质的食品。

（2）心理护理：关心、体贴、安慰患者，鼓励患者积极对待疾病，解除思想顾虑，告知患者该病不会导致全身残疾。

（3）活动指导：疼痛时卧床休息、制动，缓解后进行适量活动，如转颈、挺胸、摆腿、伸腰、摇动各小关节，外出时有人护送，必要时为患者提供拐杖、轮椅。

（三）健康指导与康复

（1）环境：房间应温暖、阳光充足、安静、利于休养。

（2）饮食：多食含钙丰富食品，如鱼、虾、海带等及胶质食物。

（3）活动：① 使受累关节充分休息，避免过度活动，尤其是膝、髋关节。② 肥胖患者应减轻体重。③ 进行关节肌肉锻炼，有利于肢体功能的维持或康复。

七、过敏性血管炎护理

过敏性血管炎是一种由过敏因素引起的血管炎性疾病。
临床表现为急性发病、各种皮疹，患者可出现全身症状，引起多系统病变。

（一）身心评估

（1）评估患者发病前服药史、接触史、皮疹的形态范围。

（2）评估患者有无焦虑、紧张等不良情绪。

（二）护理措施

1. 病情观察

观察皮疹的形态、范围。

2. 一般护理

（1）保持病室清洁、整齐，注意通风，定期消毒。

（2）床单、被服清洁、柔软，定期更换。

（3）皮损严重，伴有高热、关节痛等全身症状者，严格卧床休息。

3. 对症护理

（1）注意保持皮肤清洁，穿纯棉衣服。

（2）剪短指甲，避免搔抓。

（3）帮助患者正确使用外用药。

（4）观察用药后皮疹有无消退及重要脏器功能。

（三）健康指导与康复

（1）环境：病室清洁、整齐、安静，温、湿度适宜。

（2）饮食：营养丰富，禁食辛辣、刺激性食物及牛奶、鱼、虾等易致敏食物。

（3）心理指导：保持乐观向上的生活态度，正确对待疾病，积极去除各种不利因素。

八、大动脉炎护理

大动脉炎是指主动脉及其主要分支及肺动脉的慢性进行性非特异性炎症。

临床表现为颈动脉和椎动脉狭窄、闭塞，引起头昏、眩晕、头痛、记忆力减退；上下肢缺血可出现单侧或双侧上下肢无力、发凉、酸痛甚至肌肉萎缩，可伴高血压。

（一）身心评估

（1）评估组织灌注量减少的体征即评估肢端皮肤颜色、温度、弹性。如果使用抗凝剂治疗，监测凝血酶原时间。

（2）评估外周脉搏的性质、患者疲劳的原因以及有无焦虑。

（二）护理措施

1. 病情观察

（1）观察血压的变化，观察肢端温度。

（2）观察患者有无头痛、头晕症状，如有眼花、失语昏迷时要立即报告医生。

2. 一般护理

（1）活动：合理安排休息和活动，逐渐增加活动量。

（2）心理护理：关心、安慰患者，缓解患者的焦虑情绪，以积极、乐观态度对待疾病。

3. 对症护理

（1）头痛、头晕、血压升高的护理：

① 卧床休息，保持安静，避免搬动患者，必要时给予氧气吸入。

② 遵医嘱合理及时用药。

③ 血压平稳后逐渐增加活动量。

④ 避免突然站立或坐起等动作，防止体位性低血压。

（2）保持患肢下垂，以增加血流量。

（3）保持肢端温度，防止血管收缩。

（4）遵医嘱用药，注意观察药物疗效和副作用。

（三）健康指导与康复

（1）环境：宜安静、光线柔和，避免噪音刺激，温度适宜。保持室内空气新鲜，每日通风 2 次，每次 15—30 min。

（2）活动：根据血压情况合理安排休息和活动，逐渐增加活动量。

（3）指导患者坚持服药，不可随意停药。

（4）提醒患者注意药物的不良反应。

九、银屑病关节炎护理

银屑病关节炎又称牛皮癣关节炎，是指发生在银屑病患者身上的一种炎症性关节炎。临床表现以慢性发病、不对称性关节炎为特点。

（一）身心评估

（1）评估关节疼痛的部位、性质、程度、皮肤损害的范围和程度。

（2）评估患者有无焦虑、抑郁等不良心理。

（二）护理措施

1. 病情观察

（1）注意关节疼痛的部位、性质、程度。

（2）观察皮肤损害的范围、程度。

2. 一般护理

（1）饮食：营养丰富，易消化，不宜饮酒及食用刺激性的食物。

（2）心理护理：关心患者，了解患者的思想、工作、生活情况，鼓励患者树立与疾病长期斗争的信心，保持乐观情绪，防止病变的复发和发展。

3. 对症护理

（1）关节炎的护理：

① 遵医嘱应用非甾体类抗炎药，止痛、抗炎。

② 协助患者取舒适体位。

③ 指导患者掌握放松技巧。

④ 适当热敷。

⑤ 鼓励患者进行日常活动,锻炼关节。

(2) 皮肤护理:

① 保持床单、被服清洁,无污染。

② 勤沐浴,去除鳞屑,清洁皮肤,改善血液循环和新陈代谢。

③ 避免理化因素和药物的刺激。

(三) 健康指导与康复

(1) 鼓励患者保持积极、乐观的生活态度。

(2) 保持皮肤的清洁、卫生。

(3) 饮食宜选择富含营养、易消化的食物。

(4) 严格按医嘱坚持治疗,防止滥用药物。

十、强直性脊柱炎护理

强直性脊柱炎是指以骶髂关节及脊柱中轴关节慢性炎症为主,也可累及内脏及其他组织的慢性进展性风湿性疾病,属血清阴性脊柱关节病的一种。病因未明,临床上以累及骶髂关节,引起脊柱强直和纤维化,并可造成不同程度眼、肺、肌肉骨骼病变为特征,以骶髂关节和脊柱附着点炎症为主要表现,影像学检查是临床诊断的关键。

(一) 身心评估

(1) 评估患者疼痛的部位、时间、性质,僵硬的持续时间,僵硬的程度。

(2) 评估肢体畸形是否造成了患者生活自理能力降低。

(3) 评估患者有无焦虑紧张或抑郁等不良情绪。

(二) 护理措施

1. 病情观察

注意观察并评估关节僵硬及腰痛等症状严重程度及持续时间;注意活动受限的部位范围;注意观察是否伴有发热、咳嗽、呼吸困难等症状,如果发现应警惕脏器受累。

2. 饮食护理

冬季寒冷地区患者可适当服用姜汤以祛寒防湿。多食用含有丰富的植物蛋白和微量元素的食物,如大豆、黑豆、黄豆等,有促进肌肉、骨骼、关节、肌腱的代谢及帮助修复病损的作用。

3. 休息和活动

鼓励患者坚持脊柱、胸廓髋关节活动等医疗体育锻炼。游泳既有利于四肢运动,又有助于增加肺功能和使脊柱保持生理曲度,是最适合强直性脊柱炎患者的全身运动。运动后适当休息,如运动后疼痛持续 2 h 以上不能恢复,则表明运动过量,应适当减少运动量。

4. 姿态护理

姿态护理可以有效地预防脊柱僵直、筋腱挛缩、肌肉萎缩、关节功能丧失等,因此,除急性期和严重期出现剧烈疼痛外强直性脊柱炎患者应坚持进行姿态的矫正和关节功能锻炼。

在行走和站立时,应尽力保持正常姿态,做到坐姿要正,站立要直,切不可为了避免腰背疼痛或疲劳而放任不正确的姿势,否则易加速脊柱畸形。为保持脊柱及关节的活动功能,应经常进行颈、胸、腰椎各个方向的前屈、后仰、左右转动等活动;为保持胸廓的活动度,应经常进行深呼吸和扩胸运动;为保持髋关节、膝关节的活动度,防止髋、膝关节的挛缩畸形,应经常进行下蹲活动。

5. 心理护理

根据患者的文化程度、理解能力及心理特点,选择个性化的方式进行心理干预,每周开展一次心理护理专题讲座,采用幻灯片的方式向患者讲解强直性脊柱炎的发病机制、病因、临床症状、治疗方法、康复知识等。纠正患者的不良认知,形成正确的健康行为,使患者形成良好的治疗、护理态度。护理过程中实施同伴教育,邀请恢复良好的患者定期来院交流,与患者分享治疗经验,从而增强患者的自信心。

（三）健康指导与康复

1. 疾病知识指导

帮助患者增加对本病的认识,了解防治方法,保持乐观心态,积极配合治疗与功能锻炼,掌握自我护理的方法,在日常生活及工作中,均要注意保持行、立、坐和卧位的正常姿势,以尽可能保持最佳的功能位置。避免各种诱因,如疲劳、受寒、各种感染、过度负重和剧烈运动等,戒烟、酒。

2. 运动指导

患者每日进行一次舒筋强脊功能锻炼。具体方法如下:

(1) 颈椎锻炼:指导患者颈部向两侧稍微过度旋转,每次保持5 s,重复5次;颈部向两侧过度屈曲,每次保持5 s,重复5次。

(2) 胸椎锻炼:指导患者双手交叉置于两侧肩膀,缓慢抬高至肩部,分别向左右旋转,重复5次。患者端坐椅上,右手抓紧左边扶手,左手臂钩住椅背向左旋转,每次保持30 s。右侧做相同动作。

(3) 腰椎锻炼:膝盖屈曲至腋窝,尽量靠近胸部,晃动5次,将双膝拉向胸壁晃动5次再还原,重复5次;弯曲膝、髋关节至最大程度,双手放平,双臂向两侧伸展,双膝并拢向一侧滚动,重复5次。

(4) 胸廓锻炼:患者站立,双手置于墙壁,身体前倾以牵拉胸壁、肩部,重复5次;患者俯卧,双手置于下背部,缓慢抬头,保持3 s,重复5次。保持膝部伸直,将双腿抬离床面,重复5次。

3. 用药指导与病情监测

(1) 指导患者及家属了解常用药物的主要作用、服用方法、不良反应及处理方法,强调遵医嘱坚持用药、规范用药的重要性。

(2) 定期门诊随诊,病情复发或加重应及早就医。

十一、结节性多动脉炎护理

结节性多动脉炎是一种原因不明,主要累及全身中小动脉的炎性疾病,该病发展过程中有炎性渗出及增殖,可使受累动脉出现节段性结节。

临床表现多以系统损害、肢端皮肤坏死性病灶、网状青斑、外周神经病变为特点。

（一）身心评估

（1）观察患者有无发热、乏力、多汗等症状，评估患者体重下降程度、疼痛的部位及程度、网状青斑的部位。

（2）评估患者有无焦虑心理。

（二）护理措施

1. 病情观察

患者体重下降程度，疼痛的部位、程度，网状青斑的部位。

2. 一般护理

（1）饮食：给予易消化高热量、高维生素饮食。

（2）心理护理：关心、安慰患者，缓解患者的焦虑情绪，使患者以积极、乐观态度对待疾病。

3. 对症护理

（1）饮食：给予易消化、高热量、高维生素饮食。

（2）严密观察患者病情变化，注意心、肾、脑等重要脏器功能。

（3）休息：发作期间，注意休息。

（4）应用免疫抑制剂，注意观察药物作用及副作用。

（5）配合医生，积极完善各项辅助检查，尽早确诊。

（三）健康指导与康复

（1）饮食：易消化，富含营养。

（2）积极控制感染，避免使用过敏性药物。

（3）向患者讲解免疫抑制剂的作用及副作用，让患者学会自我观察。

（4）嘱患者坚持按医嘱服药治疗，避免滥用药物。

（5）注意定期复查。

十二、硬皮病护理

硬皮病是一种临床上以局限性或弥漫性皮肤增厚和纤维化为特征的可影响内脏，包括心肺、肾和消化道等器官的结缔组织疾患。

临床表现为：

（1）局限型硬皮病，以雷诺现象为主。

（2）弥漫型硬皮病，内脏损害较多、较重。

（一）身心评估

（1）评估皮肤病变累及范围、程度、分期，内脏是否受累。

（2）评估患者是否有恐惧，紧张心理。

（二）护理措施

1. 病情观察

（1）皮肤病变的范围、程度、分期。

（2）内脏受累的情况。

（3）用药后的反应。

2. 一般护理

（1）饮食：应食用细软、易消化食物，避免食用干硬、辛辣过冷、过硬食物。少食多餐，细嚼慢咽，不吸烟，不饮酒，培养健康的生活方式。

（2）心理护理：关心、安慰患者，减轻患者恐惧心理和悲观情绪，鼓励患者积极与疾病作斗争。

（3）皮肤护理：注意保护手足，避免经常摩擦肢端，避免寒冷刺激，注意保暖。以温水泡手、泡脚，1—2 次/日。出现皮肤瘙痒切勿用手抓，可洗澡后涂维生素 B6 或 3% 含量的水杨酸软膏。

（三）健康指导与康复

（1）环境：居室应安静、温暖、舒适，保证充分的休息。

（2）心理护理：保持乐观的情绪，积极配合医护人员治疗疾病。

（3）介绍疾病知识、常用药物知识，避免滥用药物。

（4）坚持按医嘱正确用药，定期复查，减慢疾病进展速度，提高生活质量。

十三、韦格纳肉芽肿护理

肉芽肿性多血管炎是一种坏死性内芽肿性血管炎。

临床早期表现为全身性非特异性症状，以后出现各系统特异性表现。

（一）身心评估

（1）评估患者生命体征是否维持在正常水平、患者对活动的反应、各脏器功能是否正常。

（2）评估患者是否有悲观恐惧心理。

（二）护理措施

1. 病情观察

（1）密切观察患者生命体征及各脏器功能情况。

（2）注意用药的反应及副作用。

2. 一般护理

（1）饮食：营养丰富、易消化。

（2）活动：病情允许时，扶患者床边适量活动。

（3）心理护理：关心、安慰患者，减轻患者恐惧心理和悲观情绪，鼓励患者积极与疾病作斗争。

3. 对症护理

（1）指导患者严格按医嘱坚持治疗。

（2）提醒患者注意药物的副作用，若有副作用出现，应及时告诉医护人员。

（三）健康指导与康复

（1）环境：病室安静、温暖、舒适，保证患者得到充分的休息。

（2）心理：保持乐观的情绪，积极配合医护人员治疗疾病。

（3）严格执行医嘱，保证各项治疗正确、及时地完成。

十四、多发性肌炎和皮肌炎护理

多发性肌炎和皮肌炎为一组综合征。两者均为炎性肌病，临床上多表现为肌无力、肌痛及肌肉压痛，多累及四肢近端及颈部肌群，皮肤上有特征性皮疹，还可累及其他组织系统出现关节痛、呼吸困难、干咳。

（一）身心评估

（1）评估患者日常活动能力，在活动过程有无可能出现身体受伤情况，在下床活动时是否要用辅助工具。

（2）评估患者有无紧张、恐惧等不良情绪。

（二）护理措施

1. 病情观察

观察肌肉疼痛的部位及关节症状，是否伴有发热、呼吸困难、心律失常等变化，若有明显异常应做好急救准备。

2. 一般护理

（1）休息与活动：急性期有肌痛、肌肉肿胀和关节疼痛者应绝对卧床休息，以减轻肌肉负荷和损伤。病情稳定后，有计划地进行锻炼，活动量由小到大，对肌肉无力的肢体应协助被动活动，并可配合按摩、推拿、理疗等治疗方法，缓解肌肉萎缩，帮助恢复肌力。

（2）饮食：对咀嚼和吞咽困难者给予半流或流质饮食，少量缓慢进食，以免呛咳引起吸入性肺炎，必要时给予鼻饲。

3. 对症护理

（1）局部皮肤护理：本病急性期患者皮肤红肿，局部要保持清洁干燥，避免擦伤。有水泡时可涂炉甘石洗剂；有渗出时可用3％硼酸溶液湿敷；伴感染者，根据情况对症消炎并进行清创换药处理。

（2）避免接触刺激性物品，避免服用诱发本系统疾病的药物。

（三）健康指导与康复

（1）心理指导：注意安慰患者，使其心情舒畅，避免焦虑、恐惧等不良情绪的影响。

（2）避免一切诱因，如感染、创伤、情绪受挫等。有皮损者，避免日光照射。

（3）育龄女性患者应避孕，以免病情复发或加重。避免一切免疫接种。

（4）患者出院后继续执行治疗方案，按规定服药，勿因为症状减轻就自行停药。

十五、白塞氏病护理

白塞氏病是一组以口腔溃疡、生殖器溃疡和眼色素膜炎为表现的慢性、复发性综合征。临床表现为皮肤黏膜、口腔及生殖器溃疡，视力模糊，可累及各个系统。

（一）身心评估

（1）评估白细胞数、体温变化。
（2）评估疼痛部位、性质、持续时间、加剧及缓解的因素。
（3）评估患者有无紧张情绪。

（二）护理措施

1. 病情观察
（1）观察体温的变化，监测白细胞数。
（2）观察疼痛的部位、性质、持续时间，加剧及缓解的因素。

2. 一般护理
（1）环境：保持室内空气新鲜，每日通风 2 次，每次 15—30 min。
（2）保持皮肤清洁干燥，穿全棉内衣。
（3）接触患者前要洗手，防止医源性感染。
（4）遵医嘱正确用药，并观察药物的疗效和不良反应。
（5）有神经系统损害时，取平卧位，头偏向一侧，保持呼吸道通畅。

3. 对症护理
（1）口腔溃疡的护理：
① 观察溃疡面的大小、颜色，有无渗出。
② 停止使用牙刷，改用消毒棉球和漱口液。
③ 选用两种以上漱口液，交替使用。
④ 避免进温度高、硬、有刺激性的食物。
⑤ 口唇干燥者抹润唇油。
（2）眼部护理：白天滴眼药水，晚上涂眼膏并用纱布盖好。
（3）会阴部皮肤溃疡护理：清洁会阴，每日 2 次，然后用 1∶1000 利凡诺（依沙吖啶）液涂抹，保持创面干燥。

（三）健康指导与康复

（1）环境：安静、空气新鲜，每日紫外线照射消毒一次。
（2）饮食：避免进温度高、硬、有刺激性的食物。
（3）心理指导：做好心理护理，减轻患者的紧张情绪。

十六、成人斯蒂尔病护理

成人斯蒂尔病是一组病因和发病机制至今不明,以高热、过性皮疹、关节炎(痛)和白细胞增高等为主要特征的多系统受累的临床综合征。

(一) 身心评估

(1) 评估体温是否维持在正常范围,患者能否进行日常活动。

(2) 评估患者有无恐惧、悲观情绪。

(二) 护理措施

1. 一般护理

(1) 饮食:给予清淡、易消化的高热量、高蛋白流质或半流质饮食。

(2) 活动:卧床休息,限制活动量。

(3) 心理:关心患者,了解患者的思想、生活及工作情况,消除患者对疾病的恐惧心理和悲观情绪。

2. 对症护理

(1) 在医生指导下应用激素,严格遵医嘱,不得擅自改量或长期应用。

(2) 控制关节炎症,维持关节功能和预防关节畸形。

(三) 健康指导与康复

(1) 环境:保持室内空气新鲜,每日通风 2 次,每次 15—30 min,并注意保暖;保持室温 18—22 ℃,湿度 50%—70%。

(2) 饮食:予流质或半流质饮食,宜选择清淡、易消化的高热量、高蛋白饮食。

(3) 活动:患者适当地进行体育锻炼,训练宜循序渐进,先被动运动后主动运动。

(4) 心理:稳定情绪,避免过度紧张、焦虑。

十七、干燥综合征护理

干燥综合征是一种以侵犯泪腺、唾液腺为主的自身免疫性疾病。它不仅侵犯外分泌腺体,表现为口干、眼干,还可侵犯全身多个器官,产生多种多样的临床表现,造成多系统损害。临床表现以口干、眼干和多系统损害为特点。

(一) 身心评估

(1) 评估口干眼干程度、实验室检查及活检是否正常。

(2) 评估患者有无龋齿等。

(3) 评估患者有无紧张、焦虑等不良情绪。

（二）护理措施

1. 病情观察

口干、眼干的程度，实验室检查及活检是否正常。

2. 一般护理

（1）饮食：养成良好的生活习惯，忌烟、酒。

（2）心理：关心、安慰患者，指导其以积极、乐观的态度对待疾病。

3. 对症护理

（1）保持口腔清洁卫生，勤刷牙、勤漱口。

（2）不用牙签剔牙，勿食用带刺食物，以免刺伤口腔黏膜。

（3）注意龋齿的预防、及时修补。

（4）防止眼睛干燥，可用人工泪液点眼。

（5）夜间戴潜水镜，防止泪液蒸发，睡前涂眼膏，保护角膜。

（6）为患者提供所需学习资料及药物说明。

（7）按教育计划，在彼此信任、合作、轻松的学习气氛下，完成健康教育。

（三）健康指导与康复

（1）指导患者注意口腔卫生，防止口腔细菌增殖。

（2）宜选用软毛牙刷，饭后漱口。

（3）忌烟、酒，减少物理因素刺激。

（4）经常检查牙齿，出现龋齿及时修补。

（5）介绍常用药物的作用及副作用。

（6）指导患者按时复诊，密切观察病情变化。

第九节　血液系统疾病护理常规

一、血液系统疾病一般护理

血液系统疾病是指原发或主要累及血液或造血器官的疾病，主要包括各类红细胞疾病、白细胞疾病以及出血性疾病。其共同特点多表现为外周血中的细胞和血浆成分的病理性改变，机体免疫功能低下以及出、凝血机制的功能紊乱，还可出现骨髓、脾、淋巴结等造血组织和器官的结构及其功能异常。

（一）身心评估

（1）评估患者的贫血程度、出血倾向、有无感染征象。

（2）评估患者有无骨、牙龈等器官浸润情况。

（3）评估患者的心理状况：有无恐惧、紧张等不良情绪。

（二）护理措施

1. 休息与运动

指导患者合理休息与活动,减少机体耗氧量。病情轻或缓解期患者适当休息避免过度疲劳。病情严重者,须绝对卧床休息。

2. 病情观察

（1）严密观察病情变化,注意有无进行性贫血、出血,观察睑结膜、口唇与口腔黏膜、甲床色泽、皮肤有无出血点,注意有无头晕,呼吸困难,心悸气促的症状。

（2）注意观察患者有无感染征象,密切监测体温变化,观察有无咳嗽咳痰,皮肤有无红肿破溃,口腔有无溃疡,肺部有无啰音等。

（3）注意观察患者有无器官浸润,如肝、脾、淋巴结肿大及局部或全身骨、关节疼痛等。

3. 症状护理

（1）贫血护理：

① 给予高热量、高蛋白、高维生素、易消化食物。

② 中度贫血者,增加卧床休息时间,病情允许可鼓励生活自理,活动量以不加重症状为度。重度贫血者应卧床休息,可取半卧位,限制活动,必要时协助活动,防止跌倒。

③ 根据情况给予吸氧,以改善组织缺氧。

④ 严密观察输血反应。

（2）出血护理：

① 若出血仅局限于皮肤黏膜,无需太多限制;若血小板低于 $50\times10^9/L$,应减少活动,增加卧床时间;严重出血或血小板低于 $20\times10^9/L$,须绝对卧床休息。

② 严密观察出血部位、出血量、发展或消退情况。注意有无皮肤黏膜瘀点及内脏出血,女性患者月经是否过多,特别要观察有无头痛、呕吐、视物模糊、意识障碍、喷射状呕吐等颅内出血症状,若有重要脏器出血及出血性休克时给予急救处理。

③ 各类操作应动作轻柔,避免或减少肌肉注射,穿刺后应压迫或加压包扎止血,高热患者禁用酒精擦浴。

④ 宜食温软易消化食物,避免进食刺激性食物及粗、硬食物,有消化道出血患者应禁食,出血停止后给予冷、温流质,以后给予半流质、软食、普食,循序渐进。

⑤ 按医嘱给予止血药物或输血治疗。

⑥ 保持口鼻腔清洁,勿用手挖鼻及牙签剔牙,指导使用软毛牙刷刷牙,明显出血者禁止刷牙。

⑦ 保持大便通畅,勿用力排便。

⑧ 保持情绪稳定。

（3）感染的预防：

① 病室环境清洁、卫生,定期开窗通风,限制探视,防止交叉感染,白细胞过低时进行保护性隔离。对严重粒细胞减少或缺乏者最好隔离在单人房间,医护人员进入必须戴口罩,穿隔离衣。

② 严格执行消毒隔离制度和无菌技术操作原则,防止各种医源性感染。

③ 保持患者皮肤清洁,加强口腔护理,嘱患者饭后漱口、保持会阴肛周清洁,排便后清洗,预防感染。

④ 观察患者有无发热、感染伴随症状及体征，注意保暖，高热时给予物理或药物降温，鼓励多饮水。

4. 心理护理

了解患者接受能力后，告知患者疾病治疗及愈后，关心患者，满足患者合理要求，使其积极配合治疗。

（三）健康指导与康复

（1）定期复查血象。

（2）向患者讲明疾病病因，合理饮食，遵医嘱用药。

（3）按时入院复查，配合治疗。

二、缺铁性贫血护理

缺铁性贫血是指体内储存铁缺乏，导致血红蛋白合成减少而引起一种小细胞低色素性贫血。主要是铁摄入量不足、铁吸收不良及铁丢失过多所致。临床以贫血、组织缺铁及发生缺铁的基础疾病为主要特征。

（一）身心评估

（1）评估患者有无疲乏、无力、皮肤黏膜苍白、头晕、眼花、耳鸣及活动后心悸、气促等情况。

（2）评估患者饮食习惯、食欲，有无吸收不良、腹泻或便秘等。

（3）了解患者有无慢性失血病史及月经量增多情况。

（4）评估患者的心理状况：有无抑郁、焦虑情况。

（二）护理措施

1. 休息与活动

轻度贫血不进行剧烈活动，日常活动不影响。中度贫血多卧床休息，可适当下床活动。严重贫血（血红蛋白浓度低于 60 g/L）应卧床休息，限制活动。

2. 病情观察

观察贫血程度及皮肤、口腔、舌、神经、精神系统异常症状。

3. 症状护理

（1）补铁原则首选口服铁剂，口服补铁易引起胃肠道反应，应从小剂量开始，餐后或餐中服用，忌饮茶、咖啡及牛奶，可加用维生素 C，以利于铁剂的吸收。如口服液体铁剂需使用吸管，避免牙齿染黑。血红蛋白恢复正常后，仍应服铁剂 3—6 个月，补充体内存铁量。

（2）口服铁剂后会出现黑便，告知患者勿紧张。

（3）注射铁剂应选用深部肌肉注射法，经常更换注射部位，避免局部疼痛与硬结形成。注意观察注射局部有无肿痛、皮肤发黑和过敏反应。

（4）保持口腔清洁，防止口腔炎、口角炎的发生。

（5）头晕严重者，做好安全护理，防止下床跌倒，必要时给予吸氧。

4. 饮食护理

多食含铁丰富的食物,如猪血、肝脏、木耳等,禁食辣椒等影响铁吸收的食物。

5. 心理护理

提高患者及家属对疾病的认知,耐心解释缺铁性贫血是完全可以治愈的,且治愈后对身体无不良影响,以安慰患者解除其心理压力。

(三) 健康指导与康复

(1) 向患者说明缺铁性贫血的病因,提倡均衡饮食,荤素结合,不偏食、不挑食,保证足够热量、蛋白质、维生素及相关营养素的摄入。家庭烹饪建议使用铁制器皿,从中可以得到一定量的无机铁。

(2) 易患人群食物铁或口服铁剂的预防性补充:如婴幼儿及时添加辅食,生长发育期的青少年注意补充含铁丰富食物,妊娠及哺乳期的女性应增加食物铁的补充。

(3) 需治疗引起铁吸收不良或丧失过多的原发病。

(4) 定期复查血常规。

三、溶血性贫血护理

溶血性贫血是指红细胞的破坏速度增加,超过骨髓造血代偿能力时所发生的一组贫血。临床主要表现为贫血、黄疸、脾大、网织红细胞增多及骨髓中红系造血细胞代偿性增生。

(一) 身心评估

(1) 评估患者是否服用某些诱发溶血的药物。

(2) 评估患者皮肤黄染情况。

(3) 评估患者有无紧张、恐惧心理。

(二) 护理措施

1. 休息与活动

病情轻的患者可适当运动,贫血严重者应卧床休息。

2. 病情观察

注意观察实验室检查结果:血红蛋白浓度、网织红细胞计数、血清胆红素等。注意观察急性溶血反应时出现的高热、腰背酸痛、头痛、呕吐、酱油样尿、黄疸等。

3. 症状护理

溶血性贫血患者,输血后使自身抗体和输入的红细胞抗原产生反应,易加重溶血,应输入洗涤红细胞,如出现溶血,立即停止输血,并遵医嘱予大剂量平衡液输注。应用糖皮质激素治疗时要观察有无副作用。

4. 心理护理

关心患者,及时了解其心理动态。满足患者心理需要,使其配合治疗。

(三) 健康指导与康复

1. 疾病知识指导

普及疾病知识,使患者做到主动预防,减少疾病复发机会。

2. 疾病预防指导

给予高蛋白、高维生素饮食,对阵发性睡眠性血红蛋白尿的患者,忌食酸性食物和药物;G6PD缺乏者,忌食蚕豆及其制品,避免服用奎宁、磺胺、氯霉素等药物,以免诱发溶血。

四、急性白血病护理

急性白血病是指造血干细胞的恶性克隆性疾病,发病时骨髓和外周血中异常的原始细胞大量繁殖并浸润各器官、组织,使正常造血受到抑制。发病可能与病毒、电离辐射、化学物质、药物和遗传等因素有关。临床以贫血、发热、出血和肝脾、淋巴结肿大为主要特征。

(一) 身心评估

(1)评估患者有无出血、感染、贫血征象等。

(2)评估患者心理状况:有无焦虑、恐惧等不良情绪。

(二) 护理措施

1. 休息与活动

贫血严重者卧床休息,限制活动,血小板低于 $20×10^9/L$ 或有出血现象绝对卧床休息。

2. 病情观察

(1)观察皮肤黏膜苍白程度。

(2)观察有无牙龈肿胀、局部皮肤隆起、淋巴结肿大、中枢神经系统损坏等白血病细胞浸润症状。

(3)观察体温,注意各系统可能出现的感染症状。

(4)观察有无出血倾向,如有皮肤黏膜瘀斑、消化道出血、泌尿道出血、颅内出血等症状时,警惕 DIC 发生。

3. 症状护理

(1)贫血:限制活动,卧床休息,注意安全,有心悸气促的患者可给予氧气吸入,做好输血护理。

(2)出血:

① 鼻出血:鼻部冷敷,用 1∶1000 肾上腺素棉球填塞止血。

② 牙龈出血:保持口腔卫生,饭后漱口或口腔护理,避免刷牙损伤黏膜,局部可用凝血酶棉球填塞止血。

③ 消化道出血:可有呕血、黑便。患者出现头晕、心悸、脉细速、出冷汗和血压下降时应及时抢救,给予止血和补充血容量。

④ 颅内出血:取平卧位或头高位,吸氧,保持呼吸道通畅,按医嘱应用止血药物及降颅内压药物,输入成分血。

(3)预防和控制感染:

① 保持病室清洁,定期开窗通风,避免呼吸道感染。

② 患者白细胞低下时可采取保护性隔离措施,有条件者移至无菌洁净病室,防止交叉感染。

③ 保持口腔清洁,根据患者唾液 pH 选择漱口液漱口,真菌感染时选用 1%—4%碳酸

氢钠溶液漱口。

④ 保持全身皮肤清洁,特别要注意会阴、肛门的清洁,防止肛周脓肿。

⑤ 高热患者应按高热护理常规护理,但要避免使用乙醇擦浴及引起白细胞减少的退热药物。

⑥ 监测血常规变化。

⑦ 遵医嘱合理应用抗生素。

(4) 化学治疗护理:

① 正确选择输液工具,尽可能选择中心静脉。

② 密切监测药物不良反应,及时给予相应处理。

4. 心理护理

加强与患者的沟通,及时了解其心理状态,稳定情绪,帮助患者克服焦虑、恐惧、悲观等不良心理反应,增强治疗信心。

(三)健康指导与康复

(1) 指导患者学会自我观察、自我防护,预防感染和出血,注意保暖,讲究个人卫生,避免接触有害物质。

(2) 坚持用药,定期强化治疗,巩固和维持疗效,定期复诊,病情出现变化应及时就医。

五、慢性白血病护理

慢性白血病是一组起病较隐匿、病程进展缓慢、外周血和(或)骨髓出现幼稚细胞增多但分化相对较好的血液系统恶性疾病。自然病程较急性白血病长,白血病细胞有一定的分化成熟能力,骨髓及外周血以异常的较成熟细胞为主。慢性白血病按细胞类型分为粒细胞、淋巴细胞及少见类型的白血病,如慢性单核细胞及毛细胞白血病等。我国以慢性粒细胞白血病多见,慢性淋巴细胞白血病较少见,慢性单核细胞白血病罕见。

(一)身心评估

(1) 评估患者有无出血感染、贫血程度等。

(2) 评估有无淋巴结肿大,评估脾脏大小,有无骨痛。

(3) 评估患者心理状况:有无绝望、恐惧、抑郁等不良情绪。

(二)护理措施

1. 休息与活动

贫血严重者卧床休息,限制活动。血小板低于 $20 \times 10^9 / L$ 或有出血现象绝对卧床休息。

2. 病情观察

(1) 观察患者有无低热、乏力、出汗、体重减轻、浅表淋巴结大、肝脾肿大,胸骨压痛等症状。

(2) 严密观察患者有无急变的症状,如出现贫血加重及原因不明的高热、出血倾向,明显的持续骨痛,肝脾迅速增大时,要考虑急变的可能,及时与医生联系。

3. 症状护理

（1）巨脾的患者要保护好脾区，防止巨脾受到压迫或撞击而发生意外，饭后取左侧卧位，减少巨脾对消化道的压迫症状。

（2）化疗护理：① 使用羟基脲密切监测血象变化，根据白细胞数量及时调整治疗方案。② 鼓励患者每日饮水 3000 mL 左右，防止尿酸性肾病。③ 口服伊马替尼时，观察有无皮疹、腹泻、肌肉痉挛等不良反应。

（3）保持个人清洁卫生，避免着凉，防止呼吸道感染。

4. 心理护理

加强与患者沟通，嘱其保持良好情绪，建立信任感，使其积极配合治疗。

（三）健康指导与康复

（1）指导患者加强自我保护，避免去公共场所，预防感染和出血。

（2）有流感症状或其他部位轻微感染时应及时就医治疗。

（3）按医嘱坚持用药，定期复查和随访。

（4）对于巨脾的患者，指导患者要注意防止外伤，防止巨脾受到压迫或撞击而发生意外。

六、免疫性血小板减少性紫癜护理

特发性血小板减少性紫癜又称原发免疫性血小板减少症，是指血小板受到免疫性破坏和生成抑制，导致外周血中血小板数目减少的出血性疾病，主要与感染、免疫、雌激素等有关。临床以自发性皮肤、黏膜或内脏出血，血小板计数减少，血小板生存时间缩短和抗血小板特异性自身抗体形成，骨骼巨核细胞发育成熟障碍为主要特征。

（一）身心评估

（1）评估患者有无皮肤甚至内脏出血症状。

（2）评估患者的心理状况：有无紧张、恐惧等不良心理。

（二）护理措施

1. 休息与活动

出血严重或血小板明显减少（低于 $20 \times 10^9/L$），应绝对卧床休息防止外伤。

2. 病情观察

观察患者出血的发生、发展和消退情况，包括出血部位、范围和出血量。注意患者自觉症状、情绪反应、生命体征、神志，如有头痛、呕吐或呕血、便血，应考虑脑出血或消化道出血，及时协助处理。

3. 症状护理

（1）肾上腺糖皮质激素为治疗本病的首选药物，应告知必须按医嘱、按时、按剂量、按疗程用药，不可自行减量或停药，以免加重病情。向患者解释服用激素将引发库欣综合征，如满月脸等，停药后可恢复。同时易产生感染、高血压、糖尿病等并发症，要做好血压、血糖的监测。

（2）应用免疫抑制剂可引起骨髓造血功能抑制、末梢神经炎、出血性膀胱炎等，必要时停药。

（3）避免使用磺胺类、阿司匹林等药物。

（4）大剂量丙球蛋白应用要注意保护血管，密切观察局部反应，一旦发生静脉炎要及时处理。

（5）饮食：给予富含营养、多维生素、温软易消化的饮食，忌过硬带刺食物摄入，有消化道出血者应禁食或进温凉流质饮食。

（6）保持口鼻腔清洁，勿用手挖鼻或用牙签剔牙。

（7）勿用力排便，保持大便通畅。

4. 心理护理

告知患者避免情绪紧张及波动，利于疾病康复，耐心倾听其心事，及时给予安慰、疏导及心理支持。

（三）健康指导与康复

（1）注意休息及营养，增强体质。

（2）保暖，避免受凉，预防感染。

（3）学会自我观察出血情况，如有无瘀点、瘀斑、牙龈出血、鼻出血、血尿、头痛、视力改变等。

（4）坚持治疗，定期复查血小板。血小板异常或发现出血症状加重时，及时入院治疗。

七、骨髓异常增生综合征护理

骨髓异常增生综合征（MDS）是起源于造血干细胞的一组异质性髓系克隆性疾病，特点是髓系细胞分化及发育异常，表现为无效造血、难治性血细胞减少、造血功能衰竭、高风险向急性髓系白血病转化。MDS治疗主要解决两大问题：骨髓衰竭及并发症、急性髓细胞白血病（AML）的转化。

（一）身心评估

（1）评估患者有无感染症状。

（2）评估患者有无出血倾向、贫血。

（3）评估患者心理状况：有无恐惧、紧张、绝望等不良情绪。

（二）护理措施

1. 休息与活动

合理安排休息和活动，养成良好的生活习惯，可进行适度锻炼，加强自我保护意识，防止并发症的发生。

2. 病情观察

（1）观察患者的皮肤黏膜苍白程度。

（2）测量体温，注意可能出现的感染症状。

（3）观察有无出血倾向，如皮肤黏膜瘀斑，消化道、泌尿道、颅内出血等。

3. 症状护理

（1）贫血的护理：注意休息，加强营养，如有胸闷、心悸者予以吸氧，做好输血护理。

（2）预防感染：

① 保持病室内环境清洁，定时开窗通风。

② 注意个人卫生，保持口腔清洁，勤换衣裤，便后用温水清洁肛门，必要时予碳酸氢钠漱口水漱口和高锰酸钾坐浴，防止口腔、肛周感染。

③ 限制探视，少去人多聚集的地方，避免交叉感染，必要时戴口罩。

④ 进行任何穿刺均应严格执行无菌操作原则。

⑤ 注意监测体温变化，体温过高及时通知医生处理。

（3）出血的预防：

① 保持大便通畅，勿用力排便。

② 避免搔抓皮肤、用手挖鼻或用牙签剔牙。

③ 用软毛牙刷刷牙，防止牙龈出血。

④ 尽量避免注射用药，必须肌注时要充分压迫止血。

⑤ 若血小板浓度低于 $20 \times 10^9 / L$，嘱患者尽量卧床休息，避免剧烈活动或接触利器引起皮肤黏膜出血。

⑥ 避免进食坚硬、粗糙及刺激性食物引起消化道出血。有消化道出血的患者应禁食，出血停止后给予温凉流质食物。

⑦ 严密观察出血部位、出血量，警惕重要脏器出血，并及时给予止血药物或输血治疗。

4. 心理护理

MDS 患者一经确诊容易产生紧张、焦虑等负面情绪，护理人员应耐心向患者及家属讲解疾病的基本知识、治疗措施、转归及预后，告知其化疗可能带来的不良反应、注意事项及应对措施，帮助患者及家属稳定情绪。

5. 饮食护理

嘱患者进食富含铁质、蛋白质、维生素的食物，少食多餐，营养均衡。

（三）健康指导与康复

（1）避免接触有毒、有害化学物质及放射性物质。

（2）对患者加强疾病知识教育，指导患者自我观察和自我防护，预防感染和出血，坚持治疗，不擅自停药，按时复诊。

（3）适当锻炼，增强体质。

（4）出院随访：定期跟踪随访，并提供指导。

八、血友病护理

血友病是一组常见的遗传性凝血因子缺乏的出血性疾病，主要包括血友病 A 和血友病 B，其中血友病 A 是临床最常见的遗传性出血性疾病，占血友病的 85%。血友病以阳性家族史、幼年发病、自发和轻微外伤后出血不止、血肿形成、关节腔出血为临床特征。

（一）身心评估

（1）评估全身有无出血现象，尤其有无关节肿胀、疼痛及关节活动受限。

（2）评估患者心理状况。

（二）护理措施

1. 休息与活动

限制患者的活动范围和程度,禁止从事危险作业及重体力活动;避免外伤,告诉患者不要过度负重或进行剧烈的接触性运动,不要穿硬底鞋或赤脚走路。使用刀、剪、锯等工具时应小心操作,必要时戴防护性手套;避免或减少各种不必要的穿刺或注射,必须穿刺或注射时拔针后局部按压 5 min 以上,直至出血停止;禁止使用静脉留置套管针,以免针刺点渗血难止;尽量避免手术治疗,必须手术时,术前应根据手术规模大小常规补充足够量的凝血因子;加强口腔卫生,预防龋齿;遵医嘱用药,避免使用阿司匹林等抑制凝血作用的药物。若出现关节出血时应卧床休息,停止活动。

2. 病情观察

（1）观察有无自发性或轻微受伤后出血现象,如皮下大出血、肢体肿胀、关节腔出血、关节疼痛、活动受限等。

（2）观察有无深部组织血肿压迫重要脏器出血,如腹痛、消化道出血、颅内出血。

3. 症状护理

（1）局部出血的护理:

① 皮肤表面的出血,局部可采用压迫止血法。

② 鼻黏膜出血,可按医嘱使用凝血酶、止血海绵等药物加压或填塞止血。

③ 拔牙后出血不止或出血较多的伤口,可用含相关凝血因子的粘贴物覆盖伤口或创面。

④ 对局部深层组织血肿形成和关节腔出血患者,休息（制动）、局部压迫、冷敷及抬高患肢是最重要的非药物性治疗措施。可根据情况使用夹板、模具、拐杖或轮椅等,使患者出血的肌肉和关节处于休息位。局部予以冰敷或冷湿敷,20 min/次,每 4—6 h/次,直至局部肿胀或疼痛减轻。肌肉出血常为自限性,不主张进行血肿穿刺,以防感染。

⑤ 咽喉部出血或血肿形成时,要避免血肿压迫呼吸道引起窒息,应协助患者取侧卧位或头偏向一侧,必要时用吸引器将血吸出,并做好气管插管或切开的准备。

⑥ 一旦出现颅内出血,遵医嘱紧急输液凝血因子,配合做好其他抢救工作。

（2）关节病变:针对病变关节进行科学、合理的康复训练。

① 向患者及家属解释康复训练的目的、意义、主要方法、注意事项及自给要求。

② 急性期应局部制动,并保持肢体关节处于功能位。

③ 出血停止、肿胀完全消退后开始康复训练,避免过早行走,以防关节腔反复出血。

④ 指导患者进行股四头肌及关节功能训练,必要时给予理疗。

4. 心理护理

告知患者疾病治疗相关知识,使患者积极配合治疗,保持乐观情绪,加强与患者沟通,及时了解其心理状况。

（三）健康指导与康复

（1）避免各种外伤及从事可能受伤的工作。

（2）学会自我监测出血症状与体征,如碰撞后出现关节腔出血表现,外伤后伤口的渗血情况等。一旦发生出血,护理处理效果不好或出现严重出血,如关节腔出血等,应及时就医。

(3)对患者家属做好血友病遗传知识的指导,本病目前尚无根治方法,因此预防最为重要。建立遗传咨询、严格婚前检查和加强产前诊断,是减少血友病发病率的重要措施。

(4)学会出血的急救处理方法,有条件者,可教会患者及家属注射凝血因子的方法,以便紧急情况下及时处理严重出血。告诉患者外出或远行时,应携带血友病病历卡,以备发生意外时可得到及时救助。

九、再生障碍性贫血护理

再生障碍性贫血是一种可能由不同病因和机制引起的骨髓造血功能衰竭的一组综合征。临床主要表现为骨髓造血功能低下,可见进行性贫血、感染、出血和全血细胞减少。再生障碍性贫血的分类方法较多,临床较常用的是根据患者的病情、血象、骨髓象及预后,分为重型再生障碍性贫血和非重型再生障碍性贫血。国内学者曾根据病情轻重、起病缓急,将再生障碍性贫血分为急性型和慢性型。

(一)身心评估

(1)评估患者有无出血倾向。
(2)评估患者有无感染征象。
(3)评估患者有无进行性贫血加重。
(4)评估患者有无恐惧、焦虑心理。

(二)护理措施

1. 休息与活动
急性再生障碍性贫血需卧床休息,慢性再生障碍性贫血可以根据情况适当活动。
2. 病情观察
(1)急性期观察患者体温变化以及出血部位、程度,尤其是要观察有无重要脏器出血,如颅内出血等症状。
(2)观察慢性再障患者有无进行性贫血加重、急性发作表现。
3. 症状护理
(1)做好成分输血护理,控制出血和感染,但要禁用可能与再生障碍性贫血病因有关的药物,如某些解热镇痛药。
(2)重型再生障碍性贫血可给予保护性隔离,严格执行消毒隔离制度,减少并发症。
(3)长期应用雄性激素可出现水钠潴留、毛发增多、女性患者停经等症状,应用糖皮质激素可出现类库欣综合征,应对患者加以观察和做好解释工作,注意尽可能减少各类药物的不良反应。

4. 心理护理
多和患者交谈,了解其心理因素及其对患者的影响,明确心理护理的方向,摆脱心理紧张状态。

(三)健康指导与康复

(1)避免接触有毒有害化学物质及放射性物质类,警惕染发剂、杀虫剂毒性对人体的损害,避免应用某些抑制骨髓造血功能的药物,如氯霉素、保泰松等。

（2）对患者加强疾病知识教育,预防感染和出血,坚持治疗,不擅自停药,定期复诊。

（3）适当锻炼,增强体质,促进康复。

十、淋巴瘤护理

淋巴瘤是指起源于淋巴结或其他淋巴结组织的恶性肿瘤,组织病理学上分为霍奇金淋巴瘤和非霍奇金淋巴病淋巴瘤两大类,主要与 EB 病毒、遗传性或获得性免疫缺陷有关。临床表现为无痛性进行性淋巴结肿大发热、皮肤瘙痒、盗汗、消瘦、酒精性疼痛、组织器官受累等症状。

（一）身心评估

（1）评估有无淋巴结肿大,有无淋巴结肿大引起的压迫症状。

（2）评估患者心理状况:有无紧张、恐惧及知识缺乏等。

（二）护理措施

1. 休息与活动

早期患者可适当活动,有发热、明显浸润症状时应卧床休息,以减少消耗,保护机体。

2. 病情观察

（1）观察全身症状,如有无贫血、发热、乏力、消瘦、盗汗、皮肤瘙痒、肝脾肿大等。

（2）观察淋巴结肿大及累及范围、大小。

（3）严密观察有无深部淋巴结肿大引起的压迫症状,如纵膈淋巴结肿大引起咳嗽、呼吸困难、上腔静脉压迫,腹膜后淋巴结肿大可压迫输尿管引起肾盂积水。

3. 症状护理

（1）患者发热时按发热护理常规护理。

（2）化疗:多采用联合化疗,首次治疗获得缓解,有利于患者长期存活。若使用利妥昔单抗(美罗华)时,要注意观察有无药物不良反应,如发热、寒战、血管性水肿、呼吸困难、皮疹等,发热主要发生在第一次滴注时,通常在 2 h 内。

（3）放疗:有扩大及全身淋巴结照射两种,放疗按放疗护理常规护理进行。

4. 心理护理

耐心与患者交谈,了解患者对本病的知识和对患病、未来生活的看法,给予适当的解释,鼓励患者积极接受和积极治疗。在长期治疗过程中,患者可能会出现抑郁、悲观等负性情绪,甚至放弃治疗。家属要充分理解患者的痛苦和心情,注意言行,不要推诿、埋怨,要营造轻松的环境,以解除患者的紧张和不安,保持心情舒畅。

（三）健康指导与康复

（1）注意个人清洁卫生,做好保暖,预防各种感染。

（2）加强营养,适当活动以提高抵抗力。

（3）遵医嘱坚持治疗,定期复诊。

十一、多发性骨髓瘤护理

多发性骨髓瘤是指浆细胞异常增生的恶性肿瘤。骨髓内有大量异常浆细胞的克隆性增殖,引起溶骨性骨骼破坏,骨质疏松,血清出现单克隆免疫球蛋白,正常的多克隆免疫球蛋白合成受到抑制,尿内出现本周蛋白,从而引起不同程度的相关脏器与组织损伤。目前认为骨髓瘤细胞起源于 B 细胞或更早阶段。临床以骨骼病变、局部肿块、肾脏损害、贫血、出血、感染、淀粉样变和神经浸润症状为主要特征。

(一)身心评估

(1)评估患者有无骨痛、骨骼变形和病理性骨折等。

(2)评估有无骨髓瘤细胞对其他组织器官的浸润,有无肝脾淋巴结肿大、蛋白尿等。

(3)心理评估:有无焦虑、恐惧等不安情绪。

(二)护理措施

1. 休息与活动

骨痛患者多卧床休息,活动宜缓慢,防止病理性骨折。

2. 病情观察

(1)观察有无贫血、出血、感染及伴随症状及体征。

(2)观察有无高钙血症的表现:食欲减退、恶心、呕吐、多尿,严重者可出现心律失常、昏迷等。

(3)观察有无血栓形成。

(4)观察患者的排尿情况。

3. 症状护理

(1)协助患者采取舒适的体位,可适当按摩病变部位,以降低肌肉张力,增加舒适感,但避免用力过度,以防病理性骨折。轻微疼痛时指导患者采用放松、臆想疗法、音乐疗法等,转移对疼痛的注意力,严重疼痛则应用药物止痛,并观察用药后反应。

(2)注意监测患者肾功能,肾功能损害时选择低盐优质低蛋白饮食,忌食富含钙磷的食物。

(3)指导患者多喝水,每天补液 2000—3000 mL,每日尿量大于 1500 mL,促进钙与尿酸的排泄。高尿酸血症者需口服别嘌醇。指导患者适当限制活动,防止摔伤及病理性骨折发生。

4. 心理护理

关心、体贴、安慰患者,对患者提出的疑虑给予耐心解答。鼓励患者与家属、同事和病友沟通交流,使患者获得情感支持和配合治疗的经验。家属还可与患者就疼痛时的感受和需求交换意见,使患者得到理解和支持。

(三)健康指导与康复

(1)注意休息,劳逸结合。为预防病理性骨折、腰椎压缩性骨折,患者应睡硬板床,定时更换体位,做好生活护理。

（2）遵医嘱用药,观察药物疗效及不良反应。

（3）定期复查与治疗,出现活动后剧烈疼痛或发热,应及时就医。

十二、骨髓穿刺术护理

骨髓穿刺术是指采集骨骼液的一种常用诊断技术,其检查内容包括细胞学、原虫和细菌学等几个方面,适用于:

（1）各种血液病的诊断、鉴别诊断及治疗随访。

（2）骨髓移植。

（3）做骨髓细胞培养或骨髓涂片检查某些寄生虫。

（一）身心评估

（1）评估患者的配合程度。

（2）心理评估:有无紧张、恐惧等不良情绪。

（二）护理措施

（1）向患者解释穿刺目的和注意事项,以取得合作。

（2）协助患者取合适体位,如髂前上棘、胸前穿刺取仰卧位,髂后上棘、棘突穿刺取侧卧位或俯卧位。

（3）护理消毒皮肤,打开骨穿刺包,待医生铺洞巾后以胶布固定,协助医生抽取1%—2%利多卡因做局部麻醉。

（4）配合医生抽取骨髓液急速涂片数次。如送细菌培养,则注入液体培养基中并摇匀。

（5）整理用物,嘱患者平卧2—4 h。

（6）穿刺过程中观察患者的反应,如出现面色苍白、精神紧张,出冷汗,脉速、血压下降等虚脱或者休克症状,应立即停止穿刺。

（7）观察穿刺部位有无出血、水肿,血小板减少者应按压3—5 min。

（8）严格执行无菌操作,避免发生感染。

（三）健康指导与康复

（1）嘱患者平卧2—4 h。

（2）观察局部有无出血,保持局部清洁、干燥,穿刺后3日勿沐浴。

（3）告诉患者及家属3—5天才能出结果,安心等待,勿增加心理负担。

十三、鞘内注射护理

鞘内注射法指在腰穿时将不易通过血脑屏障的药物直接注入蛛网膜下腔,是临床上常用的一种治疗方法。

（一）身心评估

（1）评估患者配合程度。

（2）评估患者神志、头痛、头晕情况。

（3）心理评估：有无紧张、恐惧等心理反应。

（二）护理措施

（1）术前做好解释工作，使患者了解到鞘内注射化疗药物的优点及可能出现的不良反应，取得患者配合。

（2）帮助患者摆好体位，采取抱膝侧卧位，配合医生操作。

（3）穿刺后按压穿刺点 3—5 min，有出血倾向者按压时间延长，妥善固定敷料。

（4）鞘注后去枕平卧 4—6 h，防止头痛，有头痛者告知医生处理。

（5）严密观察患者的生命体征及有无头痛头晕、颈项强直、发热、意识障碍、视物模糊等。有消化道反应者头偏向一侧，遵医嘱给予止吐药物，发现感觉异常或运动功能障碍者及时通知医生对症处理。

（三）健康指导与康复

（1）告知患者多饮水，进食易消化、清淡的食物，勿食辛辣、刺激性食物，加强营养。

（2）指导患者保持穿刺点局部皮肤清洁、干燥，3 日内勿淋浴，防止感染。

十四、造血干细胞移植术护理

骨髓移植、外周血干细胞移植和脐血移植是指对患者实施免疫抑制处理后使机体失去排斥异体组织的能力，再将采集的供血的造血干细胞通过静脉回输至患者体内，使之重建正常的造血和免疫功能的过程。根据造血干细胞的来源不同，骨髓和外周血干细胞移植分为异体及自体移植。造血干细胞移植术适用于白血病、多发性骨髓瘤、恶性淋巴结瘤、再生障碍性贫血等。

（一）身心评估

（1）评估患者有无预处理后恶心、呕吐等不良反应。

（2）评估患者有无皮疹、腹泻等移植物抗宿主病症状。

（3）心理评估：有无恐惧、抑郁、预感性悲哀等不良情绪。

（二）护理措施

1. 移植术前护理

（1）洁净室准备。启用前对技术指标全面检测以符合标准。环境包括墙板、台面、门窗、地面及物品表面均采用消毒液擦拭；进行空气尘埃粒子监测，进入病室后使用物品包括被褥衣服用品等进行高压蒸汽灭菌或环氧乙烷消毒。使用前开机净化 30—60 min，做空气与物品的细菌培养。

（2）患者入层流病室前的处理：

① 入室前必须全面检查身体，包括口腔、鼻、耳、眼、皮肤及潜在感染的部位，消除易感染部位局部病灶。

② 入室前修剪指（趾）甲、理发、清洁灌肠、沐浴后经 1∶2000 醋酸氯己定药浴。

③ 更换无菌衣裤、鞋、帽,戴无菌口罩,然后进入百级层流病室,在此需要全环境保护。

（3）全环境保护：

① 居住在百级无菌病房：墙壁、台面、门窗、地面均用消毒剂擦拭,每日一次。

② 进无菌饮食：患者所有饮食需经过微波炉消毒后食用。

③ 肠道消毒：口服肠道不吸收的抗生素,如新霉素、制霉菌素等。口服药前以紫外线消毒 30 min 后服用。

④ 皮肤消毒：每日做好眼、耳、鼻腔黏膜及脐周、肛周、全身皮肤的消毒。

⑤ 口腔护理：3 次/日,经常用碳酸氢钠溶液、硼酸溶液、氯己定溶液交替漱口。

（4）预处理护理：

① 按放疗、化疗护理常规护理。

② 严密观察患者病情变化,注意药物不良反应,如消化道反应及有无出血症状,及时记录。

③ 鼓励患者多饮水,增加尿量,促进毒物排泄。

④ 严格执行无菌操作。

2. 移植术中护理

（1）骨髓移植：

① 做好骨髓采集的配合：给予供髓者心理护理,解除紧张、疑虑心理。骨髓采集科安排手术中进行,严格执行无菌操作,骨髓液需加肝素并过滤,置于标准血袋中。供髓后须卧床休息数周,应用适量抗生素及止血药,加强营养,促进恢复。

② 骨髓液输注的护理：无论异体移植或自体移植,输注方法同一般密闭式输血；无需过滤,采骨髓时应加入适量肝素,输骨髓时同步输入适量鱼精蛋白,以中和骨髓内的肝素。用另外一条静脉通路推注地塞米松 10 mg,减少输髓反应。要严密观察输髓过程中有无不良反应。

（2）外周血干细胞输注护理。采集外周血干细胞前,须经集落刺激因子动员后,通过单采机采集,外周血干细胞一经分离后,应立即静脉输注。输注程序同密闭式输血,于输注后输入生理盐水,避免损失干细胞,为预防变态反应输注前须静脉推注地塞米松 5 mg。

（3）脐血输注护理。脐血冷冻保存,输注前须复温,在 40 ℃水温箱中复温,复温后以 200 滴/min 速度静脉滴注,输血袋用生理盐水冲洗回输,避免损失干细胞,脐血全部输完后立即给予呋塞米 20 mg 利尿。输注过程中密切观察患者生命体征。

3. 移植术后护理

（1）严密观察病情变化,注意有无发热、出血、感染或移植物抗宿主病的症状。

（2）观察尿量、尿色、尿 pH、大便次数、量、颜色、性质,并协助送检,做细菌培养。

（3）营养护理：给予高蛋白、高维生素、高热量饮食,调节口味,鼓励多进食,多饮水,保持大便通畅。

（4）严格执行无菌操作。

（5）正确详细记录出入量和各种护理记录。

（6）帮助患者及家属之间沟通和联系,可隔窗探视,使患者得到关心,消除孤独感,增强治病信心。

（7）做好预防感染与出血护理。

（三）健康指导与康复

（1）指导患者遵医嘱应用免疫抑制剂，预防移植物抗宿主病。

（2）指导患者移植后康复期护理及预防复发的措施。

（3）指导患者学会自我观察，定期复查。

（4）保持良好的情绪，降低移植后疲乏程度。

第十节　肿瘤疾病护理常规

一、肿瘤疾病一般护理

肿瘤是机体在多种致瘤因素作用下，局部组织细胞异常增生而形成的新生物，常表现为局部肿块，分为良性和恶性。在上皮组织发生的肿瘤称为癌，癌是一种无限制的向外周扩散、浸润的疾病，最终侵犯重要器官，引起衰竭死亡。

（一）身心评估

（1）评估患者的临床症状。

（2）评估患者的心理状态及家庭支持情况。

（3）评估患者有无疼痛、有无导管。

（4）评估患者的营养状况。

（二）护理措施

（1）饮食护理，指导患者进食高蛋白、富含维生素的食物，必要时可使用管饲予肠内营养液或肠外营养。

（2）心理护理，了解患者的心理状况，关心、安慰和鼓励患者，向患者及家属宣教肿瘤防治知识，使其树立战胜疾病的信心，积极配合治疗。

（3）卧床患者落实基础护理，每2h翻身一次，使用合适的防压器具，保持床铺清洁，预防压力性损伤的发生，加强口腔护理，预防口腔感染。

（4）根据患者出现的症状给予相应的处理。

（5）疼痛护理：评估患者疼痛时间、部位、性质及程度，应根据医嘱按时给予镇痛药，并观察用药的效果及不良反应。

（6）化疗的患者须严密观察化疗反应，如过敏、恶心、呕吐、发热、出血、腹泻、骨髓抑制等；输注化疗药时应注意巡视患者，并观察化疗局部皮肤情况，如发现外渗应立即用普鲁卡因局部封闭。

（7）做好导管护理。

(三) 健康指导与康复

(1) 戒烟、酒,养成良好的生活习惯,有利于疾病康复。

(2) 鼓励患者参加社会活动,在疾病缓解期参加力所能及的工作,帮助其树立战胜疾病的信心。

(3) 注意饮食调理,根据病情给予合适的饮食,以保证机体的营养供给,提高机体的抗病能力。

(4) 注意观察放疗和化疗的不良反应,坚持治疗,定期复查。

二、肿瘤化学治疗护理

化学治疗是利用化学药物杀死肿瘤细胞、抑制肿瘤细胞生长繁殖和促进肿瘤细胞分化的一种治疗方式,是一种全身性治疗手段,对原发灶、转移灶和亚临床转移灶均有治疗作用。抗癌药物能抑制恶性肿瘤的生长和发育,并在一定程度上杀死癌细胞。但同时对机体正常细胞,特别对增殖旺盛的上皮细胞损伤尤为严重,并对机体重要器官,如肝、肾等也有一定毒性作用,致使这些器官功能受损,严重者可危及生命。

(一) 身心评估

(1) 评估患者有无化疗后恶心、呕吐等不良反应。

(2) 心理评估:有无恐惧、抑郁、预感性悲哀等不良情绪。

(二) 护理措施

(1) 按肿瘤患者一般护理常规护理。

(2) 保持病室环境整洁、空气清新、无异味。

(3) 用药护理:根据医嘱选择合适的给药方法和途径,如为静脉给药,应根据化疗药物的性质、化疗方案、患者血管条件等选择血管通路及工具,静脉注射化疗药宜行中心静脉置管,拒绝置管者应选择粗直、弹性好的上肢大静脉,不宜采用下肢静脉,必要时行中心静脉置管;避免在曾做过放射治疗的肢体、有动-静脉瘘的肢体、乳腺手术后患侧肢体、淋巴水肿等部位给药,应避免在 24 h 内被穿刺静脉的下方重新穿刺。在给药前、两种药物之间、给药后均应用 0.9% 生理盐水将药物冲净,以减少药物对血管的刺激。根据药物的性质和作用机制来决定给药时间和顺序。

(4) 饮食护理:

① 化疗期间应加强营养支持,根据患者喜好给予高蛋白、高营养、多维生素、清淡、易消化饮食,少量多餐,注意色香味的搭配。

② 因口腔大面积溃疡不能进食者,应给予胃肠外营养。

③ 食欲不振者可根据患者平时喜好的口味选用一些能增进食欲的食品。

(5) 化疗药物反应的观察与护理:

① 胃肠道毒性反应:化疗前后给予合适的止吐药可预防恶心、呕吐的发生。对于严重呕吐的患者,准确记录出入量,监测血电解质变化,维持水、电解质平衡。

② 口腔炎:化疗期间应注意口腔卫生,督促患者睡前及晨起用软毛牙刷刷牙,饭前、饭

后漱口。如口腔溃疡疼痛时,可用 2% 利多卡因液喷雾。如局部有真菌感染应给予抗真菌治疗。

③ 静脉炎:如发生静脉炎,可在化疗后给予 50% 硫酸镁湿敷或沿静脉走向涂喜疗妥霜剂,外敷如意金黄散、土豆片等。

④ 外物外渗:若化疗药物在静脉给药过程中意外渗漏在血管外,可导致局部皮肤及软组织非特异性炎症。在用药过程中要严密观察,一旦怀疑或出现外渗,应立即停止给药,将针头保留并连接注射器尽量抽出局部外渗的液体后注入解毒药,抬高患肢 48 h,避免局部受压;化疗药物外渗发生 24—48 h 内,宜给予干冷敷或冰敷,每次 15—20 min,每天不少于 4 次;奥沙利铂、植物碱类化疗药物外渗可给予干热敷,成人温度不宜超过 60 ℃,患儿温度不宜超过 42 ℃;深部组织发生中心静脉化疗药物外渗时,应遵医嘱行 X 线检查确定导管尖端位置。

⑤ 骨髓抑制:注意观察感染、出血和贫血征象,遵医嘱定期查血常规,出现Ⅳ度白细胞计数减少(低于 $1.0×10^9/L$)的患者必须采取一般性保护隔离。

(6) 心理护理:主动关心患者,帮助患者掌握自我护理知识,使其在情绪稳定状态下接受化疗。

(三) 健康指导与康复

化疗期间注意休息、减少外出防止感染。定期复诊,保证治疗的连续性,以达到最佳治疗效果。

三、肿瘤放射治疗护理

放射治疗是利用放射线的电离辐射作用破坏或杀灭肿瘤细胞,是治疗恶性肿瘤的重要方法之一,射线在破坏肿瘤细胞的同时,对人体的正常组织也有一定的损伤,当放疗达到一定剂量时,不可避免地出现一些放射反应。

(一) 身心评估

(1) 评估患者有无紧张、焦虑等不良情绪。
(2) 评估患者有无放射性皮炎等相关不良反应。

(二) 护理措施

(1) 按肿瘤患者一般护理常规护理。
(2) 饮食护理:
① 给予高热量、高蛋白质、富含维生素、易消化的饮食,忌油腻食物,少量多餐。
② 口干者少量多次饮水及饮用富含维生素 C 的果汁。
③ 口腔黏膜溃疡严重者进微冷、无刺激的流质或半流质饮食,必要时给予肠内外营养支持。
(3) 皮肤护理:
① 保持照射野皮肤清洁、干燥,标记清楚,切勿搔抓皮肤,防止溃烂、感染,禁贴胶布或涂碘酊、酸碱等化学性物质,防止日光直接暴晒,不可对照射野皮肤清洗过勤,洗澡时不可将

水温调至过高,日常不可应用热水袋对皮肤进行热敷,减少冷热刺激。

② 宜穿柔软的棉织内衣,少穿着高领或硬领的衣服,局部避免摩擦刺激。

③ 如出现干性皮炎,瘙痒时根据医嘱涂抹止痒药物。出现湿性皮炎可用放射性皮炎膏,必要时暂停放疗。

（4）观察照射器官功能:肿瘤所在器官或照射野内的正常组织受射线影响可发生一系列的反应,如膀胱照射后出现血尿,胸部照射后出现放射性肺炎、放射性食管炎,胃肠道受损后发生出血、溃疡、放射性肠炎等,放疗期间应加强对照射器官功能状态的观察,对症处理,有严重不良反应时暂停放疗。

（5）心理护理:关心患者,介绍放疗知识及疗效,增强患者对治疗的信心。

（三）健康指导与康复

（1）定期检查:定期检查血常规及重要脏器功能。

（2）自我护理:指导患者在放疗期间多饮水,保护照射野的定位标记,衣着柔软、宽松,学会对皮肤黏膜的自我护理方法,如漱口、鼻腔冲洗、会阴部护理等。

（3）预防感染:增强自我保护意识,减少与感染人群接触,外出时注意防寒保暖。

四、肿瘤免疫治疗护理

肿瘤免疫治疗是指通过重新启动并维持肿瘤-免疫循环,恢复机体正常的抗肿瘤免疫反应,从而控制与清除肿瘤的一种治疗方法。免疫治疗主要用药为 PD-1 单抗药物,目前已在多种肿瘤如黑色素瘤、非小细胞肺癌、肾癌和前列腺癌等实体瘤的治疗中展示出了强大的抗肿瘤活性,与传统治疗相比具有杀伤精确、副作用小、疗效持久、个性化程度高等优势。

（一）身心评估

（1）评估患者外周血管情况,有无静脉通道。

（2）评估心理状况:有无焦虑、紧张等不良情绪。

（二）护理措施

1. 休息与活动

治疗期间注意休息,避免疲劳。

2. 用药护理

（1）根据医嘱选择合适的给药方法和途径,目前上市的免疫治疗药物基本为静脉给药,宜为中心静脉置管,拒绝置管者应选择粗直、弹性好的上肢大静脉,不宜采用下肢静脉。避免在曾做过放射治疗的肢体、有动静脉瘘的肢体、乳腺手术后患侧肢体、淋巴水肿等部位给药,应避免在 24 h 内被穿刺静脉的下方重新穿刺。在给药前后均应用 0.9% 生理盐水将药物冲净。

（2）输注前遵医嘱使用抗过敏药物,用药期间使用心电监护监测患者生命体征变化,及时发现病情变化。

3. 不良反应的观察及护理

（1）皮肤毒性反应:主要有皮疹、大疱性皮肤病、Stevens Johnson 综合征、中毒性表皮坏死松解症、药物超敏反应综合征等,其中皮疹最为常见,若患者出现1—2级皮肤不良反应,可继续使用免疫治疗,予外用糖皮质激素及口服抗组胺药治疗;若出现3级不良反应,应暂停使用免疫治疗,予激素治疗;若出现4级不良反应,应永久停用免疫治疗。清洁局部皮肤时使用温水,水温不宜过高;使用不含酒精的无刺激的保湿润肤霜,顺着毛发生长方向涂抹,直至完全吸收;外出时避免阳光照射,采取防晒措施;穿着质地柔软宽松的纯棉衣物,不要穿化纤和材质较硬的衣物,防止因衣物材质粗糙或摩擦使皮肤破损;勤剪指甲,以免指甲过长抓破皮肤,瘙痒时避免用手抓挠皮肤或轻拍局部缓解不适。

(2)消化系统毒性反应:表现为结肠炎、腹泻等,出现消化系统毒性反应时,遵医嘱完善粪常规、血液学检查,必要时行结肠镜检查。遵医嘱予止泻药物对症处理,对于严重腹泻的患者,准确记录出入量,监测血电解质变化,维持水、电解质平衡。

(3)内分泌系统毒性:表现为甲状腺功能紊乱、下垂体炎、肾上腺功能不全、糖尿病等,除以上不良反应外,如果经常出现头痛、视力改变、心跳加快、极度疲劳和虚弱、行为改变、便秘、尿频等症状时,应注意及时告知医生,这可能与免疫治疗产生的内分泌不良反应有关。定期监测患者的血液学检查结果,发现异常及时予药物干预,必要时请内分泌科会诊。

4. 心理护理

主动关心患者,帮助患者掌握自我护理知识,了解可能发生的不良反应,及时掌握应对措施,使其在情绪稳定情况下接受免疫治疗。

(三)健康指导与康复

治疗期间注意休息,减少外出预防感染,定期复诊,保证治疗的连续性,以达到最佳治疗效果。

五、胃癌护理

胃癌是指原发于胃的上皮源性恶性肿瘤,是常见的消化道恶性肿瘤之一。我国是胃癌发病率最高的国家,其中,男性大于女性,农村高于城市。

(一)身心评估

(1)评估有无恶心、呕吐及胃部饱胀、疼痛等情况。
(2)评估有无消化道出血的症状,如呕血、黑便等。
(3)评估患者疼痛的部位程度、性质及持续时间。
(4)选择合适的营养评估工具,评估患者的营养状态。
(5)心理评估:有无绝望、预感性悲哀、否认、抑郁、恐惧等不良情绪。

(二)护理措施

1. 病情观察
(1)观察有无恶心、呕吐、食欲减退、消瘦、乏力及胃部疼痛。
(2)观察呕吐物的性状及大便的颜色、量,了解有无消化道出血。
(3)观察有无黄疸、腹水等癌肿转移的体征。

2. 症状护理

（1）化疗患者要定期查血象，白细胞计数低于 $3\times10^9/L$ 应暂停化疗，给予升白细胞应用。曲妥珠单抗联合化疗为 HER2 阳性晚期胃癌的一线标准治疗，须注意其心肌毒性、输液反应和血液学毒性。使用阿帕替尼靶向治疗的患者须监测血压，注意有无蛋白尿或手足综合征、出血、心脏毒性和肝脏毒性等。

（2）远处转移的胃癌患者，可通过照射原发灶或转移灶，实施缓解梗阻、压迫、出血或疼痛为目的的减症治疗，保护照射部位皮肤，穿宽松棉质衣物，避免使用碱性皂液及润肤乳。

（3）正确评估疼痛，应遵循三阶梯镇痛原则，阿片类药物是癌痛治疗的基石，必要时加用糖皮质激素、抗惊厥药等辅助药物，注意观察止痛药物的疗效及副反应。如疼痛持续加重且向腰背部放射，则提示可能存在胰腺和腹腔神经丛受侵。胃癌一旦穿孔，可出现剧烈腹痛的胃穿孔症状。

（4）腹膜转移是晚期胃癌患者死亡的首要原因之一，腹膜播散种植是导致癌性腹水形成的重要原因，中、大量腹水往往影响患者膳食摄入，导致腹胀，增加肠梗阻风险，常需要先引流腹水减轻上述症状改善进食，才能创造抗肿瘤条件，应做好腹腔引流及腹腔灌注化疗的护理。

（5）饮食指导：评估患者的进食情况及营养状况，选择合适的营养干预方式，常用的方式有口服、肠内营养及肠外营养，对于有胃肠道功能的患者首选肠内营养，而肠外营养适用于胃肠道功能不全或障碍的患者。

3. 心理护理

癌症患者大多存在心理痛苦，心理痛苦是心理、社会、精神和躯体上的多重因素造成的不愉快的体验，可能会影响患者应对肿瘤、躯体症状以及治疗的能力，如抑郁、焦虑、恐慌、社会隔绝以及生存危机。加强与患者及家属沟通，了解患者心理状况。多关心患者，给予情感支持、治疗经费支持，减轻患者的恐惧和不安心理，必要时可组建跨学科 MDT 治疗组对患者及家属的心理痛苦进行管理和治疗，帮助患者树立战胜疾病的信心。

（三）健康指导与康复

（1）养成良好的生活、饮食习惯，多食新鲜蔬菜、肉类，勿吃腌制品、油煎炸食物、发霉食物。

（2）积极治疗胃病和幽门螺旋杆菌感染。

（3）加强营养，进行免疫治疗，增强体质。

（4）坚持治疗，定期随访，随访内容主要包括两方面：一是肿瘤学方面的检查，评估是否复发转移；二是观察胃癌根治性切除术后远期并发症和生活质量改善情况。

六、肝癌护理

肝细胞癌（HCC）约占所有原发性肝癌的 90%，在全球癌症相关死亡排名中居第 4 位。肝癌是指发生于肝细胞或肝内胆管上皮细胞的癌，为我国常见的恶性肿瘤之一，其死亡率在消化系统恶性肿瘤中列第三位，仅次于胃癌和食道癌。

（一）身心评估

（1）评估肝区疼痛的性质、部位程度及伴随症状。

（2）评估有无黄疸、腹水、腹胀、恶心、呕吐。

（3）评估意识状态有无改变。

（4）评估有无肺、骨、胸腔及脑等远处转移症状。

（5）心理评估：评估有无绝望、预感性悲哀、恐惧等不良情绪及家庭支持情况。

（二）护理措施

1. 病情观察

（1）观察有无肝区疼痛、消瘦、乏力、食欲减退、腹胀、恶心、呕吐、腹泻等症状。

（2）了解意识状态，观察有无肝昏迷的早期表现。

（3）观察有无呕血、便血等消化道出血情况。

（4）记录 24 h 出入量变化，观察水肿程度、黄疸加深程度。

2. 症状护理

（1）癌痛患者首先在精神上给予支持，转移注意力，以减轻痛。疼痛明显时可遵循三阶梯止痛治疗原则使用止痛剂，注意观察止痛药物的疗效及副反应。

（2）并发症的预防及护理：

① 癌肿破裂出血是肝癌患者常见并发症，告诫患者避免腹内压骤升的动作，以防肿瘤破裂，如患者突然腹痛，且伴有腹膜刺激征，应高度怀疑肝癌结节破裂出血，立即告知医生，一旦确诊应绝对卧床，肝区以腹带加压包扎，给予输血及止血药物应用。

② 上消化道出血是晚期肝癌、肝硬化伴食管-胃底静脉曲张者的并发症。应予以禁食监测血压变化，使用抑制胃酸分泌的药物。加强肝功能的监测，及时纠正或控制出凝血功能的异常。一旦发生上消化道大出血者，给予止血治疗，必要时行介入治疗。

③ 肝性脑病：加强对患者生命体征及意识的观察，若出现性格、行为变化，如欣快感、表情淡漠或扑翼样震颤等前驱症状时，及时通知医生。

（3）继发感染者要注意口腔及皮肤的护理。

（4）腹胀伴有腹水者，应取半卧位，衣物宽松柔软，记录 24 h 出入量，观察并记录体重及腹围变化，行腹腔穿刺腹水，观察腹水的量及性质。

（5）肝昏迷者使用降血氨药物，限制蛋白质的摄入，保持大便通畅，禁用肥皂水灌肠。

（6）若患者出现黄疸、皮肤瘙痒等阻塞性黄疸的表现，可行经皮穿刺胆汁引流。

（7）腹胀明显影响进食或有低蛋白血症时给予静脉营养支持。

3. 心理护理

加强与患者及家属沟通，了解患者心理状况。医护人员应多关心患者，鼓励亲友探望患者，给予情感支持、治疗经费支持，减轻患者的恐惧和不安心理，帮助患者树立战胜疾病的信心。

（三）健康指导与康复

（1）HBAg 阳性者应积极治疗，定期检查 AFP。

（2）禁酒，保持生活有规律，防止情绪剧烈波动和劳累。

（3）患者保持乐观的情绪，建立积极的生活方式。

（4）按医嘱服药，忌服损肝药物。

（5）全面摄取营养素，增强机体抵抗力。

（6）定期复查，有利于治疗方案的调整。

七、原发性支气管肺癌护理

原发性支气管肺癌简称肺癌，为起源于支气管黏膜或腺体的恶性肿瘤。肺癌发病率为男性肿瘤的首位，由于早期诊断不足致使预后差。目前随着诊断方法的进步，放疗、化疗、分子靶向药物及免疫药物等治疗方法和新药的出现，规范化、个体化的多学科综合性治疗技术的进展，使肺癌缓解率及患者的长期生存率已经得到提高。肺癌的病因复杂，迄今尚不能确定某一致癌因子，吸烟者约占发病者的 75%。

（一）身心评估

（1）观察患者有无咳嗽、咳痰、胸闷、气喘情况。

（2）评估咯血患者的出血量及神志变化。

（3）评估患者疼痛程度。

（4）心理评估：有无绝望、预感性悲哀、否认、抑郁、恐惧等不良情绪。

（二）护理措施

（1）取舒适体位，患侧卧位，晚期患者卧床休息，呼吸困难者取半坐卧位；患者需要咳嗽时，以手压迫疼痛部位，鼓励患者咳嗽。

（2）予高蛋白、高热量、高维生素、易消化饮食，注意食物的色、香、味俱全，增进患者的食欲，病情危重者可予鼻饲或静脉补充营养，注意电解质平衡，化疗期间可给予清淡饮食。

（3）心理护理：与患者及家属建立信任关系，了解患者的想法，寻求家人支持陪伴；鼓励患者，积极配合治疗；认真地回答患者提出的有关治疗与护理方面的问题；病情允许的情况下，可让患者进行自我护理，以分散其注意力；鼓励患者倾诉，疏导不良情绪，必要时可邀请心理咨询师参与治疗；根据患者及家人对疾病接受和认知的情况，医护一致，进行病情告知，特殊患者实行保护性医疗制度。

（4）对症护理：咳嗽、胸痛者可遵医嘱给止咳药、镇痛药；憋喘伴胸腔积液者可吸氧，配合胸腔穿刺抽液；咯血者保持呼吸道通畅，遵医嘱确使用止血药物；全身乏力、消瘦、恶病质者可给予支持疗法；化疗者按肿瘤科化疗护理常规护理。

（5）用药护理：使用静脉化疗药物时要注意保护血管，最好选择中心静脉输注，避免药物外渗造成组织坏死；使用分子靶向药物应用时要注意观察疗效及有无耐药情况；使用新药免疫药物时应注意观察不良反应及疗效。

（6）遵医嘱按癌症患者三阶梯止痛原则给予止痛。

（7）做纤维支气管镜检查和活组织检查、胸腔穿刺、胸腔积液离心沉淀脱落细胞检查时，护士应做好术前准备和术中配合工作。标本及时送检。

（三）健康指导与康复

（1）休养环境要舒适、安静。戒烟及减少被动吸烟，根据气候变化尽可能及时增减衣服，避免感冒。少去公共场所，加强自我保护。

（2）指导患者采用放松术缓解疼痛，如缓慢深呼吸、全身肌肉放松、听音乐等。

（3）指导患者正确对待放疗、化疗的副反应，化疗后应定期监测血象，如有体温升高及其他不适，应随时就诊，脱发是化疗药物的副作用所致，停药后会重新生长，无需担忧，短期内可戴假发。

（4）指导缓解心理压力的技巧，学会沟通、发泄等。

（5）注意饮食搭配，科学进餐。多食新鲜水果及蔬菜，保证足够的热量、丰富的蛋白质（如瘦肉、豆制品、鸡蛋、虾等）及维生素的摄入，保持大便通畅，每日饮水量不少于 1500 mL。

（6）适当增加活动量，注意劳逸结合，自我调适，达到最佳身心状态。

八、乳腺癌护理

乳腺癌是指发生于乳腺导管及小叶上皮的恶性肿瘤，主要发生于女性，男性甚为少见，男女患者数之比约 1：100，40—50 岁为发病高期。乳癌发生的易感因素：① 乳癌家族史：一级亲属中有乳癌病史者，发病危险性是普通人群的 2—3 倍，若一级亲属在 40 岁以下被诊断为乳腺癌，患者风险将进一步增加。② 内分泌因素：月经初潮早于 12 岁、绝经期晚于 50 岁、40 岁以上未孕或初次足月产迟于 35 岁与乳癌发病均有关。③ 部分乳房良性疾病：多数认为乳腺小叶有上皮高度增生或不典型增生者可能与乳癌发病有关。④ 营养过剩、肥胖、高脂饮食：可加强或延长雌激素对乳腺上皮细胞的刺激，从而增加发病机会。⑤ 环境因素和生活方式：吸烟、饮酒、熬夜均能增加乳腺癌的患病风险，体育锻炼能降低乳腺癌患病风险。

（一）身心评估

（1）评估患者术肢的皮肤色泽、温度、有无水肿或麻木感。

（2）评估乳房皮肤及切口愈合情况

（3）心理评估：有无焦虑、恐惧、抑郁情绪及自我形象紊乱。

（二）护理措施

1. 病情观察

（1）注意观察术测上肢的末梢循环情况，询问有无水肿或麻木感。

（2）观察对侧乳房皮肤及外形有无改变，乳头及乳晕有无异常。

（3）观察有无骨、肺、胸膜、肝等远处转移的症状。如有无骨痛、呼吸困难、咯血、胸痛及肝功能损害等。

2. 症状护理

（1）骨转移患者注意预防病理性骨折。静脉应用双磷酸盐药物时输液速度不宜过快，应大于 4 h 输完，注意监测体温变化。

（2）患肢水肿的护理：术后患肢抬高，循序渐进指导患肢功能锻炼，增加静脉侧肢循环建立,促进淋巴液回流。

（3）对化疗患者要定期查血象,白细胞低于 $3\times10^9/L$ 应暂停化疗,给予升白细胞药物应用。注意观察有无口腔炎、恶心、呕吐等胃肠道反应,定期查肝肾功能。

（4）对于放疗患者要注意观察有无放射性肺炎、放射性皮炎等放疗副反应。指导放疗患者穿宽松全棉内衣,保护照射野皮肤。放疗期间更应强调功能锻炼,预防局部组织纤维化。

（5）内分泌治疗的患者注意观察药物疗效及副反应。

3. 心理护理

术后继续给予患者及家属心理支持。取得患者配偶的情感支持、理解与合作,鼓励夫妻双方坦诚相待,引导患者尽早正视现实,鼓励其表述手术创伤对自己今后角色的影响,表达对其同情和提供改善自我形象的措施或方法。注意保护患者隐私,操作时避免过度暴露,必要时用屏风遮挡。

（三）健康指导与康复

（1）活动:术后近期避免用患侧上肢搬动、提取重物。

（2）避孕:术后 5 年内应避免妊娠,以免促使乳癌复发。

（3）化疗或放疗:化疗期间定期复查血常规,一旦出现骨髓抑制现象(血白细胞计数低于 $3\times10^9/L$),应暂停。放疗期间注意保护皮肤,出现放射性皮炎时及时就诊。

（4）义乳或假体:佩戴义乳和假体是患者改善自我形象的方法,介绍其作用和应用方法,如出院时暂佩戴无重量的义乳,有重量的义乳在治愈后佩戴。根治术后 3 个月行乳房再造术,但有肿瘤转移或乳腺炎者,严禁假体植入。

（5）自我检查:多数乳房疾病是由患者自己发现的,定期的乳房自查有助于及早发现乳房的病变。检查最好在月经结束后的 2—3 日或选在月经周期的第 7—10 日。

乳房自查方法:

① 平卧触摸法,保持平躺体位,抬高右臂至头顶,将小枕头垫在右肩下,并拢左手四指,通过指端掌面对乳腺肿块及其他改变进行检查,指腹在触摸乳房时应保持稳定缓慢的速度,按顺时针方向由乳房外围触摸至乳房内圈。还需触摸腹下,观察淋巴结有无肿大,最后轻压乳头,如有溢液及时就医。

② 对镜自照法:站在镜前保持两手叉腰,对乳房外形进行观察,后举高双臂过头顶,对乳腺轮廓及形态进行观察,若有红肿、橘皮样改变等异常及时就医。

③ 淋浴检查法:并拢手指缓慢滑动,对乳腺及腋窝进行检查。湿润的皮肤会增加乳腺问题的检出率。

九、心包引流及灌注护理

正常心包由脏层与壁层组成,腔内正常生理状态有 20 mL 液体,为黄色透明澄清液,心包内的液体量增多 25 mL,引起相关症状为心包积液。恶性心包积液是肿瘤转移至心包膜引起渗出增多所致。心包积液过多时易出现气急、呼吸困难、咳嗽、胸痛(主要为心前区疼痛)、心包填塞、左肺受压征等。根据恶性心包积液量分为:积液量 25—50 mL 为微量,积液量 50—100 mL 为少量,积液量 100—500 mL 为中量,积液量 500 mL 以上为大量。

（一）身心评估

（1）评估患者配合程度。

（2）评估患者有无胸闷、心慌等情况。

（3）评估患者有无紧张、恐惧等心理反应。

（二）护理措施

（1）术前予吸氧、心电监护，建立静脉通道，准备好抢救物品、药物，做好随时抢救的准备。且向患者做好解释工作，消除紧张心理。

（2）心包穿刺置管时注意观察患者的面色、表情及心率变化。若心率突然加快、面色苍白、出冷汗、呼吸困难加重时，配合医生做好抢救工作。

（3）术后密切监测患者生命体征。观察有无进行性血压下降，面色苍白、心率增快、气急加重、颈静脉怒张、烦躁不安等症状。

（4）密切观察引流液的色、性质、量，并定时记录引流量。每日开放引流 2—6 次，一次引流 30—60 min。

（5）协助患者缓慢更换体位，以利于药液吸收。

（6）注意观察穿刺点有无渗血、渗液，如有潮湿及时更换。

（7）心包积液大量引流后注意观察患者的呼吸频率、呼吸音等变化以及患者的主诉，如出现咳嗽加剧、气急，可暂停引流，待症状稳定后予以引流。

（8）如出现胃肠道反应，遵医嘱予以止吐药物。

（9）拔管指征：生命体征稳定。引流瓶内无气体溢出。引流量很少，24 h 引流量小于 50 mL。听诊余肺呼吸音清晰，胸片示伤侧肺复张良好。

（三）健康指导与康复

（1）指导患者术后卧床休息，勿过度活动。

（2）嘱患者保持穿刺点局部皮肤清洁、干燥，防止感染。置管至拔管后 72 h 内禁止淋浴，防止感染。

（3）妥善固定导管，避免牵拉、扭曲、折叠，保持引流畅通。

十、腹腔灌注护理

腹腔灌注化疗是将化疗药物通过导管注入腹腔而达到治疗腹腔恶性肿瘤，包括腹膜转移癌的一种手段。腹腔化疗因其疗效好、安全、易于操作等优点被临床广泛使用。

（一）身心评估

（1）评估患者配合程度。

（2）评估患者腹胀情况。

（3）心理评估：有无紧张、恐惧等心理反应。

（二）护理措施

（1）灌注前禁食 4 h,排空膀胱。向患者解释腹腔灌注的目的和注意事项,减轻其紧张心理,熟练配合医生进行腹腔穿刺,密切观察病情,呼吸困难者给予吸氧。

（2）准确记录腹水量,密切观察腹水颜色、性状。

（3）腹腔灌注滴速宜快,以 120—160 滴/min 为宜。

（4）腹腔灌注后患者应卧床,每 15—30 min 变换卧位一次,有利药物吸收。

（5）观察患者有无腹痛、恶心、呕吐等不适主诉,发现异常及时通知医生处理。

（6）留置导管者妥善固定导管,防止脱出、折叠、扭曲。

（7）观察穿刺点有无渗血、渗液,保持穿刺点清洁、干燥。拔管后按压穿刺点不少于 5 min,消毒后予无菌敷料覆盖。

（三）健康指导与康复

（1）指导患者进食高蛋白、高维生素、易消化饮食。

（2）留置导管者妥善固定导管,防止脱出、折叠、扭曲。

（3）指导患者保持穿刺点局部皮肤清洁、干燥,防止感染。

十一、胸腔灌注护理

胸腔灌注化疗将化疗药物通过导管注入腹腔从而达到治疗胸腔恶性肿瘤的目的,是一种治疗胸腔转移癌的一种手段。恶性胸腔积液是晚期肿瘤患者常见并发症之一,此时患者病变范围较广,体质较差,已不适宜全身化疗,而有效地局部治疗可起到较好的姑息治疗作用。

（一）身心评估

（1）评估患者配合程度。

（2）评估患者有无胸闷、气喘等情况。

（3）心理评估:有无紧张、恐惧等心理反应。

（二）护理措施

（1）加强对患者和家属的心理疏导与支持,消除其紧张、恐惧。

（2）熟练配合医生进行胸腔穿刺,密切观察患者呼吸和脉搏变化,呼吸困难者给予吸氧,注意血胸、气胸、肺水肿等并发症的发生。

（3）引流速度不宜过快,一般速度不超过 50 mL/min,首次引流量 500—800 mL,以后每次不超过 100 mL,观察并记录引流物的颜色、性质及量。

（4）妥善固定,防止导管脱落,观察穿刺点周围有无渗液、贴膜有无松动并保证引流通畅,告诉患者适当活动,可使引流更加充分,活动时使引流袋低于引流平面,防止引流液逆流。

（5）注药过程中密切观察患者反应,注药后嘱患者多翻身,以利于药液吸收。注意观察患者有无呼吸困难、疼痛、恶心、呕吐等不适主诉,发现异常及时通知医生处理。

（三）健康指导与康复

（1）指导患者进食高蛋白、高维生素、易消化的食物。

（2）经常观察管道有无扭曲、折叠等情况。

（3）拔管后保持穿刺点清洁、干燥，7 h 内禁止淋浴，以防感染。

第十一节　疼痛科护理常规

一、疼痛一般护理及癌痛护理

1986 年疼痛研究国际协会（IASP）曾将疼痛定义为：疼痛是与现存或潜在的组织损伤（或描述为类似损伤）有关的一种不愉快感觉和情感体验。美国疼痛专家麦加福利曾说："疼痛是经历过疼痛的患者对它所做的任何陈述，疼痛所发生的时间是患者所提及的任何时间。"随着医学的不断发展，疼痛与各方面存在联系，我们将疼痛定义为一种体验，即一种因组织损伤或潜在组织损伤造成的感觉维度、情感维度、认知维度和社会维度的疼痛体验。

（一）疼痛分类

1. 根据发生情况和延续时间划分

（1）急性疼痛（acute pain）：是指有一明确的开始时间，持续时间较短（3 个月以内），常用的镇痛方法可以控制疼痛。

（2）慢性疼痛（chronic pain）：慢性疼痛是指一种急性疾病或一次损伤所引起的疼痛持续超过正常所需的治愈时间，或疼痛缓解后间隔数月或数年复发或反复发作者，多为持续存在 3 个月以上的疼痛。慢性疼痛又分为慢性非癌痛和慢性癌痛。

（3）爆发性疼痛（breakthrough pain）：是癌痛患者经常面临的问题，是指在有效镇痛药物治疗期间，患者在持续痛的基础上，突然出现的短暂而剧烈的疼痛，疼痛发作频繁、持续时间短、不可预测、与原来的慢性疼痛无必然联系。

（4）偶发性疼痛（incident pain）：也称为活动相关性疼痛，是爆发性疼痛的一种，主要与某些特殊的活动相关，如进食、排泄、翻身、走路等。

2. 根据疼痛的严重程度划分

可以分为轻度疼痛、中度疼痛和重度疼痛。

3. 根据疼痛的神经生理学机制划分

可分为伤害感受性疼痛、神经病理性疼痛及混合性疼痛三类。伤害感受性疼痛直接由伤害性刺激引起，与组织损伤或炎症反应有关，而后者由神经系统原发性损害和功能障碍所激发或引起疼痛。伤害性疼痛又可分为躯体伤害性疼痛和内脏伤害性疼痛。躯体伤害性疼痛常因外科手术操作或肿瘤骨转移引起，表现为锐痛、搏动性疼痛，其定位常较明确。内脏伤害性疼痛常由肿瘤导致的周围脏器的浸润或空腔脏器的扩张引起，表现为钝痛或绞痛。

4. 根据疼痛的部位划分

可以分为躯体痛、内脏痛和心因痛三大类，其中按躯体解剖定位又可分为：头痛、颌面痛、颈项痛、肩背痛、胸痛、上肢痛、腹痛、腰骶痛、盆痛、髂髋痛、下肢痛。术后疼痛又包括手术后躯体痛和手术后内脏痛。手术后躯体痛（伤口痛），为手术中所用器械直接损伤和波及的部位所引起的疼痛；手术后内脏痛（牵涉痛），为胸腔手术损伤内脏组织所引起的疼痛。

表 6.1　疼痛相关的生理和行为学表现

生理	行为
心动过程	发出痛苦的声音
高血压	哭泣或呜咽
面色苍白	不能静卧
恶心呕吐	对疼痛部位有保护性动作
瞳孔放大	皱眉或做出痛苦表情
肌张力增加	乱动
浅快呼吸	不能入睡

5. 根据疼痛性质划分

可分为钝痛（酸痛、胀痛、闷痛）、锐痛（刺痛、切割痛、灼痛、绞痛、撕裂样痛、爆裂样痛、钻顶样痛）、其他描述（跳痛、压榨样痛、牵拉样痛）等。

（二）疼痛评估

疼痛是人的一种主观感受，疼痛评估是进行疼痛管理首要的关键步骤，也是疼痛治疗的基础。疼痛评估可以促进有效的临床疼痛护理管理，只有基于准确的疼痛评估结果，医护人员才能采取有针对性的疼痛管理措施。

1. 疼痛评估内容和时机

综合评估疼痛的过程中可以按照 PQRST 的顺序获得相关信息。除此之外，还应询问患者疼痛的病史、发作的原因、伴随症状、对日常生活的影响，患者的既往病史以及以前疼痛的诊断、治疗和效果等。另外，还需要考虑患者的精神状态及有关心理、社会因素。具体评估内容如下：

（1）P：促发和缓解因素（provoking or precipitating factors）。

（2）Q：疼痛的性质（quality of pain）。

（3）R：疼痛的部位及范围（radiation of pain）。

（4）S：疼痛的严重程度（severity of pain）。

（5）T：疼痛的时间因素（timing），包括减轻或加重的时间、疼痛发作的时间以及疼痛持续的时间。

在对患者进行初步疼痛评估以后，需要根据患者疼痛情况、治疗计划等实施动态常规的疼痛评估。评估的时机为：患者主诉出现新的疼痛；进行新的操作时；在疼痛治疗措施达到峰值效果后；对于一些长时间存在的疼痛，如慢性疼痛需要根据疼痛情况规律地进行评估。

再评估的内容包括现在的疼痛程度、性质和部位，过去 24 h 最严重的疼痛程度，疼痛缓解的程度，治疗方案实施中存在的障碍，疼痛对日常生活、睡眠和情绪的影响，疼痛治疗的不良反应。

2. 疼痛强度评估

鉴于疼痛是个体的主观感受,因而疼痛评估以患者的主诉为金标准,疼痛评估自评目前有多种方法可选择,根据患者年龄、认知能力以及交流能力的不同,目前疼痛强度评估的方法主要分为三种:自我评估、生理生化评估和行为观察评估。

(1)自我评估。由于疼痛是一种主观感受,每个人有不同的疼痛体验,因此自我评估被认为是评估疼痛的最有效标准。自我评估是通过让患者进行自我描述来反映其疼痛情况,是一种患者评估自身疼痛强度的工具,其应用主体是患者自身,评估结果主要反映的是患者的主观疼痛感受。目前临床常用的评估方法有数字分级评分法、语言等级评分法、视觉模拟评分法、词语描述量表、Wong-Baker 面部表情量表、五指法、六点行为评分法等。

① 数字分级评分法(numeric rating scale,NRS)。NRS 操作简单,适用于无意识障碍,且语言表达正常的患者,但不适用于对数字概念不清楚的老年人,如表 6.2 所示。

表 6.2 数字分级评分法

疼痛等级		评分及疼痛感觉
轻度疼痛	翻身、咳嗽、深呼吸时疼痛	1 分:安静平卧时不痛,翻身咳嗽时疼痛
		2 分:咳嗽时疼痛,深呼吸时不痛
		3 分:安静平卧时不痛,咳嗽、深呼吸时疼痛
中度疼痛	安静平卧时疼痛,影响睡眠	4 分:安静平卧时间歇疼痛(开始影响生活质量)
		5 分:安静平卧时持续疼痛
		6 分:安静平卧时疼痛较重
重度疼痛	翻转不安,无法入睡,全身大汗,无法忍受	7 分:疼痛较重,翻转不安,无法入睡
		8 分:持续疼痛难忍,全身大汗
		9 分:剧烈疼痛,无法忍受
		10 分:最疼痛,生不如死

② 语言等级评分法(verbal rating scale,VRS)。VRS 通过患者口述描绘评分,让患者根据自身的疼痛程度选择相应关键词,此量表对于每个疼痛分级都有描述,用轻度疼痛、中度疼痛、重度疼痛、剧烈疼痛及无法忍受的疼痛来帮助患者描述自己的疼痛。此量表容易被患者理解,易于医生与患者沟通,但精确度不够,有时患者很难找出与自己的疼痛程度相对应的评分,且容易受情绪、理解程度和文化水平的影响。具体分级如下:

0 级:无疼痛(no pain)。

1 级:轻度疼痛(mild pain):可忍受,能正常生活睡眠。

2 级:中度疼痛(moderate pain):轻微干扰睡眠,需用镇痛剂。

3 级:重度疼痛(severe pain):干扰睡眠,需用镇痛剂。

4 级:剧烈疼痛(very severe pain):干扰睡眠较重,伴有其他症状。

5 级:无法忍受(worst possible pain):严重干扰睡眠,伴有其他症状或被动体位。

③ 视觉模拟评分法(visual analog scale,VAS)。VAS 应用最为普遍,可靠性强,简单易行,适用于 7 岁以上,能够正确表达自己感受和身体状况的患者。其基本的方法是使用一条

长约 10 cm 的游动标尺,一面标有 10 个刻度,两端分别为 0 分端和 10 分端,0 代表无痛,10 代表难以忍受的最剧烈的疼痛。使用时,将有刻度的一面背向患者,让患者在尺上标出能代表自己疼痛程度的相应位置。0 分:无疼痛;3—4 分:有轻微疼痛,能忍受;5—7 分:疼痛并影响睡眠,尚能忍受,需要给予处置;8—10 分:强烈疼痛,难以忍受,如图 6.1 所示。

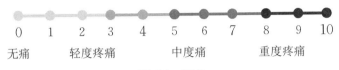

图 6-1　VAS

④ 词语描述量表(visual description scale,VDS)。语言描述评分法是指患者通过选择代表疼痛程度的语言来表达自身的疼痛情况,一般分为四级:无痛、轻微疼痛、中度疼痛、剧烈疼痛。每级一分,无痛则评分为 1 分,剧烈疼痛评分为 4 分。此法应用简单,但不够精确。

⑤ Wong-Baker 面部表情量表。对于无法用言语表达疼痛的患者,应注意观察患者的面部表情、眼神、头部及四肢活动等体态语言了解患者的疼痛情况。对于这类患者可采用 Wong-Baker 面部表情量表来评定疼痛程度。该量表由 6 张从微笑或幸福直至流泪的不同面部表情组成,该法特别适用于老人、小儿等急性疼痛者、文化程度较低者、表达能力丧失者及认知功能障碍者,如图 6.2 所示。

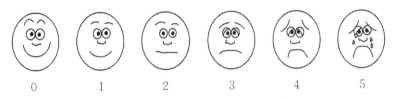

图 6.2　Wong-Baker 面部表情量表

⑥ 五指法。即伸出手掌,大拇指代表剧痛、食指代表重度痛、中指代表中度痛、无名指代表轻度痛、小拇指代表不痛,临床儿童患者在疼痛状态下很难耐心听取护士的详细解释,而儿童的感性认识的启蒙教育从手指开始,所以五指法易于儿童接受。

⑦ 六点行为评分法。以疼痛对其行为的影响程度表达疼痛强度。按每级 1 分,从 0 分无疼痛到 5 分剧烈疼痛无法从事正常工作和学习共 6 个级别(0—5 分);也可将无疼痛计为 1 分的 6 个级别评定计分方法(1—6 分)。6 个级别表述:无疼痛;有疼痛但容易忽视;有疼痛,无法忽视,不干扰日常工作;有疼痛,无法忽视,干扰注意力;有疼痛,无法忽视,所有日常工作都受影响,但生活能基本自理;剧烈疼痛,需休息或卧床休息。此方法多用于头痛的定量测定,也可用于对疼痛患者的对比研究。采用疼痛对行为的影响来表达疼痛强度,贴近患者的生活,有一定的客观性,便于理解,适合于出院后随访。

(2)生理生化评估。疼痛是机体对外界刺激的一种反应,随着外周感受器的感知和大脑进行的一系列调节,会产生相应的生理变化,疼痛的生理生化评估便是针对这些变化进行测量来间接地评估患者的疼痛情况。相对而言,应用生理生化评估疼痛更加客观。该方法的主要评估指标有神经肌肉的电活动变化、与疼痛有关的生化标记物的变化以及生命体征的变化。

① 神经肌肉的活动。随着机体对疼痛的感知以及相应的生理调节,肌肉、神经和大脑会产生一些电活动的变化,通过肌电图、脑电图和脑部成像系统等可以比较准确地测量这些

变化,并依此来判断患者的疼痛情况。这些测量方法是非侵入性的,结果比较精确,且不会对患者造成额外的伤害,但由于疼痛发作时间的不确定性以及硬件条件的约束等,这些方法不能大规模地应用于临床疼痛评估。

② 生化标记物的测量。机体的损伤会使与疼痛有关的生化物质产生一定的变化,比如有抑制疼痛作用的内源性阿片类神经肽以及白介素、5-羟色胺、肿瘤坏死因子等,通过测量这些物质的量可间接评估疼痛的情况。这种方法较为客观,但这些标记物通常也与炎症反应有关,这就使其特异性受到一定程度的影响。

③ 生命体征的变化。外界的疼痛刺激会使大脑进行适应性的调节,导致一些生命体征的改变,主要包括心率、呼吸频率、血氧饱和度和血压等,通过评估这些生理变化可以间接地判断患者的疼痛情况。这种方法主要应用于没有言语表达能力的重症监护患者,但应用生命体征变化来评估患者疼痛的效果一直存在争议,因为这些体征变化没有特异性,而且容易受药物、液体的输入,发热等因素的影响。疼痛行为反应与生命体征之间的关联程度较低,对一些特殊人群,如儿童进行生命体征测量这种行为本身也会使患儿产生一定的体征变化,影响了用其评估疼痛的可信度。

(3) 行为观察评估。疼痛不仅引起生理和心理上的变化,也会导致一些行为上的反应,如哭闹、躯体活动、面部表情以及语言上的变化等,对于不能进行言语交流或年龄较小的儿童可以通过观察这些行为间接的评估他们的疼痛情况。

① 功能活动评分法(functional activity score,FAS)。功能活动评分法是一种以医护工作者为应用主体的客观评估工具,它由医务人员观察患者开展某项功能活动的完成情况,据此对患者的功能活动能力做出评级。FAS 根据患者功能活动受疼痛影响程度对其进行评级,分为 A、B、C 三个等级。A 级:疼痛完全没有限制功能活动;B 级:疼痛轻度限制功能活动;C 级:疼痛严重限制功能活动。

② 重症监护疼痛观察工具(critical care pain observation tool,CPOT)。重症监护疼痛观察工具是美国危重病学院 2013 年制定的《ICU 成人患者疼痛、躁动和谵妄处理的临床实践指南》中推荐的 ICU 疼痛评估的客观评估工具,包括面部表情、身体活动、肌肉紧张度和机械通气顺应性或发声等条目。其中,"机械通气顺应性"和"发声"分别仅用于气管插管患者和非气管插管患者。面部表情条目的内容分为"放松,自然""表情紧张"和"脸部扭曲或表情痛苦",身体活动条目分为"没有活动或正常体位""防卫活动"和"躁动不安",肌紧张条目分为"放松""紧张,僵硬"和"非常紧张或僵硬",用于气管插管患者的机械通气顺应性条目分为"耐受呼吸机或活动""咳嗽但可耐受"和"人机对抗",分别对应用于非气管插管患者发声条目的"言语正常或不发声""叹息,呻吟"和"喊叫,哭泣"。

③ 行为疼痛量表(behavioral pain scale,BPS)。行为疼痛量表是 ICU 常用的疼痛评估工具,是美国危重病学院 2013 年制定的《ICU 成人患者疼痛、躁动和谵妄处理的临床实践指南》中推荐的 ICU 疼痛评估的客观评估工具,分为用于机械通气患者的原 BPS 和用于非机械通气的 BPS-NI,包括面部表情、上肢活动和通气顺应性或发声。其中,"通气顺应性"和"发声"分别仅用于气管插管患者和非气管插管患者。面部表情条目的内容分为"放松""不完全紧张""完全紧张"和"愁眉苦脸",上肢活动内容主要分为"无活动""部分弯曲""完全弯曲"和"持久回缩",用于非机械患者的"发声"的条目内容根据患者反应强度由弱到强依次为"无疼痛发声""很少呻吟且持续时间不长""频繁呻吟或持续"和"嚷叫或口头抱怨",分别对应用于气管插管患者"气管插管顺应度"条目的"耐受活动""咳嗽,但大部分时间可耐受通

气""抵抗呼吸机"和"不能控制换气"。每个条目包括 4 种描述,根据患者行为的反应强烈程度分别用 1—4 分表示,总分 3—12 分。

④ COMFORT 行为量表。该量表由 COMFORT 量表发展而来。COMFORT 量表在国外被广泛应用于儿童临床疼痛的评估。COMFORT 量表共包括 8 项内容,分别是警觉状态、心理状态、呼吸反应(仅用于机械通气的儿童)/哭闹(仅用于自主呼吸的儿童)、身体活动、肌肉张力、面部张力、平均动脉压和心率,每项 1—5 分。去除平均动脉压和心率两项生理测量指标后称为 COMFORT 行为量表,满分为 30 分,评分高于 17 分提示需要进行相应的疼痛干预措施,分数越高代表疼痛越剧烈。COMFORT 量表的评分结果与镇痛药的剂量成反比,且量表中行为观察项目比生理项目具有更强的相关性。

⑤ FLACC 量表(face, legs, activity, cry,consolability scale)。FLACC 量表在临床上广泛用于儿童临床疼痛的评估。共含有 5 个观察项目,分别是面部、腿部、身体活动度、哭闹和可安抚程度,每项的分数为 0—2 分,总分 10 分。0—3 分代表没有疼痛或轻度疼痛,4—7分为中度疼痛,8—10 分为重度疼痛。该量表最初用于评估儿童术后疼痛,因为量表设计相对简单且易于使用,目前被应用于其他儿童患者的疼痛评估。

⑥ 儿童疼痛观察量表(pain observation scale for young children,POCIS)。该量表最初用于评估儿童五官手术后的疼痛,共包括 7 项观察内容,分别是面部、哭闹、呼吸、躯干、上肢、下肢和觉醒情况,每项内容根据有无或活动情况记 1 分或 0 分,总分 7 分。0 分表示没有疼痛,1—2 分为轻度疼痛,3—4 分为中度疼痛,5—7 分为重度疼痛。

3. 疼痛性质评估

疼痛按病理生理学机制主要分为两种类型:伤害感受性疼痛与神经病理性疼痛。神经病理性疼痛临床表现复杂多样,通常需要用特殊量表进行诊断。常用的神经病理性疼痛评估量表有 ID pain、LANSS(leeds assessment of neuropathic symptoms and signs)、NPQ(neuropathic pain questionnaire)、DN4(douleur neuropathique 4 questions)等。

(1) ID pain 量表。ID pain 量表是用于神经病理性疼痛筛查的由患者自行填写的量表。它由 5 个询问疼痛感觉(针刺、烧灼、麻木、过电、痛觉过敏)和 1 个询问"疼痛是否局限于关节"组成,并有相对应的分值,总分为 5 分,常用于神经病理性疼痛患者的筛选评估。—1—0分:基本排除;1 分:不完全排出;2—3 分:考虑神经病理性疼痛;4—5 分:高度考虑神经病理性疼痛,如表 6.3 所示。

表 6.3　ID pain 量表

自测题	是	否
您是否出现针刺般疼痛?	1 分	0
您是否出现烧灼样疼痛?	1 分	0
您是否出现麻木感?	1 分	0
您是否出现触电般疼痛?	1 分	0
您的疼痛是否会因为衣服或床单的触碰而加剧?	1 分	0
您的疼痛是否只出现在关节部位?	—1 分	0

(2) LANSS 量表。利兹神经病理性疼痛症状与体征评价量表(LANSS)是由医生填写并直接提供临床信息的量表,包括 5 个症状条目和 2 个临床体征,总分为 24 分。若评分低

于 12 分,神经病理性机制不太可能造成患者的疼痛;若评分不低于 12 分,极有可能为神经病理性疼痛。

（3）NPQ 颈痛量表。NPQ 包括 10 个与知觉有关、2 个与感觉有关的条目,而简化的 NPQ 只包括麻木、刺痛及触摸痛 3 个条目。

（4）DN4 量表。DN4 包括与症状（烧灼、冷痛、电击样、麻、如坐针毡、麻木、瘙痒）有关和与临床检查（触摸、针刺感觉减退,刷牙诱发疼痛）有关的内容。总分大于 4 分则高度考虑神经病理性疼痛的诊断,如表 6.4 所示。

表 6.4　DN4 量表

问题	是	否
疼痛是否呈烧灼样?	1分	0
疼痛是否为冷痛?	1分	0
疼痛是否为电击样?	1分	0
疼痛部位是否伴有麻刺感?	1分	0
疼痛部位是否伴有针刺样感觉?	1分	0
疼痛部位体检是否有触觉减退?	1分	0
疼痛部位体检时是否有针刺觉减退?	1分	0
疼痛是否会因轻触而加重?	1分	0

（三）疼痛一般护理

1. 身心评估

（1）评估疼痛部位、发作的特点性质与强度、有无牵涉痛等。

（2）了解诱发疼痛或加重疼痛的因素。

（3）评估患者生命体征,有无内科合并症。

（4）观察疼痛时有无伴随症状,如发热、寒战、呕吐、吞咽困难、咳嗽、皮疹、血尿、视力障碍、呼吸困难等。

（5）询问疼痛史或疾病史,如脑部疾病、腹部化脓性感染、手术、心脏病史等。

（6）检查疼痛部位有无红、肿、热,有无外伤,有无颈、锁骨上、腋窝淋巴结肿大。评估腹痛者腹部有无包块、压痛、反跳痛;有无机体活动受限、关节功能障碍等。

（7）评估患者精神心理状态,有无紧张、焦虑、睡眠障碍等。

（8）评估患者有无跌倒、压力性损伤等安全隐患。

（9）评估患者的自理能力。

2. 护理措施

（1）保持病室安静,帮助患者采取舒适体位,减轻疼痛。

（2）积极做好心理疏导,指导患者分散注意力、自我放松,给予心理支持,缓解疼痛。

（3）给予有创性检查或治疗之前,应评估患者的耐受程度,向患者说明检查或治疗目的、操作过程及配合要求等,提高患者对疼痛的耐受力,增强患者的安全感。

（4）及时进行连续、动态的疼痛评估和记录,并将疼痛发作时间及处理措施记录于疼痛记录单上。一旦出现疼痛症状加重,应立即通知医生。

（5）遵医嘱按时、准确应用止痛药，维持药物在血液中的有效浓度，以保证用药效果。严密观察用药效果，用药期间注意观察不良反应：如恶心、呕吐、头晕、嗜睡、尿潴留等，通知医生给予相应处理。大多出现在未使用过阿片类药物患者的用药最初几天，应重点观察，初用阿片类药物的数天内，可遵医嘱同时给予止吐药预防恶心、呕吐，待症状消失后停用。若出现过度镇静、精神异常等，及时通知医生，减少阿片类药物用量。

（6）了解手术、治疗方法，做好各种微创手术、局部阻滞、针刀松解等治疗前、中、后的护理。观察局部有无渗液、疼痛及活动功能改善情况。

（7）指导患者合理使用器具治疗，如腰围、颈领、拐杖等。

（8）安全护理：做好陪护人的安全防护知识指导工作，防止自杀等事件的发生，确保患者的安全。

（四）癌痛护理

癌痛（cancer pain）即癌性疼痛，是指癌症、癌症相关性病变及抗癌治疗所致的疼痛，癌性疼痛常为慢性疼痛。疼痛是癌症患者最常见和最难忍受的症状之一，并非只发生于晚期癌症患者。癌性疼痛患者可能生存数月或数年，如果疼痛得不到恰当的治疗，他们将长期忍受疼痛的折磨，对患者和家属的生活质量造成极其严重的影响。

1. 评估时机

（1）入院 8 h 内应对患者疼痛情况进行常规评估，24 h 内进行全面评估。

（2）疼痛控制稳定者，应每日至少进行 1 次常规评估，每 2 周进行 1 次全面评估。

（3）疼痛控制不稳定者，如出现爆发痛、疼痛加重，或剂量滴定过程中出现以上情况应及时评估；如出现新发疼痛、疼痛性质或镇痛方案改变时应进行全面评估。

（4）应用镇痛药后，应依据给药途径及药物达峰时间评估疼痛程度。

2. 护理措施

（1）依据疼痛评估情况，宜对患者实施多学科管理的个体化干预。

（2）应遵医嘱给药，指导患者用药，并监测药物不良反应。

（3）可联合应用按摩、正念减压疗法、放松训练疗法、音乐疗法、转移注意力等辅助措施。

（4）应及时评价镇痛效果。

（5）应指导患者主动报告疼痛、预防不良反应的方法、阿片类药物取药和贮存的方法，不应自行调整药量。

二、腰椎间盘突出症疼痛护理

腰椎间盘突出症是因椎间盘变性、纤维环破裂、髓核突出刺激或压迫了神经根、马尾神经所引起的一系列症状群。椎间盘突出症的病理包括髓核的退行性病变、纤维断裂等。常表现为腰腿痛、间歇性跛行、患肢发凉、大小便困难、鞍区感觉异常等一系列临床症状，男性可发生阳痿等性功能障碍。

（一）身心评估

（1）评估下肢疼痛性质、持续时间、有无间隙性或夜间疼痛加重。剧痛者疗程多较短，钝痛、隐痛者疗程较长。腰椎间盘突出症多为持续性疼痛,间隙性疼痛多为腰椎退变或腰椎狭窄,夜间疼痛加重要考虑肿瘤可能。

(2)评估下肢疼痛的部位:小腿前外侧多为 L4—L5 突出,小腿后外侧疼痛多为 L5—SI 突出,大腿前侧疼痛多为突出部位较高,单侧疼痛多为突出物压迫一侧神经根,双侧疼痛多为压迫两侧神经根。

(3)评估有无诱发因素。寒冷刺激、急性扭伤、劳损等均可导致腰椎间盘突出症发生。了解是否首次发病,首次发病一般采取保守治疗效果较好,多次发病需了解既往治疗经过。

(4)评估患者的心理状态,有无紧张、焦虑等不良情绪。

(二)护理措施

1. 体位

急性期需卧硬板床,严禁坐起和下床活动,避免久站久立。翻身时用手扶患者的肩部和髋部进行轴线翻动。

2. 病情观察

(1)密切观察患者的生命体征,入院 8 h 内准确进行疼痛评估。

(2)观察患者活动情况,如有无行走困难、不愿迈步、神经麻痹、肌肉瘫痪、功能受限(如下蹲动作困难、不能自己系鞋带)等。

(3)观察患者治疗后恢复情况。患者疼痛缓解后,可逐渐增加活动量,但每次活动时,要使用腰部保护用具,注意避免腰部突然受力。

(4)指导患者掌握正确的下床方法,下床时先滚向床的一侧,抬高床头,再将腿放于床的一侧,用胳膊支撑身体坐在床的一侧,最后把脚放在地上。上床时按相反的顺序操作。

(5)观察患者饮食情况。饮食宜清淡,多饮水,宜多食含纤维生富的蔬菜和水果,防止便秘。

(6)观察患者心理状态,做好心理护理。腰椎间突出症患者病程长,容易复发,护理人员要了解患者的心理状态,向患者讲解治疗的目的、家庭护理的重要性以及愈后的康复锻炼方法,解除其思想顾虑,使其更好地配合治疗及护理。

(三)健康指导与康复

(1)增强免疫力,防止感染,卧硬床板,不做上身下弯、左右过度扭曲的活动。

(2)坚持腰背肌五点式及飞燕式功能锻炼,不可用力过猛,注意腰部保暖,避免受凉。

(3)定期复查,如有下肢运动功能减退及麻木症加重,及时就诊。

(4)1 个月禁止重体力劳动,避免长时间行走及坐立,多卧床休息,3 个月后门诊复查。腰椎间盘突出症出院 3 个月内戴护腰,注意休息,多平卧,少站立行走,避免重体力劳动。

(5)吸烟也会明显影响椎间盘外部的血管,也应当避免吸烟。

(6)低频震动(例如开机动车或操作工厂设备)与长时间坐位联合,是脊柱疾病的高危因素应避免。

(7)久坐或久站时应经常活动脊柱四肢。

三、带状疱疹疼痛护理

带状疱疹是指潜于体内的疱疹病毒被激活后侵犯皮肤、黏膜及神经,引起其支配区疼痛及皮肤、黏膜出现疱疹为特征的一种疾病。多发生于年老体弱、免疫系统疾病及放化疗等患者。胸背部是最常见的好发部位,其次是头面部,四肢及其他部位较少见。在早期若伴有神经痛,则称为带状疱疹神经痛,若未及时治疗或治疗不当,部分患者可在疱疹愈后残留长期的神经痛,称为带状疱疹后遗神经痛(PHN),主要表现为自发痛和痛觉超敏(触敏发痛)。临床常将疱疹疼痛 1 个月仍持续存在的称为 PHN。疼痛和皮肤黏膜疱疹是本病的两大特征。

(一)身心评估

(1)评估疼痛性质程度、持续时间。

(2)评估局部皮肤的颜色,有无发红、发紫或褐色,有无苍白色瘢痕。

(3)评估局部皮肤有无发痒、蚁行感等异常。

(4)评估患者有无紧张、焦虑等不良情绪。

(二)护理措施

1. 体位

严重时须卧床休息,协助患者采取保护性体位以减轻疼痛。

2. 护理措施

(1)观察患者有无皮肤黏膜破损、溃烂等情况,保持局部清洁、干燥,防止感染。局部如有破损应及时换药,保护创面不受感染。

(2)观察患者疼痛情况,遵医嘱应用止痛药及营养神经药;指导患者穿宽松棉质衣物,防止衣服摩擦患处增加疼痛;气温高时可暴露患处,避免衣物摩擦。

(3)观察面部带状疱疹患者眼部损害情况。眼部分泌物多者可用外用生理盐水冲洗眼部,如有角膜溃疡禁止冲洗,可用棉签擦拭分泌物,每日 2—3 次,防止眼睑粘连。角膜、结膜受累时,应注意做好眼部护理,嘱患者不宜终日闭紧双眼,应活动眼球,并交替使用抗生素眼药水和抗病毒眼药水滴眼,2 h/次。洗脸毛巾要保持清洁,勿使污水溅入眼中。角膜疱疹有破溃时,滴药时动作轻柔,防止眼球受压。

(4)观察患者有无耳鸣、耳痛、面瘫、味觉下降等症状,如有异常及时通知医生处理。

(5)遵医嘱准确用药并观察用药疗效及不良反应。

(6)观察患者心理状态,向患者解释病情,避免紧张和焦虑情绪。

(三)健康指导与康复

(1)注意休息,加强营养,进行适当的户外活动,以增强体质,提高机体防御疾病的能力。

(2)预防感染。感染是诱发本病的原因之一。老年患者应预防各种疾病的感染,尤其是在春秋季节及寒暖交替时,要适时增减衣服,避免受寒引起上呼吸道感染。此外,应积极治疗口腔、鼻腔的炎症。

（3）防止外伤。外伤易降低机体的抗病能力，容易导致本病的发生。因此指导患者应注意避免发生外伤。

（4）避免接触毒性物质。尽量避免接触化学品及毒性药物，以防伤害皮肤，影响身体健康。

（5）增进营养。嘱患者应注意饮食的营养，多食豆制品、鱼、蛋、瘦肉等富含蛋白质的食物及新鲜的瓜果蔬菜，使体格健壮，预防发生与本病有直接或间接关系的各种疾病。

四、硬膜外腔自控镇痛护理

经硬膜外间隙注药镇痛的主要作用机制是注入外源性阿片类药物（常用吗啡）渗透过硬膜后作用于脊髓相应节段的吗啡受体上，阻断了向中枢传导的通路，同时吗啡和受体相结合，激发内啡肽的释放而产生镇痛作用。经硬膜外间隙镇痛可能会发生恶心、呕吐、瘙痒和尿潴留，极少数情况下也可能发生呼吸抑制，其主要原因与吗啡等药物通过脑脊液作用于较高级中枢有关。

（一）身心评估

（1）评估患者硬膜外穿刺配合程度及所患基础疾病，严重的低血容量、严重贫血、休克、明显的脊柱畸形、强直性脊柱炎、过度肥胖患者禁忌穿刺。

（2）评估穿刺部位有无感染。

（3）评估分娩镇痛的产科患者有无穿刺禁忌证，如患血液病或正接受抗凝治疗。

（4）评估患者有无紧张情绪。

（二）护理措施

（1）体位。遵医嘱予以取舒适体位。

（2）密切监测患者生命体征及患者的意识状态。

（3）观察患者有无用药不良反应，如恶心、呕吐、瘙痒、尿潴留和呼吸抑制，并予以相应的护理。

（4）观察穿刺点有无出血、红肿及分泌物，严格执行无菌操作，定时换药。

（5）妥善固定自控镇痛泵，防止硬膜外导管的脱落。

（6）观察患者有无疼痛，准确进行疼痛评估并记录。

（7）病情允许时，遵医嘱给予患者高营养、易消化的饮食。

（8）做好心理护理，减轻患者的恐惧、紧张心理。

（三）健康指导与康复

（1）病情允许下鼓励患者早期下床活动，活动期间注意防脱管。

（2）指导患者注意自我观察镇痛泵使用后的不良反应，如有异常及时报告医生处理。

（3）嘱患者保持穿刺点清洁、干燥，预防感染。

五、三叉神经痛护理

三叉神经痛(trigeminal neuralgia，TN)是一种原因未明的以三叉神经分布区域发生撕裂性或电击样阵痛为临床特征的疾病，分为原发性和继发性两种。病程呈周期性，每次发作从数秒到两分钟不等，发作来去突然，间歇期完全正常。随着病情进展发作逐渐频繁。原发性三叉神经痛者神经系统检查无阳性体征，继发性三叉神经痛多伴有其他脑神经及脑干受损的症状和体征。

(一) 身心评估

(1) 评估患者疼痛发作次数、性质、间歇、持续时间和诱发因素。
(2) 评估患者面部皮肤有无粗糙、色素沉着、眉毛脱落等现象。
(3) 评估患者有无紧张、焦虑等不良情绪。

(二) 护理措施

(1) 病室温湿度适宜，避免吹风和寒冷刺激，避免强光直接照射及剧烈震动面部。饮食宜温软清淡，发作期间给予半流质或流质饮食。
(2) 做好口腔护理，每餐后使用漱口液漱口，必要时予以口腔护理等。
(3) 预防诱发因素。勿碰及面部"触发点"，减少说话，以免诱发疼痛。发作频繁时禁止说话，改用笔谈。做好疼痛观察并记录疼痛发作次数、性质、持续时间及间歇时间。
(4) 三叉神经分支阻滞治疗后，应嘱患者进流质食物，少说话，避免饮用过热食物。
(5) 加强全身营养，多食高蛋白、高维生素食物。如果患者因疼痛长期禁食易引起全身营养不良，应遵医嘱予静脉输液补充营养。
(6) 观察患者心理状态，向患者做好心理疏导，避免紧张和焦虑情绪。

(三) 健康指导与康复

(1) 注意休息，加强营养，坚持适当的户外活动，以增强体质，提高机体防御疾病的能力。
(2) 指导患者正确的洗脸漱口方法，用温盐水漱口，保持口腔清洁，以防口腔感染。
(3) 告知患者三叉神经痛是一个慢性发作性的疾病，多采用综合治疗方案，患者应积极配合治疗，遵医嘱规范服药。

六、颈椎病疼痛护理

颈椎病(cervical spondylosis)指因颈椎骨、软骨、韧带或颈椎间盘的退行性变、压迫或刺激所临近的脊髓、神经根、血管及软组织，并因此产生颈、肩、上肢一系列临床症状为特征的疾病。可分为颈型，以颈部疼痛、酸胀、肩部不适为主；神经根型常先有颈痛及颈部僵硬，继而向肩部及上肢放射；脊髓型伴有手部发麻、握力减退；椎动脉型有眩晕、头痛、视物障碍、耳鸣、耳聋、恶心、呕吐、猝倒等一过性脑或脊髓缺血的表现；交感神经型有交感神经兴奋症状，也可出现交感神经压抑症状；混合型指临床上出现两型或两型以上的症状和体征。

（一）身心评估

（1）评估颈部疼痛性质、程度、发作次数、持续时间等。

（2）评估有无寒冷刺激、长期低头工作、长时间低头玩手机或平板电脑等诱发因素。

（3）评估有无紧张、焦虑等不良情绪。

（二）护理措施

（1）疼痛、头晕严重者卧床休息。

（2）指导患者保持正确的睡姿。仰卧时，枕头要垫在颈肩部位。侧卧时枕头高度应与肩部同一高度。不宜采用俯卧位。

（3）神经阻滞术后指导患者采取低枕平卧位，术后 3 h 后可侧卧，用枕头将头与肩垫平，保持头、颈、躯干在同一水平，防止颈部弯曲。

（三）健康指导与康复

（1）预防慢性颈椎损伤，头、颈、肩、背部的外伤应彻底治愈，防止形成慢性劳损而引起反复发作。

（2）指导患者纠正工作中和生活中的不良姿势，避免睡姿不良或躺着看书，如职业性质要求颈区长时间低头、仰头或进行其他动作时，要注意每 45 min 适当休息，放松颈区。

（3）避免诱发因素，防止外伤、坐车时切忌打瞌睡、走路时防止闪挫伤，防止睡觉落枕、颈部受凉、颈部过度疲劳或强迫体位。

七、肩关节周围炎疼痛与护理

肩关节周围炎（priarthritis）指肩关节囊、滑囊、肌腱及肩周肌的慢性损伤性炎症，简称肩周炎，以肩关节疼痛、功能障碍、肌肉挛缩为临床特点。肩痛昼轻夜重为本病一大特点。

（一）身心评估

（1）评估肩部疼痛性质、程度、发作次数、间歇和持续时间等。

（2）评估有无寒冷刺激、肩部外伤等诱发因素。

（3）评估患者有无紧张、焦虑等不良情绪。

（二）护理措施

（1）保持病房整洁、安静、空气清新，温湿度适宜，避免空调风直接对准肩部。

（2）指导患者食用营养丰富、清淡易消化及含钙的食物。

（3）密切观察疼痛的部位、性质、程度、发作时间、休息后是否缓解，观察关节活动功能及肌力情况。

（4）遵医嘱予以药物应用，并观察用药效果和是否有药物不良反应。

（三）健康指导与康复

（1）向患者讲解肩周炎相关知识，树立战胜疾病的信心。

（2）指导患者做好肩关节保暖，避免受寒受潮，特别注意空调风扇不宜直接对准肩关节。

（3）嘱患者避免过度劳累及抬、提重物。

（4）嘱患者加强身体各关节的活动及户外锻炼，防止意外损伤。

（5）指导患者做好肩关节功能锻炼，预防肩关节的粘连、肩部软组织的挛缩。

第十二节　神经内科疾病护理常规

一、神经内科疾病一般护理

（1）入院护理：接诊护士热情接待患者，详细做好入院介绍及专科指导，及时通知医生接诊患者，进行入院评估，填写护理病历。

（2）饮食护理：保证营养的摄入，按需给予饮食，必要时给予鼻饲饮食。

（3）基础护理：

① 皮肤护理：每 2—3 h 为瘫痪或意识障碍的患者翻身 1 次，并叩击背部，预防压力性损伤。

② 排便护理：保持排尿、排便通畅，3 天未排便者应通知医生，给予轻泻剂或灌肠处理并及时记录，尿潴留者给予保留导尿管。腹泻患者适当调整饮食结构，正确运用止泻药物。

（4）病情观察：

① 密切观察患者生命体征变化，做好记录。

② 观察患者神志、瞳孔、头痛及呕吐情况，及时发现颅内高压征兆。

③ 观察患者运动、感觉等情况。

④ 严密观察患者有无肺部感染、泌尿系感染、压力性损伤等并发症发生。

（5）协助诊疗准确采集各种检验标本，及时协助做好影像学检查，保证各项诊疗计划落实。

（6）药物应用按医嘱及时、准确落实脱水剂及抗凝等药物的应用，严密观察药物的疗效及不良反应。

（7）健康指导与康复：结合患者的实际情况，选择正确的康复方法，积极做好患者的健康指导与康复，如肢体功能康复、语言功能康复、吞咽功能康复等。

（8）安全护理：正确评估患者，对于有安全隐患的患者，床头挂警示牌，同时根据患者的情况选择安全、有效的安全措施。

（9）心理护理：了解患者的心理状况，给予心理支持，使患者积极配合治疗，帮助其树立战胜疾病的信心。

（10）健康教育：

① 知识宣教：讲解治病防病知识。

② 急救知识宣教：指导患者运用 FAST 口诀或"中风 120"原则快速识别卒中症状，为自己赢得黄金救治时间。

③ 康复指导:指导、鼓励患者进行功能锻炼。

二、神经系统疾病常见症状护理

(一)头痛护理

头痛为临床常见的症状,通常是指局限于头颅上半部,包括眉弓、耳轮上缘和枕外隆突连线以上部位的疼痛。由各种原因刺激颅内外对疼痛的敏感结构引起。

1. 身心评估

(1)询问患者头痛前有无外伤,有无感染,有无高血压、脑血管病等既往病史;询问患者发病前有无情绪激动、过度活动、用力排便等诱因。

(2)评估疼痛部位、程度、性质等。

(3)心理-社会状态评估:了解头痛对日常生活、工作和社交的影响,患者是否因长期反复头痛而出现恐惧、抑郁或焦虑心理。

2. 一般护理

(1)病情观察:注意观察头痛时间、部位、性质、程度以及有无神志、瞳孔的改变,有无喷射性呕吐、发热等伴随症状。

(2)避免诱因:告知患者可能诱发或加重头痛的因素,如情绪紧张、进食某些食物、饮酒、月经来潮、用力性动作等;保持环境安静、舒适、光线柔和。

(3)指导自我减轻头痛的方法:可采用缓慢深呼吸、听轻音乐、练气功、冷或热敷、理疗、按摩、推拿、压迫等方法。

(4)对症护理:脑血栓形成头痛禁头部冷敷,以免影响脑血供。脑出血患者头痛可行头部降温,以减少脑组织耗氧量。因血管扩张的头痛可给予头部冷敷。偏头痛可用手指压迫颈总动脉或单侧头部动脉等,可短暂性控制血管的扩张而缓解头痛。

(5)用药护理:遵医嘱正确服用止痛药物,避免产生药物依赖性。颅高压性头痛要遵医嘱快速滴注 20%甘露醇。

(6)休息:嘱患者多卧床休息,避免疲劳、过度活动、用力排便等引起颅高压不良因素。

(7)饮食护理,不挑食,不饮用含有酒精及咖啡的刺激性饮料,不食用动物肝脏、巧克力等含苯基乙胺的食物。

3. 心理护理

长期反复发作的头痛,患者可能出现焦虑、紧张心理,要理解同情患者的痛苦,耐心解释、适当诱导,解除其思想顾虑,训练身心放松,鼓励患者树立信心,积极配合治疗。

4. 健康指导与康复

(1)保持情绪平稳,避免激动。

(2)指导患者尽量避免一切诱发头痛的因素,定时起居,避免过度劳累,忌烟、酒等。

(3)避免刺激性饮食,防止情绪激动,保持大便通畅,避免用力排便等诱因。

(4)休息:嘱患者多卧床休息,避免疲劳、过度活动、用力排便等引起颅高压不良因素。

(5)积极治疗原发病,按时服药,定期复诊。

(二)意识障碍护理

意识障碍是指人对外界环境刺激缺乏反应的一种精神状态。根据意识障碍的程度可分为嗜睡、昏睡、浅昏迷、深昏迷。

1. 身心评估

（1）进行格拉斯哥评分，评估意识障碍程度。

（2）评估患者皮肤情况、营养状况、生活自理能力、两便情况等。

（3）了解患者性别、年龄、既往史、家族史等基本情况。

2. 护理措施

（1）病情观察：严密监测并记录患者生命体征及意识、瞳孔变化；观察有无恶心、呕吐及呕吐物的性状与量，准确记录出入量，预防消化道出血和脑疝发生。

（2）保持呼吸道通畅：注意翻身、拍背、吸痰、湿化痰液。病情允许时平卧，头偏向一侧或侧卧，防止呕吐物误吸。取下活动义齿，备好吸痰器，必要时可将患者肩下垫高，避免气道阻塞。

（3）卧气垫床，定时翻身、拍背，保持床单位整洁、干燥，预防压力性损伤；做好大小便护理，保持外阴部皮肤清洁，预防尿路感染；张口呼吸患者以温开水浸湿的纱布覆盖口唇，湿润口腔，做好口腔护理；给躁动者加用床栏，必要时加约束带。

（4）急性昏迷患者可暂时禁食。若3天仍不能进食者遵医嘱给予高营养、高蛋白鼻饲饮食，并保证充足的水分。

（5）做好大小便护理。男患者可用保鲜袋接取尿液，女患者可用尿布，并予以勤更换，必要时导尿。若便秘3天以上者，可使用开塞露或缓泻剂，保持排便通畅。

3. 健康指导与康复

（1）加强安全防护，防止坠床。禁用热水袋，防止烫伤。

（2）早期给予肢体和关节的被动和主动运动，如肌肉按摩，大小关节的屈曲、伸直、外展、内收等，防止肌肉萎缩和下肢静脉血栓的形成。

（3）宣教肢体和关节的活动训练方法，并持之以恒，鼓励患者及家属树立战胜疾病的信心。

（4）意识恢复训练，根据意识障碍的程度进行相应的意识恢复训练，如意识模糊者，可纠正错误概念或定向错误，帮助患者恢复记忆力，对程度较深者，给予不断的听觉刺激如音乐疗法，呼唤式护理。

（三）感觉障碍护理

感觉障碍是指机体对各种刺激（痛、温、触、压、位置、震动等）无感知、感知减退或异常的综合征。

1. 身心评估

（1）询问患者既往病史，是否有肢体活动不便等其他症状。

（2）评估感觉障碍的部位、表现和程度。

（3）心理状态评估：评估患者是否有焦虑、抑郁等心理状态。

2. 一般护理

（1）病情观察：观察患者是否出现感觉减退、缺失、过敏现象，是否有感觉异常、感觉倒错症状等。

（2）由于患者对损伤无保护性反应，容易受到损害，因此患者应注意保暖，特别要防止高温或过冷刺激，对有感觉障碍患肢不使用暖水袋保暖，患者洗澡时应注意水温。

（3）进行良肢位摆放，做好巡视，及时纠正错误体位。

（4）保持床单位整洁、干燥、无渣屑，防止感觉障碍的身体部位受压或机械性刺激。

3. 心理护理

关爱患者，多与患者沟通，缓解患者压力，促进患者正确面对疾病，积极配合治疗。

4. 健康指导与康复

（1）对患者进行感觉功能再训练。用大头针适度刺激患者以训练痛觉的认知，用棉签来训练轻触觉，用冷热毛巾交替外敷训练温度觉功能，给予患翻肢体轻拍、叩打、轻触摸，离心性方向快速擦患者皮肤等。

（2）在关节括动训练中不同位置、方向予以短暂的压缩及适当的负重，并适当予以定位放置及控位训练。在患侧各关节处使用弹性绷带，根据患者肌力，进行被动运动、主动运动和抗阻运动。

（3）利用音叉放置于关节骨关节隆突处来训练震动觉。用手轻捏手指、脚趾远端两侧并做不同方向运动让患者感觉并判断来训练关节位置觉。

（4）在感觉有所恢复时，在布袋中放患者熟悉物体，如手表、钥匙等或用质地不同的布料卷成的不同圆柱体，用于探拿训练其实体感觉。

（5）结合日常生活活动进行训练，如指导患者穿、脱衣服，进食用餐，修饰等，达到对患肢进行反复感觉再训练的目的。

（6）由简单到复杂，循序渐进，有针对性地进行上述训练。

（7）告诉患者感觉障碍处尽量不要使用热水袋或冰袋，防止烫伤或冻伤。

（8）对感觉过敏的患者，要尽量避免一些不必要的刺激。

（四）运动障碍护理

运动障碍指运动系统的任何部位受损所导致的骨骼肌活动异常，可分为瘫痪、不随意运动和共济失调等。

1. 身心评估

（1）了解患者起病的缓急，运动障碍的性质、分布、程度及伴发症状；询问患者既往史和家族史，近期有无外伤、感染等疾病。

（2）评估患者瘫痪类型、肌力、肌张力情况。

（3）心理状态评估：有无情绪低落、焦虑、抑郁等症状。

2. 一般护理

（1）病情观察：注意观察患者有无发热、抽搐、疼痛、感觉障碍等伴随症状；观察动作的协调性与平衡性。

（2）安全护理：运动障碍的患者重点要防止坠床和跌倒，确保安全。

（3）生活护理：根据患者的日常生活活动能力，并根据自理程度给予相应的协助。卧床及瘫痪患者应保持床单位整洁、干燥、无渣屑；瘫痪患者使用气垫床，预防压力性损伤和下肢静脉血栓形成，温水擦洗皮肤，协助大小便护理。

3. 心理护理

关心患者，鼓励患者接受现实，适应角色的转变，积极配合治疗、康复训练，自强自立。

4. 健康指导与康复

（1）早期健康指导与康复。

① 良肢位摆放:早期康复干预,重点在于建立正常的运动模式。卧床患者注意良肢位的摆放,建立抗痉挛体位。避免上肢屈曲,下肢外展。足下垫一软枕,不宜用厚被压足,防止足下垂。

② 被动运动:按摩患者肢体,进行关节被动运动,对患侧每个关节(肩、肘、腕、指、髋、膝、踝等)进行全方位(屈曲、伸展、旋转)被动运动。活动时注意力度适当,避免患者关节损伤,肌肉拉伤等意外。

③ 主动运动:指导神志清醒患者用健手按摩患肢,用健侧肢体带动患侧肢体活动。可以行使床上主动运动,包括上肢的 bobath 握手运动和下肢的桥式运动。

(2)恢复期运动训练:主要包括转移动作训练、坐位训练、站立训练、步行训练、平衡共济训练、日常生活训练等,上肢主要采取运动疗法和作业疗法(如吃饭、洗脸、梳头、穿衣、抹桌等)相结合。下肢功能训练主要以改善步态为主,如上下楼梯训练。

① 坐位训练:抬高头部角度应从 30° 起,每天增加 5°—10°,直到 80° 为止,每天坐起时间从 5 min 过渡到 10 min,再到 1 h,每日增加坐起时间和次数,有一定的靠背坐起能力改为独立坐起,患者可采取扶床沿或健手支撑的办法坐起,逐渐过渡坐到床边和椅子上。避免因突然坐起引起的面色苍白、出冷汗、恶心、呕吐、眩晕等不适症状,应由他人先扶着坐起,一般使用活动靠背床或后背靠垫被褥或带靠背的座椅倒扣于床头等办法支撑身体。

② 行走训练:下肢主要训练步态。扶患者从床旁站立到迈步行走,逐渐增加时间和行程,循序渐进。医护人员站在患者患侧,借助自己的内侧腿拖带患者患肢向前迈进,也可用绷带系于患者患侧足踝部向上提拉协助行走,开始速度要慢,防止摔倒。

(3)综合康复治疗:同时可以进行针灸、理疗、按摩等辅助治疗。在康复师指导下使用各种器械进行专业的康复训练。

(4)鼓励患者坚持长期的功能锻炼,不能半途而废或者急于就成。锻炼时候注意安全,防止跌倒、关节损伤等意外。

(5)积极治疗高血压、高血脂、糖尿病等原发病,做好脑卒中的二级预防。按时服药,门诊随访。

(五)言语障碍护理

言语障碍可分为失语症和构音障碍。失语症是由于脑损害所致的语言交流能力障碍,构音障碍是由于神经肌肉的器质性病变,造成发音气管的肌无力及运动不协调所致。

1. 身心评估

(1)评估患者的职业、文化水平与语言背景;评估患者的意识水平、精神状态及行为表现。

(2)身体评估:评估失语症的类型:运动性失语、感觉性失语、传导性失语、命名性失语、完全性失语等。

(3)心理状态评估:观察患者有无孤独、抑郁、烦躁及自卑情绪,评估患者的家庭及社会支持情况。

2. 一般护理

(1)病情观察:观察患者自发语言、听语理解、口语复述、匹配命名、阅读及书写能力;观察发音器官有无病变;观察有无伴随症状,如面部表情改变、皮肤感觉障碍、流涎或口腔滞留食物等。

（2）沟通方式指导：鼓励患者采取任何方式向医护人员或家属表达自己的需要，可借助符号、描画、图片、表情、手势、交流板、交流手册等提供简单而有效的双向沟通方式。与感觉性失语患者沟通时，应减少外来干扰，避免患者精神分散；对于运动性失语患者应尽量提简单问题，让患者回答"是""否"或点头、摇头示意；沟通时语速要慢，给予足够的时间做出反应；听力障碍的患者可利用实物图片法进行简单交流。

（3）患者有流涎或口腔食物滞留时，协助患者饭后漱口，保持口腔卫生；及时清除残留的食物，防止误吸。

3. 心理护理

鼓励患者以适当方式发泄不良情绪，嘱患者保持愉悦的心情，关心、爱护、支持患者。

4. 健康指导与康复

（1）宣教患者及家属正确的言语训练的方法和技巧，多鼓励患者，树立克服困难的信心，使训练持之以恒。

（2）嘱患者积极治疗各种原发疾病，控制脑卒中高危因素，做好二级预防。嘱患者按时服药，定期随访。

（3）可在患者衣服口袋里放置联系卡，在患者走失或者外出时，方便寻求到帮助。

（4）语言功能康复训练：

① 肌群运动训练：进行唇、舌、齿、软腭、咽、喉与颌部肌群运动，包括缩唇、扣齿、伸舌、卷舌、鼓腮、吹气、咳嗽等活动。

② 发音训练：由训练张口诱发唇音（a、o、u）、唇齿音（b、p、m）、舌音，到反复发单音节音（pa、da、ka），当能够完成单音节发音后，让患者复诵简单句，如早—早上—早上好。

③ 复述训练：复述单词和词汇，可出示与需要复诵内容一致的图片，让患者每次复述3—5遍，轮回训练，巩固效果。

④ 命名训练：让患者指出常用物品的名称及说出家人的姓名等。

⑤ 刺激法训练：采用患者所熟悉的、常用的、有意义的内容进行刺激，多次反复给予刺激，且不宜过早纠正错误；可利用相关刺激和环境刺激法等，如听语指图、指物和指字。

（六）吞咽障碍护理

吞咽障碍是指由多种原因引起的、可发生于不同部位的吞咽时咽下困难。吞咽障碍可影响摄食及营养吸收，还可导致食物误吸入气管导致吸入性肺炎，严重者危及生命。

1. 身心评估

（1）询问患者有无进食呛咳、吞咽无力、言语不清、咽部不适等症状。

（2）评估患者吞咽障碍的程度。

（3）心理状态评估：脑卒中吞咽障碍患者由于肢体瘫痪或失语、语言不清、表达力差等原因，患者出现烦躁、易怒和情绪抑郁，有的甚至拒食。及时评估患者心理状态。

2. 一般护理

（1）病情观察：观察患者是否有流涎、口内食物残留、声音嘶哑、音调过低现象；观察患者舌、咽活动灵活度，评估咽反射是否减弱。

（2）进食护理：

① 餐前准备舒适、清洁、安静的就餐环境。

② 食物选择：以冻状或糊状食物为主。每次喂食的食物不宜过多，速度不宜过快。

③ 进食训练:进食前应嘱患者放松精神,然后让患者坐直(坐不稳时可使用靠背架)或头稍前倾45°进食,采用少食多餐等方法。每次将1/3的食物送到健侧舌的后方,用汤匙轻压患者的舌部,以促进吞咽功能。

④ 提供充足的进餐时间,进餐速度要慢,患者的摄食量可从3—4 mL/口开始,随后逐渐增加到1汤匙大小。每次给予患者一口后,嘱患者反复吞咽,使患者能够将食物全部咽下。

⑤ 在进食过程中患者出现呛咳应停止进食休息片刻;如发生误吸时,给予拍背,及时清除口腔内残余食物,必要时吸痰,防止窒息。

⑥ 严重吞咽障碍者给予鼻饲饮食,保证足够的营养供给,避免发生误吸等意外。

(3)进食后检查患者口腔,以免有食物残留,并注意口腔卫生不能自理患者协助进行口腔护理。及时清除口腔分泌物及异物,避免引起误吸及吸入性肺炎等并发症。

3. 心理护理

同时还应针对老年人的性格特点有的放矢地进行心理疏导。

4. 健康指导与康复

(1)保证进食安全,存在吞咽障碍的患者不能强迫患者进食。选择合适的食物种类,保证正确合理的进食速度、体位、量等。当口腔有食物残留时,可采取交互吞咽的方式,即每次吞咽后饮少量的水。

(2)保证患者足够的营养供给,避免发生营养不良,鼻饲者做好管道护理,并教会病患家属鼻饲的方法。

(3)及早进行各种康复训练。积极治疗各种原发病,做好卒中的二级预防。定期复诊。

(4)吞咽功能训练:

① 舌部运动:嘱患者开口,将舌头向前伸出,然后做左右运动摆向口角,再用舌尖舔下唇后转向上唇,按压硬腭部。如不能自行进行舌部运动,可用纱布轻裹住舌,再进行上下左右的运动。

② 发音训练:嘱患者张口发"a"音,并向两侧运动发"yi"音,然后再发"wu"音,也可嘱患者缩唇后发"f"音,像吹蜡烛、口哨动作一样。通过张闭口动作,促进口唇肌肉运动。

③ 脸、下颌及喉部运动:嘱患者做鼓腮、吐气、吮指、咀嚼、咽空气等动作,每天反复练习3次。

④ 采用咽部的冷刺激法:用冷棉签蘸水,刺激患者的咽部,并嘱患者做吞咽动作,每日2次,每次10—15 min。使用棉签蘸冰水刺激患者的前腭弓,左右交替地摩擦5—8下,患者会受到较强的刺激,引发吞咽动作。亦可以使用冷热交替冲洗式口腔护理。

⑤ 门德尔森手法:喉部可以上抬的患者,当吞咽唾液时,让患者感觉有喉向上提时,保持喉上抬位置数秒;或吞咽时让患者以舌部顶住硬腭、屏住呼吸,以此位置保持数秒,同时让患者食指于甲状软骨上方,中指置于环状软骨上,感受喉结上抬;喉部上抬无力者,用手上推其喉部来促进吞咽,即只要喉部开始抬高,用拇指和食指置于环状软骨下方,轻捏喉部并上推喉部,然后固定。

⑥ K点刺激训练:K点刺激可反射性张口,利用压舌板通过刺激K点(位于腭舌弓侧面的黏膜和翼下颌皱襞中间,白齿后区的顶端,即两牙线交点的后方)以促进张口和诱发吞咽反射,3次/日,每次饭前进行。

(七)认知障碍护理

认知障碍是指患者无法认清周围的人、事、地和物,同时学习新知识的能力、计算力、定向力等也都下降。

1. 身心评估

（1）询问患者的既往史、家族史、了解患者教育背景。

（2）评估患者生活自理能力、排便功能、视觉、听觉能力等。

（3）评估患者认知障碍程度。

（4）心理状态的评估。

2. 一般护理

（1）病情观察：观察患者思路是否清晰，有无联想障碍，思考内容是否现实，有无妄想、幻觉以及自大的想法；患者反应是否迟钝，语句是否经常中断，有无反复说一件事情的现象或对于不同的话题以相同的方式回答。

（2）生活不能自理者应给予关心照顾，协助处理生活事宜。

（3）保证环境安全，将剪刀、刀具、热水瓶等危险物品放置在患者不能取到的地方，避免患者发生自伤、烫伤等意外。不宜让患者单独外出活动。

（4）生活支持：帮助患者建立每日活动计划表，如几点起床、上厕所、饮水、进食、娱乐、午休及肢体活动锻炼等，按计划表循序渐进，由易到难，提高其对生活的兴趣及康复的信心，恢复其自我照料能力，不宜让患者长期卧床，应适量参加力所能及的体育活动与锻炼。

（5）伴有各种躯体疾患时应及时治疗，应用一些抗衰老药物，并按时服药，观察有无嗜睡等不良反应。

3. 心理护理

帮助患者建立良好的社会支持系统，协调患者与亲人的关系，加强家属对疾病的正确认识，鼓励家人多陪伴患者。

4. 健康指导与康复

（1）训练患者穿衣、洗刷、进食、大小便、语言交流。

（2）进行阅读、扑克排序、摆积木、简单计算等，训练时间由短到长，量由少到多，逐渐增加，由康复护士一对一指导训练。

（3）洗衣、做饭、购物、乘车、社交等，家属帮助进行，每周 2—3 次，每次 30 min。

（4）除进行个体康复训练外，应定期进行一些团辅康复训练，如引导式教育，增加患者之间的沟通，并通过部分康复患者的示范，提高患者康复意识，从而自觉遵从康复训练行为。

（5）患者后期出现失语，失去与人交流能力，从而加重痴呆的发展，故应及早进行语言训练。训练从简单到复杂，可跟着数数，说单词，再说短句、长句，以防止或减慢病情的发展。

（6）注意生活规律，保证足够睡眠和足够营养的摄入，保持大小便通畅。

（7）坚持各种康复训练，并进行力所能及的活动作业，加强安全防护，保证患者的生活环境安全温馨。

（8）在患者身上放置一联系卡，注明姓名、年龄、家庭住址、联系人和号码，当患者走失时，可以寻求帮助。

三、脑出血护理

脑出血指原发性非外伤性脑实质内出血，也称自发性脑出血，是病死率最高的脑卒中类型。80％为大脑半球出血，脑干和小脑出血约占 20％。最常见的病因为高血压合并细小脑动脉硬化。

（一）身心评估

（1）评估患者既往有无高血压病史和脑动脉硬化、血液病和家族脑卒中病史,了解患者既往用药情况、性格特点、生活习惯与饮食结构。

（2）评估患者起病状态,起病前有无明显的诱发因素。

（3）评估患者意识水平、肌力、肌张力、语言、吞咽功能、皮肤完整性、营养状况等。

（4）评估患者心理反应,评估患者及家属对疾病的病因和诱因、治疗护理经过、防治知识及预后的了解程度。

（二）护理措施

1. 病情观察

（1）观察意识、瞳孔、血压、脉搏、呼吸、血氧等变化。

（2）及时发现脑疝前驱症状,如剧烈头痛、喷射状呕吐、烦躁不安、血压升高、脉搏减慢、意识障碍进行性加重、双侧瞳孔不等大、呼吸不规则等脑疝先兆表现,应立即报告医生。

（3）使用脱水剂降颅压药物时,注意观察尿量,水、电解质变化和肾功能的情况。

（4）观察呕吐物和大便颜色、性质,了解有无上消化道出血。观察患者有无面色苍白、口唇发绀、皮肤湿冷、烦躁不安、尿量减少、血压下降等失血性休克症状。

（5）观察患者有无呕吐、头痛症状以及患者排便情况等。

（6）并发症的观察:有无肺部感染、皮肤受损、误吸、病性发作、下肢静脉血栓形成等的相应症状与体征。

2. 一般护理

（1）脑出血绝对卧床休息 2—4 周,头部制动且抬高 15°—30°,减轻脑水肿。维持正确体位,尽量采取良肢位摆放。

（2）意识障碍患者头偏向一侧或取侧卧位,及时吸痰保持呼吸道通畅,防止舌后坠阻塞呼吸道、窒息、误吸。

（3）保持环境安静,严格限制探陪,避免各种刺激,各种治疗护理操作集中进行。避免各种引起颅内压增高的因素,如:剧烈咳嗽、打喷嚏、屏气、用力排便、大量输液等。

（4）谵妄、躁动患者加床栏,适当使用约束带。过度烦躁不安患者可遵医嘱适量应用镇静剂。

（5）给予低脂、高维生素、高蛋白的清淡饮食,少量多餐,入液量每天保证 2500 mL 左右,以维持营养及水、电解质和酸碱平衡。伴有应激性溃疡的患者暂禁食。昏迷或吞咽障碍者,尽早实行肠内营养支持。

（6）加强口腔、皮肤护理和两便护理,防止便秘。张口呼吸患者给予盐水纱布覆盖口腔。保持床单位整洁、干燥。每天床上擦浴 1—2 次,定时翻身,翻身时尽量减少头部摆动幅度,12 h 内不宜大幅度翻身,以免加重出血。

3. 并发症护理

（1）脑疝的护理:

① 配合抢救,立即为患者吸氧,建立静脉通道,遵医嘱快速静脉滴注甘露醇或静脉注射呋塞米,甘露醇应快速输注,防止输液外渗。备好气管切开包、监护仪等抢救用物。

② 头部严格制动,冰帽低温脑保护,避免一切不良刺激及诱发因素;做好各项基础护理措施;及时清除呕吐物,防止误吸;做好安全防护措施。

(2) 上消化道出血的护理:

① 遵医嘱使用血管活性药物和 H2 受体拮抗剂或质子泵抑制剂药物。

② 暂禁食,出血停止后给予清淡、易消化、无刺激温凉流质饮食,少量多餐。防止胃黏膜损伤加重出血。

③ 鼻饲患者,每次鼻饲前先抽吸胃液并观察颜色。出血严重患者,可使用冰盐水＋去甲肾上腺素胃管注入止血。

4. 心理护理

告诉患者及家属疾病原因、临床表现、主要治疗护理措施。安慰患者,消除其紧张情绪,避免过度紧张。

(三) 健康指导与康复

(1) 疾病预防指导:指导高血压患者避免使血压骤然升高的各种因素,如保持情绪稳定和心态平和,避免过分喜悦、愤怒、焦虑、恐惧、悲伤等不良心理和惊吓等刺激;建立健康的生活方式,保证充足睡眠,适当运动,避免体力或脑力过度劳累和突然用力;低盐、低脂、高蛋白、高维生素饮食;戒烟、酒;养成定时排便的习惯,保持大便通畅。

(2) 用药指导和病情监测:告知患者和家属疾病的基本病因,主要危险因素和防治原则,如遵医嘱正确服药降压药物,维持血压稳定,教会患者及家属测量血压的方法和对疾病早期表现的识别,发现血压异常波动或无诱因的剧烈头痛、头晕、晕厥、肢体麻木、乏力或语言交流困难等症状,及时就医。

(3) 教会患者和家属自我护理的方法和康复训练技巧,例如,如何翻向健侧和患侧的翻身训练、桥式运动等肢体功能训练及语言和感觉功能训练的方法,正确的进食方法和吞咽功能训练等,使患者和家属认识到坚持主动或被动康复训练的意义。

四、蛛网膜下腔出血护理

蛛网膜下腔出血(SAH)是多种疾病致脑底部或脑表面血管破裂,血液流入蛛网膜下腔引起的一种临床综合征。多由于先天性动脉瘤或动静脉畸形破裂,血液进入蛛网膜下腔而出现剧烈头痛,伴呕吐以及脑膜刺激征的典型临床表现。

(一) 身心评估

(1) 了解患者有无先天性颅内动脉瘤、动静脉畸形、高血压、脑动脉粥样硬化、血液疾病等引起本病的病因。了解患者起病前有无激动、饮酒、突然用力等诱因。

(2) 评估疼痛情况。

(3) 了解实验室等检查结果,如脑脊液检查、CT、DSA、MRI 等。

(4) 评估患者及家属对疾病的认识和心理状态。

（二）护理措施

1. 病情观察

（1）观察患者意识、瞳孔、血压、脉搏、呼吸、血氧等变化。

（2）观察患者有无头痛、呕吐、脑膜刺激征症状。

（3）使用脱水剂降颅压药物时，注意观察尿量，水、电解质变化和肾功能的情况；使用尼莫地平时注意观察有无皮肤发红、血压下降等症状。

（4）观察患者有无头晕、头痛性质改变及轻偏瘫和失语等脑血管痉挛症状。

（5）并发症的观察：有无肺部感染、皮肤受损、误吸、痫性发作、下肢静脉血栓形成等相应症状与体征。

2. 一般护理

（1）绝对卧床休息 4—6 周，头部制动抬高 15°—20°，告知患者和家属绝对卧床的重要性。

（2）保持环境安静，严格限制探陪，避免各种刺激，各种治疗护理操作集中进行。避免各种引起颅内压增高的因素，如剧烈咳嗽、打喷嚏、屏气、用力排便、大量输液和躁动不安等。

（3）保持大便通畅，必要时使用缓泻剂等药物。

（4）缓解患者头痛不适：如缓慢深呼吸，音乐疗法、转移注意力，必要时遵医嘱使用镇静剂。

（5）给予少食多餐，提供高热量、高维生素、优质蛋白质、清淡易消化食物并告知患者多食含粗纤维的蔬菜、水果（韭菜、芹菜、香蕉），并保证营养，提高机体抵抗力，忌辛辣食物。

（6）加强口腔、皮肤护理和大、小便护理，防止便秘。

（7）意识障碍者按照意识障碍护理。

（8）发热患者主要进行物理降温，头部禁用酒精。

3. 心理护理

告诉患者情绪稳定对疾病恢复和减少复发的意义，使患者了解卧床重要性，并配合治疗护理。指导家属关心体贴患者，减轻患者的焦虑、恐惧等不良心理反应。

（三）健康指导与康复

（1）疾病知识指导：向患者及家属介绍疾病的病因、诱因、临床表现、防治原则和自我护理方法。建议患者在首次出血后 3 天内或 3—4 周进行 DSA 检查。

（2）预防再出血：保持情绪平稳，避免一切诱发因素。女性患者 1—2 年内避孕。

（3）日常生活指导：同脑出血。

（4）蛛网膜下腔出血一般不会伴有各种功能障碍，如并发脑血管痉挛时可出现轻偏瘫和失语等症状，健康指导与康复中运动障碍和言语障碍护理。

五、短暂性脑缺血发作护理

短暂性脑缺血发作（TIA）是历时短暂并经常反复发作的脑局部供血障碍，导致供血区局限性神经功能缺失症状。每次发作持续数分钟至 1 h，不超过 24 h，不遗留神经功能缺损症状。可反复发作。

（一）身心评估

（1）评估患者既往有无高血压病史和脑动脉硬化、糖尿病、高血脂、心脏病和家族脑卒中病史；患者的性格特点、生活习惯与饮食结构；患者起病状态，既往有无类似发作病史。

（2）评估患者意识水平、肌力、肌张力、语言、吞咽功能情况。

（3）了解患者影像学、实验室检查有无异常。

（4）评估患者心理反应，患者及家属对疾病的病因和诱因、治疗护理经过、防治知识及预后的了解程度。

（二）护理措施

1. 病情观察

（1）观察患者意识、瞳孔、血压、脉搏、呼吸、血氧等变化。

（2）观察患者每次发作时持续时间、间隔时间和伴随症状，观察发病时的主要临床表现。

（3）观察患者 CT 或 MRI 检查是否正常；脑血管造影是否发现血管狭窄及闭塞部位；血脂、血糖等是否有异常。

（4）使用抗凝药物时，注意观察患者有无出血倾向、出血皮肤黏膜有无出血点、牙龈有无出血、凝血时间是否延长等情况。

2. 一般护理

（1）指导患者发作时卧床休息，枕头不宜太高（以 15°—20°为宜），以免影响头部血液供应。仰头或头部转动时应缓慢且头部转动幅度不宜太大。

（2）频繁发作者应避免重体力劳动。淋浴或外出时应有家属陪伴，以防跌倒和外伤。

（3）指导患者遵医嘱正确服药，并自我观察有无出血倾向、皮肤瘀斑和瘀点、牙龈出血，并观察大便颜色等。

（4）缓解患者头痛不适：如缓慢深呼吸、音乐疗法、转移注意力，必要时遵医嘱使用镇静剂。

（5）低盐、低脂、足量蛋白、丰富维生素饮食，少摄入糖类，忌辛辣刺激饮食和暴饮暴食，戒烟、酒。

3. 心理护理

告知患者心理因素与疾病的关系，避免患者精神紧张，保持心态平稳、情绪稳定。

（三）健康指导与康复

（1）疾病知识指导：按医嘱正确服药，积极治疗高血压、高血脂、糖尿病、动脉硬化、肥胖症等。告知患者用药期间如何观察不良反应。嘱患者一旦发现肢体麻木、无力、眩晕、头痛、复视或突然跌倒应及时就诊。高危患者应定期体检。

（2）疾病预防指导：注意劳逸结合，多参加一些有益身心的社交活动；保持情绪平稳；正确服药，指导患者增加对药物治疗的依从性；合理饮食，戒烟、酒；积极治疗原发病。

（3）日常生活指导：除健康的生活方式外，频繁发作者避免重体力活动，尽量避免单独外出，卧床时避免使用高枕。

（4）鼓励患者参与正常的日常生活功能活动，保证适当的有氧运动。

六、脑梗死护理

脑梗死又称缺血性脑卒中,是指各种原因引起的脑部血液循环障碍,缺血、缺氧所致的局限性脑组织缺氧性坏死或软化。临床常见类型为脑血栓形成和脑栓塞。脑血栓形成是在动脉硬化等动脉壁病变基础上,脑动脉主干或分支管腔狭窄、闭塞或形成血栓,造成该动脉供血区局部脑组织血流中断发生缺血、缺氧性坏死,是临床上最常见的脑血管疾病。脑栓塞是指血液中各种栓子随血流进入颅内动脉系统,导致管腔急性闭塞,引起相应供血区脑组织缺血性坏死。

(一)身心评估

(1)了解患者有无动脉粥样硬化、高血压、高血脂、糖尿病、心脏病等基础疾病。了解患者起病前活动状态及发病时间;了解患者的性格特点、生活习惯与饮食结构。

(2)询问患者既往有无 TIA 病史、TIA 发病情况及是否正规治疗。

(3)评估患者心功能情况,有无房颤、风心病病史。

(4)评估患者意识水平、肌力、肌张力、步态、语言、吞咽功能、皮肤完整性、营养状况、疼痛等情况。

(5)了解有无阳性辅助检查结果,如 CT、MRI、血糖、血脂、凝血功能、心电图等。

(6)评估患者心理反应,患者及家属对疾病的病因和诱因、治疗护理经过、防治知识及预后的了解程度。

(二)护理措施

1. 病情观察

(1)观察患者意识、瞳孔、血压、脉搏、呼吸、血氧、心率、心律等变化。

(2)观察患者意识水平、肌力、肌张力、语言功能、吞咽功能、步态、感觉、排便等变化,有无呕吐、头痛等情况。

(3)心脏病患者注意观察有无心律失常、心衰等症状。

(4)用药观察:使用抗凝或溶栓药物时,注意观察患者有无出血倾向,以及有无头痛、血压升高、脉搏减慢、恶心、呕吐等脑出血症状。使用脱水剂等降颅压药物时,注意观察尿量,水、电解质变化和肾功能的情况。使用抗心律失常药物时注意观察有无药物中毒反应(详见循环系统心律失常护理)。

(5)并发症的观察:有无肺部感染、皮肤受损、误吸、痫性发作、下肢静脉血栓形成等相应症状与体征。

2. 一般护理

(1)病情严重者(如大面积脑梗死、意识障碍、心功能不全者)需卧床至病情缓解,并给予心电监护,密切观察病情变化。

(2)开启脑卒中绿色通道,发病后尽早配合医生进行溶栓治疗。

(3)发热患者进行物理降温,头部禁用冰帽。

(4)给予持续氧气吸入。头痛,烦躁不安者,按医嘱给降压药及止痛剂。

(5)饮食护理:给低脂、低盐、低胆固醇、高维生素、高蛋白的饮食。忌烟、酒,有意识障碍及吞咽困难者给予鼻饲流质饮食,轻度吞咽困难者给予糊状饮食,重度吞咽困难者给予鼻饲流质。

(6)偏瘫患者定时协助翻身、叩背、排痰,鼓励患者深呼吸,以防肺部感染和压力性损伤。保持外阴清洁,鼓励多饮水,防泌尿系感染等。加强口腔、皮肤护理和大、小便护理,防止便秘。

3. 心理护理

患者常因肢体偏瘫,言语障碍,大小便失禁,生活不能自理而烦恼。护理人员应关心、体贴患者,使其树立治疗信心。

(三)健康指导与康复

(1)疾病知识指导:向患者及家属指出疾病发生的基本病因和主要危险因素、早期症状和及时就诊的指证,指导患者遵医嘱正确服用降糖、降脂、抗凝药物,定期复查。坚持长期的康复训练。

(2)疾病预防指导:合理饮食,多食新鲜蔬菜、水果、谷类等食物,戒烟、酒;遵医嘱规则用药,学会自我监测血压、血糖和观察药物不良反应;告知改变不良生活方式,劳逸结合;对于有 TIA 病史者,指导患者在改变体位时动作宜缓慢,避免突然转动头部;洗澡时间不宜过长,水温不宜过高;气温变化时注意保暖,避免单独外出。

(3)日常生活指导:鼓励患者从事力所能及的家务劳动,不能过度依赖他人,增强自我照顾能力。

(4)急救相关知识宣教:指导患者自我快速识别卒中症状,并及时就医诊治。

(5)病情许可者,提倡超早期健康指导与康复,即患者发病后 24 h 内即开始进行床上健康指导与康复。不能进行主动锻炼的患者进行被动功能锻炼。生命体征平稳,48 h 内病情无进展的患者,鼓励早日离床活动。活动时注意安全,避免意外发生。具体措施同脑出血,详见脑出血症状护理。

七、癫痫护理

癫痫是由不同病因导致脑部神经元高度同步异常放电所引起的,以短暂性中枢性系统功能失常为特征的慢性脑部疾病。每次发作或每种发作的过程称为痫性发作。一次癫痫发作持续 30 min 以上,或连续多次发作致发作间期意识或神经功能仍未恢复至通畅水平称为癫痫持续状态。

(一)身心评估

(1)询问患者是否有家族史,既往有无发作先例,有无颅脑外伤、脑血管疾病、颅内感染等基础疾病。

(2)评估痫性发作持续时间及次数、间隔时间,发作时患者神志、瞳孔、呼吸、血压等变化;评估是否有舌咬伤及大、小便失禁。

(3)心理状态评估:评估患者有无恐惧、紧张、焦虑、抑郁的等心理状态。

（二）护理措施

1. 病情观察

（1）观察患者意识、瞳孔、生命体征、血氧等变化。

（2）观察患者有无肢体抽搐、牙关紧闭、大小便失禁情况。观察发作的症状，记录发作的持续时间与频率。

（3）连续大量使用地西泮、鲁米那钠等药物时，严密观察患者呼吸、血氧等变化。

（4）并发症的观察：有无舌咬伤、骨折等意外。

2. 一般护理

（1）癫痫"大发作"的护理：

① 防止窒息：立即让患者平卧，解开衣领，取出义齿，头偏向一侧，保持呼吸道通畅，及时吸氧。对呼吸功能不能恢复者，及时做人工辅助呼吸。

② 尽快在患者上下臼齿之间垫开口器、牙垫或手帕，防止咬伤舌头和颊部。

③ 禁止向患者强行灌水喂药及暴力按压抽搐的肢体，以免造成窒息，吸入性肺炎及骨折、脱臼。

④ 专人陪护，详细记录发作经过、时间和主要表现。

⑤ 发作结束后轻轻将患者放置良好的姿势，以改善呼吸。

⑥ 注意有无精神症状，少数患者抽搐停止后，意识在恢复过程中，有短时间的兴奋躁动，应加强保护，以防自伤或他伤。

（2）癫痫持续状态的护理：

① 尽快控制发作：遵医嘱予首选地西泮静推，注射速度不超过 2 mg/min，无效则改用其他药物，也可予地西泮 100—200 mg 溶于 5％葡萄糖盐水 500 mL 中，于 12 h 内缓慢静滴。

② 保持呼吸道通畅：取平卧头侧位，松开领带、衣扣和裤带；取下活动性义齿，及时清除口鼻分泌物；立即放置压舌板，必要时用舌钳将舌拖出，防止舌后坠阻塞呼吸道，以利呼吸道通畅。

③ 立即采取维持生命功能的措施，纠正脑缺氧，防治脑水肿，保护脑组织。吸氧，监测呼吸、血压、ECG 及血电解质变化。

④ 防治并发症：高热时给予物理降温，及时纠正血酸碱度和电解质的变化，发生脑水肿时予甘露醇和呋塞米注射，注意预防和控制感染。

3. 心理护理

关心支持患者，鼓励患者表达自我感受。对患者不能抱有歧视心理，对有心理状态有异常的患者及时给予心理支持，鼓励患者回归社会团体。

（三）健康指导与康复

（1）疾病知识指导：向患者及家属介绍疾病有关知识，正确面对疾病。患者应充分休息，环境安静，避免光声刺激，保证患者睡眠充足。予高脂肪、低糖、低蛋白质饮食，戒烟、酒。少进食辛辣食物，避免过饱。

（2）疾病预防指导：告知患者避免饥饿、疲劳、便秘、饮酒、睡眠不足、情绪激动、妊娠与分娩、强烈刺激、惊吓等诱发因素。

（3）用药指导：告知患者应长期、规律用药，切忌突然停药、减药、换药、漏服。用药期间定期复查血药浓度及肝肾功能。

（4）安全与婚育：告知患者外出时随时携带写有姓名、年龄、所患疾病、家庭住址、联系方式的信息卡。患者不应从事攀高、游泳、驾驶等工作。有家族史的女性患者不宜生育。

（5）癫痫发作或持续状态时避免发生各种并发症，如出现各种功能障碍，对症护理。

八、面神经炎护理

面神经炎是由茎乳孔内面神经非特异性炎症所致的周围性面瘫，又称为特发性面神经麻痹，或陈贝尔（Bell）麻痹。

（一）身心评估

（1）评估患者年龄、性别，发病前是否有受凉、感染病史。

（2）了解患者起病急骤情况。

（3）评估患者有无疼痛，是否有味觉、听觉异常。

（4）评估患者心理反应。

（二）护理措施

1. 病情观察

（1）观察患者是否有表情肌瘫痪症状，如一侧额纹消失、眼睑闭合不全、鼻唇沟变浅、口角歪斜、鼓腮不能等。

（2）观察患者是否有耳后疼痛，外耳道是否出现疱疹，是否出现角膜受损。

（3）观察药物作用及副作用，如使用后有消化道溃疡、体型发胖等症状。

2. 一般护理

（1）急性期（发病后 1 个月内）注意休息，防风、防寒，尤其是侧耳后茎乳孔周围应予保护，预防诱发。

（2）外出时可戴口罩、系围巾，或使用其他改善自身形象的恰当修饰。

（3）眼睑闭合不全予以眼罩、眼镜防护，或使用眼药水预防感染，保护角膜。

（4）进食清淡饮食，避免粗糙、干硬、干燥、辛辣食物，有味觉障碍的患者应注意食物温度，避免烫伤。

（5）指导患者饭后及时漱口，清除口腔患侧滞留食物，保持口腔清洁，预防口腔感染。

（6）早期介入，进行针灸、理疗等治疗方法，促进神经肌肉功能恢复。

3. 心理护理

鼓励患者表达面部形象改变后的心理感受和对疾病预后的真实想法；指导患者正确对待疾病，积极配合治疗。同时护士在言语上避免任何伤害患者自尊的言词。

（三）健康指导与康复

（1）疾病知识指导：清淡饮食，保持口腔清洁，保护眼角膜；面瘫未完全恢复时注意用围巾或高领风衣适当遮挡、修饰。

（2）疾病预防指导：保持健康心态，生活有规律，避免面部长时间吹冷风、受凉或感冒。

（3）指导患者尽早开始面肌的主动和被动运动。可对着镜子做皱眉、举额、闭眼、露齿、鼓腮和吹口哨等动作。每天数次,每次 5—15 min,并辅以面肌按摩,以促进早日康复。

九、多发性神经病护理

多发性神经病是肢体远端多发性神经损害,主要表现为四肢对称性末梢型感觉障碍、下运动神经元瘫痪或自主神经障碍的临床综合征,亦称多发性神经炎、周围神经炎或末梢神经炎。

(一)身心评估

(1)病史:询问是否接触药物、化学品、重金属及是否乙醇中毒等,询问患者既往有无营养缺乏或代谢障碍性疾病等。

(2)评估患者感知觉、皮肤的温度及肢体活动情况等。

(3)心理评估:评估患者的心理状态。

(二)护理措施

1. 病情观察

(1)观察患者有无感觉障碍(四肢远端对称性感觉缺失,呈手套、袜子形分布,出现感觉异常、感觉过度、感觉疼痛等刺激症状)。

(2)观察患者有无运动障碍(肢体远端下运动神经元性瘫痪,表现为肌无力、肌萎缩和肌束颤动等,晚期可出现手、足下垂和肌肉挛缩)。

(3)观察患者有无自主神经障碍(体位性低血压,肢体远端皮肤发凉,皮肤干燥、脱屑、多汗或无汗)。

2. 一般护理

(1)饮食护理:给予高热量、高维生素、清淡易消化的饮食,补充足够 B 族维生素,戒烟、酒。

(2)生活护理:评估患者的生活自理能力,满足患者生活需求,做好口腔护理、皮肤护理,协助翻身,以促进睡眠,提高舒适度,预防压力性损伤等并发症。

(3)感觉障碍禁用热水袋、冰袋,防烫伤、冻伤。

(4)运动障碍协助开展生活护理;定时翻身,防止压力性损伤;维持肢体功能位放置(手足下垂者可用夹板及支架固定);按摩瘫痪肢体肌肉,做关节旋转运动,防瘫痪肢体挛缩或畸形。

(5)皮肤护理:多汗者保持皮肤清洁干燥,皮肤干燥患者涂润肤乳。

(三)健康指导与康复

(1)疾病预防指导:生活有规律;合理饮食,均衡营养,戒烟限酒,尤其是怀疑慢性乙醇中毒者应戒酒;预防感冒;避免药物和食物中毒;保持平衡心态,积极治疗原发病。

(2)用药指导:指导患者正确服药,注意观察药物不良反应。

(3)指导患者每天坚持适度的运动和肢体功能锻炼,防止跌倒、坠床、外伤、烫伤和肢体挛缩畸形;指导患者进行肢体的主动和被动运动,并辅以针灸、理疗、按摩,防止肌肉萎缩和关节挛缩,促进知觉恢复。

（4）鼓励患者在能够承受的活动范围内坚持日常生活活动锻炼，并为其提供宽敞的活动环境和必要的辅助设施

（5）定期门诊复查，当感觉和运动障碍症状加重或出现外伤、感染、尿潴留或尿失禁时立即就诊。

十、吉兰-巴雷综合征护理

吉兰-巴雷综合征（GBS）是急性炎症性脱髓鞘性多发性神经病，是一种由自身免疫介导的周围神经病，常累及脑神经、脊神经根（可伴脑神经）。

（一）身心评估

（1）询问患者年龄、性别，近期有无上呼吸道感染、腹泻等感染病史，是否接种疫苗。询问患者何时发生肢体无力情况。评估患者有无皮肤潮红、出汗多、窦性心动过缓、尿潴留。

（2）评估患者意识、肌力、肌张力、皮肤等，生活自理能力、Braden 评分、疼痛评分、吞咽功能、营养状况等，并了解有无排便失禁。

（3）评估患者肢体运动端有无如刺痛、麻木、烧灼感等特征性的感觉障碍；有无感觉迟钝或减退，呈手套、袜子样分布；有无颈后或四肢肌肉疼痛。

（4）心理评估：评估患者的心理状态。

（二）护理措施

1. 病情观察

（1）注意观察患者神志、心率、心律、血压、呼吸、体温等生命体征等变化；注意呼吸频率与节律；注意有无咳嗽无力、呼吸费力、烦躁、出汗、发绀、吞咽困难等。

（2）观察患者瘫痪出现的特点及累及的部位。

（3）用药观察：使用激素、免疫抑制剂等药物，注意观察药副作用，如消化道溃疡、继发感染等。

（4）注意患者脑脊液、肌电图等辅助检查有无异常。

2. 一般护理

（1）急性期卧床休息，取侧卧位，以利呼吸道分泌物流出。如有呼吸肌瘫痪，取平卧，头偏向一侧。

（2）保持呼吸道通畅，注意翻身、叩背，鼓励患者深呼吸，进行有效咳嗽、咳痰，必要时吸痰，备呼吸机与抢救设备。预防肺炎及肺不张。

（3）对肢体疼痛严重者，应按医嘱给镇静止痛剂，但禁用麻醉性止痛剂如杜冷丁等。

（4）对面神经受损，眼睑不能不合者，要涂以抗菌素眼膏，加用眼罩，以防角膜溃疡及结膜炎。

（5）给予营养丰富、高蛋白、高热量、高维生素、易消化的饮食。对吞咽困难者，及早鼻饲。观察患者腹部体征，有无腹胀。

（6）瘫痪肢体应保持良肢位，两足可用软枕支撑。病情稳定后，及时做被动运动、针灸、按摩、鼓励主动运动。

（7）保持口腔及皮肤清洁。勤翻身，保暖，忌用热水袋，防止烫伤。生活不能自理患者

给予补偿护理。

（8）注意保暖，及时治疗原发病。进行保护性隔离，患者应用激素类药物，宜减少探视，严格执行消毒隔离制度，病房用紫外线或消毒机消毒 1—2 次/日。

3. 心理护理

消除患者因呼吸困难而产生的紧张情绪，尤其是应用呼吸机者，帮助患者树立信心，积极配合治疗。

（三）健康指导与康复

（1）疾病知识指导：指导家人及家属了解病因、进展、常见并发症及预后，保持情绪平稳及良好的心态；加强营养，增强体质和机体抵抗力，避免淋雨、受凉、疲劳和创伤。

（2）病情监测指导：告知患者上消化道出血、营养失调、压力性损伤、DTV 形成的表现及预防窒息的方法。嘱患者出现不适及时就诊。

（3）加强肢体功能锻炼和日常生活活动训练，减少并发症，促进康复。

（4）肢体被动和主动运动应保持关节的最大活动度；运动锻炼过程中应有家人陪同，防止跌倒、受伤。

（5）GBS 恢复过程长，需要数周或数月，家属应理解和关心患者，督促患者坚持运动。

十一、急性脊髓炎护理

急性脊髓炎是指急性非特异性的，脊髓脱髓鞘或坏死所致的急性横贯性损害。病变特征为病变水平以下肢体瘫痪，各种感觉缺失或自主神经功能障碍。

（一）身心评估

（1）询问患者年龄、性别，重点询问患者近期是否有上呼吸道感染、腹泻及发热等病毒感染症状。

（2）评估患者意识、肌力、肌张力、皮肤等，有无大小便潴留等。

（3）评估患者有无吞咽困难、构音不清、少汗、皮肤脱屑及水肿、指甲松脆和角化过度等。

（4）心理评估：评估患者的心理状态。

（二）护理措施

1. 病情观察

（1）观察脊髓病变水平以下肢体运动障碍，感觉障碍的程度。

（2）观察有无呼吸肌瘫痪症状，有无感觉平面上升，出现呼吸困难、紫绀时即刻吸氧，做好气管切开的准备。

（3）观察有无脊髓休克征象，如瘫痪肢体肌张力低，腱反射消失，病理反射引不出，尿潴留等。

（4）使用激素类药物时，注意观察有无药物不良反应。

2. 一般护理

（1）避免损伤皮肤，损伤平面以下忌用热水袋和其他暖具，以防烫伤。

（2）做好失禁护理，可使用皮肤保护膜或造口护肤粉等保护肛周会阴皮肤，预防压力性损伤及失禁性皮炎。如已发生压力性损伤，应积极换药治疗。

（3）患者如出现尿潴留，给予诱导排尿，必要时保留导尿，并做好尿管护理，预防尿路感染。

（4）保持肢体良肢位，辅以理疗、针灸、按摩等，防止关节变形和肌肉萎缩。

（5）大剂量使用激素时，注意有无消化道出血倾向。

（6）注意保暖，避免受凉，经常翻身拍背和采取坐卧位，帮助排痰，防止坠积性肺炎。

（7）给予高热量、高维生素、高蛋白的饮食，多吃纤维素丰富的食物，少吃胀气的食物，鼓励多饮水。

3. 心理护理

向患者介绍与本病有关的知识，使其了解疗程及预后，及时给予各种心理支持，帮助患者保持积极乐观的情绪，树立战胜疾病的信心。

（三）健康指导与康复

（1）偏瘫患者健康指导与康复详见"运动障碍"。

（2）促进膀胱功能恢复：指导和督促患者进行收缩和放松会阴部肌肉的锻炼，每次肛门括约肌收缩 10—30 遍，每天 3 次，指导训练患者自行环形按摩及轻挤压膀胱区，每次 5 min，每天 3 次。每 2—3 h 送一次便器，以训练有意识的排尿，留置尿管的患者每 3—4 h 放松尿管一次，锻炼膀胱的舒缩功能，必要时采取清洁间歇导尿。

（3）病情稳定后及早开始瘫痪肢体的功能锻炼，促进肌力恢复。

（4）合理、清淡饮食，保证足够的营养。

（5）加强各种生活护理，预防各种并发症。

十二、帕金森病护理

帕金森病（PD）又称震颤麻痹，是一种常见于中老年的神经系统退行性疾病，以静止性震颤、运动迟缓、肌强直和体位不稳为临床特征，主要病理改变是黑质多巴（DA）能神经元变性和路易小体形成。

（一）身心评估

（1）评估患者年龄、性别、家族史，是否长期接触杀虫剂、除草剂等化工用品。

（2）评估患者活动、步态、肌力、肌张力、排便、皮肤、营养、吞咽功能等情况。

（3）评估患者睡眠情况，是否有智能障碍。

（4）评估患者心理反应，患者及家属对疾病的病因和诱因、治疗护理经过、防治知识及预后的了解程度。

（二）护理措施

1. 病情观察

（1）观察患者意识、瞳孔、生命体征等变化。

（2）观察患者活动时动作、面部表情、姿势步态，患者的运动是否减少，动作是否缓慢，语声是否变化,进食、饮水有无咳呛。

(3) 观察是否有肢体震颤及嗅觉减退、精细动作困难、自理能力缺陷。

(4) 观察药物作用及副作用,如使用多巴胺药物,可有恶心、呕吐、视力模糊的等症状。

(5) 并发症的观察:观察是否有肺部感染、压力性损伤等并发症。

2. 一般护理

(1) 体位不稳时应有人陪伴,以免发生意外。肌强直时,护理操作动作要轻,不能强搬硬拉。

(2) 唾液分泌增多时随时吸痰。

(3) 提供生活方便,将患者常用物品放置在易取的位置,方便患者使用,教会患者使用传呼铃。

(4) 采取有效沟通方式,对言语不清、构音障碍的患者耐心倾听患者主诉。可指导患者使用画板、笔纸、手势进行沟通。

(5) 排尿困难者给予保留导尿。大便排泄困难的,应遵守医嘱给予药物,协助排便。

(6) 用药护理:指导患者正确服药,并及时发现药物副作用,如"开关"现象、便秘、精神症状等,并且由于多巴胺对食物具有一些特殊要求,服多巴胺应安排在饭前 30—60 min,饮食上要注意减少脂肪含量。

(7) 饮食指导:帕金森病患者由肌张力增加,胃肠蠕动能力相对减弱,应指导患者平衡进食糖、优质蛋白质、脂肪、维生素食物,不偏食、细嚼慢咽,食物品种多样化,易消化,防止便秘。吞咽困难者,为防止误吸、肺部感染,应及早留置鼻饲管。

(8) 有精神症状、智能障碍的患者安置在严密监控区域,专人陪护,避免外伤、走失、自杀等各种意外。

3. 心理护理

建立良好的护患关系,尊重患者,鼓励其积极参与各种娱乐活动,帮助患者之间相互交往,激发患者战胜疾病的信心,提高带病生活质量。

(三) 健康指导与康复

(1) 疾病知识指导:早期轻型患者鼓励患者进行适当的活动与体育锻炼。流涎要及时清理口水,避免吸入性肺炎的发生。坚持合理遵医嘱长期服药,学会观察药物不良反应,并定期复查血常规、肝肾功能,每日监测血压。

(2) 日常生活指导:鼓励患者做力所能及的事情,活动时做好各种安全防护,避免意外发生,并指导照护者正确照护患者。

(3) 疾病晚期患者会出现不同程度的吞咽障碍、运动障碍,护理措施同症状护理。帮助并指导患者学会按摩肌肉,锻炼呼吸肌,如每日练习深呼吸 4—6 次,每次 5 min。以提肛法锻炼会阴部肌肉等。按摩后肌张力减低,可进行运动锻炼。

十三、重症肌无力护理

重症肌无力(MG)是一种神经-肌肉接触部位因乙酰胆碱受体减少而出现传递障碍的自身免疫性疾病。

（一）身心评估

（1）评估患者年龄、性别、家族史，是否有胸腺瘤病史。

（2）评估患者起病前是否有感染、精神创伤、过度劳累、手术、妊娠和分娩等诱因。

（3）评估患者骨骼肌运动及呼吸情况，肌无力出现的特点及分布情况。

（4）评估患者自理能力及营养状况。

（5）评估患者心理反应：患者及家属对疾病的病因和诱因、治疗护理经过、防治知识及预后的了解程度。

（二）护理措施

1. 病情观察

（1）观察患者是否有眼外肌麻痹（如上睑下垂）、表情淡漠、咀嚼无力、饮水呛咳、发音障碍等症状。

（2）观察患者肌无力是否有活动后加重、晨重暮轻现象。

（3）注意观察患者呼吸频率、节律、深度的改变，是否出现肌无力危象，如咳嗽无力、呼吸困难。

（4）观察药物作用及副作用：是否有恶心、呕吐、肌无力危象等症状。

（5）并发症的观察：观察是否有误吸、肺部感染、呼吸肌麻痹等并发症。

2. 一般护理

（1）指导患者充分休息，活动宜选择清晨、休息后或肌无力症状较轻时进行，学会自我调节活动量，以不感到疲劳为原则。

（2）调整饮食计划，给予高蛋白，高热量，高维生素，富含钾、钙的饮食。安排患者在用药后 15—30 min 药效最强时进餐，注意进食安全，防止误吸，重症患者鼻饲饮食。

（3）提供生活方便，将患者常用物品放置在易够取的位置，方便患者使用，教会患者使用传呼铃。根据患者自理能力提供补偿护理。

（4）采取有效沟通方式，对言语不清、构音障碍的患者耐心倾听患者主诉。可指导患者使用画板、笔纸、手势进行沟通。

（5）用药护理：指导患者如何正确服药，并及时发现药物副作用，避免加重肌无力症状和诱发危象的药物，如氨基糖苷类抗生素、普萘洛尔、氯丙嗪、镇静剂等。

（6）饮食指导：帕金森病患者由肌张力增加，胃肠蠕动能力相对减弱，应指导患者平衡进食富含糖、蛋白质、脂肪、维生素的食物，不偏食、细嚼慢咽，食物品种多样化，防止便秘。

3. 并发症护理

重症肌无力危象累及呼吸肌出现咳嗽无力和呼吸困难，是本病致死的主要原因。主要包括肌无力危象、胆碱能危象和反拗危象。

（1）严密观察病情，避免感染、外伤、疲劳和过度紧张等肌无力危象诱发因素。

（2）鼓励患者咳嗽和深呼吸，抬高床头，及时吸痰，清除口鼻腔分泌物，保持呼吸道通畅，遵医嘱氧气吸入。

（3）备好新斯的明、呼吸机等抢救物品，必要时配合建立人工气道和人工辅助呼吸。

（4）根据危象不同类型实施不同处理措施：① 肌无力危象：立即注射新斯的明。② 胆碱能危象：立即停用胆碱酯酶抑制药，可肌注阿托品。③ 反拗性危象：停用胆碱酯酶抑制药,输液维持。

4. 心理护理

应对患者进行耐心、细致的解释和安慰工作,每次操作前,向患者解释操作的目的、用途,以取得配合。因呼吸机辅助呼吸无法讲话的患者,可以用卡片交流等形式进行护患交流。

(三)健康指导与康复

(1)疾病知识指导:指导患者正确服用抗胆碱能药物,避免漏服、停服、更改药量。因其他疾病就诊时应主动告知医生患有本病,以免误用药物加重病情。

(2)日常生活指导:帮助患者认识疾病,指导患者建立正确的生活方式,规律生活,保证充分休息和睡眠,避免一切诱发因素。保持乐观情绪,女性患者应避孕。

(3)患者可能会出现不同程度的吞咽障碍、运动障碍,护理措施同症状护理。

十四、中枢神经系统感染护理

病原微生物(病毒、细菌、立克次氏体、螺旋体、寄生虫等)侵犯中枢神经系统的实质、被膜以及血管等引起的急性或慢性炎症性(或非炎症性)疾病即为中枢系统感染性疾病。根据感染的部位不同可分为脑炎、脑膜炎、脑膜脑炎。

(一)身心评估

(1)评估患者年龄、性别、发病前是否有结核等其他感染病史。

(2)评估患者前驱期是否有发热、全身不适、腹痛、腹泻、咽痛等症状。

(3)评估患者四肢活动情况。

(4)评估患者自理能力、营养状况,以及皮肤情况(如有无红疹)。

(5)评估患者心理状态。

(二)护理措施

1. 病情观察

(1)观察患者生命体征、意识、瞳孔等的变化。

(2)观察患者是否有头痛、呕吐、脑膜刺激征症状及疼痛性质、部位、程度、时间等。

(3)观察患者是否出现谵幻觉等精神症状。

(4)用药观察,注意有无水、电解质平衡失调,肾功能受损及过敏反应。

(5)观察患者是否出现脑疝等并发症,如:头痛突然加剧,并发生抽搐,喷射性呕吐,呼吸不规律,瞳孔对光反应迟钝或两侧不等大。

(6)观察患者脑脊液、头颅影像、血培养等检查化验结果。

2. 一般护理

(1)对昏迷抽搐、意识迷糊、谵妄的患者,要专人护理,加用床档,防止坠床。昏迷、颅内压增高呕吐的患者,要及时清理分泌物和呕吐物,保持呼吸道通畅,防止窒息。

(2)对癫痫发作患者,要注意防摔伤,保护下颌,防止舌后坠、舌咬伤及骨折。取平卧位,头偏向一侧,防止呼吸道阻塞。

（3）高热的护理：头置冰袋，物理降温，遵医嘱予以解热药物使用；增加患者液体摄入，记录降温效果。

（4）腰椎穿刺的护理：详见腰椎穿刺术护理。

（5）定向力障碍患者的护理：与患者交谈时称呼患者的名字，提醒患者时间、地点，帮助回忆近期事件，外出有人陪同，防止走失。

（6）饮食：给予高蛋白、高热量、高维生素、低脂肪的饮食，必要时予鼻饲或静脉营养支持疗法。

（7）特殊感染患者注意隔离，避免交叉感染。

3. 心理护理

关心患者，了解患者的思想情况，耐心解释用药目的，使患者能积极配合治疗。

（三）健康指导与康复

（1）疾病知识指导：嘱患者按医嘱实施正规治疗，如有基础感染疾病，积极治疗原发病。指导患者及家属有关消毒隔离知识，培养良好的卫生习惯。如患者继发癫痫发作，则需遵医嘱服用抗癫痫药物。

（2）日常生活指导：养成良好的生活习惯，生活有规律，戒酒，保证充足睡眠，规律饮食，加强体育锻炼，提高机体抵抗力。注意保暖，避免受凉，防止上呼吸道感染等诱发因素。

（3）瘫痪患者根据患者情况决定活动量，进行吞咽、肢体运动功能康复，降低致残率。遗留有智能障碍者给予各种生活自理能力指导，提高自理能力。

十五、腰椎穿刺术护理

腰椎穿刺术是一种检查或治疗手段。一般选择下腰椎的椎间隙，用特殊的针头穿入蛛网膜下腔，抽取少量的脑脊液进行化验明确病因或者注射药物进行治疗。

（一）术前准备

（1）用物准备：护理消毒治疗盘一个、腰椎穿刺包（腰穿针2根、针套、试管2根、洞巾、纱布、弯盘）、5 mL注射器、一次性脑测压包、无菌手套、盐酸利多卡因注射液、治疗用药、无菌试管、弯盘、胶布及无菌纱布1—2块。

（2）患者准备：向患者说明穿刺目的及注意事项，取得配合，并嘱患者排空大小便。因感染性脑水肿引起的颅内压增高，术前可静滴甘露醇脱水，减轻水肿，降低颅内压。患者有躁动不安不能配合者，术前应给予镇静剂。

（二）术中护理

（1）帮助患者取去枕侧卧位（多左侧卧位），背齐床沿，低头，两手抱膝，腰部尽量后凸，使椎间隙增宽。保持适当姿势，避免移动，以防断针。

（2）协助医生进行穿刺部位消毒，穿刺部位护理消毒（第三或第四腰椎间隙），严格执行无菌操作。

（3）打开穿刺包及无菌手套，配合穿刺。做皮内、皮下至韧带的浸润麻醉。

（4）当穿刺针进入4—6 cm时，若有脱空感，提示进入蛛网膜下隙，协助医生安装脑压表或测压管。如做脑脊液细菌培养,按无菌操作原则,抽取脑脊液 3—5 mL 于无菌试管中送检。

(5) 若了解蛛网膜下腔有无阻塞,即于测定脑压后,压迫患者一侧颈静脉 10 s,迅速放开观察压力变化。

(6) 术毕拔除穿刺针,穿刺点稍加压止血,覆盖无菌纱布,以胶布固定。

(7) 穿刺过程中注意观察患者意识、瞳孔、脉搏、呼吸的变化。若病情突变,立即通知医生停止穿刺,并配合抢救。

(三) 术后护理

(1) 整理用物,嘱患者去枕平卧 4—6 h,嘱患者多饮水。卧床期间满足患者进食水、排便等日常需求。

(2) 保持穿刺点纱布清洁,干燥,观察有无渗血,渗液等。嘱患者勿搔抓穿刺点,24 h 内勿进行洗浴或剧烈活动。如无异常,24 h 后可去除敷料或换药处理。

(3) 观察患者有无头疼不适等症状,如有异常及时汇报医生。

十六、神经肌肉活检术护理

肌肉活检术是通过切取局部肌肉组织,通过病理技术帮助确定疾病性质的一项对肌肉和神经疾病的验证检查。

(一) 术前准备

(1) 用物准备:护理消毒治疗盘 1 个、2 mL 注射器、静脉切开包或活检包(刀片、刀柄、持针器、缝针、血管钳、镊子、治疗巾、纱布、弯盘)、一次性换药包(消毒棉球、纱布、弯盘、镊子)、手套、利多卡因、标本容器、敷贴。

(2) 患者准备:术前向患者说明做肌肉活检目的及注意事项,以取得配合。协助患者清洗,着短袖或者宽大的棉质衣服。

(二) 术中护理

(1) 协助患者取仰卧位,左侧上肢外展。卷起患者衣袖。避免衣袖过紧。

(2) 穿刺部位护理消毒(左侧肱二头肌处),铺治疗巾,严格执行无菌操作。

(3) 协助医生以利多卡因进行局部浸润麻醉。

(4) 取肱二头肌肌腹长约 2 cm 纵行切口,再依次切开皮肤、皮下组织,打开肌外膜,肉眼观察肌肉颜色及色泽,于肌腹中央以血管钳钝性分离出一直径约 0.5 cm 肌束,两头分别游离约 1 cm 长度,以细线分别结扎,切除标本,放置容器中及时送检。

(5) 积极止血,逐层缝合,切口护理消毒并以无菌纱布覆盖,以弹力绷带包扎。

(6) 术中注意观察患者意识、瞳孔、脉搏、呼吸的变化。若病情突变,立即通知医生停止操作,并配合抢救。

(三) 术后护理

(1) 整理用物,嘱患者着宽大的棉质衣服,减少左上肢活动,伤口处勿搔抓,保持纱布清洁、干燥,观察有无渗血、渗液等。

（2）术后4—6 h松解弹力绷带,观察肢体情况,如果术后肢体皮肤发绀、肿胀、温度降低要随时放松绷带。

（3）伤口处每2天换药一次,评估患者病情情况,无并发症10—14天拆线。

（4）手术一侧患侧制动3天,防止切口裂开。

（5）指导患者进食优质蛋白,促进伤口愈合。

十七、急性缺血性卒中静脉溶栓护理

缺血性脑卒中指各种脑血管病变所致脑部血液供应障碍,导致局部脑组织缺血、缺氧性坏死,而迅速出现相应神经功能缺损的一类临床综合征。静脉溶栓是指静脉输注纤维蛋白溶酶原激活剂,以激活血栓中的纤维蛋白溶酶原,使其转变为纤维蛋白溶酶而溶解血栓的一种治疗方法。

（一）溶栓前准备

（1）用物准备:心电监护仪、血糖仪、称重床、溶栓急救箱、知情同意书等。

（2）协助医生完成NIHSS评分。

（3）患者准备:测量体重,遵医嘱予抽血行血常规及凝血指标检验;建立静脉通道,选择血管时应避开下肢深静脉栓塞,选择粗、大、直的血管,并予留置针应用;予心电监护应用监测生命体征。

（二）溶栓中护理

（1）遵循患者进入医院到溶栓给药时间不大于60 min的原则,快速完成用药,并如实准确记录首次用药时间节点。使用重组组织型纤溶酶原激活物,其中10%在最初1 min内静脉推注,其余持续滴注1 h。使用尿激酶:一般加入100—200 mL 0.9%NS中静脉滴注,30 min内滴完。

（2）调整血压:每15 min测量一次血压,急性期患者血压于较平时稍高水平,以保证脑部灌注,防止梗死面积过大。除非血压过高（收缩压大于220 mmHg或舒张压大于120 mmHg）,不予应用降压药。出现持续性低血压患者,应补偿血容量和增加心输出量,必要时可应用多巴胺、间羟胺等升压药物。

（3）控制血糖:当血糖大于11.1 mol/L时,应立即予普通胰岛素治疗,控制血糖在8.3 mol/L以下,当血糖小于2.8 mol/L时,给予葡糖糖注射液口服或静注。

（4）给药过程中,如患者出现严重头痛、血压骤升、恶心、呕吐,或意识水平、言语、肌力等神经功能恶化表现,应立即询问医生是否停用溶栓药物,并做好再次行CT检查的准备。

（三）溶栓后护理

（1）监测患者血压变化,静脉溶栓开始至结束后2 h,每15 min测量一次血压;静脉溶栓结束后3—8 h,每30 min测量一次血压;静脉溶栓结束后9—24 h,每1 h测量一次血压。

（2）溶栓后遵医嘱复查血常规、凝血功能,观察患者有无牙龈、皮肤黏膜出血等症状。

（3）根据需要协助医生复评NIHSS评分。如患者突发意识水平下降、剧烈头痛、恶心、呕吐、血压骤升、瞳孔改变等表现时,应立即报告医生,并做好抢救准备。

(4) 溶栓后绝对卧床 24—72 h,24 h 内尽量避免进行导尿等侵入性操作。

(5) 静脉溶栓后初次进食、水和口服药前,宜使用洼田饮水试验筛查吞咽障碍风险。

(6) 做好口腔护理、皮肤护理,预防压力性损伤、坠积性肺炎等并发症。

(四) 健康指导与康复

(1) 溶栓结束 24 h 后,患者生命体征平稳,即刻进行早期康复训练,并由床上运动逐渐过渡至离床活动,由被动运动过渡至主动运动。

(2) 指导患者自我观察有无牙龈、皮肤黏膜出血等并发症。

(3) 保持大便通畅及愉悦的心情。

(4) 指导患者运用 FAST 或"中风 120"知识,尽早自我识别中风症状,及时就医,把握卒中黄金救治时间(3.5—6 h)。

十八、脑动脉取栓术护理

脑动脉取栓术是一种通过介入方式,使用特殊器械,将堵塞的血管的栓子取出,从而达到血管再通的治疗方式。

(一) 术前准备

1. 患者准备

(1) 暂禁食。

(2) 协助患者完成术前必要检查,完成神经功能的评定及记录双侧足背动脉搏动情况以便与术前术后对比。

(3) 向患者说明术后卧床制动的意义,指导患者在床上排尿、便。必要时给予导尿和灌肠。取下身体上所有饰品,以免影响术中判断。

(4) 术前用药:术前遵医嘱给予镇静剂,做抗生素、碘过敏试验等,并在患者左侧上肢建立一静脉通路。

(5) 皮肤准备:检查手术野的皮肤,按穿刺部位做好双侧腹股沟腋部和腕部的毛发处理(备皮范围同外科手术),注意检查手足部位远端动脉搏动情况,便于术中、术后对照。

(6) 心理护理:责任护士、导管护士向患者介绍病区情况,使患者尽快适应周围环境,讲解介入手术的目的、意义、优点、操作过程、以往成功的病例,特别要强调患者在术中的注意事项,消除患者思想顾虑。

2. 物品准备

术前备好 DSA 室器材、药品、敷料和 1.5 kg 左右的沙袋等。

(二) 术中护理

(1) 给予患者心电监护,注意电极片粘贴位置避开术区。监测患者神志、瞳孔、生命体征变化。不断询问患者感受,做好患者的心理护理。

(2) 适当制动,必要时使用约束带;保持各种管道通畅。

(3) 术中嘱患者保持一定体位不动或屏息不做吞咽动作。注射造影剂前向患者描述常用的指令词,如深吸一口气,呼出,再吸一口气然后屏住气,以后注射时均使用同一指令。

(4) 术中要经常观察患者静脉通道是否通畅,尤其注意加压输液袋有无清空。记录肝素注入时间,适时提醒术者给予追加肝素、高压注射器中造影剂量等。

(5) 根据治疗需要,按术者要求准备好各种更换器材,对危重患者及突发情况给予急救处理。

(三) 术后护理

(1) 患者术后返回病房,股动脉穿刺点护理:拔管后压迫止血 15—30 min,松手不出血后盖上 5 层纱布,以十字交叉绷带加压包扎,髋关节应处于伸直位 24 h(患侧制动),沙袋加压 6—8 h,24 h 后可以解除绷带和纱布,患者可下床活动。

(2) 注意穿刺点远侧肢体的血管搏动情况,与术前作对比,同时注意其皮肤颜色、温度及感觉和运动功能等,如发现肢体冷、苍白、无脉搏或薄弱可能有血栓形成,应及时通知医生处理。

(3) 注意管路穿刺处部位的出血与肿胀情况。如出血或血肿立即用消毒纱布指压穿刺部位上方一指处的动脉,同时报告医生及时处理;术后 3 天发现穿刺部位有红肿,则可能是感染或迟发血肿,可使用 50％的硫酸镁湿热敷,以利多卡因局封以减轻局部疼痛和血肿。如确定为假性动脉瘤,则需手术解决。

(4) 询问患者有无皮肤瘙痒,并观察患者皮肤有无潮红、丘疹,以便及时发现造影剂副作用并进行处理。

(四) 并发症观察

(1) 血管迷走神经反射,患者表现为头晕、胸闷、出汗、恶心、呕吐、无力、面色苍白、四肢厥冷、心率低于 50 次/分、血压下降。应密切观察患者神志、心率、心律、血压、尿量变化,一旦发生面色苍白、血压急剧下降,立即遵医嘱给予阿托品静推、补液(增加血容量)。鼓励患者及时进食,同时快速补液,尽快补充血容量,加快造影剂排出。

(2) 皮下血肿:临床最为多见,密切观察腹股沟肿块硬度、范围、搏动情况及术后杂音,有助于及时发现并发症,对于局部血肿及淤血者,可采用 50％硫酸镁湿敷、理疗。

(3) 脑过度灌注综合征:有严重脑动脉狭窄和伴有高血压的患者,由于狭窄脑动脉突然扩张,颅内血流量明显增多,可导致脑过度灌注综合征。临床表现主要有头痛、头胀、恶心、呕吐、癫痫、意识障碍,严重者可发生同侧颅内出血。处理要求是严格控制血压,血压控制在 110—140/70—90 mmHg,根据病情给予脱水和对症治疗。

(4) 缺血性脑卒中:这是较常见的严重并发症,动脉斑块的崩解脱落可导致缺血性卒中,甚至可导致死亡,须密切观察患者的神志、肢体活动等神经功能,及时发现及时汇报并处理。

(5) 出血性卒中:这是最严重的并发症,患者可出现意识障碍、头痛、偏瘫症状加重,如发生出血,立即停用抗凝剂,必要时行脱水、脑血肿穿刺引流或手术治疗。

(6) 注意观察有无肾功能损害,电解质紊乱,牙龈、皮肤黏膜出血等药物并发症。

(五) 健康指导与康复

(1) 一般指导:注意做好卒中预防,如合理饮食、控制体重、劳逸结合、保持情绪平稳、戒烟限酒等。

（2）药物指导：指导患者长期服用抗凝药物及他汀类药物，指导患者自我观察有无出血并发症，定期复查肝功能。

（3）做好患者随访工作，嘱患者定期复查血脂、血糖等指标，做好 FAST 或"中风 120"知识宣教，指导患者正确识别中风症状，及时就诊。

（4）有功能障碍者鼓励并指导患者长期坚持康复功能锻炼。

第七章 老年常见疾病护理常规

第一节 老年常见疾病一般护理常规

老年病是指由于衰老引起的一系列与增龄相关的疾病及伴随的相关问题,包括衰老相关问题,长期疾病引起的问题,神经退变引起的心理健康相关问题。老年病的产生存在个体间的高度异质性,与遗传和环境因素密切相关,60 岁以上人群,随年龄的增加,遗传因素的影响越发明显。常见疾病包括老年冠心病、老年高血压、老年慢性支气管炎、老年肺炎、老年糖尿病、老年痴呆、老年脑卒中、老年帕金森病、老年骨质疏松症、老年良性前列腺增生等。

(1) 入院护理:接诊护士热情接待,护送至床边,做好入院介绍。

(2) 病室应当保持清洁、整齐、舒适,室内空气应当保持新鲜,光线要充足,最好有空调装置,保持室温恒定。

(3) 了解患者生命体征、意识神志、认知及精神状态、营养状况、活动能力、睡眠状况、衰弱状态、用药情况、心理需求、血氧饱和度、空腹血糖、饮食习惯、排便习惯及睡眠等。

(4) 对接诊的老人进行老年综合评估,对老年患者的综合征进行识别。

(5) 根据病情和生活自理能力,遵医嘱给予分级护理。

(6) 饮食护理:根据疾病特点和医嘱给予合适的饮食,保证机体营养摄入。

(7) 及时准确地执行医嘱。

(8) 入院 24 h 内完成相关医药评估标本采集和送检工作。

(9) 病情观察:

① 新入院患者每日测量体温、脉搏、呼吸 2 次,共持续测 3 日;昏迷患者测量腋下或肛门温度。

② 根据病情测量体温、体重、血压、血氧饱和度。

③ 观察患者神志、心理、情绪及认知方面的变化,发现异常情况及时报告医生。

(10) 安全防护:做好安全防护,如使用床栏、卫生间扶手等,预防跌倒、坠床、走失、皮肤压力性损伤、失禁性皮炎等,必要时留家属陪护。

(11) 与家属共同制定照护计划。

(12) 健康教育:

① 活动与休息:合理睡眠,适当活动,选择活动量较小的项目,以关节抗阻运动、平衡训练和有氧运动为主,循序渐进,并持之以恒。

② 饮食指导:注意饮食卫生,以低脂肪、低胆固醇、高蛋白质、多维生素、易消化吸收为原则。

③ 生活护理:保持良好精神状态,居室卫生,通风良好,温度适宜;衣着以暖、松、轻、宽

大、穿着舒适为原则。

④ 心理护理:按照患者的年龄段、受教育程度以及个体差异等实施心理护理;以良好的医患关系为桥梁,运用心理学的原理与方法护理患者。

⑤ 积极抗衰弱及预防失能:及时参与老年综合评估,鼓励衰弱老人进行个体化的躯体运动,增加肌肉力量;给予用药指导,改变营养状态,管理认知障碍及预防跌倒。

第二节　老年循环系统疾病护理常规

一、老年循环系统疾病一般护理

循环系统疾病的"十大危险因子"之首便是高年龄。生理性老化使得老年人的心脏结构、功能发生变化,血管发生改变,在此基础上如果心脏和血管发生疾病,导致老年人病残率增加。

(1) 按老年疾病患者一般护理常规护理。

(2) 病情评估:应详细评估和识别患者的循环系统疾病及其基本病情资料,针对老年患者的患病种类进行针对性评估,准确发现老年患者当前身体以及心理等各个方面存在的问题,制定完善的护理计划,提出有效的护理对策。

(3) 活动与休息:重症患者绝对卧床休息,心功能不全者取半卧位或端坐卧位,病情稳定者鼓励床上活动,并逐渐过渡至下床活动。

(4) 饮食护理:给予低盐低脂(脂肪量每日低于 50 g)、易消化饮食,少食多餐,避免刺激性食物。轻度心力衰竭者食盐低于 5 g/日,中度心力衰竭者食盐低于 3 g/日,重度心力衰竭者食盐低于 2 g/日。保持大便通畅,定时监测体重。

(5) 病情观察:严密观察心率、心律、呼吸和血压的变化,对危重患者应动态监测心电、呼吸、血压和血氧饱和度。呼吸困难者给予氧气吸入,氧流量为 2—3 L/min。

(6) 药物应用:

① 洋地黄制剂:准确掌握剂量,用药前后观察心率、心律变化,心率低于 60 次/min 禁用洋黄类药物。

② 利尿剂:注意尿量及电解质变化。

③ 扩血管药:监测血压变化,按医嘱准确控制和调节药物的浓度与速度。

④ 抗凝药:观察患者有无牙龈、皮下出血现象。

(7) 疼痛护理:密切观察患者的疼痛部位和反应,对其疼痛持续时间准确记录,准确地寻找诱因,观察患者的生命体征变化情况。

(8) 心理护理:耐心指导和说明,解释身体和疾病的反应,消除患者的不良心理情绪;建立良好的护患关系,使患者心情保持平静和稳定。

(9) 健康指导:

① 知识宣教:向患者及家属宣教疾病的防治与急救知识,鼓励患者积极治疗,避免各种诱因。

② 生活护理:关心、体贴患者,加强生活护理。

二、老年心力衰竭护理

心力衰竭亦称心衰,是指由于心脏的收缩功能和(或)舒张功能发生障碍,不能将静脉回心血量充分排出心脏,导致静脉系统血液淤积,动脉系统血液灌注不足,从而引起心脏循环障碍症候群,此种症候群集中表现为肺淤血、腔静脉淤血。心力衰竭并不是一个独立的疾病,而是心脏疾病发展的终末阶段。随着人口老龄化的加快和高血压、冠心病等常见心血管病发病率的上升,心衰的发病率正逐渐升高。心力衰竭是老年人死亡的主要原因之一。

(一)身心评估

1. 健康史

评估既往有无引起心衰的基本病因,如冠心病、糖尿病、风心病、高血压等;患者有无心衰的诱因,如感染、心律失常、过度劳累等。

2. 身体状况

询问有无呼吸困难、咳嗽、咳痰、疲乏无力、苍白、头昏、心率增快、食欲不振、恶心、呕吐、腹胀、上腹胀痛等症状;查看有无颈静脉怒张、肝肿大和压痛、肝颈静脉回流征阳性、心脏增大、下肢水肿等体征。

3. 评估患者心理反应

评估患者及家属对疾病的治疗护理经过、防治知识及预后的了解程度。

(二)护理措施

1. 病情观察

严密观察病情变化,发现心律失常、洋地黄中毒、急性左侧心力衰竭、心搏骤停等征兆,及时配合抢救。

2. 药物应用

长期使用利尿药应观察利尿效果,准确记录 24 h 出入液量。严格控制输液量和补液速度(不大于 50 滴/min)应用血管扩张剂时应从小剂量开始逐渐加大剂量,并观察心率、心律、血压等变化,防止血压骤降。

3. 对症处理

(1)活动与休息:保证患者休息,根据心功能分级情况合理安排活动。

① 心功能Ⅰ级:避免重体力活动。

② 心功能Ⅱ级:避免比较费力的活动。

③ 心功能Ⅲ级:活动受限,以休息为主。

④ 心功能Ⅳ级:不能从事任何体力活动,以卧床为主。

(2)有心慌、气短、呼吸困难者取半卧位或坐位。

(3)呼吸道感染:注意保暖,保持室内空气新鲜,定时翻身、拍背,鼓励指导患者有效咳嗽。

(4)栓塞:鼓励患者做肢体活动或被动运动,及时检查,及早诊断处理。

4. 一般护理

（1）按老年循环系统疾病患者一般护理常规护理。

（2）饮食护理：予低盐限水、低热量、高蛋白、高维生素、清淡易消化、不胀气、无刺激饮食，少量多餐可减少消化食物时胃肠道的血液量，从而减轻心脏负荷。轻度心力衰竭者食盐低于 5 g/日，中度心力衰竭者食盐低于 3 g/日，重度心力衰竭者食盐低于 2 g/日。大量利尿患者，可不必严格限制食盐，但仍应低于 5 g/日。摄入水量为前 1 日尿量加上 500 mL。

（3）皮肤护理：伴有水肿时应加强皮肤护理，预防感染及皮肤压力性损伤。

（4）心理护理：根据老年人的心理特点，给予不同的引导方法。

（三）健康指导与康复

（1）排便通畅，避免诱发因素，加强心理护理，提高患者战胜疾病的信心。

（2）指导老人正确服用药物，药物做到看服到口。

（3）定期复诊。

（4）运动的形式：

① 耐力训练：主要形式有步行、骑车、爬山、慢跑、游泳、太极运动等。

② 抗阻训练：包括借助弹力带、轻的手持式重物、渐进增加重量的杠铃，以及各型重量训练器械等。

③ 柔韧性训练：老年人的运动项目应重视适当的伸展练习，特别是躯干上部和下部、颈部和臀部的训练。

（5）运动的强度。2011 年美国心脏病协会和美国心脏病基金会在《关于心脏病二级预防指南（修正案）》指出：心脏病患者应该进行 5—7 日/周、30 min/日的中等强度的有氧运动训练。

（6）运动注意事项：

① 提高患者运动依从性。

② 确保老年心力衰竭患者运动中的安全。

三、老年心肌病护理

心肌病（CM）是指合并有心脏功能障碍的心肌疾病，基础病因常不明，称为特发性或原发性心肌受累。患有冠心病、糖尿病等疾病的老年人晚期可发生缺血性心肌病及糖尿病心肌病特异性心脏病变。临床均表现为心脏扩大、心室功能不良。特发性（原发性）心功能不良心肌病主要有三型：扩张型心肌病、肥厚型心肌病、限制型心肌病。

（一）身心评估

1. 健康史

（1）评估发病情况和病史，重点评估加重心肌损害的因素。

（2）评估易感因素，如细菌感染、营养不良、剧烈运动、寒冷、酗酒、过度疲劳、妊娠、缺氧等。

2. 身体状况

询问老人有无活动后心悸、气促，首次出现的时间，产生呼吸困难的活动类型和轻重程度,以帮助判断患者的心脏功能。

3. 心理评估

症状较轻或无明显不适的患者,常不重视;患者症状明显时往往有害怕患心脏病的顾虑,担心留下后遗症而紧张、焦虑。

(二)护理措施

1. 病情观察

(1)严密观察患者心率、心律、血压、呼吸、体重、尿量等变化,并注意有无水肿及水肿的程度,观察有无栓塞症状等,如有异常,及时报告 医生并配合处理。

(2)按医嘱给予强心、利尿、抗心律失常药物,严密观察不良反应。

2. 对症处理

(1)呼吸困难时,给予半卧位,并给予氧气吸入。

(2)栓塞:遵医嘱给予抗凝剂。观察有无偏瘫、失语、血尿、胸痛、咯血等症状出现,观察患者的足背动脉搏动情况。

(3)心绞痛:立即取平卧位、抬高下肢。安慰患者,解除紧张情绪。如有心绞痛发作,遵医嘱给予舌下含服硝酸甘油药物,给予持续吸氧。准备好抢救用物和药品,电复律仪器等急救设施。

(4)心衰的护理:按心功能不全护理常规护理。

3. 一般护理

(1)按老年循环系统疾病患者一般护理常规护理。

(2)休息与活动:

① 营造安静、舒适、整洁的环境,保证患者充足睡眠,必要时给予镇静剂。

② 活动无耐力取舒适卧位;伴有心力衰竭的患者给予半坐卧位,以缓解呼吸困难;合并低血压或休克患者给予中凹平卧,头胸部抬高 10°—20°,下肢抬高 20°—30°,以增加回心血量,保证心、脑、肾等重要脏器的血液供应。

③ 急性期应卧床休息至体温正常。

④ 脉搏低于 100 次/min、心电图显示心肌无损伤、听诊无心包摩擦音、血沉正常、病情稳定后逐渐增加活动量。

(3)饮食护理:给予高蛋白(每日 1.5—2 g/kg)、高维生素、低盐饮食,少食多餐。高热者给予营养丰富的流质或半流质饮食。忌食煎炸、辛辣、腌制、熏烤食物,避免暴饮暴食,禁烟、戒酒。

(4)保持排便通畅。

(5)心理护理:防止情绪波动,鼓励患者配合治疗,增强患者战胜疾病的信心。

(三)健康指导与康复

(1)根据心脏功能进行适当的康复运动。

(2)预防呼吸道感染,定期复查。

(3)避免用力大便,减轻心脏负担。

(4)坚持长期服药,告知药物副作用,定期随访。

(5)根据心脏功能进行适当的康复运动。

四、老年原发性高血压护理

老年高血压是指年龄大于 60 岁的老年人,在未使用抗高血压药物的情况下,血压持续或非同日 3 次以上收缩压超过 140 mmHg(18.6 kPa)和(或)舒张压超过 90 mmHg(12.0 kPa)。老年人高血压病是指除了血压升高,伴有心、脑、肾的损害,且排除假性或继发性高血压的全身性疾病。老年高血压病是导致老年人脑卒中、冠心病、充血性心衰、肾衰竭和主动脉瘤发病率和死亡率升高的主要危险因素之一。

(一)身心评估

1. 健康史

评估家族史、发病年龄、饮食习惯,尤其是盐和脂肪的摄入情况,了解患者的职业、性格,有无吸烟、喝酒嗜好等。

2. 身体状况

(1)患者有可能会有头晕、头痛、头胀、健忘、失眠、面部潮红、耳鸣、眼花、注意力不集中、乏力、四肢麻木、心悸等症状。

(2)靶器官损害的症状:脑血管疾病、心血管疾病、肾脏疾病、重度高血压性视网膜病变。

3. 心理评估

评估患者是否有情绪不稳定、情感脆弱、紧张、焦虑等心理。

(二)护理措施

1. 病情观察

(1)定期检查:测血压、计算体重指数、检查心血管系统、检查肺部、检查腹部、检查眼底、检查神经系统。

(2)老年人高血压并发症监测,主要为心脑血管疾病。

(3)观察低血压反应:如头痛、头晕、眼花、耳鸣等。

2. 对症处理

(1)建立良好的生活方式:保持心理平衡,合理膳食,戒烟限酒,休息与运动结合,控制肥胖。

(2)观察降压药物的疗效和副作用。

(3)防止体位性低血压。

(4)防止老年晨峰高血压。

(5)老年高血压急症及亚急症详见高血压疾病护理。

(6)提高服药依从性。

(7)患者的随访与管理。

3. 一般护理

(1)饮食指导:控制体重,控制热量的摄入,限钠盐,减少膳食脂肪,戒烟限酒。

(2)适当运动:根据老人身体耐受情况进行适当的锻炼。

(3)病情监测:老年人血压波动较大,所以应多次监测血压,同时注意观察有无靶器官损伤的征象。血压控制目标:① 年龄大于或等于 65 岁,血压大于或等于 140/90 mmHg,在生活干预的同时启动降压药物治疗,将血压降至低于 140/90 mmHg。② 年龄大于或等于 80 岁,血压大于或等于 150/90 mmHg,即启动降压经物治疗,首先将血压降至低于 150/90 mmHg,若耐受性良好,则进一步降压至 140/90 mmHg。③ 经评估确定为衰弱的高龄高血压患者,血压大于或等于 160/90 mmHg,应考虑启动降压药物治疗,收缩压控制目标为低于 150 mmHg,但尽量不低于 130 mmHg,如果患者对降压治疗耐受性良好,不应停止降压治疗。

(4)心理护理:按照患者的年龄段、受教育程度以及个体差异等实施心理护理,尽量能缓解患者的情绪及压力,使其具有积极乐观的心态,摒弃错误行为,形成健康生活习惯,避免激动,保持心态平和。

(三)健康指导与康复

(1)疾病知识的指导:了解控制血压的重要性,指导老人调整心态避免情绪激动,家属应给予充分理解、宽容和安慰。

(2)指导老人安全、正确服用药物:应本着缓慢降压、坚持按时按量用药治疗的原则,即便是血压值下降到正常范围内,也不可自行停药。

(3)定期复诊。

(4)运动疗法:

① 运动训练时间一般为 30—60 min,每天一次,每周训练 3—7 日。训练效应的产生至少需要 1 周的时间,达到较显著的降压效应则需 4—6 周。

② 有氧训练:常用方法有步行、踏车、游泳、慢节奏交谊舞等,停止活动后心律应在 3—5 min 内恢复正常。步行速度一般不超过 110 步/min,一般为 50—80 m/min,每次锻炼 30—40 min。50 岁以上者活动时的心律一般不超过 120 次/min。

(5)放松训练:头低位时,不宜低于心脏水平位置。

(6)纠正危险因素:降低体重、限制乙醇的摄入、减少钠盐的摄入,维持饮食中足够的钾、钙和镁;减少饮食中胆固醇和饱和脂肪酸的摄入,增加不饱和脂肪酸摄入。

五、老年心律失常护理

凡由于心脏内冲动的发生与传播不正常而使整个心脏或其一部分的活动变为过快、过慢或不规则,或者各部分活动的顺序发生紊乱时,即形成心律失常。心律失常随年龄增长而发病率增高,不仅是因为老年人较多患有器质性心脏病,也因为年龄本身影响了神经系统和心脏传导系统。外表健康的老人,心律失常的检出率非常高,包括室上性期前收缩、室性期前收缩、心肌颤动、房室传导阻滞、窦性心动过缓、窦房阻滞等。

(一)身心评估

1. 健康史

询问既往有无器质性心脏病,有无发热、贫血、休克等病例因素,有无药物影响,有无情绪激动、过度疲劳、激烈运动等诱发因素。

2. 身体评估

评估心律失常可能引起的症状,如心悸、胸闷、乏力,晕厥等。观察其程度、持续时间以及给日常生活带来的影响。

3. 心理评估

评估有无焦虑、紧张、情绪激动,烦躁和恐惧,甚至对治疗失去信心。

（二）护理措施

1. 病情观察

（1）持续心电监护,如出现频发室性期前收缩,多源性室性期前收缩,室速、心率小于40 次/min 或心率大于 120 次/min 等,应通知医生做紧急处理,必要时做好电除颤或安装临时起搏器的准备,心搏骤停者按心肺复苏抢救。

（2）如患者血压小于 80 mmHg,脉压差小于 20 mmHg,面色苍白,脉搏细速,出冷汗,神志不清,四肢厥冷,尿量减少,应立即进行抗休克处理。

（3）阿-斯综合征:患者意识丧失、昏迷或抽搐,此时大动脉搏动消失、心音消失、血压测不到,呼吸停止或紫绀,瞳孔散大。

（4）心脏骤停:突然意识丧失、昏迷或抽搐,此时大动脉搏动消失、心音消失、血压测不到、呼吸停止或紫绀、瞳孔散大。

（5）应用抗心律失常药物时应注意不良反应。

2. 对症处理

（1）阿-斯综合征抢救配合:

① 叩击心前区和进行胸外心脏按压,通知医生,并备齐各种抢救药物及用品。

② 保证给氧,保持呼吸道通畅,必要时配合医生行气管插管及应用辅助呼吸器,并做好护理。

③ 心室颤动时积极配合医生做非同步电除颤。

④ 迅速建立动脉通道,静脉推注肾上腺素或阿托品。

（2）保持大便通畅:用力排便会导致心脏负荷加重,诱发心力衰竭。指导老人严禁用力排便,应养成每日定时排便的习惯,多食富含纤维素的食品,经常做腹部顺时针按摩,必要时给缓泻剂治疗等。

3. 一般护理

（1）按老年循环系统疾病患者一般护理常规护理。

（2）活动与休息:轻度心律失常患者应适当休息,避免劳累;严重心律失常者应卧床休息,必要时吸氧。

（3）饮食护理:给予低盐(每日食盐量低于 2 g)、低脂肪(每日脂肪量低于 50 g)、易消化饮食,少食多餐,防止因太饱加重心脏负担。禁忌刺激性的产气及发酵食物,以减轻腹胀,戒烟限酒,禁止浓茶、咖啡与过冷、过热、过辛辣刺激性食品。

（三）健康指导与康复

（1）向患者及家属讲解心律失常的常见病因、诱因及防治知识。

（2）活动与休息:根据病情适当活动,避免劳累,预防感染。

（3）心理疏导:保持良好心情,避免劳累、情绪激动。

（4）坚持服药,定期复查。

（5）积极治疗基础疾病,避免诱因。

（6）保持生活规律,注意劳逸结合。

（7）无器质性心脏病者应积极参加体育锻炼,调整自主神经功能;器质性心脏病患者可以根据心功能情况适当运动,注意劳逸结合,避免情绪激动,太过兴奋或悲伤;根据病情制定运动计划,选择正确的运动方式、强度、频率及时间,一般以太极、慢跑,步行等为主,每周3—4 次,每次 30 min。

六、老年冠心病护理

冠心病是指由于冠状动脉粥样硬化使管腔狭窄或阻塞导致心肌缺血、缺氧而引起的心脏病,为动脉粥样硬化导致器官病变的最常见类型。老年人冠心病的患病率高,但有症状者少,仅 10%—30%。造成这种差异的原因为:① 老年人易感神经病变,导致痛觉迟钝,无症状性心肌缺血发生率增高。② 老年人常采取安静的生活方式,活动少,难以达到诱发心肌缺血的负荷。③ 心肌、心包增龄性变化,致心肌缺血时气促较胸痛更易发生。

(一)身心评估

1. 健康史

评估有无高血压、高血脂、糖尿病等病史;评估吸烟史、饮食习惯、职业及性格等。

2. 身体状况

（1）评估患者有无不明原因的疲乏、无力、气短或呼吸困难,并且有无活动时加重、休息时减轻、平卧时加重、坐位时减轻的特点;有无不明原因的胸闷、胸痛,心窝部或心腹部不适、晕厥等。

（2）心绞痛症状:典型症状为发作性心前区压榨性疼痛或胸部不适。不典型症状为疼痛轻微或无疼痛,疲劳、憋闷、气急、头晕、意识模糊。

（3）心肌梗死症状:典型症状为严重而持久的胸痛。不典型症状为无痛性心肌梗死,以休克、心力衰竭为表现的心功能不全性心肌梗死,以恶心、呕吐、上腹部疼痛为表现的胃肠型心肌梗死,以意识模糊、神志不清、头痛、晕厥、偏瘫等脑循环障碍型心肌梗死。

(二)护理措施

1. 病情观察

（1）心绞痛发作时,注意观察疼痛的部位、持续时间、面色、表情及用药疗效,行床边心电监护。

（2）如疼痛性质发生变化或心绞痛发作频繁、加剧,应警惕急性心肌梗死的发生。

（3）心绞痛发作时给予患者舌下含服硝酸甘油,用药后注意观察患者胸痛变化情况,静脉滴注硝酸甘油时应控制滴数,并告知患者及家属不可随意调节滴数,以防低血压发生。

2. 对症处理

（1）积极控制糖尿病、高血压、冠心病的高危因素。

（2）发生心肌梗死时,遵医嘱给予吗啡或哌替啶镇痛,注意有无呼吸抑制等不良反应。

（3）保持排便通畅,避免排便时用力导致腹压增加。

3. 一般护理

（1）按老年循环系统疾病患者一般护理常规护理。

（2）活动与休息：隐匿性冠心病患者，可适当减少体力活动，当心绞痛发作时则应卧床休息，发生心肌梗死时，应绝对卧床休息 1 周，有合并症时相对延长卧床时间。

（3）饮食护理：指导老人摄入低热量、低脂、低胆固醇、低盐饮食，多食蔬菜、水果和粗纤维等食物，注意少量多餐，避免暴饮暴食，戒烟、限酒。

（4）心理护理：老人的负性情绪往往来自对疾病的不合理认知，如冠心病是不治之症等，可通过对疾病本质和预后的讲解纠正其错误的理解和认识，也可以指导患者通过自我暗示改变消极心态，减轻精神负担。

（三）健康指导与康复

（1）劳逸结合，避免受凉和情绪激动等，掌握自我防护及自救知识。

（2）坚持按医嘱服药，定期复诊。

（3）运动适量，循序渐进，注意劳逸结合。

（4）在实际操作中，需要将患者的具体情况作为依据，使制定的运动方案更加规律性，如对坐位进行训练、对呼吸方法进行锻炼，在室内及室外的环境下做好步行锻炼，同时，还需做好床上活动方案以及楼梯上下循环运动方案，从而使老年人的身心能够更加健康。

（5）鼓励患者参与一系列的社会活动，如听音乐、打太极、学习书法等，使老年冠心病患者能够保证愉悦的心情，保持身心放松的状态。

第三节　老年呼吸系统疾病护理常规

一、老年呼吸系统疾病一般护理

（1）按内科疾病一般护理常规护理。

（2）保持病室内空气清新，阳光充足，每日定时通风。有条件者可用湿化器和干湿器，调节室内湿度为 50％—60％、温度为 22—24 ℃。

（3）根据病情给予合适的饮食，高热和危重患者给予流质或半流质饮食。

（4）及时正确留取各类标本，取样要新鲜，送检要及时，标本容器要清洁、干燥。

（5）密切观察患者病情变化，注意体温、脉搏、呼吸、血压、血氧饱和度、神志等生命体征的变化；注意感染性疾病所致的全身毒性反应，如畏寒、发热、乏力、食欲减退、体重减轻、衰竭等；注意本系统疾病的局部表现，如咳嗽、咳痰、咯血、气喘、胸痛等。

（6）根据病情备好抢救仪器、物品、药品等。

（7）患者进行特殊检查时，如支气管造影、纤维支气管镜、胸腔穿刺、胸膜活检等，应做好术前准备（告知检查过程的配合及检查后的注意事项）、术中配合和术后观察的护理。

（8）呼吸困难者给予氧气吸入，护士掌握给氧的方法（如持续或间断给氧、控制性给氧的流量、给氧器材的选择），根据医嘱正确给氧，监测血氧饱和度情况。

（9）呼吸衰竭患者如出现兴奋、烦躁、谵妄时应慎用镇静剂，禁用吗啡、地西泮等巴比妥类药物，以防抑制呼吸中枢。

（10）结合临床了解肺功能检查和血气分析的意义，发现异常及时通知医生。

（11）指导正确咳嗽、排痰方式及呼吸运动训练，教会患者使用各类气喘气雾剂的方法及使用后的口腔护理。

（12）做好健康指导工作，积极宣教预防和治疗呼吸系统疾病的知识。指导患者戒烟，适当进行体育锻炼，注意保暖和预防感冒。

二、老年肺炎护理

老年肺炎是指老年人终末气道、肺泡和肺间质的炎症，可由多种病因引起，如感染、理化因素、免疫损伤等。这是老年人最常见的呼吸系统疾病，是住院老年人、高龄老年人和长期卧床老年人最常见的合并症。临床表现不典型，起病隐匿，常无咳嗽、咳痰、发热、胸痛等症状。较常见的是呼吸频率加快，呼吸急促或呼吸困难；全身中毒症状常见且可早期出现，表现为精神萎靡、乏力、食欲不振、恶心、呕吐、心率增快、心律失常、谵妄、意识模糊，重者血压下降、昏迷。治疗措施主要为选择敏感抗菌药物和对症支持治疗。

（一）身心评估

（1）观察患者意识状态和生命体征变化。

（2）评估患者呼吸困难程度、血氧饱和度和动脉血气值的变化。

（3）评估患者的咳嗽、咳痰能力，观察痰液的颜色、性状和量。

（4）评估饮食和精神状态。

（5）评估进食状况，观察有无隐匿性误吸。

（6）评估患者心理-社会支持系统情况及照护者能力及需求。

（二）护理措施

（1）严密监测患者生命体征、血氧饱和度和血气分析指标，及时识别病情变化。

（2）卧床休息，协助患者取舒适体位，给予高蛋白、高热量、高维生素、易消化的流质或半流质饮食，鼓励患者多饮水，高热暂不能进食者则需静脉补液，滴速不宜过快，以免引起肺水肿。

（3）保持呼吸道通畅，指导有效咳嗽的技巧，协助排痰，或给予雾化吸入，应用祛痰剂，做好痰液引流，并观察痰液的色、质、量。

（4）遵医嘱做好氧疗护理，根据缺氧情况调节氧流量。

（5）症状护理：体温升高时，做好高热护理，防止虚脱；胸痛、咳嗽遵医嘱给予对症处理。

（6）抗生素使用前及时留痰送检或留取血培养，根据检验结果，遵医嘱选用敏感抗生素，观察药物的作用及副作用。

（7）有严重误吸的患者必要时留置胃管给予鼻饲饮食。

（8）基础护理：保持病室适宜温湿度，定时通风；做好口腔护理，防止继发感染；卧床病人预防压力性损伤发生。

（9）加强疾病相关知识宣教，减轻紧张情绪。

（三）健康指导与康复

（1）锻炼身体,合理饮食,增强机体抵抗力,

（2）保持日常的生活规律,避免过度劳累。

（3）保持口腔卫生,进食速度放缓。

（4）季节变换时避免着凉。

（5）流感高发季节少去公共场所,必要时接种疫苗。

三、老年支气管哮喘护理

支气管哮喘简称哮喘,是由多种细胞(如嗜酸性粒细胞、肥大细胞、T淋巴细胞、中性粒细胞、气道上皮细胞等)和细胞组成成分参与的气道慢性炎症性疾病。

（一）身心评估

（1）观察患者血氧饱和度、血压、体温、脉搏、呼吸、神志和尿量等情况。

（2）评估哮喘发作先兆症状如胸闷、鼻咽痒、咳嗽、打喷嚏等。

（3）了解患者是否使用药物治疗,疗效及副作用。

（4）了解患者有无焦虑、恐惧等不良情绪。

（二）护理措施

（1）提供安静、舒适、温湿度适宜的环境,保持室内清洁、空气流通,避免摆放花草及使用皮毛、羽绒等物。

（2）协助患者取舒适卧位或半卧位,或在床上放一小桌,以便让患者伏桌而坐,减轻体力消耗。

（3）饮食护理:指导进清淡、易消化、足够热量的饮食,避免进食硬、冷、油煎食物。

（4）口腔及皮肤护理:哮喘发作时,患者常会大量出汗,每天给予温水擦浴,勤换衣服和床单,保持皮肤清洁、干燥和舒适。协助并鼓励患者咳嗽后用温水漱口,保持口腔清洁。

（5）多巡视患者,耐心解释病情和治疗措施,给予心理疏导和安慰,消除过度紧张情绪。

（6）遵医嘱及时、准确应用支气管解痉剂(糖皮质激素、β_2受体激动剂、氨茶碱),并观察药物效果及不良反应。应用茶碱类药应观察患者有无恶心、心律失常症状,应用β_2受体激动剂应注意有无心悸及骨骼肌震颤等副作用,应用糖皮质激素应观察有无消化性溃疡等副作用,应用呼吸兴奋剂应观察呼吸、意识情况,保持呼吸道通畅。

（7）合理用氧,鼓励多饮水,每日保证一定的饮水量。

（8）给予翻身拍背、雾化吸入以利痰液排出,必要时吸痰。

（9）重症哮喘的护理。重症哮喘是指哮喘患者虽经糖皮质激素和应用长效β_2受体激动剂或氨茶碱类药物治疗后,哮喘症状仍持续存在或继续恶化;哮喘发作后短时间内即进入危重状态,临床上常难以处理。这类哮喘发作患者可能迅速发展至呼吸衰竭,并出现一系列的并发症。

① 有明确过敏原者,应尽快脱离。协助患者取舒适卧位,提供床旁桌支撑以减少体力消耗。

② 雾化吸入糖皮质激素、β_2 受体激动剂及抗胆碱能药。

③ 氧疗：重危哮喘患者往往伴有二氧化碳潴留，宜给予持续（每天超过 15 h）低流量（1—2 L/min）低浓度（25%—29%）鼻导管吸氧。在给氧过程中，监测动脉血气分析，患者出现神志改变，PaO_2 小于 60 mmHg、$PaCO_2$ 大于 50 mmHg 时，应准备进行机械通气。

④ 建立静脉通道：静脉滴注糖皮质激素和氨茶碱类药物，适当补充液体以减少黏液痰栓的形成，维持水、电解质与酸碱平衡，控制感染。

⑤ 病情观察：重点观察患者意识、呼吸频率、节律、深度及辅助呼吸肌是否参与呼吸运动，监测呼吸音、哮鸣音变化，监测动脉血气和肺功能情况。若使用机械通气，需监测和评价患者对呼吸机的反应，预防并发症，满足患者的基本需要。

⑥ 专人看护，予心理疏导和安慰患者，消除紧张情绪。

（10）舒适护理：

① 排痰护理：通过超声雾化吸入辅助患者排痰，可湿化患者气道，稀释患者痰液且有一定消炎作用，其间协助患者叩背，指导其进行排痰、咳嗽。

② 吸氧护理：根据患者临床情况，选择适宜的氧气与吸氧用具，改善调节给氧流量，同时做好湿化瓶加水工作，有利于氧疗的舒适性和效果提升。

③ 环境干预：每日做好物体表面消毒，病床清洁等工作，减少室内过敏源，包括药品、烟物及花粉等，同时调节室内的温湿度（22—24 ℃，50%—60%）。

④ 心理护理：以音乐疗法、亲切沟通、举例治愈案例、病区讲解等方式对其进行疏导，同时转移注意力，有利于其情绪的平复，可促使其依从性提升。

（三）健康指导与康复

（1）加强疾病知识指导，提高患者的治疗依从性。

（2）避免诱因指导：指导有效控制可诱发哮喘发作的各种因素，如避免摄入引起过敏的食物；避免强烈的精神刺激和剧烈运动，避免持续喊叫等过度换气动作；不养宠物；避免接触刺激性气体及预防呼吸道感染；缓解期加强体育锻炼、耐寒锻炼及耐力训练，以增强体质。

（3）病情监测指导：指导患者及时识别哮喘发作的先兆表现和病情加重的征象，学会简单的紧急自我处理方法。

（4）用药指导：指导掌握气管解痉气雾剂的正确使用方法，预防并发症。

（5）指导家庭氧疗方法。

四、老年慢性肺源性心脏病护理

慢性肺源性心脏病（简称肺心病）是由于各种疾病引起肺脏的结构和功能异常，导致肺循环阻力增高、右心肥大，最后常常导致呼吸衰竭和心力衰竭，为我国常见病和多发病。在我国，肺心病主要由慢性支气管炎、肺气肿引起，占 80%—90%，其发病率是吸烟者高，中老年比青年高。临床主要表现根据其病程发展分早期功能代偿期、晚期功能失代偿期。功能代偿期主要表现为肺源性疾病，如肺动脉高压和右心室肥大，长期慢性咳嗽、咳痰或哮喘病史，易感心悸、气短、桶状胸，肺部听诊过清音、干湿性啰音，功能失代偿期主要表现为心力衰竭和呼吸衰竭合并肺心病等。主要治疗原则是急性加重期积极控制感染，通畅呼吸道，改善呼吸功能，纠正缺氧和二氧化碳潴留，控制呼吸和心力衰竭；缓解期要增强患者的免疫功能,锻炼肺功能,去除诱发因素改善呼吸功能除诱发因素,减少和避免急性加重期的发生。

（一）身心评估

（1）评估患者生命体征、呼吸形态、尿量。
（2）注意痰液的颜色、性质、气味和量。
（3）评估皮肤黏膜:水肿部位和程度。
（4）评估呼吸困难的程度,有无紫绀。
（5）观察有无肺性脑病的发生,评估患者表情、精神、神志的变化。
（6）监测动脉血气分析和水、电解质、酸碱平衡情况。
（7）评估自理能力、活动耐力水平。
（8）评估心理状况:有无焦虑、抑郁、悲观厌世,是否易产生孤独感。

（二）护理措施

（1）保持环境安静、空气新鲜,维持适当温湿度,有计划地进行护理治疗活动,以减少不必要的干扰。病房内光线分布良好且柔和,床边物品摆放合理、易获得,卫生间设置坐便器和扶手,地面平坦表面不光滑。

（2）注意休息,必要时绝对卧床休息,予半坐卧位,经常更换体位,对呼吸困难伴有心功能不全的患者取前倾坐位。具体是:患者坐在床上,两腿自然前伸,身体前倾,在胸前、两腿上方置一软枕,让其头和双手伏于枕上。当患呼吸困难好转后,改成高枕右侧卧位并将床头抬高 30 mm 较为合理。

（3）持续低流量吸氧(1—2 L/min),每日至少吸氧 8—12 h;必要时可通过面罩或呼吸机给氧,定时监测血气分析。

（4）遵医嘱正确使用抗感染、强心利尿、祛痰平喘、营养支持等药物并观察疗效和副作用。

（5）给予清淡、易消化、富含营养、高蛋白、高热量、高维生素、多微量元素饮食,少食多餐,保持大便通畅。

（6）水肿的患者应限制水盐摄入,抬高双下肢,做好皮肤护理,避免长时间受压;准确记录 24 h 出入量,严格控制输液速度和输液量。

（7）保持呼吸道通畅,促进排痰,做好翻身拍背、雾化吸入;必要时吸痰。

（8）保持口腔清洁,促进食欲,预防口腔并发症。

（9）患者烦躁不安时要警惕呼吸衰竭、电解质紊乱等,切勿随意使用安眠药、镇静剂,以免诱发或加重肺性脑病。

（10）指导患者有效咳嗽和使用呼吸技巧,以增加肺活量,恢复肺功能。

（11）做好心理护理:建立良好的护患关系,并帮助患者建立良好的群体关系,同病室人构成一个群体,引导患者互相关心、帮助、鼓励。使患者间呈现愉快、和谐氛围。增强患者战胜疾病的信心和勇气,解除患者的后顾之忧。

（12）中医综合护理。

（三）健康指导与康复

（1）指导患者床上呼吸:如四肢伸直,深吸气后下肢并拢,当缓慢屈膝至腹部时再深呼气,每日反复 5—6 次,持之以恒,改善呼吸功能。当呼吸衰竭纠正时,心衰也得到缓解。

(2) 适当进行全身运动,注意劳逸结合,增强机体抵抗力,进行呼吸功能锻炼(缩唇腹式呼吸训练)。

(3) 戒烟、酒。

(4) 指导家庭氧疗方法。

(5) 注意保暖,预防感冒,出现呼吸系统感染、神志变化时及时到医院就诊。

五、老年呼吸衰竭护理

呼吸衰竭(简称呼衰)是由于各种原因引起的肺通气和换气功能障碍,使机体产生缺氧或二氧化碳潴留所致的一系列生理功能和代谢紊乱的临床综合征。临床主要表现为呼吸困难、紫绀、烦躁不安、精神错乱、神志异常、心律失常、头痛多汗、低血压、震颤、运动失调、胸廓扩张无力、呼吸抑制、鼻翼扇动、瞳孔缩小,动脉血气分析:PaO_2 下降,低于 8 kPa(60 mmHg)$PaCO_2$ 升高,超过 6.67 kPa(50 mmHg)等。其主要治疗原则为保持呼吸道通畅,氧气吸入,控制呼吸道感染,改善肺泡通气及肺组织血液循环,维持营养,保持水、电解质及酸碱平衡。

(一) 身心评估

(1) 评估患者神志、生命体征、皮肤颜色等。

(2) 观察有无肺性脑病症状及休克。

(3) 观察尿量及粪便的颜色,有无上消化道出血。

(4) 评估动脉血气分析和各项化验指标的变化。

(5) 评估患者有无恐惧、紧张等心理。

(二) 护理措施

(1) 保持环境温湿度适宜,室温为 18—20 ℃,湿度为 50%—60%。

(2) 卧床休息,取半卧位或坐位,病情缓解时可适当下床活动。

(3) 鼓励患者多进高蛋白、高维生素、营养丰富、易消化的饮食,少量多餐,不能自食者给予鼻饲,做好口腔护理,必要时予静脉营养支持。

(4) 保持呼吸道通畅,鼓励患者咳嗽咳痰,更换体位和多饮水,危重患者每 2 h 翻身拍背一次,协助排痰,必要时吸痰。

(5) 合理用氧,根据患者病情,选择合适给氧方式,使氧分压迅速达到 60—80 mmHg,氧饱和度在 90% 以上。经鼻导管高流量氧疗广泛应用于呼吸衰竭既能保证患者吸入氧浓度相对稳定,并且不受呼吸方式影响,同时能使气道清除能力加强,并发症发生率较低。

(6) 病情危重、长期卧床者应做好生活护理、皮肤护理,记录好危重护理记录单;准确记录出入量,备好抢救药品及器械。

(7) 使用机械通气不能言语者,与患者交流时要有耐心,以免患者紧张和烦躁;同时监测呼吸机性能和患者血气分析指标。

(8) 用药护理:遵医嘱正确使用抗生素、呼吸兴奋剂等药物,并观察疗效及副作用,慎用镇静剂。

(9) 心理护理:积极安慰、抢救操作熟练、良好的医德将给患者带来心理上的良好感受,从而产生信赖、安全感。

（三）健康指导与康复

（1）坚持缩唇腹式呼吸，以改善肺功能。

（2）鼓励患者进行适当的体育锻炼，避免剧烈活动。

（3）预防上呼吸道感染，保暖，生活有规律，戒烟、酒，季节变换和流感季节少去公共场所。

（4）加强营养，进食高蛋白、高热量、低脂肪的食物。

（5）指导家庭氧疗方法。

六、老年咳嗽与咳痰护理

咳嗽是因咳嗽感受器受刺激引起的一种呈突然、爆发性的呼气运动，以清除气道分泌物。咳痰是借助支气管黏膜上皮的纤毛运动，支气管平滑肌的收缩及咳嗽反射，将呼吸道分泌物经口腔排出体外的动作。

（一）身心评估

（1）观察患者咳嗽的急缓、性质及时间。

（2）注意痰液的性状、量、色、气味，是否带血，能否有效咳痰，有无肉眼可见的异常物质。

（3）评估诱发因素、与体位的关系、伴随症状睡眠等。

（二）护理措施

（1）保持环境整洁、舒适，减少环境的不良刺激，特别是避免尘埃与烟雾的刺激。观察患者咳嗽的急缓、性质及时间。

（2）注意痰液的性状、量、色、气味，是否带血，能否有效咳痰。

（3）评估诱发因素、伴随症状等。适宜的温湿度（温度：22—24 ℃，湿度 50％—60％），注意保暖，避免受凉。

（4）适当补充水分，给予高蛋白、高维生素饮食，不宜进食油腻、辛辣等刺激性食物。

（5）密切观察并记录痰液的颜色、量和性质。如无心、肺、肾功能受限，每日饮水量一般在 1500 mL 以上，保持呼吸道黏膜的湿润；利于痰液稀释和排出。

（6）促进有效排痰：神志清醒、一般状况良好、能够配合的患者，应指导其掌握深呼吸与有效咳嗽的正确方法；痰液黏稠不易咳出的患者，可给予气道湿化（湿化治疗或雾化治疗）；长期卧床、排痰无力的患者可配合给予胸部叩击促进痰液排出；肺脓肿、支气管扩张等有大量痰液排出不畅时，排除禁忌证后，可给予体位引流；意识不清或建立人工气道患者，可给予机械性吸痰，保持呼吸道通畅。患者取坐位或侧卧位，操作者手指指腹并拢，掌心呈杯状，以手腕力量从肺底自下而上，由外向内迅速而有节律地叩击胸壁，每天叩击 5—15 min 为宜，应安排在餐后 2 h 时至餐前 30 min 完成。操作中记录患者的反应。指导患者尽可能采取坐位，双脚着地，身体稍前倾，双手环抱一个枕头，进行数次深而缓慢的呼吸，深吸气并屏气，然后缩唇，缓慢呼气，在深吸一口气后屏气 3—5 s，身体前倾，从胸腔进行 2—3 次短促而有力的咳嗽,咳出痰液,咳嗽时收缩腹肌,或用自己的手按压上腹部,帮助咳嗽。

(7)遵医嘱给予抗生素、止咳及祛痰药物,用药期间注意观察药物的疗效及不良反应。

(8)向湿性咳嗽及排痰困难患者解释并说明可待因等强镇咳药会抑制咳嗽反射,加重痰液的积聚,切勿自行服用。

(9)如患者突然出现烦躁不安、神志不清、面色明显苍白或发绀、出冷汗、呼吸急促、咽喉部有明显痰鸣音,提示有窒息的发生,及时采取机械吸痰,做好抢救准备工作,备齐抢救物品,通知医生,积极配合抢救。

(10)加强巡视,根据病情需要采取舒适体位,注意安慰患者,建立良好的护患关系,取得患者的信任。

(三)健康指导与康复

(1)指导患者有效咳嗽的方法。

(2)指导患者正确运用体位引流等方法排出痰液。

(3)提倡健康的生活方式,戒烟,预防呼吸道感染,保持良好的心理状态。

(4)必要时吸痰。

第四节　老年神经系统疾病护理常规

一、老年痴呆护理

老年痴呆是指发生在老年期由于大脑进行性病变、脑血管性病变、脑外伤、脑肿瘤、颅脑感染、中毒或代谢障碍等各种病因所致的以痴呆为主要临床表现的一组疾病。老年期痴呆主要包括阿尔茨海默病(alzheimer's disease,AD,简称老年性痴呆)、血管性痴呆(vascular dementia,VD)、混合性痴呆和其他类型痴呆,如帕金森病、酒精依赖、外伤等引起的痴呆。老年痴呆病患者经常表现为记忆丧失、语言功能障碍、认知能力障碍、人格和行为方式突变以及丧失生活自理能力等,严重影响患者的日常生活。

(一)身心评估

1. 健康史

了解患者有无脑外伤、心脑血管疾病、糖尿病、既往卒中史等病史以及吸烟史。评估患者有无 AD 发病的可能因素:遗传因素;神经递质乙酰胆碱减少,影响记忆和认知功能;免疫系统功能障碍;慢性病毒感染;铅的蓄积;高龄。

2. 身体状况

评估患者病期,记忆力、定向力、理解力的障碍程度,失语、失用、失认严重程度,患者的自理能力。

3. 评估患者心理反应

患者有无焦虑、抑郁、情绪改变、幻觉妄想、攻击性及人格改变,患者及家属对疾病的治疗护理经过、防治知识及预后的了解程度。

（二）护理措施

1. 病情观察

（1）早期患者可出现近期记忆、定向、感知、语言和完成复杂步骤工作能力的减退，活动减少，易疲劳、眩晕、心悸，食欲减退，兴趣及活动性下降，情绪不稳定，感情淡漠或抑郁以及轻度健忘等临床表现。

（2）中期患者出现行为和人格的改变，心理症状如抑郁、焦虑较明显。

（3）晚期患者大多功能丧失，时空定向力和其他智能明显受损，呈现明显痴呆，并逐渐出现椎体外系运动障碍。

2. 对症处理

（1）日常生活护理：

① 穿着。衣服按穿着先后顺序叠放，以拉链代替纽扣，选择不系带鞋子，穿宽松衣裤。

② 进食。定时进食，观察患者进食情况，必要时协助进食。

③ 睡眠。睡前协助患者如厕，尽量减少白天入睡时间，给予患者轻声安慰协助睡眠。

（2）用药护理：

① 全程陪伴：老年人用药必须有人在旁陪伴，帮助患者将药全部服下，以免遗忘或错服。

② 重症老人用药最好研碎后溶于水中服用，昏迷患者由胃管注入药物。

③ 密切观察药物不良反应。

（3）行为能力训练：护理人员需指导患者进行一些基本的日常生活自理能力训练，比如穿衣、吃饭、如厕、服药等。注意训练过程中的态度和语气，尝试多鼓励患者，帮助其增强信心，有利于促进康复。

（4）认知能力训练：帮助患者回忆过去生活中经历的人和事，指导患者进行语言和理解能力训练，提高患者预后的生活质量。

（5）安全护理：提供较为固定的生活环境，佩戴标志，防意外发生。

3. 一般护理

（1）休息：病房环境应尽量按患者原有的生活习惯设置，保证安全、安静，鼓励家人陪护、探视，安排有趣的活动。避免噪音对患者产生刺激。减轻患者的焦虑和不安全感，帮助其养成良好的生活习惯。

（2）饮食：老年痴呆患者在给予原有疾病治疗的同时，一日三餐应定量、定时，尽量保持患者平时的饮食习惯。少食高糖及高胆固醇食物，多食含维生素的食物。最好有人监护和看管，必要时给予喂食。

（3）心理护理：护理人员需要时刻关注患者的心理状态。老年痴呆患者经常会伴有抑郁、焦躁、沮丧以及幻觉等不良情绪反应。护理工作人员需要做好患者的心理疏导工作，主动与患者沟通，增进医患之间的信任感，使其能够主动配合医护人员的工作。另外需要鼓励患者家属多关心和爱护患者，有利于促进患者的预后康复。

（三）健康指导与康复

1. 及早发现痴呆

重视对痴呆前期症状的及时发现，鼓励老人及早就医，以利于及时发现介于正常老化和早期痴呆之间的轻度认知障碍，对老年期痴呆做到真正意义上的早期诊断和早干预。

2. 早期预防痴呆

老年期痴呆的预防要从中年开始做起，积极用脑、劳逸结合，培养广泛的兴趣爱好和开朗性格，培养良好的饮食习惯，戒烟、酒，尽量不用铝制炊具，积极防治高血压、脑血管病、糖尿病等慢性病，有效按摩和针灸。

二、老年帕金森病护理

帕金森病(PD)又称震颤麻痹，是中老年常见的神经系统变性疾病，以静止性震颤、运动减少、肌强直和体位不稳为临床特征，主要病理改变是黑质多巴胺(DA)能神经元变性和路易小体的形成。

（一）身心评估

1. 健康史

了解患者有无服用利血平、丁酰苯类抗精神病药(奋乃静等)、甲氧氯普胺(胃复安)、氟桂嗪等可导致可逆性帕金森综合征的药物；有无多发性脑梗死、假性球麻痹、颅内肿瘤、脑外伤和脑炎等疾病史；有无一氧化碳、二氧化硫、焊接时烟尘等接触史。

2. 身体状况

评估患者有无静止性震颤、肌强直、运动迟缓、步态姿势障碍、流涎、吞咽困难等症状；评估患者的自理能力。

3. 评估患者心理反应

有无焦虑、抑郁、幻觉、错觉、精神错乱及意识模糊，患者及家属对疾病的治疗护理经过、防治知识及预后的了解程度。

（二）护理措施

1. 病情观察

PD多于60岁以后发病，个别早到20余岁，隐匿起病，进展缓慢，多以震颤为初发症状，常自一侧上肢开始，逐渐波及其他肢体，但症状出现先后因人而异。

（1）静止性震颤：双手不自主震颤，有"搓丸"样动作，随病程进展，震颤可逐步涉及下颌、唇、面和四肢。

（2）肌强直：表现为屈肌与伸肌同时增高，关节被动运动时始终保持阻力增高，称为"铅管样强直"，如肌强直与伴随的震颤叠加，检查时可感觉在均匀阻力重复出现，断续停顿，称为"齿轮样强直"。

（3）运动迟缓：患者随意运动减少、减慢。面肌强直、面部表情呆板，造成"面具脸"，手指精细动作很难完成，书写时字越写越小（写字过小征）。

（4）姿势步态异常：早期走路拖步，迈步时身体前倾；晚期由坐位、卧位起立困难。迈步后碎步,往前冲,越走越快,不能立刻停步,称为"慌张步态"。

(5)其他症状:口咽和腭肌运动障碍使讲话减慢,音量低,流涎,严重时吞咽困难;常见皮脂腺、汗腺分泌亢进引起"脂颜",多汗,消化道蠕动障碍引起顽固性便秘,交感神经功能障碍导致直立性低血压;部分患者晚期出现轻度认知功能障碍,常见抑郁及视幻觉,通常不严重。

2. 对症护理

(1)药物治疗:以替代药物如复方左旋多巴胺、多巴胺受体激动剂等效果较好。但不能完全控制疾病的进展,且都存在不良反应和长期应用后药效衰减的缺点。抗胆碱能药物,如金刚烷胺等,仅适用于症状轻微者。

(2)外科治疗:采用立体定向手术破坏丘脑腹外侧核后部可以控制对侧肢体震颤;破坏其前部则可制止对侧肌强直。若双侧手术会引起感情淡漠和构音障碍。采用伽马刀治疗本病近期疗效较满意,远期疗效待观察。

(3)康复治疗:如进行肢体运动、语言、进食等训练和指导,可改善患者生活质量,减少并发症。

3. 一般护理

(1)生活护理:注意个人卫生,保持皮肤干净,预防压力性损伤,提供生活方便,采取有效的沟通方式,保持大小便通畅。

(2)饮食原则:给予适量含高热量、高维生素、高纤维素、低盐、低脂、优质蛋白的易消化饮食,并根据病情变化及时调整和补充各种营养素,戒烟戒酒。蛋白不宜盲目给予过多,以免降低左旋多巴类药物的疗效。避免食用含拟胆碱能食物如槟榔,鼓励患者多食水果、新鲜蔬菜,及时补充水分,保持大便通畅。对于轻度吞咽困难患者,进食糊状、黏稠不易呛咳的食物,对于进食困难、饮水反复呛咳的患者,要及时给予鼻饲。

(3)心理护理:鼓励患者表达并注意倾听他们的心理感受,鼓励患者尽量维持过去的兴趣与爱好,多与他人交往;指导家属关心、体贴患者,为患者创造良好的亲情氛围,减轻他们的心理压力。

(三)健康指导与康复

1. 皮肤护理

勤洗勤换衣物,保持皮肤卫生,卧床患者要勤翻身,预防压力性损伤。

2. 康复训练

坚持适当的运动和体育锻炼,做力所能及的家务等;卧床患者协助被动活动关节和按摩肢体,预防关节僵硬和肢体萎缩。

3. 安全护理

指导患者避免高空作业,不要单独使用煤气、热水器及锐利器械,防止意外受伤。

4. 照顾者指导

从患者角度出发;协助其生活护理;协助用药,细心观察病情变化。

5. 就诊指导

定期门诊复查,动态了解血压变化、肾脏功能、血常规等指标。

第五节　老年内分泌系统疾病护理常规

一、老年糖尿病护理

老年糖尿病是指老年人由于体内胰岛素分泌不足或胰岛素作用障碍,引起内分泌失调,从而导致物质代谢紊乱,出现高血糖、高血脂、水与电解质紊乱等代谢病。老年糖尿病 95% 以上是 2 型糖尿病。老年糖尿病的发病与多种因素有关:基础代谢率降低、能量摄入减少、体力活动减少、肥胖、机体组织成分改变、胰岛素分泌功能异常及胰岛素受体数目减少。

老年糖尿病主要特点是高血糖和高尿糖,典型的临床表现为多饮、多尿、多食及疲乏消瘦等症状,其并发症发生率高,是导致患者死亡的重要原因。

老年糖尿病患者伴随多种疾病、应用多种药物、智力和记忆力减退,常无症状或者症状不典型,甚至被其他慢性疾病所掩饰。随着人口老龄化,老年糖尿病的患病率势必增加,而老年糖尿病患者的并发症较为常见,发病率和死亡率较高。

(一)身心评估

1. 一般状态

评估患者生命体征、精神和神志状态。酮症酸中毒昏迷及高渗性昏迷者,应注意患者瞳孔的大小及对光反射情况。体温、血压、心率及节律有无异常,有无呼吸节律及频率的改变,以及呼气中是否出现烂苹果味等。

2. 营养状况

有无消瘦和肥胖。1 型糖尿病患者常表现为消瘦;2 型糖尿病患者常表现为肥胖,特别是腹型肥胖。

3. 皮肤和黏膜

有无皮肤的温度和湿度改变,特别是足部末端有无皮温下降,足背动脉搏动有无减弱,下肢的痛觉、触觉、温觉有无异常,局部皮肤有无发绀、缺血性溃疡、坏疽或其他感染灶的表现,如有无不易愈合的伤口等。

4. 眼部

有无白内障、黄斑病变、青光眼、视力减退、失眠等。

5. 神经和肌肉系统

有无肢端感觉异常(麻木、烧灼、针刺感和踩棉花感),肌张力及肌力有无减弱,腱反射有无异常,有无间歇性跛行。

6. 心理-社会支持系统情况

患者对疾病知识的理解程度,患病后有无焦虑、抑郁、恐惧甚至绝望等心理反应,家庭成员对本病的认识程度和态度。

（二）护理措施

1. 病情观察

（1）有无泌尿道、皮肤、肺部等感染，女性有无外阴部皮肤瘙痒。

（2）有无食欲减退、恶心、呕吐、嗜睡、呼吸加快、加深，呼气中有无烂苹果气味，有无脱水等酮症酸中毒表现。

（3）有无低血糖。

（4）有无四肢麻木等周围神经炎表现。

（5）辅助检查：尿糖定性、空腹血糖检查及口服葡萄糖耐量试验（OGTT），均要准确并符合操作规范。

2. 一般护理

（1）生活有规律、身体情况许可，可进行适当的运动，以促进糖的利用，减少胰岛素的需要量。

（2）注意个人卫生，预防感染。糖尿病患者常因脱水和抵抗力下降，皮肤容易干燥发痒，也易合并皮肤感染，应定时给予擦身或沐浴，保持皮肤清洁。此外，应避免袜紧、鞋硬引起血管闭塞发生坏疽或皮肤破损而致感染。

（3）定时测量体重以用作计算饮食和观察疗效的参考。

（4）必要时记录出入量。

（5）监测血糖变化。

3. 专科护理

（1）饮食护理：

① 让患者明确饮食治疗的重要性，从而自觉遵守饮食规定。

② 应严格按时进餐，对使用胰岛素治疗的患者尤应注意。

③ 检查每次进餐情况，如有剩余，必须计算实际进餐量，供医生治疗中参考。

④ 控制总热量，当患者出现饥饿感时可适当增加蔬菜及豆制品等副食。

⑤ 有计划地更换食品，以免患者感到食物单调乏味。

（2）应用胰岛素的护理：

① 胰岛素的保存：胰岛素使用期间宜保存在室温 25 ℃以下；未启封的胰岛素保存在 2—8 ℃的冰箱内。

② 应用时注意胰岛素剂量的换算，抽吸剂量必须准确。

③ 两种胰岛素合用时，先抽吸正规胰岛素，后抽吸鱼精蛋白胰岛素。

④ 胰岛素注射部位选择与安排：胰岛素常用于皮下注射，宜选择上臂、大腿前外侧、臀部、腹部（脐周 5 cm 内不宜注射）；有计划按顺序轮换注射部位，以防注射部位组织硬化、脂肪萎缩影响胰岛素的吸收；注射部位严格消毒，以防感染。

⑤ 注意有无低血糖反应，表现为疲乏、心慌、出冷汗、面色苍白、脉速、强烈饥饿感，甚至死亡。一旦发生低血糖反应，除检测血糖外，立即口服糖水或静脉注射 50% 葡萄糖 40 mL，待患者清醒后再让其进食，并寻找发生低血糖的原因。

（3）口服用药的护理：应了解各类降糖药物的作用、剂量、用法、不良反应和注意事项，指导患者正确服用。

（4）运动锻炼：

① 运动锻炼的方式以有氧运动为主,如散步、慢跑、打太极拳等。

② 运动不宜空腹进行,防止低血糖发生。

③ 运动后应做好运动日记,以便观察疗效和不良反应。

(三)健康指导与康复

(1)帮助患者(或家属)掌握有关糖尿病治疗的知识,树立战胜疾病的信心。

(2)帮助患者学会自我血糖监测的技术和相关注意事项。

(3)掌握饮食治疗的具体措施,控制总热量,按时进餐,避免偏食、多食与少食,饮食应清淡,菜谱应多样化,多食蔬菜。

(4)应用降糖药物时,须向患者详细讲解口服降糖药的名称、剂量、给药时间和方法,教会其观察药物疗效和不良反应。

(5)帮助患者及家属学会胰岛素注射技术,掌握用药方案,观察用药后反应。

(6)指导患者及家属熟悉糖尿病常见急性并发症,如低血糖反应、酮症酸中毒、高渗性昏迷等的主要临床表现、观察要点及处理措施。

(7)注意皮肤清洁,尤其要保持足部、口腔、会阴部清洁,预防感染,有炎症、痈和创伤时要及时治疗。

(8)指导患者掌握糖尿病足的预防和护理知识。

(9)避免精神创伤及过度劳累。

(10)定期门诊复查,平时外出时注意携带糖尿病治疗情况卡。

二、老年骨质疏松护理

骨质疏松(OP)是一种以低骨量和骨组织微结构破坏为特征,导致骨脆性增加和易于骨折的代谢性疾病。骨质疏松可分为原发性和继发性两类。老年骨质疏松症属于原发性骨质疏松症Ⅱ型,是机体衰老在骨骼方面的一种特殊表现,也是使骨质脆性增加导致骨折危险增大的一种常见病。其中女性发病率是男性的 2 倍以上,主要累及的部位是脊栓和髋骨。国际骨质疏松基金会发布的数据显示,到 2050 年世界一半以上的骨折病例将出现在亚洲地区,届时我国骨质疏松患者将增至 2 亿多人,约占总人口的 13.2%。

(一)身心评估

1. 健康史

(1)发病情况和病史:重点评估有无腰背疼痛或全身骨痛不能负重或负重能力下降等。

(2)继发于其他疾病,如性腺功能减退症、甲亢、血液病、Cushing 综合征等。

2. 身体状况

询问患者有无腰背疼痛或全身骨痛,女性患者是否绝经。

3. 心理评估

症状较轻或无明显不适的患者,常不重视;患者症状明显时往往有疼痛和肌无力症状,担心不能负重劳动而紧张、焦虑。

（二）护理措施

1. 病情观察

（1）注意观察患者疼痛发作的部位、程度、持续时间和疼痛时的行为表现。

（2）应用止痛药时注意观察药物的副作用,观察患者是否产生依赖性等。

（3）观察是否有病理性骨折发生。

（4）定期进行骨密度、血清钙、性激素及尿钙检测。

2. 一般护理

（1）饮食护理:增加富含钙质和维生素 D 的食物的摄入,补充足够维生素 A、维生素 C 及含铁的食物,以利于钙的吸收。适度摄取蛋白质及脂肪。戒烟、酒,避免咖啡因的过多摄入。

（2）活动与休息:急性期卧床休息,不要勉强活动。好转时要注意活动强度,劳逸结合,多晒太阳,如病情允许,家人陪伴多进行户外运动,并根据患者的具体情况确定运动的类型、方式和量。

（3）心理护理:骨质疏松患者由于疼痛及害怕骨折,常不敢运动而影响日常生活,当发生骨折时,须限制活动,给予心理疏导,转移其注意力,减轻其心理上对疼痛的恐惧。

3. 对症护理

（1）安全护理:

① 保证环境安全,加强日常生活护理,预防跌倒。

② 增加富含钙质和维生素 D 的食物的摄入,补充足够维生素 A、维生素 C 及含铁食物,以利于钙的吸收。

（2）疼痛的护理:

① 为减轻疼痛,可使用硬板床,取仰卧位或侧卧位,卧床休息数天到一周,可缓解疼痛。

② 对疼痛部位给予湿热敷,可促进血液循环,减轻肌肉痉挛,缓解疼痛。

③ 给予局部肌肉按摩,以减少因肌肉僵直所引起的疼痛。

（3）用药护理:药物的使用包括止痛剂、肌肉松弛剂或抗炎药物,要正确评估疼痛的程度,按医嘱用药。

（三）健康指导与康复

（1）环境:保持整洁,温度、湿度适宜,阳光充足。

（2）饮食:进食高维生素 D、高钙、高蛋白食物,合理膳食,均衡营养。

（3）活动:教育患者了解运动的重要性及目的,运动要循序渐进,持之以恒。

（4）心理指导:多关心患者,了解其生活饮食习惯,多和患者沟通,使其能够正确对待疾病。

（5）指导患者坚持饮食运动计划。应用药物止痛者,嘱患者注意药物的副作用及可能发生的依赖性。

第六节 老年肿瘤一般护理常规

肿瘤(tumor)是机体在各种致瘤因素的作用下,局部组织的细胞在基因水平上失去了对其生长的正常调控,导致异常增生而形成的新生物(neoplasm),通常表现为肿块(mass)。癌是老年人最为常见的致死性疾病之一,临床上 75 岁以上的老年人最高发的癌有:肺癌、大肠癌、食管癌、胃癌、肝癌、宫颈癌等。

(一)身心评估

(1)评估有无疼痛、发热、出血、恶心、呕吐、突发食欲下降等。

(2)评估有无上腹部包块、消化道梗阻、肝肾功能受损等。

(3)心理评估:有无紧张、焦虑、抑郁、悲观、不安和恐惧等。

(二)护理措施

(1)按老年疾病患者一般护理常规护理。

(2)活动与休息:适当活动,勿过劳累,保证充足的睡眠。

(3)饮食护理:根据患者病情及营养失调情况制定个性化饮食计划,进食高蛋白质(每日 1.5—2 g/kg)、高维生素、低脂肪(每日小于 50 g)、易消化的饮食,保证食物的色、香、味。不宜进食辛、辣等刺激性食物,戒烟、酒。

(4)病情观察:密切观察患者病情变化,经常巡视患者,重视患者的主诉,做好详细记录与交班。

① 发热的护理:密切观察患者体温变化情况,并倾听患者发热伴随的不适主诉,必要时遵医嘱给予药物应用,勤擦洗、勤更衣,保持床单位清洁、干燥。

② 疼痛的护理:密切观察患者的疼痛部位和疼痛性质,观察其疼痛持续的时间并准确记录,针对认知功能受损的患者选择合适的评估工具,根据评估结果及时、准确遵医嘱给予药物应用,做好用药后的评估并记录。

(5)药物应用:患者常常多病共存,使用多种药物,应合理用药,并密切观察药物疗效及不良反应。

(6)心理护理:主动、热情地关心患者,和患者之间建立良好的护患关系,安慰和鼓励其树立战胜疾病的信心。正确、合理应用评估表,针对已经存在心理问题的患者,积极给予心理干预,加强安全意识防范,消除患者的悲观厌世的情绪,唤起患者对生活的信心和勇气。

(7)安全防护:做好安全防护工作,预防患者跌倒、误吸、坠床等。

(三)健康指导与康复

(1)戒烟酒,养成良好生活习惯。

(2)鼓励患者在疾病缓解期参加力所能及的活动,做到劳逸结合。

(3)注意饮食调理,根据病情选择合适的食物,以保证机体营养供给,提高机体抗病能力。

（4）注意观察放疗和化疗的不良反应，规范治疗，定期复诊。

第七节　老年前列腺增生护理常规

前列腺增生（benign prostatic hyperplasia，BPH）是因为男性前列腺内实质细胞数量增多而造成前列腺体积变大，若增大的前列腺组织明显压迫到前列腺尿道部，引起膀胱出口部分发生梗阻，而引起排尿困难等一系列症状时，即为前列腺增生症。经尿道前列腺电切术是当今世界上开展最广泛的治疗前列腺增生的手术方法之一，该手术对身体打击小，尤其对那些无法进行开放手术的患者，仍可进行。但对于体积过大的前列腺由于手术时间太长而不宜采用。

（一）身心评估

（1）评估有无排尿困难、尿失禁、排尿时间延长、尿线变细、排尿隐痛等。

（2）评估有无肾功能受损、肾积水、上腹部包块等。

（3）心理评估：有无紧张、焦虑、抑郁悲观、不安、恐惧等不良情绪。

（二）护理措施

1. 术前护理

（1）按泌尿外科疾病患者一般护理常规护理。

（2）术前检查：检查心、肺、肾功能及全身状况。

（3）引流护理：合并尿潴留留置尿管者或耻骨上膀胱造口者，保持引流管通畅，每天更换引流袋。

（4）控制感染：合并尿路感染者术前给予抗感染、对症治疗。

（5）皮肤准备：常规准备下腹部及会阴部皮肤。

（6）肠道准备：术前晚用肥皂水或灌肠剂灌肠一次。

2. 术后护理

（1）按外科患者术后一般护理常规护理。

（2）体位护理：手术当天应绝对卧床休息，取舒适卧位并尽量避免翻身及活动，3—5日后方能下床活动。

（3）饮食护理：术后第1天可进食流质饮食，术后2—3日胃肠功能恢复后可逐渐过渡到普食，鼓励多饮水。

（4）基础护理：

① 保持床铺清洁、干燥，鼓励患者咳嗽，协助翻身，预防肺炎及压力性损伤的发生。

② 保持排便通畅，术后给予缓泻药，必要时给予普通灌肠一次。

（5）病情观察：

① 严密观察患者生命体征变化，监测体温、脉搏、呼吸、血压变化直至平稳。

② 注意观察有无电切术后并发症，如便血、腹膜炎、肛周刺痛、拔管后暂时尿失禁、水中毒及低钠血症；术后4—6周仍要注意有无继发出血。

（6）对症处理：

① 膀胱冲洗：术后用无菌生理盐水冲洗膀胱。

② 冲洗速度：以引流通畅及无血块堵塞为原则，持续冲洗 3—5 日，如血色不断加深，则加快冲洗速度，如血块堵塞，则用注射器冲洗导尿管，直至通畅为止，如经处理仍不通畅，应及时通知医生，必要时手术处理。

③ 观察冲洗量和排出量，注意观察出入量是否平衡。

（三）健康指导与康复

（1）指导患者禁烟、酒，避免辛辣刺激食物，多饮水。

（2）术后 1 个月内禁止剧烈活动、久坐、骑自行车、开车等。

（3）术后禁食大补的食品，如桂圆、红枣等。

（4）术后 3—6 个月内溢尿属于正常现象，每日加强肛门括约肌的收缩功能训练，4 次/日。

（5）如出现阴囊肿大，发热、持续性血尿、尿潴留、尿线变细、疼痛等不适症状及时就诊。

（6）定期复查。

第八节　老年综合征护理常规

一、老年谵妄护理

谵妄是一种急性脑功能下降状态，伴有认知功能改变和意识障碍，症状常具有波动性。

（一）身心评估

（1）评估患者有无以下高危因素：痴呆、脑器质性损害或卒中史、合并多重基础疾病且病情严重、酗酒或长期应用抗精神作用药物、高龄、视力听力等障碍、活动不便、抑郁状态。

（2）评估患者有无以下诱发因素：调整或新加引起谵妄的高危药物（抗胆碱能药、心血管用药、利尿剂、胃肠道用药、阿片类镇痛剂）、电解质失衡、疼痛、感染、尿潴留、粪嵌塞、心力衰竭加重、心律失常、慢性肺病加重、缺氧、长时间睡眠剥夺、约束、留置导尿。

（二）护理措施

1. 一般护理

（1）早期活动护理：鼓励不能行走的患者被动运动或者关节主动活动；鼓励并指导可以行走的患者尽早下床行走训练；提供合适的工具和设备（助听器、防滑鞋、拐杖、助行器、便携氧气瓶、输液架等）。

（2）改善睡眠状态：了解患者入院前和现在的睡眠情况；了解患者服用的睡眠药物；与临床医生合作，避免夜间给药，避免夜间护理和治疗，减少打扰次数；控制环境（灯光调暗，降低噪音）；实施非药物性辅助睡眠措施（香薰疗法、放松音乐、热水泡脚）；养成良好的睡眠习惯(避免睡前饮浓茶、咖啡）。

（3）改善便秘状态：评估认知和躯体功能、饮食和大便情况；鼓励活动；鼓励饮水和添加粗纤维食物；养成规律排便习惯；药师评估可能导致便秘的药物，如降压药、利尿剂、阿片、铁剂，并评估是否加用通便药。

2. 对症护理

（1）认知活动护理：根据患者的兴趣、需要和治疗效果，选择合适的治疗活动，如聊天（琐事、社会生活新闻）、看电视或视频、阅读书报、看老照片、唱歌等。

（2）定向干预护理：提供大字号的时钟、日历；向患者介绍环境；责任护士作自我介绍。

（3）改善视力、听力：提供老花镜或放大镜、助听器；在床头放置视力受损标志，提示工作人员每次将东西放在规定位置；与患者沟通时尽量选择听力较好的一侧耳朵，语速放慢，表达清晰。

（4）改善营养状态：每天根据营养状态的评估制定患者辅助进食的方式。躯体功能/认知功能正常者鼓励进餐；准备餐具；辅助喂食；指导辅助进食的技巧和预防噎呛的方法。

（5）改善脱水状态：护士和照顾者要重视液体的摄入量，鼓励饮水；药师评估可能导致脱水的药物；纠正脱水，必要时静脉补液；准确记录出入量。

（6）疼痛护理：每日对患者进行疼痛评估，直至疼痛消失或出院；疼痛评分低于 7 时，根据患者需求，首选口服药物，其次静脉用药；向患者及家属介绍疼痛控制方案，促进他们的参与；必要时与医生一起探讨患者疼痛的控制方法。

（7）改善缺氧状态：评估患者呼吸、血氧饱和度，检查口腔是否存在异物、血等，保持呼吸道通畅；抬高床头 $30°—45°$，以确保肺部有效进行血氧交换；评估患者是否需要吸氧，吸氧时确保管道通畅。

（三）健康指导与康复

（1）加强患者的定向能力训练。

（2）确保感觉输入，避免感觉剥夺，避免感觉超负荷。

（3）激活认知能力，共同追忆往事。

（4）保持昼夜节律，确保充足睡眠。

二、老年肌少症护理

肌少症是以广泛的骨骼肌质量及骨骼肌肌力下降为特征，对机体产生广泛影响的一个过程，其特征是随着增龄，骨骼肌肌纤维的质量（包括体积和数量）丢失、力量降低、肌耐力和代谢能力下降以及结缔组织和脂肪增多，从而导致老人机体功能和生活质量下降，不良事件风险增加，导致死亡。

（一）护理评估

（1）肌量的评估：评估肌量的金标准是 CT 和 MRI，可以精确区分肌肉、脂肪以及其他软组织，主要用于特殊部位横切面的分析，如肢体肌量测定。生物电阻抗方法（BIA）是利用体表电极记录各组织不同电阻抗，用图像重建法来测定肌量。去脂肪软组织钾盐测量法的原理为利用闪烁检测仪测定人体钾含量可估计骨骼肌量，因为人体内含钾量

（2 g/kg）的 85％存在于骨骼肌中。其他的方法还包括 24 h 尿肌酐排泄率测定肌量法、股部超声肌肉厚度测定法等。测量上臂中段臂围以及皮肤褶皱厚度估计肌量是比较简易的测量方法。

（2）肌力的评估：握力测定法是使用频率最多的方法，握力测定与下肢肌力、膝关节屈伸力、腓肠肌横截面积有良好相关性。男性握力低于 30 kg、女性握力低于 20 kg 为肌力减少。

（3）肌肉功能评估：最常用的包括简易机体功能评估法、爬楼试验、日常步速评估法以及站起步行试验。

（二）护理措施

（1）抗阻或重量训练。阻抗或重量训练是预防肌少症的一个行之有效的方法。人的腿部肌肉质量及力量下降是老化的主要标志之一，规律的抗阻或重量训练可以减弱在衰老过程中发生的生理性骨骼肌改变。

（2）营养补充支链氨基酸。支链氨基酸中的亮氨酸可以促进肌肉蛋白质的合成和抑制肌肉蛋白质的降解。老年人长期吃富含亮氨酸的食物后，肌肉蛋白质的合成率明显增加；支链氨基酸对骨骼肌力量能够促进肌纤维肥大，补充亮氨酸可延缓和治疗老年肌少症。

（3）补充维生素 D。我国最新的《中国老年患者营养支持治疗专家共识——肌肉减少症的营养支持指南》指出，应将补充维生素 D 作为老年肌少症的辅助治疗方法，以减少跌倒和骨折的发生，维生素 D 补充剂量为 700—1000 IU/日。

（三）健康指导与康复

（1）太极拳融合了肌力训练、平衡训练和控制力的训练，长期规范地开展太极拳训练可以提高老年人的控制能力，改善平衡能力和步态。

（2）易筋经包括了肌力训练和平衡训练，能够显著提高老年肌少症患者的动态平衡能力。建议老年人长期坚持训练，能够使协调性增强、平衡能力增加。

三、老年衰弱症护理

衰弱是指老年人生理储备下降导致机体易损性增加、抗应激能力减退的非特异性状态。衰弱老人经历外界较小刺激即可导致一系列临床负性事件的发生。衰弱涉及多系统病理、生理变化，包括神经肌肉、代谢及免疫系统等。衰弱、失能和多病共存是不同的概念，三者关系密切、相互影响并伴有一定的重叠，衰弱和多病共存可预测失能，失能可作为衰弱和多病共存的危险因素，多病共存又可促使衰弱和失能进展。

（一）身心评估

1. 健康史

评估患者有无心脑血管疾病、髋部骨折、慢性阻塞性肺病、糖尿病、关节炎、恶性肿瘤、肾衰竭等疾病因素，有无未婚、独居、遗传因素、高龄、经济条件差、教育程度低、不良生活方式等情况。

2. 身体状况

评估患者有无跌倒、疼痛、谵妄、波动性失能、营养不良、肌少症、多病共存、活动能力下降、多重用药、睡眠障碍的状况,有无疲劳、无法解释的体重下降和反复感染。

3. 心理反应

评估患者有无焦虑、抑郁等精神心理状态。

(二)护理措施

1. 对症护理

(1)营养支持护理。营养护理干预能够改善患者的体重下降,降低病死率。患者需补充富含亮氨酸的氨基酸混合物以增加肌容量从而改善患者的衰弱状态。老年人需要的蛋白质为 0.89 g/(kg·日),衰弱患者合并肌少症时则需要 1.20 g/(kg·日),应激状态时需要 1.30 g/(kg·日)。此外,还需要补充维生素 D(常联合钙剂),每天补充 800 IU 维生素 D_3 以增强下肢力量并改善其功能。

(2)用药护理。老年患者常存在多重用药,应减少不合理用药,密切观察药物不良反应。

(3)多学科团队合作的医疗护理模式。团队应包括老年科医生、护理人员、临床药师、康复治疗师、营养师、专科医生和社会工作者。不同群体衰弱老人的干预模式侧重点不相同。社区老人:可进行基于 CGA 的综合干预,通过减少护理需求及跌倒,降低入住医疗机构风险及减少其他负性临床事件发生。入住护理机构和住院老人:采用针对性的康复训练可改善患者的步行能力,减少活动受限。衰弱的住院患者:应入住老年专科病房,由老年专科医生对其进行 CGA 及综合干预。

2. 一般护理

(1)休息:病房环境应尽量按患者原有的生活习惯设置,保证安全、安静,鼓励家人陪护探视,安排有趣的活动。睡前协助患者如厕,尽量减少患者白天入睡时间,给予患者轻声安慰以帮助其睡眠。

(2)饮食:在治疗衰弱患者原有疾病的同时,患者一日三餐应定量定时,尽量保持平时的饮食习惯,少食高糖及高胆固醇食物,多食含维生素的食物。

(3)心理护理:陪伴、关心老人,维护老人的自尊。

(三)健康指导与康复

(1)运动锻炼。阻抗运动及有氧耐力运动是预防及治疗衰弱状态的有效措施。运动应在做好安全风险评估和对老人的保护的前提下进行,应根据患者的个人兴趣、训练条件和目的选择运动强度、频率、方式和运动时间。重度衰弱患者可选用被动运动的方式进行康复。

(2)保持良好的生活方式,戒烟、酒等。

(3)每年到专业机构进行健康问题筛查,在专业人员指导下全面持续地管控慢病。

第九节　老年综合评估

一、老年健康综合评估

老年健康综合评估起源于 20 世纪 60 年代,其在老年人多种病共存、疾病症状不典型、并发症多、疾病易反复、不良生活方式影响康复等背景下产生。它是通过将传统的问诊和体格检查、功能检查和治疗方法与功能评估、智力测验法等评估内容相结合,结合不同学科的内容,来建立观察老年患者整体情况的实用方法。它强调从社会、经济、精神、躯体、自理能力等多个维度测量老年人整体健康水平,克服了只从单一方面进行研究的局限性,可以全面深入地反映老年人群的健康状况,为制定卫生政策提供科学依据。对老年综合保健服务起到了重要的指导作用。

(一) 定义及评估对象

1. 定义

老年健康综合评估常称为老年综合评估(CGA),是医疗保健机构对老年人的健康进行全面、综合的评价过程,利用多学科团队评估,以确定其有无功能缺损以及医疗、心理和社会问题,以建立适当的保健(治疗、护理)计划,以帮助解决和改善其整体功能和生活质量。

2. 评估对象

老年健康综合评估的对象主要为:

① 出现新的、严重的或进行性的功能状态缺陷的患者。

② 筛查发现有新的活动能力丧失的患者。

③ 多病或有老年综合征的患者。通常是住院老年患者、门诊老年患者、居家老年人、护理之家或疗养院的老年人等、存在并发症的患者(如心力衰竭、癌症)、存在心理障碍的患者(如抑郁、孤独)、特殊老年群体(如痴呆、功能缺陷的老年人)、过往或潜在的高医疗资源利用率老年人、生活环境变化的老年人(如从独立生活到需要协助、生活于养老院或者需要家庭照护)。门诊老年患者如果存在多个方面的健康问题,有重大疾病,如需住院治疗,或者需要增加家庭资源来满足医疗和功能性的需求,都应该纳入老年综合健康评估的范畴。

(二) 评估目的及内容

1. 评估目的

(1) 获得老年人目前的基本信息:① 疾病既往史;② 用药状况及不良反应;③ 症状、疾病、综合征和功能损害状况;④ 卫生保健及照顾的提供者;⑤ 患者的功能和预后相关的生活环境。

(2) 设计有关治疗、康复、安置、拥有资源的优化利用等计划。

(3) 恢复健康或维持目前的健康状况。

2. 评估内容

老年人健康综合评估主要包括日常生活功能评估、跌倒风险评估、认知功能评估、心理状态评估、多重用药评估、社会支持系统评估、经济状态评估、健康目标评估、健康保健需求评估。其他的评估还包括营养状况评估、尿失禁评估、性功能评估、视觉/听觉评估、口腔状况评估、生活状态评估、宗教信仰评估。

（三）评估原则及注意事项

1. 评估原则

在老年健康综合评估过程中,护理人员应该运用相关的评估技巧,全面、客观地收集老年人的健康资料,并且遵循评估的原则及注意事项。

（1）以老年人为中心,重视老年人的权利。CGA评估是为老年人服务的,故评估时应该尊重老年人。评估人员、指导用语、时间、地点等的选择均应该考虑到老年人的需要。无论以哪种方法实施评估,都可能涉及患者的个人隐私,应该保护患者隐私,评估者应承诺替患者保守秘密,并必须严格遵守职业操守,妥善保管患者的个人资料。评估同样需要患者的知情同意和出于自愿,尊重患者权益,评估者绝不可自居职业角色优势,凌驾于患者意愿之上。

（2）客观、准确。老年综合评估应该客观、准确,不能因为时间仓促、评估内容较多而不认真、客观评估。评估时对个别信息不仅要询问,还需要认真观察其与老年人实践情况是否一致。避免评估者的态度、偏见等对评估结果的影响,力求做出有意义的评估。

（3）选择适当的评估工具。针对不同认知、自理能力的老年患者,应该选择适宜的评估工具。例如自评的评估工具不适用于有认知障碍的老年人。

（4）适当的评估时间、地点:

① 评估时间:

a. 危及健康或功能状态的衰退出现时。

b. 重大事件或不寻常的应急事件发生后。

c. 生活环境发生重大改变时。

② 评估的地点可以是各种医疗保健、康复机构或社区卫生服务机构。包括:

a. 社区卫生服务中心和患者家中。

b. 老年护理之家、老年急性病房、老年慢性病房、老年康复病房和精神医院。

c. 老年门诊等。

（5）注重个体差异:评估时应该注重患者因年龄、疾病、认知不同等带来的差异,评估者应了解老年人身心变化的特点,明确老年人与其他人群实验结果的差异;重视老年人疾病的非典型性表现。

2. 评估注意事项

（1）选择适当的评估者。不同的评估工具,应由不同操作者来执行。老年健康综合评估依赖于由医生、护士和社会工作者组成的核心团队来进行,同时也依赖于由物理治疗师、营养师、药剂师、精神病学家、心理学家、口腔医生、听力学专家、足病医生、眼科医生组成的多学科合作团队。由于医疗保障制度对老年健康综合评估的开展的限制,现在出现了"虚拟团队"的概念,即在需要进行健康综合评估时,各个评估者在不同时间地点进行评估,然后通过网络或电话的方式进行评估结果的整合。

（2）重视功能状况的评估。在老年健康综合评估中,功能状况评估的重要性等同于疾病、心理等评估。老年人的多数疾病的治疗效果评估均不能以完全治愈来评价,而是通过其功能状况评估来反映治疗效果。

（3）提供适宜的环境。避免对老人的直接光线照射，环境尽可能要安静、无干扰，注意保护老人的隐私。注意调节室内温度，以 20—24 ℃为宜。

（4）安排适当的时间，避免劳累。老年人特别是患病的老年人容易感到疲乏，同时老年人由于感官的退化，反应较慢，行动迟缓，思维能力下降，所需评估时间较长，评估者应该根据患者的精神、体力等情况决定安排适当的时间，避免老年人劳累。

（5）运用适当的评估及沟通技巧：

① 提问及评估技巧：如评估打电话的能力时，应该询问"您最后一次打电话是什么时间？"而不是问"您能够打电话吗？"评估使用交通工具情况应该询问"今天您是怎样到医院来的？"而不是询问"您能够乘坐公共汽车吗？"观察患者进入访谈室、坐下、站立、穿脱衣服、移位等动作也可以得到很多的信息。评估者在与患者交谈时，一次只提一个问题，问题要提得简单清楚，便于患者有重点地回答问题，问题不要问得过急，要使患者有时间思考和理解。

② 保证有效交流：对认知正常的老年人，他评或自评时，其听觉、视觉功能改变会影响评估的顺利进行，应该为其提供助听器、眼镜等。评估人员采用关心、体贴的语气，语速减慢，语音清晰，语意通俗易懂，注意适时停顿和重复。注意观察非语言性信息，以便收集到完整而准确的资料。收集认知功能障碍的老人资料时，可由其家属或照顾者协助提供资料。

③ 注意倾听：评估人员与老年人交谈时，注意倾听，准确地理解患者所表达的信息与情感以及对健康问题的反应。不要打断对方的谈话，不要急于做出判断或者随便评论对方谈话的内容，对对方的谈话要做出必要的反应，如点头、轻微的应答等。

④ 注意情感交流：评估者在与患者交谈时，不仅要获取有关的资料与信息，更重要的是评估者应该表现出对患者的同情和体贴，要能体察患者的痛苦与需要，谈话时态度要和蔼，语调要温和。

⑤ 争取老年人的配合：评估者应尽其所能让患者了解评估对其的积极意义，避免患者对评估产生误解或视作给评估者帮助，以确保评估结果的真实性与可靠性。

二、老年人躯体健康评估

老年人躯体健康评估包括生理功能、疾病及其日常生活能力即自理程度。评估人员通过对老年人全面而有重点的体格检查和评估，可以更好地了解老年人身体状况。

（一）一般医学评估

1. 健康史

（1）既往史：

① 评估手术、外伤史，食物、药物过敏史，家族史等。

② 评估其他疾病及住院病史。

③ 评估健康与不健康行为（吸烟、饮酒、服食药物、规律运动、其他兴趣及嗜好）。

④ 评估参与日常生活活动和社会活动的能力。

（2）疫苗注射史。主要询问是否注射流感疫苗和肺炎双球菌疫苗，以及注射时间等。

（3）用药史。老年人由于身患多种疾病，往往需要服用多种药物，这大大增加了老年人药物相互作用以及不良反应的风险。询问用药史，最好是要求老年人将目前正在服用的药物全部带来，检查并且记录。老年人常常使用中药制剂或保健药品，可以询问老年人吃的处方药、非处方药、维生素、中药以及保健药品等,了解药物效果及副作用。每次评估均需重新评估所有用药是否有服用必要。

(4) 检查:

① 实验室检查情况,如血钙、血钠、肝指数及肌酸酐的等血液及生化检查。

② 心电图。

③ X 线等。

2. 体格检查

(1) 生命体征:生命体征评估包括体温、脉搏、呼吸、血压的测量。

① 体温:应该注意 70 岁以上的患者如果午后体温比清晨高 1 ℃以上,应视为发热。

② 测脉搏的时间不应少于 30 s,注意脉搏的不规则性。

③ 评估呼吸时注意呼吸方式与节律、有无呼吸困难。

④ 老年人测定血压应包括平卧 10 min 后测一次,然后直立 1 min、3 min、5 min 后各测定血压一次,如直立时任何一次收缩血压比卧位降低 20 mmHg 或舒张压降低 10 mmHg,提示有直立性低血压发生。

(2) 查体:进行全身体检,包括皮肤、头面部(头发、眼睛及视力、耳、鼻腔、口腔)、颈部、胸部、(乳房、胸、肺部、心前区)、腹部、泌尿生殖器、脊柱、四肢及神经系统。

(二) 步态与平衡评估

平衡力指人体处在一种姿势或稳定状态下以及不论处于何种位置时,当运动或受到外力作用时,能自动地调整并维持姿势的能力。平衡感觉主要来自前庭、视觉和躯体感觉。美国 1/5 的老年人步态或行动方面存在问题,75 岁以上的老年人中,爬楼梯困难者占 30%,行走困难者(250 m)占 40%,需要协助才能行走者占 7%,每年有 30% 非住在赡养机构的老年人可能发生跌倒。

若老年人"在过去一年内曾跌倒在地,或者是跌倒撞到其他物品(如椅子或墙壁)"时,就必须评估其步态及平衡性。其中步态的稳定与否是预测受检者是否会发生再次跌倒的良好指标。评估人员由观察老年人走入诊室到坐下的过程即可大概预知老年人平衡与步态情况。

常用步态及平衡功能的具体评估方法见表 7.1。

临床上目前用各种量表来评估老年患者跌倒风险,常见的有 Morse 功能量表、跌倒功效量表、STRATIFY 简单测评等。STRATIFY 简单测评内容如下:

(1) 伴随跌倒入院或在住院期间发生过跌倒(是=1,否=0)。

(2) 烦躁不安(是=1,否=0)。

(3) 视力障碍对日常生活功能造成影响(是=1,否=0)。

(4) 频繁如厕(是=1,否=0)。

(5) 转移和活动的得分为 3 分或者 4 分以上(是=0,否=1)。

注:转移得分:0=不能移动;1=需要大量帮助,如一个或两个的人帮助;2=少量口头或身体帮助;3=独立转移。活动得分:0=不动活动;1=借助轮椅;2=在一个人的帮助下行走;3=独立行走。

患者 STRATIFY 评分分数越高风险越大,需要用表 7.1 的方法继续评估。

表 7.1　步态及平衡功能的评估方法

评估名称	方法或内容	评估结果判断及作用
"起身-行走"测试法	受检者坐于直背的椅子上,尽量不要借用扶手而站立,其在站立后能迅速保持静止,然后往前行走 5 m,转身走向椅子,再转身坐回原先的椅子上	坐姿时的平衡度,由椅子站起来的移动状况,走路时的步伐及稳定度及是否能稳定地转圈,上述测试中,若其中有一部分不正常即有问题
"起身-行走"时间测试法	两手放在椅子扶手上坐下,尽量不借助扶手站起来,行走 3 m,计算起身、行走到回到椅子坐下所需的时间	小于 15 s 为正常,大于 30 s 为显著活动障碍,如能在 10 s 内完成则预测老年人 1 年内的自理能力将维持稳定
Romberg 改良式检测法	先将两脚打开站立,与肩同宽,若受检者可保持平衡,则将两脚并拢,甚至将一脚往后移动一半的距离,最后将一脚的脚跟与另一脚的脚尖接拢	每一步骤分别评估睁眼与闭眼的平衡性,此项检查可帮助找出其可能的原因,如关节炎、足部问题、血管硬化、中风、疼痛等
前伸功能试验	患者肩靠墙壁站直,保持稳定状态,尽量将拳头前伸	前伸 15 cm 仍然保持平衡,说明老年人平衡性较好,跌倒的危险性低
Berg 平衡量表	Berg 平衡量表共包括 14 个项目:由坐到站、独立站立、独立坐、由站到坐、床椅转移、闭眼站立、双足并拢站立、站立位肢前伸、站立位从地上拾物、转身向后看、转身一周、双足交替踏台阶、双足前后站立、单腿站立	每个项目得分为 0—4 分,总分 56 分,量表按得分分为 0—20 分、21—40 分、41—56 分 3 组,其对应的平衡能力则分别代表坐轮椅、辅助步行和独立行走 3 种活动状态;总分少于 40 分,预示有跌倒的危险性

（三）上肢功能评估

上肢及手功能正常是维持老年人独立生活的重要部分。① 临床上检查手功能的简单方法是握力测试,其方法是:接受评估的老年人以拇指和食指夹住一张纸或评估者的两根手指,而评估者施力将其抽出,了解老年人握力的强度是否有力;② 肩部功能测试要求受评估老年人两手交叉置于头后或相扣置于下背部,检查是否顺利完成,有无疼痛、无力等症状等。

（四）营养评估

营养不良是老年人常见的问题,在美国 15% 的老年人有营养不良,住院或是住在赡养机构的老年人,其比例高达 50%。评估营养不良需要依靠体格检查(如体重与体重指数、上臂皮皱厚度等)、生化检查(如低白蛋白、低胆固醇、贫血及淋巴球数目降低)及营养评估表。

1. 体重与体重指数

（1）体重是反映老年营养变化最直接的方法,老年人一个月内体重减轻 5% 或在 6 个月内体重减轻 10% 有意义。合并体重、食欲及衣着松紧等系列性的检查结果是评估老年人营养状况实用而有效的方法。

（2）体重指数(BMI)是反映老年人营养状况的另一个常用指标,BMI＝体重(kg)除以身高(m)的平方(kg/m²),国外低于 22 时即认定为营养不良,国内老年人 BMI 的标准仍未确定。

2. 简易营养评价法

简易营养评价法(MNA)包括总体情况、身体状况、饮食等 18 个条目,大于 24 表示良好,17.0—23.5 表示有风险,小于 17 表示营养不良;其敏感性为 96%,特异性为 98%。简易营养评价法用于老年患者营养风险评估。研究发现,MNA 较其他营养评价量表更适合于发现 65 岁以上严重营养不足的患者。

(五)感官功能评估

感官功能主要评估老年人的视力及听力。

1. 视力

视力评估常常用视力评估表进行评估,临床最常用的评估方法是要求受评估的老年人阅读报纸或书籍的标题及内容。如果被评估的老年人述说眼部不适或视物不清,应该进一步请眼科专业医生评估并且给予佩戴适合的眼镜等处理。也可以用 Snellen 视力量表进行评估。

2. 听力

听力评估办法有纯音测听、自我听力评估(问卷形式)、言语测听等。评估发现听力有问题时,应该请耳鼻喉科医生进一步检查评估是否需要佩戴助听器。

最常用的方法是在检查者后方 15 cm 处,轻声说出几个字,如果被评估的老年人不能正确重复一半以上的字,则表示听力存在问题。自我听力评估表(表 7.2)可帮助发现患者存在的听力问题,并且能够帮助确定需要优先解决的难题。

表 7.2 自我听力评估

是不是有别人说话嘟哝或者声音太轻的感觉?	是	否
是不是经常听不清女人和孩子说的话?	是	否
是不是别人总是抱怨你把电视或收音机的声音开得太大?	是	否
是不是在背景有噪音的时候有听力困难?	是	否
是不是在餐厅或人多的酒吧很难听清别人说话?	是	否
是不是经常需要别人重复所说的话?	是	否
是不是经常说"什么"?	是	否
是不是感到听电话或手机有困难?	是	否
是不是有家人或朋友告诉你可能错过了部分谈话内容?	是	否
是不是在听别人轻声说话时需要全神贯注?	是	否
是不是对快速演讲和意外会话有理解困难?	是	否
是否对听到的鸟叫、钟表嘀嗒声和门铃声感到困难?	是	否
是不是发现自己不愿去更多的地方主要是因为自己渐渐不能听清别人说些什么?	是	否
是不是有时因为不确定别人说什么而答非所问?	是	否
是不是经常耳朵嗡嗡响(耳鸣)?	是	否

3. 疼痛

疼痛与年龄的相关性目前仍然有争议,但大多数研究显示疼痛发生率随着年龄的增加而减少。老年人疼痛严重程度常常采用 Wong-Baker 面部表情量表和疼痛评估尺进行评估。Wong-Baker 面部表情量表(图 7.1)的评分越高,疼痛越严重,其特别适用于交流障碍的老年人疼痛的评估。

| 无痛 | 微痛 | 较痛 | 更痛 | 非常痛 | 无法忍受的剧痛 |

图 7.1 Wong-Baker 面部表情量表

(六)压力性损伤评估

压力性损伤是皮肤局部持续受到压力所造成的局部皮肤组织的伤害。压力性损伤好发于老年人群,具有发病率高、病程发展快、难以治愈、治愈后易复发的特点。可由于其久治不愈,延长老年人的住院时间,甚至由于其严重并发症,导致老年人死亡。

通过评估提高对老年人压力性损伤风险的认识,有利于压力性损伤的预防。压力性损伤的评估有许多量表,包括 Norton、Braden、Shannol、An-derson 及 waterlow 等皮肤评分量表。

1. Norton 皮肤平分量表

Norton 皮肤评分量表(表 7.3)有很高的使用率,而且容易操作,它以 5 个状况来对压力性损伤的危险性作评估,满分 20 分,若在 12—14 分表示有出现压力性损伤的可能性;若小于 12 分表示是压力性损伤的高危人群。该量表敏感性为 73%—92%,特异性为61%—94%。

表 7.3　Norton 评分量表

记分	一般状况	精神状况	活动能力	运动能力	二便失禁
4	好	警觉	自由活动	不受限	大
3	一般	冷淡	帮助下活动	轻度受限	偶尔
2	差	迷惑	依赖轮椅	很大受限	小便
1	很差	昏迷	卧床	不能运动	二便

2. Braden 量表

Braden 量表(表 7.4)包含对感觉、潮湿、活动能力、移动能力、营养状况、摩擦力与剪切力六个因素的评分和预测。其中,感觉指个体对压迫所产生的不适应的感觉能力;潮湿是指皮肤暴露于潮湿的程度;活动能力指身体活动的程度;移动能力指改变和控制体位的能力。除了摩擦力与剪切力一项外,各条目得分均为 1—4 分,总分范围为 6—23 分。得分越低,发生压力性损伤的危险性越高。18 分以上提示没有危险,15—18 分提示轻度危险,13—14 分提示中度危险,10—12 分提示高度危险,9 分以下提示极度危险。该量表敏感性为 83%—100%,特异性为 64%—77%。

表 7.4 Braden 评分量表

评分项目	1分	2分	3分	4分
感觉	完全受限	非常受限	轻度受限	未受损害
潮湿	持续潮湿	非常潮湿	偶尔潮湿	很少潮湿
活动能力	卧床不起	可以坐椅子	偶尔行走	经常行走
移动能力	完全不能移动	严重限制	轻度限制	不受限制
营养状态	非常差	可能不足	适当	良好
摩擦和剪切力	有问题	有潜在危险	无明显问题	

三、老年人心理健康评估

(一)心理健康的定义

心理健康是指人们的心理行为能够适应社会环境的变化,能够按照社会要求的标准来实现个人的意念,获得生活的满足。由于老年人的心理状况对其老化过程的进展、健康长寿、老年病的治疗及预后均有较大的影响,因此正确评估老年人的心理健康状况,了解老年人的心理活动特点和影响因素,对于维护和促进老年人的身心健康、有的放矢地进行心理健康指导具有重要作用。

(二)心理健康的评估内容

老年人心理健康的评估包括认知、个性、情感等和生存意愿、宗教信仰等特殊心理问题。心理健康评估可以了解老年人存在的心理问题,以便做好心理支持,鼓励家庭及社会给予老年人更多的尊敬、关心和生活上的照顾,尤其是高龄女性及丧偶的老年人群。目前临床上对老年人心理健康的评估工具很多,下面主要介绍认知功能、抑郁症、焦虑症和孤独感的量化评估工具。

1. 认知功能

认知功能主要反映老年人对周围环境的认识和对自身所处状况的识别能力,主要用于评定老年人有无痴呆,是老年人健康综合评估(CGA)的主要部分。痴呆进展缓慢,早期或轻微的认知障碍常被忽略而错失治疗机会。研究发现,有37%—80%的老年人存在痴呆却没有给予医疗诊断,只有27%的存在认知障碍的老年患者在出院时被正确诊断,而通过信度和效度较好的简短智能工具,就可以筛查出这些患有潜在认知障碍的老年人。

认知功能的项目包括对人物、时间、地点的定向能力、注意力、记忆能力、计算及书写能力、语言能力(流畅度、理解力、复述力)以及建构能力的评估。评估工具很多,最普及的测试是简易智力状态检查(MMSE)、简易操作智力状态问卷(SPMSQ)和改良的长谷川痴呆量表,最简便的测试是画时钟。

(1)简易智力状态评估表(MMSE)(表 7.5):分值范围是 0—30 分。该测验要考虑被测者教育程度所产生的影响,一般来讲,不同教育程度的分界值为:文盲组为 17 分,教育年限不大于 6 年组为 20 分,教育年限大于 6 年组为 24 分,低于界值的认为有认知功能缺损。在测试受检者之前,需先对受检者解释此测试的目的及内容,以免受检者产生焦虑、害怕或自觉受到侮辱(因为有些问题对正常人而言很简单)的情绪。受检者若有视力或听力障碍时,评估者需要对其进行指导,否则可能干扰测验的结果。对于量表中的某些问题必要时可以稍做修改,例如受检者感觉 100 减 7 的系列减法难以实现,那么可改为 20 减 3,或者改成以金钱为单位的系列减法,即"假如你有一百元,买了七元的东西,你还剩多少钱?"

表 7.5　简易智力状态评估表

内　容	评　分	内　容	评　分
定向问题:		语言:	
1.时间:何年?	＿＿＿1分	6.指着铅笔或手表,让患者讲出其名称	
何季节?	＿＿＿1分		＿＿＿2分
哪一天?	＿＿＿1分	7.让患者重复说"不""和""但是""要不"等话	
星期几?	＿＿＿1分		＿＿＿1分
哪一月?	＿＿＿1分	8.让患者执行三条命令:"取一张纸放在右手中,	
2.地点:哪个省?	＿＿＿1分	再对折,然后丢在地上"	＿＿＿3分
哪个县?	＿＿＿1分	9.让患者口述并且做到"闭上你的眼睛"	
哪个城镇?	＿＿＿1分		＿＿＿1分
哪层楼?	＿＿＿1分	10.让患者自己写出一个短句(这个句子应该有	
家庭地址/建筑名称?	＿＿＿1分	主语和谓语并有意义,评分时不计拼写错误)	
记忆:			＿＿＿1分
3.讲述三件物品的名称,每秒说一个,逐一重复给患者听,然后要求患者逐一回答,直至患者学会全部三件物品的名称	＿＿＿3分	11.把下面的图形每边加大 1—5 cm,然后让患者画下(如果所有的边和角都画出,并且交叉的边形成一个四角形,就给1分)	＿＿＿1分
注意力和计算:			
4.连续问七次,每答对一次给 1 分,回答五次后停止,然后改为拼写字词	＿＿＿5分		
回忆:			共＿＿＿分
5.问问题 3 中学到的三件物品的名称,每答对一个给 1 分	＿＿＿3分		

(2) 简易操作智力状态问卷(SPMSQ)(表 7.6):包括定向力、个人史、最近记忆及计算力等 10 个问题,若答错两题以上即视为异常。评估时需要结合被试者的教育背景,适合用于评定老年人认知状态的前后比较。SPMSQ 较 MMSE 简短、易记、易使用,且不需任何辅助器具。其敏感度在 $50\%—82\%$,特异性约为 90%,有些专家建议若再加上书写能力的评估(如签名、写句子或画时钟)可提高其检测力。如果 SPMSQ 检测出患者存在认知问题时,需再做进一步的评估。

(3) 改良的长谷川痴呆量表(表 7.7):评分简单,不受文化程度的影响,有较高的敏感度和特异度,而且与 MMSE 显著相关,是筛选老年人痴呆的可靠的工具量表。满分 30 分,界值 20 分。小于 20 分可疑为痴呆。

表 7.6　简易操作智力状态问卷

条　目	正确	错误
1. 今天是几号？（可错一天）	0	1
2. 今天是星期几？（只有一个正确答案）	0	1
3. 这个地方是哪里？	0	1
4. 您家的电话号码？（无电话:您的家在哪条街？）	0	1
5. 您多大年龄？	0	1
6. 您是哪年出生的？	0	1
7. 联合国秘书长是谁？	0	1
8. 上一任联合国秘书长是谁？	0	1
9. 您母亲的名字是？	0	1
10. 20 减去 3 等于多少？新的得数依次减 3 各等于多少？	0	1

表 7.7　改良的长谷川痴呆量表

项　目	分　值
1. 您今年多大年龄？（±2 岁的误差判为正确）	0　　1
2. 今天是哪年？	0　　1
哪月？	0　　1
哪日？	0　　1
星期几？	
3. 您现在是在什么地方？	0　　1　　2
4. 说出三个词语,然后请被试者即刻回忆这三个词语:	
花	0　　1
猫	0　　1
汽车	0　　1
5. 连减:100 减 7 等于多少？（若不正确,继续第 6 题）	0　　1
若正确:93 减 7 等于多少？	0　　1
6. 请倒背数字 6－8－2(若不正确,继续第 7 题)。	0　　1
若正确,继续倒背 3－5－9－2。	0　　1
7. 回忆问题 4 中说到的三个词语(花、猫、汽车)(再次复述)。	
花	0　　1　　2
猫	0　　1　　2
汽车	0　　1　　2
8. 出示 5 种不相关的物品,然后收起来让老人回忆。	0 1 2 3 4 5
9. 说出尽可能多的蔬菜品种。（超过 10 s 不能说出下一种即终止）(说出 5 种后,每说一种给 1 分)	0 1 2 3 4 5

(4)画时钟:要求受检者在纸上画一圆形时钟并填上阿拉伯数字1—12,并指定一时间点(如7点20分)请受检者画上时针与分针。目前国际上普遍采用的是"四分法计分:第一步,画出一个封闭的圆(表盘),得1分;第二步,将刻度画在正确的位置,得1分;第三步,将数字安置在表盘上的正确位置,得1分;第四步,能准确地标注出7时20分,又得1分。认知障碍的老年人所画时钟会出现多种错误(图7.2)。它是评估认知功能的有效方法,特别是对视觉空间及建构性方面的评估。

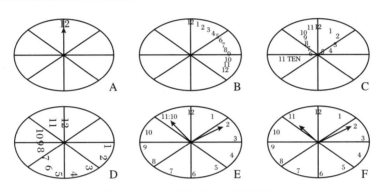

图7.2 认知障碍老年人所画时钟

美国老年医学会所出版的手册《Geriatrics At Your Fingertips》中建议使用迷你认知评估,(mini-cog assessment)作为检验认知功能障碍的方法。迷你认知评估包含画时钟法和三个名词复述及记忆测试两个部分。

2. 抑郁的评估

抑郁是老年人最常见的精神疾病之一。在筛检抑郁方面,可以通过"过去一个月经常会感觉情绪低落、抑郁或无望吗?"过去一个月对任何事情都没有兴趣或乐趣吗? 作为询问抑郁问题的开端。如果受检者回答肯定,那么就需要进一步检查老年人是否达到抑郁障碍的诊断。

评估工具通常包括自评量表和他评量表。前者包括老年人精神抑郁量表(GDS)、Zung抑郁自评量表(SDS),Beck抑郁自评量表等;后者主要为汉密顿抑郁量表。目前临床最常用的评估工具为老年人精神抑郁量表(GDS)。

老年人精神抑郁量表分别有30题、15题、10题、4题等版本,30题的量表是GDS的最初版本,但由于其题目过多,Yesavage等又设计出15题的简式版本(表7.8)。目前临床上最常用的抑郁评估量表即为GDS-15,敏感度为72%,特异性为57%。满分15分,0—4分为正常,5—8分为轻度抑郁,9—11分为中度抑郁,12—15分为重度抑郁。该量表不适合有认知功能障碍老年人。

3. 焦虑的评估

焦虑是指人们对环境中一些即将面临的、可能会造成危险和威胁的重大事件或者对预示要做出重大努力的情况进行适应时,心理上出现紧张和不愉快的期待情绪。

临床上焦虑评估常常首先询问"您是否感到紧张、焦虑或者不安?"如果回答肯定则进一步询问"是否有无法停止或者控制的焦虑不安?"如果回答依旧肯定则应该通过标准量表进一步筛查。常见的筛查工具为Zung焦虑自评量表(SAS,表7.9)、状态-特质焦虑问卷(STAI)、汉密顿焦虑量表(HAMA)和贝克焦虑量表(BAI)等。一般来讲,焦虑评估并不常规使用,只有当发现老年人存在焦虑可能时才进行焦虑评价。

表 7.8　老年人精神抑郁量表

项　　目	是	否
1. 您是否基本满意您的生活？		
2. 您是否放弃了许多活动和兴趣爱好？		
3. 您是否感到生活空虚？		
4. 您是否常常感到厌烦？		
5. 大多数时间里您是否精神良好？		
6. 您是否害怕将有对您不利的事情发生？		
7. 大多数时间里您是否感到快乐？		
8. 您是否常常有无助的感觉？		
9. 您是否宁愿待在家里也不愿外出干些新鲜事？		
10. 您是否觉得您的记忆比大多数人差？		
11. 您是否认为现在还活着真是太奇妙了？		
12. 您是否觉得您现在一无用处？		
13. 您是否感到精力充沛？		
14. 您是否觉得您的处境没有希望？		
15. 您是否认为大多数人处境比您好？		

注：表中"是"1 分，"否"0 分，问题编号 1、5、7、11、13 为反方向计分。

表 7.9　Zung 焦虑自评量表(SAS)

评定项目	很少有	有时有	大部分时间有	绝大多时间有
1. 我感到比往常更加神经过敏和焦虑。	1	2	3	4
2. 我无缘无故感到担心。	1	2	3	4
3. 我容易心烦意乱或感到恐慌。	1	2	3	4
4. 我感到我的身体好像被分成几块，支离破碎。	1	2	3	4
5. 我感到事事都很顺利，不会有倒霉的事情发生。	4	3	2	1
6. 我的四肢抖动和震颤。	1	2	3	4
7. 我因头痛、颈痛和背痛而烦恼。	1	2	3	4
8. 我感到无力而且容易疲劳。	1	2	3	4
9. 我感到很平静，能安静坐下来。	4	3	2	1
10. 我感到我的心跳较快。	1	2	3	4
11. 我因阵阵的眩晕而不舒服。	1	2	3	4

评定项目	很少有	有时有	大部分时间有	绝大多时间有
12. 我有阵阵要昏倒的感觉。	1	2	3	4
13. 我呼吸时进气和出气都不费力。	4	3	2	1
14. 我的手指和脚趾感到麻木和刺痛。	1	2	3	4
15. 我因胃痛和消化不良而苦恼	1	2	3	4
16. 我必须时常排尿。	1	2	3	4
17. 我手总是温暖而干燥。	4	3	2	1
18. 我觉得脸发烧发红。	1	2	3	4
19. 我容易入睡,晚上休息很好。	4	3	2	1
20. 我做噩梦。	1	2	3	4

临床最常用的为 Zung 焦虑自评量表。量表采用 1—4 分制记分,评定 1 周内焦虑者的主观焦虑感受。把 20 题的得分相加为原始分,然后原始分乘以 1.25,通过四舍五入取整法即得到标准分。评定的分界值为 50 分,分值越高,焦虑倾向越明显。

4. 孤独的评估

孤独是感到自己与外界隔离或受到外界排斥所产生的一种不愉快的、令人痛苦的心理感受。我国是世界上老年人口绝对数最大的国家,现代社会生活节奏的加快、居住环境的变化以及家庭模式的转变,使得越来越多的老年人不能尽情享受天伦之乐,特别是留守老年人会容易产生孤独的感觉。目前来讲,没有专门针对老年人的孤独感予以评测的量表,临床上常用 UCLA 孤独量表进行相关评定(表 7.10)。

表 7.10　UCLA 孤独量表

条　目	从不	很少	有时	一直
1. 您常感到与周围人的关系和谐吗?	4	3	2	1
2. 您常感到缺少伙伴吗?	1	2	3	4
3. 您常感到没人可以信赖吗?	1	2	3	4
4. 您常感到寂寞吗?	1	2	3	4
5. 您常感到属于朋友们中的一员吗?	4	3	2	1
6. 您常感到与周围的人有许多共同点吗?	4	3	2	1
7. 您常感到与任何人都不亲密了吗?	1	2	3	4
8. 您常感到您的兴趣与想法与周围的人不一样吗?	1	2	3	4
9. 您常感到想要与人来往、结交朋友吗?	4	3	2	1
10. 您常感到与人亲近吗?	4	3	2	1
11. 您常感到被人冷落吗?	1	2	3	4
12. 您常感到您与别人的来往毫无意义吗?	1	2	3	4

条　目	从不	很少	有时	一直
13. 您常感到没有人很了解您吗？	1	2	3	4
14. 您常感到与别人隔开了吗？	1	2	3	4
15. 您常感到当您愿意时就能找到伙伴吗？	4	3	2	1
16. 您常感到有人真正了解您吗？	4	3	2	1
17. 您常感到羞怯吗？	1	2	3	4
18. 您常感到人们围着您但并不关心您吗？	1	2	3	4
19. 您常感到有人愿意与您交谈吗？	4	3	2	1
20. 您常感到有人值得您信赖吗？	4	3	2	1

UCLA 孤独量表是评价由于对社会交往的渴望与实际水平的差距而产生的孤独。目前采用的 UCLA 量表是在 Russell 等人于 1978 年编制的孤独量表基础上形成的。含有 11 个"孤独"的正序条目、9 个"非孤独"的反序条目。每个条目采用 4 级评分：① 从不；② 很少；③ 有时；④ 一直。

四、老年人社会健康评估

老年人社会健康是指老年人的人际关系的数量和质量及其参与社会的程度和能力。老年人社会健康的评估包括：① 婚姻、家庭、受教育程度、家谱。② 是否有代理人，是否接受帮助。③ 家庭-社会支持系统情况和社会联系情况。④ 社会功能。⑤ 老年人的社会适应能力、应付压力能力、社会交往能力、与周围环境接触能力、人际关系、处理周围发生的问题的能力等。下面主要介绍环境及社会功能评估。

（一）环境评估

老年人的健康与其生存的环境密切相关，如果环境因素的变化超过了老年人自身的调节范围和能力，就会引起功能减退甚至导致疾病的发生。通过对环境进行评估，可以更好地去除妨碍健康生活行为的不利因素，发挥补偿机体缺损功能的有利因素，促进老年人生活质量的提高。

1. 居住环境

居住环境是老年人的生活场所，是老年人学习、社交、娱乐、休息的地方，评估应了解老年人的生活环境、社区中的特殊要求，其中老年人的居家环境是评估的重点。

居家环境评估对于老年人安全非常重要，特别是容易跌倒的老年人。居家环境评估主要由两个部分组成：第一，评估居家环境的安全要素及影响老人功能障碍的因素（表 7.11）；第二，评估老年人所需的医疗资源或可提供的人力资源的可及性。在居家安全方面，有适度而不闪烁的照明光源，浴室设置扶手、防滑垫，没有可能造成老年人跌倒的障碍物体，设置呼叫铃，确保当老年人身体不适时能够及时寻求帮助。

表 7.11　老年人居家环境安全评估要素

部门	项目	评估要素
一般居室	光线	是否充足？
	温度	是否适宜？
	地面	是否平整、干燥、无障碍物？
	地毯	是否平整、不滑动？
	家具	放置是否稳固、固定有序，是否阻碍通道？
	床	高度是否在老人膝盖下、与其小腿长基本相等？
	电线	安置如何，是否远离火源、热源？
	取暖设备	设置是否妥善？
	电话	紧急电话号码是否放在易见、易取的地方？
厨房	地板	有无防滑措施？
	燃气	"开关"标志是否醒目？
浴室	地板	有无防滑措施？
	浴室门	门锁是否内外均可打开？
	便器	高低是否合适，是否设扶手？
	浴盆	高度是否合适？盆底是否垫防滑胶毡？
楼梯	光线	光线是否充足？
	台阶	是否平整无破损？高度是否合适？台阶之间色彩差异是否明显？
	扶手	有无扶手？

2. 社会环境

社会环境包括个人参与家庭生活、社会生活的程度，与亲友交往的频度，家庭地位，家庭和睦度及夫妻关系等情感上的健康程度。该领域最为复杂，目前尚缺少可量化的、操作性强的全面评估工具。

（1）经济。经济状况水平对老年人的健康以及老年患者的角色适应影响最大。目前我国老年人的经济主要来源于离退休金、国家补贴、养老保险、家人供给等。经济状况的好坏对老年人的物质生活和精神生活会产生广泛的影响。经济状况的评定通过老年人收入是否能满足其个人需要、是否需要他人支持等衡量。评估者可通过询问以下问题了解经济状况，例如"您的经济来源有哪些？""家庭有无经济困难？""医疗费用的支付形式是什么？"等。

（2）家庭。家庭因素直接影响老年人的身心健康。家庭评估主要通过 APGAR 家庭功能评估表（表 7.12），它包括家庭成员基本资料、家庭类型与结构、家庭成员的关系、家庭功能与资源以及家庭压力 5 个方面。主要涉及家庭功能的适应度、合作度、成长度、情感度及亲密度 5 个部分。

表 7.12　家庭功能评估表

评定项目	经常	有时	从不
当遇到困难时,家人是否帮助您?	2	1	0
决定重要家庭事务时,是否征求您的意见?	2	1	0
当您想从事新的活动时,家人能接受并支持吗?	2	1	0
您满意家人对您表达情感的方式及情绪反应吗?	2	1	0
您对目前的家庭生活满意吗?	2	1	0

(二)社会功能的评估

社会功能的评估应包括老年人对自己生活的安排与需求、与家人和亲友的关系、家人和照顾者对老年人的期望、经济状况、社交活动以及使用的交通工具等。

评估者应该首先了解老年人本身的身体功能及老年人的支持系统。支持系统包含非正式的系统(亲属、朋友及邻居)、正式的系统(养老津贴)以及半正式的系统(邻里互助组织、宗教团体)。

评估社会功能的工具并不常规使用于所有的老年人身上。常被采用的社会功能评估工具包括社会功能不良评量表及杜克大学的社会功能评估问卷。

(三)照顾者的负担

对老年人施行健康综合评估时也要考虑到照顾者的负担,特别要考虑陪伴认知障碍或ADL退化的老年人的照顾者。最好是在老年人不在场的时候评估照顾者的负担。可以询问:"当您在照顾您所关心的人时,您最担心或在意的是什么事?"等。如果照顾者确实存在困难,必要时可指导照顾者寻求经济上的支持、其他照顾者的参与或建议使用日间照护资源等,以使照顾者获得适当的休息。

照顾者负担的工具并不常规使用于所有照顾者身上。常用的照顾者负担的评估工具有Zarit 护理负担量表(表 7.13)。

表 7.13　Zarit 护理负担量表

项目	没有	偶尔	有时	经常	总是
1. 您是否认为,您所照料的患者会向您提出过多的照顾要求?	0	1	2	3	4
2. 您是否认为,由于护理患者会使自己的时间不够?	0	1	2	3	4
3. 您是否认为,在照料患者和努力做好家务及工作之间,您会感到压力?	0	1	2	3	4
4. 您是否认为,因患者的行为而感到为难?	0	1	2	3	4
5. 您是否认为,有患者在您身边而感到烦恼?	0	1	2	3	4
6. 您是否认为,患者已经影响到了您和您的家人与朋友的关系?	0	1	2	3	4
7. 您对患者的将来感到担心吗?	0	1	2	3	4
8. 您是否认为患者依赖于您?	0	1	2	3	4
	无	轻	中	重	极重

项目	没有	偶尔	有时	经常	总是
9. 当患者在您身边时,您感到紧张吗?	0	1	2	3	4
10. 您是否认为,由于护理患者,您的健康受到影响?	0	1	2	3	4
11. 您是否认为,由于护理患者,您没有时间办自己的私事?	0	1	2	3	4
12. 您是否认为,由于护理患者,您的社交受到影响?	0	1	2	3	4
13. 您有没有由于患者在家,放弃叫朋友来家的想法?	0	1	2	3	4
14. 您是否认为,患者只期盼着您的照料,您好像是他唯一可依赖的人?	0	1	2	3	4
15. 您是否认为,除去您的花费,您没有余钱用于护理患者?	0	1	2	3	4
16. 您是否认为您有可能花更多的时间护理患者?	0	1	2	3	4
17. 您是否认为开始护理后,按照自己的意愿生活已经不可能了?	0	1	2	3	4
18. 您是否希望,能把患者留给别人来照料?	0	1	2	3	4
19. 您对患者有不知如何是好的情形吗?	0	1	2	3	4
20. 您认为应该为患者做更多的事情,是吗?	0	1	2	3	4
21. 您认为在护理患者上您能做得更好吗?	0	1	2	3	4
22. 综合看来您怎样评价自己在护理上的负担?	0	1	2	3	4
	无	轻	中	重	极重

五、老年人生活质量评估

生活质量指不同文化和价值体系中的个体对他们的生存目标、期望、标准以及所关心的事情相关的生存状况的感受。老年人生活质量是指老年人的身体、精神、家庭和社会生活满意的程度和老年人对生活的全面评价。生活质量作为生理、心理、社会功能的综合评价指标,可用来评估老年人群的健康水平、临床疗效以及疾病的预后。生活质量可以采用主观幸福感量表、生活满意度量表以及生活质量综合问卷进行评估(表7.14)。

表 7.14 老年人生活质量评估

项目	评估内容	评估工具
主观幸福感的评估	积极情感、消极情感、生活满意度	纽芬兰纪念大学幸福度量表
生活满意度的评估	生活的兴趣、决心、毅力、知足感、自我概念及情绪	生活满意度指数量表
生活质量的综合评估	躯体、心理、社会功能、环境等	生活质量综合评定问卷、老年人生活质量评定表

六、老年综合评估的实施与应用

(一)老年综合评估的实施

老年综合评估强调从社会、经济、精神、躯体及自理能力等多个维度测量老年人整体健康水平。同时,它亦强调老年人的躯体健康、精神健康与社会经济状况三者之间的密切关系,从而克服了传统评估的单一性和局限性。这种综合评价的方法已逐渐发展成为老年医学的一个新领域,被公认为是各种老年医学及老年护理学实践与研究的基础和必不可少的工具。

老年综合评估的内容涵盖多学科,故实施评估时需要多学科团队成员的参与与合作。评估结果应该及时反馈给老年人,并且根据评估时的实际情况制定符合老年人情况的防治计划,由团队成员共同监督实施。有研究发现,评估者根据评估结果做出的建议中,50%—70%的建议会被老年患者实施。

对老年人健康功能进行综合评估,可以较为全面、深入地反映老年人群的健康状况,从而为制定卫生政策、提高老年人口的生活质量提供科学依据。

(二)老年综合评估的常用工具

对老年患者或其照顾者进行评估的问卷调查,可以为老年健康评估节省时间,同时获得大量评估需要的信息。药物使用情况、社会支持系统、身体系统回顾等。

1. 使用单一评估量表

国外已经建立了成熟的老年综合评估量表,其中最主要的有 OARS 量表、CARE 综合评价量表、PGCMAI 多水平评价问卷等。以上 3 个量表均包括 5 个基本内容:躯体健康、精神健康、日常活动能力(ADL)、经济状况及社会资源状况。量表的条目均较繁多,有的多达 1000 多条。

(1) OARS 量表:OARS 量表内容全面,使用时间长,应用范围广。1975 年,由 Duke 大学老年与人类发展研究中心编制,用于评估老年人的日常生活能力、躯体健康、精神健康、社会资源和经济状况 5 个方面的功能。每个方面采用 6 级评分制,5 项内容的评分之和为综合得分,代表老年人的综合健康状况。该量表的信度和效度已得到广泛验证。

(2) CARE 量表:CARE 量表包括 4 个核心方面的 1500 个项目,涵盖精神、医学、营养、经济和社会问题。有研究表明,该量表具有较高的一致性、可靠性和接受度。

(3) PGCMAI 问卷:PGCMAI 问卷涵盖日常生活能力、认知水平、环境感知、自我调节、身体健康及社会互动和时间利用 7 个方面的内容。有研究表明,PGCMAI 问卷具有较高的一致性和应答性。但目前尚缺乏该问卷敏感性、特异性和精确度的研究。

2. 多个调查量表联合使用

老年综合评估可以按照不同的评估项目将不同的调查量表联合使用。同时应考虑评估工具的信度与效度、老年人的接受度及所需花费的人力与时间(表 7.15)等。

目前所用量表复杂,花费时间较多。需要进一步将量表进行压缩、简化或利用计算机技术将评价过程程序化,以利于对老年人健康功能进行综合评价。在临床实践及研究中,常常非单一地采用一种量表,需要根据不同人群特征、评估目的选择最合适及最有效的量表。

表 7.15　常用的评估工具及施测所需时间

问　题	评估工具	平均评估所需时间(min)
听力障碍	轻声说话	1
视力障碍	Snellen 视力量表	2
日常生活活动功能	Katz 日常生活活动功能量表	2—4
	Lawton 工具性日常生活活动功能量表	3—5
行动/平衡	起身行走测试	1
	Tinetti 平衡及步态评估表	5—15
认知障碍	简易智能测验	5—15
	画时钟测验	2
抑郁	老年抑郁量表(15 题)	3—6
营养不良	体重指数	2
尿失禁	询问关于尿失禁的问题	1

（三）老年综合评估步骤

老年健康综合评估是对老年人的健康进行全面、综合的评价过程,是利用多学科团队评估,以确定其有无功能缺损以及医疗、心理和社会问题。大致分为六个步骤:

① 数据收集,确定合适的评估对象。

② 评估团队对下一步的讨论。

③ 制定和完善评估方案。

④ 实施评估方案。

⑤ 监测评估方案的实施效果。

⑥ 修正治疗方案。

这些步骤是老年人能否获得最佳的健康和功能状态的关键。越来越多的健康综合评估重视初级预防和二级预防。

（四）老年综合评估的应用前景

与传统的以疾病为导向的评估方式不同,老年综合评估强调老年人的健康状态不仅仅受疾病本身的影响,而且与其功能状态、心智能力、社会、经济以及环境因素有关。老年综合评估着重于功能状态的评估。老年综合评估通过老年科医生、护理人员、康复科医生、营养师、药剂师以及精神科医生等成员组成跨学科的医疗团队,对老年人进行系统性评估,找出可治疗的问题增进健康,找出潜在的问题促进健康。

多项随机对照研究证实老年人健康综合评估可以提高诊断的准确性,降低家庭病床的使用率,减少医疗费用,减少药物的使用,降低老年患者的死亡率,提高老年人的独立生活能力,提高老年患者的满意度。部分研究结果证实老年人健康综合评估可以降低老年人住院率,降低老年人看急诊的次数,提高老年患者的生存率的同时不降低患者的生活质量。

在国外,无论在医院、康复机构、护理之家还是在社区诊所,老年人的综合健康功能评估都已得到较广泛应用。其中,美国关于老年综合健康状况已经形成了完善的评估体系,用于了解老年人的身体健康、功能状况变化及了解某些治疗、康复和护理等卫生干预措施的有效性。目前我国老年健康综合评估尚处于起步阶段。老年综合评估及其管理系统应该借助简单、可行的筛查方法获取老年人的详细情况,通过团队的有效沟通讨论,制定和修订合适的防治计划,通过多学科的合作为老年人提供更全面的照顾,充分发挥老年健康综合评估的作用。

第八章 康复医学科疾病护理常规

第一节 康复医学科疾病一般护理常规

一、康复医学科疾病一般护理

（一）一般护理

（1）应用护理程序对康复患者实施整体护理。重点评估患者功能状况，掌握康复训练过程中残疾程度的变化和功能恢复情况，以便明确护理问题。采取切实可行的护理措施，做好心理疏导和健康教育，及时评价康复护理效果，并做好护理记录。整个康复过程坚守功能训练、全面康复、重返社会三项原则。

（2）做好入院介绍，包括有关规章制度，如作息制度、探视制度、陪护制度、病房环境、健康教育等。

（3）病室保持清洁、整齐、安静、舒适，室内空气保持新鲜，光线充足，限制探视时间，为确保患者安全，避免空间放置障碍物，室内物品摆放合理，做到无障碍通道，方便使用轮椅的患者有足够的空间移动及日常活动。

（4）休息与卧位：根据患者情况给予良肢位摆放，促进患者舒适。在没有禁忌的情况下鼓励患者多下床活动，但避免过度疲劳，同一种疾病的患者，应尽量安排在同病室，以便于相互交流和督促训练。

（5）饮食及营养：根据评估结果和医生、康复治疗师、营养师一起帮助患者制定合适的饮食方案，要求饮食均衡，营养丰富，鼓励患者多吃新鲜蔬菜和水果，保证机体需要量，为吞咽功能障碍的患者提供安全的进餐环境，防止误吸等并发症的发生。

（6）皮肤护理：加强对患者皮肤的观察，保持床单位的清洁、平整。避免局部皮肤长期受压，帮助患者选择合适减压的器具，并教会其使用方法。长期卧床的患者定时给予翻身，做好便后处理。保证患者皮肤清洁、舒适，必要时使用气垫床。

（7）排泄护理：正确评估患者膀胱功能及肠道功能情况，根据患者情况选择合适的处理方法，并配合治疗师做好功能康复训练；尿潴留患者给予间歇性导尿，要求控制尿液在安全膀胱容量内；尿失禁患者帮助患者选择合适的集尿装置，大便失禁患者及时清除排泄物，保持肛周皮肤清洁干爽，帮助便秘患者养成定时排便的习惯；做好会阴护理，保证患者皮肤清洁、干燥。

（8）药物护理：严格执行医嘱，观察药物的效果和不良反应。指导患者有关药物的知识及注意事项。

（9）各种急救器械及药品完好备用,仪器要定时检查,保持性能良好,以便急救时使用。

（10）心理护理:加强与患者沟通,建立良好的首因效应,取得患者及家属的信任和配合。向患者讲解一些疾病知识及其他患者成功预后的案例,增加患者康复的信心,做好家属的健康教育,以增强社会支持系统。

（二）专科护理

（1）定时配合医生、治疗师做好患者康复评定,根据患者评定结果制定个性化的康复护理计划,指导患者循序渐进地进行功能训练及日常生活能力训练,对于患者康复效果及时给予肯定,增加患者康复的信心。

（2）针对不同患者的自理能力正确选择全补偿式生活护理、部分式生活护理或自理的护理模式,并给予有效落实,确保患者残存功能最大化发挥。

（3）配合康复医生和其他康复技术人员合理安排康复治疗计划和各项康复训练的实施,确保患者安全,防止并发症的发生。

（4）根据患者的不同功能障碍指导选择合适的支具,如假肢、矫形器、助行器等,并教会患者正确佩戴及使用的方法,从而提高患者日常活动能力。

（5）康复理疗时密切观察患者治疗效果及局部皮肤情况,指导患者配合的方法,告知注意事项,避免不良事件的发生。

（6）协助和指导长期卧床患者的康复训练,如适当的体位转换,抗痉挛体位摆放,体位转移技术,排泄功能、关节活动能力及肌力训练等技术。

（7）加强健康指导,鼓励患者行力所能的事务,并及时给予肯定,增强康复信心,提高患者的依从性。

（8）需长期康复的患者,出院前教会患者及家属居家康复技能,出院后定期随访患者居家康复效果。

（三）健康指导与康复

（1）向患者及家属宣教有关疾病康复教育,使他们了解该疾病的危险因素及预防方法,明白持之以恒地进行康复训练的必要性。

（2）指导患者建立科学的生活方式,保证充足的睡眠,劳逸结合,参加适当的户外活动和参加社会娱乐活动,维护自我健康。

（3）鼓励患者积极治疗原发病,避免诱因,按时服药。指导相关药物知识和服用方法。

（4）增强患者对自我健康管理的能力,根据不同疾病指导患者选择不同的治疗饮食,戒烟、酒。指导肢体功能障碍者的肢体功能训练方法,皮肤护理和压力性损伤的预防,大小便的管理,日常生活活动能力的训练及各种辅助器具的使用。

（5）根据患者潜在的安全问题,指导其相应的安全防护知识,如防跌倒、防烫伤、防误吸等方法。

二、脊柱骨折康复护理(保守治疗患者)

(一)身心评估

(1) 评估患者意识状态、生命体征、生活自理能力、四肢有无感觉、四肢活动肌力情况、有无反射异常、有无大小便失禁。

(2) ICF通用组合项目评估。

(3) 家庭支持系统评估。

(二)康复护理目标

1. 近期康复护理目标

(1) 预防患者并发症的发生,如压力性损伤、肌力下降、伤口感染、泌尿系感染、下肢血栓等。

(2) 改善患者心理状况,使患者积极主动参与康复训练。

(3) 掌握康复练习的方法,并能循序渐进地进行练习。

2. 远期康复护理目标

(1) 恢复患者日常生活自理能力。

(2) 回归家庭及社会。

(三)护理措施

1. 愈合期患者康复护理

(1) 无需固定者,在骨折部垫软枕,使脊柱处于过伸位。

(2) 翻身时肩部应维持伸展位,保持肩与骨盆同步轴线翻身。

(3) 指导患者行仰卧位躯干肌肌力训练,训练时避免脊柱前屈与旋转,同时指导患者行股四头肌等长收缩练习。

(4) 受伤2周后在康复治疗师的指导下进行腰背肌等训练,以不引起明显疼痛为宜。常用的方法有:三点式、飞燕式、五点式。

2. 恢复期患者康复护理

(1) 患者卧床6周后可在康复治疗师及护士的指导下行转移训练。教会患者起床及转移方法,并行脊柱后伸、侧弯和旋转练习,避免脊柱前屈的动作。

(2) 单纯稳定性脊柱骨折患者一般愈合期为1.5—2.5个月,待骨折愈合后加强脊柱活动度和腰背肌肌力练习。

(3) 指导患者进行日常生活活动能力训练,如穿衣、洗漱、如厕、转移等。

(4) 帮助患者选择合适的腰围等辅助器具,并教会患者正确使用。

(四)健康指导与康复

(1) 康复:按照康复计划的要求循序渐进地行全面锻炼。整个康复过程中坚持早活动晚负重的原则。

(2) 指导患者及家属掌握日常生活保健知识。

（3）饮食指导：加强营养，可进食高蛋白、高热量、高维生素等食物。体型肥胖者应适当减肥。

（4）指导患者定期随访，一般患者伤后 1 个月、3 个月、6 个月骨科或康复科随访。

三、肢体骨折康复护理

（一）身心评估

（1）评估患者生命体征、精神心理状况、伤处疼痛、肢体末梢血运、肢体肿胀、感觉等情况。

（2）评估患者关节活动度、肌力、肢体长度及周径情况。

（3）ICF 通用组合六个维度评估（能量与驱力、情感功能、日常事务处理功能、步行、到处移动、疼痛）。

（二）康复护理目标

1. 近期康复护理目标

（1）改善患者心理状况，使患者积极主动参与康复训练。

（2）预防并发症发生，如肿胀、压力性损伤、下肢血栓、关节粘连等。

2. 远期康复护理目标

早日回归家庭和社会。

（三）护理措施

1. 一般康复护理

（1）按康复医学科疾病一般护理常规护理。

（2）饮食护理：多食含钙高的食物，保证足够的营养摄入，预防便秘。

（3）病情观察：观察暴露部位血液循环，皮肤颜色、温度、感觉，部分肌肉、关节的功能，防止肌肉萎缩和关节僵硬。

（4）预防并发症：定时翻身，预防压力性损伤。

2. 专科康复护理

（1）注意被固定肢体的血液、淋巴循环，固定物不宜过紧或过松。

（2）尽早鼓励患者对患肢近端及远端未被固定的关节进行功能锻炼，一天数次，根据患者的能力逐渐从被动运动、助力运动、主动运动到抗阻力运动。

（3）在进行微波治疗，中、低频电刺激，红外线治疗，各种透热治疗，超声波治疗，按摩，脉冲超短波治疗等时，护士应按时完成治疗，每日 1—2 次，每次 15 min，避免患者烫伤。

（4）根据骨折的不同部位进行相应的康复护理。

① 肘关节附近的骨折，手术内固定后应尽早在支具、吊带的保护下进行肩关节的主动活动，幅度逐渐加大，术后 2—3 周可以每日定时去除外固定进行活动。

② 腕关节附近的骨折，抬高患肢，加强由远端向近端的向心性手法按摩。

③ 手局部的疼痛、肿胀，如果是局部血液循环障碍所致，可以进行冷热对比治疗，即将手浸入 42 ℃热水中 4 min，然后浸入 20 ℃的冷水中 1 min，交替进行以改善血管的舒缩功

能,相当于对血管进行按摩。

④ 膝关节附近的骨折,手术内固定后,应尽早开始接受持续性被动活动(CPM)治疗,活动的范围和速度逐渐由小变大、由慢变快,骨折线穿越关节面的患者应注意减少关节的磨损。改善关节活动范围以牵引为主,肌力训练以静力性肌肉收缩训练为主。髌骨横行骨折行张力钢丝固定的患者,可以早期进行膝关节屈曲活动。

⑤ 脊柱融合、固定术后,卧床 3—4 周,卧床期间可做床上保健操,常见的有卧位活动、支撑站立活动、站立位活动等。

(5) 为患者的康复创造一个良好的治疗环境,减轻患者的精神负担和心理压力,调动患者的主观能动性,保证康复治疗计划的顺利完成。

(6) 心理护理:

① 建立良好的首因效应,取得患者及家属的信任和配合。

② 向患者讲解一些疾病知识及其他患者成功预后的案例,增加患者康复治疗的信心。

③ 做好家属的健康教育,以增强社会支持系统。

(四)健康指导与康复

(1) 功能锻炼:根据康复评定的结果制定康复计划,按照康复计划的内容指导患者进行功能锻炼,要求遵循早活动、晚负重,循序渐进的原则。

(2) 饮食指导:加强营养,进食高蛋白质、高热量、高维生素及富含钙质的食物,有利于促进骨折愈合和机体恢复。

(3) 定期复查,如有异常及时就诊。

(4) 指导患者及家属掌握日常生活保健知识,做好远期康复。

四、腰椎间盘突出症康复护理

腰椎间盘突出症(HLD),亦称髓核突出(或脱出),是由于创伤、退变等原因使椎间盘的纤维环破裂,髓核内容物突出刺激和压迫神经而引起的综合征,是腰腿痛最常见的原因之一。好发部位为腰 4、腰 5、骶 1 等椎间盘。

(一)身心评估

(1) 评估患者年龄、身高、体重、生命体征、职业以及对运动的喜好等,有无排尿困难和尿潴留,以及有无便秘等。

(2) 询问患者既往史,有无外伤,了解患者的职业、工种、生活习惯及生活方式。

(3) 评估患者疼痛的部位、持续时间、疼痛的诱发因素,了解疼痛的性质、与活动的关系、改善或加重的影响因素;评估有无肢体麻木及麻木持续时间,了解有无下肢发凉、无汗或水肿,有无会阴部麻木、刺痛,有无排泄困难,评估患侧下肢有无肌萎缩,尤其是有无趾背屈肌力下降等。

(4) 评估患者的心理状况以及家庭-社会支持系统情况。

(5) 通过 ICF 通用组合项目的评估,了解患者整体功能情况。

(二)康复护理目标

(1)短期目标:减轻椎间压力,镇痛,消炎,解痉,松解粘连,恢复腰椎及其周围组织的正常结构功能,改善心理状况,缓解焦虑、抑郁、紧张、暴躁等心理障碍。

(2)长期目标:维持疗效,防止复发。

(三)护理措施

(1)体位与休息:急性期患者应绝对卧硬板床休息,有利于突出物的复位和炎症的消退,减轻患者疼痛。一般以2—3周为宜。卧床3周症状缓解后可佩戴腰围起床活动,3个月内不宜进行弯腰持物动作。

(2)帮助患者选择合适的腰围,并指导患者正确使用,早期每天应佩戴10 h左右,卧床时取下腰围。根据患者腰背肌力量情况缩短佩戴腰围的时间,长时间佩戴可导致腰部肌力减弱、腰肌萎缩,反而产生腰背痛。

(3)保持正确的腰部姿势:

① 站:头抬起,下颌内收,肩平直,挺胸,收腹,腰后微凹。

② 坐:腰背坐直,双脚平放于地,使髋关节屈曲成直角。臀后靠,坐有靠背的椅子,可利用软枕保持腰的生理弧度。

③ 卧:首选仰卧位,枕头的长度为40—60 cm,或以超过自己的肩宽10—16 cm为宜。人仰卧时枕的高度应与其本人的拳头等高,约10 cm;侧卧时枕头高度同肩宽,可用软枕置于腰后,使其保持生理弧度,用一小枕放于膝下,下肢微屈,更利于腰背肌肉放松。

④ 拾物时尽量避免弯腰,养成屈膝下蹲的习惯。

⑤ 不可提取太重的物件,尽量使用推车等工具搬运。不可避免时,物体要靠近身体,取下肢屈髋屈膝姿势,分次提取。

⑥ 起床时,应先转为侧卧,屈起双膝,放于床边,然后双手将上身撑起,以免腰部承受不必要的压力。

(4)病情观察:观察患者疼痛、肢体麻木等情况,疼痛较重者给予非甾体类抗炎药物,合理选用激素类药物。卧床休息者观察双下肢运动、感觉变化及大小便情况,并记录。

(5)遵医嘱给予物理治疗、推拿、牵引等处理,操作过程中加强巡视,防止并发症的发生。

(6)饮食护理:忌烟、酒及辛辣刺激性食物,指导患者进食含钙高的食物,如牛奶、虾皮等。

(7)指导患者行腰背肌锻炼,康复剂量安排要求循序渐进,以患者能够耐受为宜。

(8)心理护理:建立良好的首因效应,加强沟通交流,取得患者及家属的信任和配合;向患者讲解一些疾病成功预后的案例,消除紧张情绪,保持情绪稳定,增加患者康复治疗的信心;做好家属的健康教育,以增强社会支持系统。

(四)健康指导与康复

(1)体重控制在适当范围,避免长时间行走、负重及激烈运动。

(2)指导患者在日常生活中纠正不良姿势,增强自我保护意识,避免向前弯腰及弯腰拾物等动作,平时尽量避免坐柔软的沙发及低矮的小凳。

（3）保持排便通畅，避免用力排便，排便时应使用马桶或便盆架。

（4）自我护理：注意保暖，预防感冒，防止腰腿部受凉。选用跟高 3 cm 的平底鞋，鞋底不可过硬。避免因日常生活不良姿势而引起腰痛，如电视机放置的高度和人体的视线相平。选择合适的坐具，长时间开会作报告时最好不要坐沙发，要注意调整身体的姿势，适当的时候站起来活动腰部，这样可以避免腰痛。做一些腰保健体操。合理使用空调，空调风切忌对着腰部及后背吹。开车时应把座位适当地移向方向盘，使方向盘在不影响转向的情况下尽量靠近胸前，同时靠背后倾角度以 100°为宜，不要使后倾角度太大，并调整座位与方向盘之间的高度。

（5）腰背肌锻炼通常使用以下几种方法：

① 手撑墙壁，挺胸伸腰锻炼法。

② 桥式法训练法。

③ 单侧下肢后伸锻炼法。

④ 飞燕背伸锻炼法。

⑤ 单侧下肢外展锻炼法。

五、脑性瘫痪康复护理

脑性瘫痪（CP）是出生前到出生后一个月内非进行性脑损伤所致的综合征，主要表现为中枢性运动障碍和姿势异常。严重病例还伴有智力低下、抽搐及视听或语言功能障碍。

（一）身心评估

（1）评估患儿出生日期、出生体重、身长、头围、胎次、产次、胎龄等；了解父母亲一般情况，如年龄、职业、文化程度以及有无吸烟、喝酒嗜好等。

（2）患儿家族史，母亲孕期情况、分娩情况，患儿生长发育情况等。

（3）评估患儿肌力、肌张力、关节活动度、原始反射或姿势反射、平衡反应、协调能力、站立和步行能力等。

（4）了解患儿实验室检查及影像学检查结果。

（5）评估患儿的心理状况以及家庭-社会支持系统情况。

（6）开展 ICF 通用组合项目评估，以了解患者整体功能情况。

（二）康复护理目标

1. 近期康复护理目标

（1）在控制并发症的基础上创造良好的生活和训练环境，促进患儿身心的全面发展，在训练过程中加强安全防范，避免患儿二次损伤，提高其生活自理能力。

（2）加强家庭支持系统，取得家属的配合。

2. 长期康复护理目标

通过综合康复护理使脑瘫患儿在身体、心理、职业、社会等方面达到最大限度地恢复和补偿，实现最佳功能和独立性，提高生活质量。

（三）护理措施

1. 一般护理

（1）病室应光线充足、温暖、安静，实施保护性措施，室内定时通风换气，保持病房整洁，患儿病床应增加防护设备，防止其坠床，认真检查家长及探视人员有无感染性疾病，病房与各治疗室每天按时进行空气消毒，病房每日开窗通风，保持空气清新。

（2）脑瘫患儿入院后应进行全面评估，在训练中不断改善，经常鼓励患儿增强自信，以保持患儿良好的心态。训练要经常检查，以达到满意的效果。

（3）经常深入病房，向家长做健康宣教，同家长交流，了解患儿家长的思想状况，发现问题及时解决，不仅使其消除顾虑，增强早日康复的信心，同时也能减少医患间的矛盾，增强相互间的信任感。

2. 对症护理

（1）运动障碍的康复护理：

① 0—6 个月龄的小儿运动护理以做肢体的被动运动为主，并辅助自身的随意运动；头、颈、脊柱以做背伸运动为主；上肢以外展、内收、伸屈、交叉运动为主；手以伸指运动为重点；下肢以伸展及髋关节外展为主。每天操练 3 次，每次 30 min。

② 6 月龄以后其自主运动增多，按神经发育学规律，逐渐进行有计划、有目标的康复训练，运动动作的编排要以粗大的运动开始，逐渐向精细运动过渡。同时，观察患儿有无异常姿势出现，在纠正不良姿势过程中护理人员要有耐心，对于难以矫正又影响运动的异常姿势可选配适宜的辅助器具。

（2）语言康复：

对伴有听力、语言障碍的患儿，应按正常小儿语言发育规律进行训练。给患儿丰富的语言刺激，鼓励患儿发声，矫正发声异常，并持之以恒。

（3）生活能力康复护理：

① 进食护理：予高热量、高蛋白及富有维生素、易消化的食物，在给脑瘫患儿喂养时，最重要的是保持患儿正确的姿势，即头和肩向前，髋关节屈曲。食物来自身体的前方，幼儿或少年坐在椅子上时头、躯干端正，下肢髋、膝、踝关节均保持屈曲 90°，用奶嘴喂食时，要鼓励患儿自己拿奶瓶，可在患儿吸吮时用手控制其嘴部，并在胸前用力压。用勺喂食时，勺应从患儿正前面中线部位插入，要注意避免患儿头过度伸展和向一侧回旋，在喂食时，护理人员切勿在患儿牙齿紧咬的情况下将勺硬行抽出，以防损伤牙齿。

② 更衣训练：需卧位更衣时应采取俯卧位，可趴在护理者双腿上，双髋、膝关节屈曲并分开。需仰卧位穿衣时应在患儿枕部垫一个枕头，将膝、髋关节保持在屈曲位。坐位穿衣时，应保持坐位平衡，髋关节屈曲，躯干前倾。患儿的衣服应宽大、松软、易于穿脱。

③ 如厕训练：18 月龄以上患儿即可进入此项康复训练，在护理工作中要训练患儿做到由简单表示到自己完成，以语言或手势表达大小便的需要，大小便自我控制训练，男女厕所识别训练，坐在便器上排泄训练，衣服的穿脱及整理训练，便后的个人卫生处理训练。

3. 心理护理

与正常儿童相比，功能障碍儿童更容易出现心理障碍和不适应，比如行为异常、遗尿、自伤、情绪障碍等。心理问题如得不到矫治，则会加重其功能障碍。护理人员要善于观察患儿的非语言表现，体会患儿的心理状态，与其建立信赖关系，同时要使用儿童能理解的非语言沟通方法与儿童交流。

（四）健康指导与康复

（1）向患儿家属介绍脑瘫的一般知识，包括病临床表现、治疗方法及预后等。

（2）教给家长患儿日常生活活动训练的内容和方法，避免过分保护，应采用鼓励性和游戏化的训练方式。

（3）告诉家长脑瘫患儿正确的卧床姿势；侧卧位适合各种脑瘫患儿；在患儿卧床两边悬挂一些带声响或色彩鲜艳的玩具，吸引患儿伸手抓玩，让患儿经常受到声音和颜色的刺激，以利康复。

（4）教会家长如何正确抱脑瘫患儿，家长每次抱患儿的时间不宜过长，以便使患儿有更多的时间进行康复训练。抱患儿时要使其头、躯干尽量处于或接近正常的位置，双侧手臂不受压。应避免患儿面部靠近抱者胸前侧，防止丧失观察周围环境的机会。对于头部控制能力差而双手能抓握的患儿，可令其双手抓住抱者的衣服，或将双手搭在抱者的肩上或围住颈部。

（5）告诉家长预防脑瘫发生的知识和措施，包括产前保健、围生期保健和出生后预防。

六、膝关节置换康复护理

（一）身心评估

（1）评估患者目前意识状况、认识能力、配合程度。

（2）评估患者切口处有无渗血、疼痛，有无肿胀，关节活动度，肌力等情况。

（3）评估患者家庭支持系统情况。

（4）开展 ICF 通用组合项目评估，以了解患者整体功能情况。

（二）康复护理目标

1. 近期康复护理目标

（1）预防并发症的发生，如切口感染、关节僵直、关节弯曲、压力性损伤等。

（2）患者能按康复护理计划落实康复措施，关节活动度能够达到 0°—115°。

（3）家庭支持系统良好。

2. 远期康复护理目标

回归家庭与社会。

（三）护理措施

（1）保持功能体位：保持患肢伸直位，并抬高患肢。

（2）受累关节活动：术后当天，麻醉恢复后开始踝关节主动伸屈活动，恢复小腿的肌肉收缩，促进局部血液循环。

（3）肌力训练：术后 24—48 h 拔除引流管后即可协助患者进行膝关节屈伸训练。患者坐于床边，患腿自然下垂，患腿主动抬高，伸直小腿，缓慢屈伸膝关节或者在床上行直腿抬高练习。

（4）术后 24—48 h 拔除引流管后即可开始利用 CPM 机进行患肢的被动活动,每天 2—3 次,每次 1—2 h,由 40°开始,根据患者情况每天增加 10°,术后 2 周达到 90°,频率为每分钟完成一个周期活动,锻炼期间应适当给予镇痛剂并鼓励安慰患者,使其能够坚持锻炼,一般维持 2 周左右。也可根据患者情况配合其主动练习,效果更佳。

（5）术后 1 周,协助患者站立于床边,重心放在健侧保持 10 s,再将重心移向患侧保持 10 s,休息片刻,在患者可耐受的情况下,可扶其在床边行走 10 步左右,视患者身体状况可自由调节锻炼时间。

（6）术后 2 周可进行扶物下蹲练习,增加肌肉力量,最大限度恢复关节活动。

（7）关节活动度训练重点是加强患侧下肢负重或部分负重的主动运动,改善关节活动情况。

（四）健康指导与康复

（1）功能练习,按照康复计划进行功能练习:膝关节的伸直练习、肌力练习以及关节活动度的练习,从而达到日常生活自理。

（2）指导患者劳逸结合。

（3）饮食:指导患者加强营养,多食富含蛋白质、维生素、钙、铁丰富的食物。

（4）定时复查,如有异常及时就诊。

七、髋关节置换康复护理

（一）身心评估

（1）评估患者全身情况,如认识能力、配合程度、生命体征等。

（2）评估手术部位有无肿胀、渗液,伤口有无疼痛等。

（3）了解辅助检查结果。如 X 线平片、CT、MRI。

（4）评估患者心理与社会支持系统。

（5）开展 ICF 通用组合项目评估,了解患者整体功能情况。

（二）护理措施

（1）术后当天至第 5 天,取仰卧位、健卧位,并进行持续被动运动（CPM）训练。

（2）术后第 1 周,康复的重点是减轻患者症状,促进创口愈合,防止肌肉萎缩,改善关节活动范围,维持患侧下肢关节中立位,取轻度外展位,绝对避免患侧内收。外侧路切口的患者,术后第 2 天开始膝部按摩,术后第 5 天训练直腿抬高动作,切忌身体移动时下肢仍固定不动而造成患髋内收。

（3）术后第 2 周,康复的重点是加强患侧下肢不负重下的主动运动,改善关节的活动范围,进一步提高肌力,增加床上自主活动能力。

（4）术后第 3 周,巩固以往的训练效果,提高日常生活自理能力,患腿逐渐恢复负重能力。教患者借助一些辅助设备独立完成日常穿裤、穿鞋袜、洗澡、移动、取物等活动,常用的辅助设备有助行器、拐杖、套袜器、穿鞋（裤）辅助具、持物器、洗澡用长柄海绵等,以减少患者患髋的弯曲度。

（5）术后 4 周至 3 个月，进一步改善和提高第 3 周的训练效果，增加患髋的负重能力，使人工置换的髋关节功能逐渐恢复，达到全面康复的目的。

（6）注意合理调节饮食，保证营养，但避免肥胖，戒烟、酒。

（7）关节活动训练重点是加强患侧下肢负重或部分负重的主动运动，改善活动范围。

（8）向患者介绍关节置换的相关知识，让患者正确认识疾病，保持愉快的心情。

（9）遵医嘱配合物理治疗，加强观察。

（三）健康指导与康复

（1）髋关节保护护理：

① 手术后 6 个月禁止髋关节内收、内旋，不要把患肢架在另一条腿上。

② 术后 3 个月防止髋关节过早负重，术后第 3 周可部分负重，3 个月以后逐渐过渡到完全负重。

（2）指导患者利用推车移动物体，避免自己搬动物体。科学、合理安排日常活动，避免不必要的重复动作。采用高椅凳坐位，避免长时间站立，保护关节，减少磨损，定期复查。

（3）指导患者家居环境的改造，保持地面、过道无杂物堆放，以防跌倒，座椅、座凳及坐厕高度适中，不宜过低。

（4）指导患者穿衣裤时应先患侧后健侧，脱衣裤时应先健侧后患侧，穿袜应伸髋屈膝，以鞋底为软胶的鞋子为宜，穿无需系鞋带的鞋。

八、脑卒中康复护理

脑卒中（cerebral apoplexy）又称脑血管意外（cerebral vascular accident，CVA），是由于各种病因使脑血管发生病变而导致脑功能缺损的一组疾病的总称。根据病因和临床表现的不同，分为出血性（脑出血、蛛网膜下腔出血）和缺血性（脑血栓形成、脑栓塞）两大类。

（一）身心评估

（1）评估患者健康史，了解患者的既往史及发病诱因。

（2）评估肢体感觉及运动功能，评估日常生活、活动及排泄能力、摄食和吞咽功能。

（3）了解实验室及辅助检查结果，如脑血管造影、头部 CT、MRI、脑血流测定及 B 型超声波检查结果。

（4）评估患者生理、心理、认知、交流能力、家庭支持系统。

（5）开展 ICF 通用组合项目评估，了解患者整体功能情况。

（二）康复护理目标

1. 近期康复护理目标

患者能适应卧床和生活自理能力降低的状态，能采取有效的沟通方式表达自己的需要和感情，生活需要得到满足，情绪稳定，舒适感增强，能配合进行语言和肢体功能的康复训练，掌握恰当的进食方法，维持正常的营养供给，语言表达能力、躯体活动能力和吞咽功能逐步恢复正常，能描述可能导致受伤和感染的原因并采取积极应对措施。

2. 远期康复护理目标

通过实施物理疗法、作业疗法为主要综合措施,最大限度地促进功能障碍的恢复,防止废用和误用综合征,减轻后遗症;充分强化和发挥残余功能,通过代偿和使用辅助工具,争取使患者实现生活自理,回归家庭和社会。

（三）护理措施

1. 软瘫期的康复护理

（1）软瘫期正确给予患者抗痉挛体位摆放,早期抗痉挛体位摆放能预防和减轻上肢屈肌、下肢伸肌的痉挛模式,是预防预后出现病理性运动模式的方法之一。

（2）指导患者进行深呼吸和有效的咳嗽训练,必要时可给予翻身叩背或体位排痰,预防呼吸道感染。

（3）加强患者二便护理,保留导尿的患者可尽早给予拔出,可行间歇性导尿,帮助患者建立自主排尿功能,保持会阴部清洁,预防尿路感染。

（4）加强患者营养,根据患者吞咽功能评定的结果,选择相应的进食方式,针对不能自主进食的患者,在配合医生、治疗师行康复治疗的同时,遵医嘱给予鼻饲管喂食,保证患者充足的水分和营养摄入,做好管道护理,在吞咽功能许可的情况下尽早拔除胃管,从糊状饮食开始给予经口进食,要求循序渐进。

（5）定时给予翻身、拍背,勿拖拽患侧肢体防止关节脱位,保护骨突处部位皮肤预防压力性损伤,禁止使用热水袋或其他取暖设备,以免发生烫伤等意外。

（6）对于烦躁者给予适当保护性约束,防止其坠床。

（7）鼓励患者积极配合治疗师进行主、被动训练,完成患侧肢体全范围的关节活动,预防关节挛缩。

（8）指导患者尽早学会床上翻身技术,实现到坐位的转移训练以及做好各种离床准备。

2. 恢复期的康复护理

（1）指导患者进行坐位、站立平衡训练时应注意循序渐进原则,逐步过渡到步行训练,及时纠正不良姿势,多给予鼓励,树立信心。

（2）鼓励患者把运动训练技术合理运用于日常生活中,不仅利于巩固疗效,更利于建立自理模式,为后期回归家庭和社会打好坚实基础。

（3）在患者坐位平衡的基础上,逐步完成 ADL 训练,包括进食、穿衣、如厕、床椅转移等,使患者尽可能实现生活自理。

（4）在 ADL 动作训练的基础上指导患者双手协调操作,如编织、绘画、写字、搭积木等,促进患手的精细动作完成,提高手的综合能力。

（5）针对失语的患者,配合治疗师指导并鼓励患者进行发音训练,可从单音节开始,逐步过渡到多音节字、词、段。多与患者沟通交流,可从封闭式提问逐步过渡到开放式回答,并及时给予鼓励和表扬,减轻患者心理负担。

（6）多给患者自己动手做事的机会,对于进步及时给予肯定与表扬,让患者感受成功的欣慰和快乐,讲解成功的案例,树立康复的信心,让家属等支持系统多给予支持和鼓励,使患者保持愉快的心情。

（7）在指导患者行 ADL 训练时注意实用性、代偿性;开始步行训练时穿戴舒适,选择无障碍环境,有专人陪护,避免跌倒等意外的发生。

3. 后遗症期的康复护理

（1）指导患者学习和使用代偿性技术,如利用手杖、步行器、轮椅、支具等,争取最大限度的自理。

（2）针对肩关节半脱位的患者,重在早期预防,可使用肩托,保持良肢位,同时指导患者使用 Bobath 手法带动患手进行肩关节的主动训练,促进肩带肌群的收缩和肌力的恢复,达到预防和治疗肩关节半脱位的目的。

（3）针对肩手综合征的患者,应避免过度牵张、长时间垂悬,尽量避免患手静脉穿刺,对于严重者,应遵医嘱给予相应的理疗。同时保持患者正确的体位摆放,卧位时抬高患肢,加强患臂主、被动活动,以免发生手关节挛缩和功能丧失,必要时遵医嘱给予药物治疗,密切观察患者用药后的效果。

（4）针对肩痛的患者,应利用手法治疗使肩胛骨充分前伸、上抬、外展,并向上旋转,加强对肩关节具有稳定性作用的肌肉刺激,促使其恢复功能,维持肩关节全范围无痛性的活动训练。

（5）针对误用综合征的患者进行康复训练时应循序渐进,避免粗暴的关节被动活动引起的疼痛不适,避免错误的康复方法,如过早地进行步行训练;避免不正确的护理方法,如不正确的体位摆放或有肩关节半脱位时牵拉患肩诱发肩痛。

（6）针对废用综合征的患者,应指导患者早期进行正确的康复训练,利用健侧肢体带动患侧肢体进行自我康复训练,预防患侧出现失用性肌萎缩,给予正确的康复护理措施,指导加强营养,鼓励患者树立康复的信心,根据患者功能恢复情况,逐渐加大活动量,增强肌力。

（7）指导家属对家庭环境做必要的改造,如门槛和台阶改成斜坡,蹲式便器改成坐式便器,厕所、浴室、走廊加扶手等。

（8）与患者建立良好的护患关系,加强有效沟通,运用心理疏导,帮助患者从认识上进行重新调整,运用认知行为干预等方法给予患者心理和情感障碍的支持。

（四）健康指导与康复

（1）饮食指导:饮食宜清淡,多食蔬菜、水果,戒烟、酒,减少甜食摄入,培养规律性饮食习惯。

（2）增加运动:以运动量较轻的户外活动为宜,坚持运动可以增强体质、促进血液循环。

（3）情绪控制,情绪波动过大会导致气血上逆,不但不利于病情控制,还易诱发疾病。避免出现大喜或大悲等影响病情的情绪,尽量保持心态平和。

（4）积极配合治疗原发病,遵医嘱按时服药,保持血压、血脂、血糖波动在正常范围。

（5）指导规律生活,适当运动,保证充足睡眠,注意劳逸结合,保持情绪稳定,避免不良刺激。

（6）积极参加社会活动,培养兴趣,怡情养性,增强个人耐受力,有助于整体水平的提高。

九、脊髓损伤康复护理

脊髓损伤(spinal cord injury)是指由外伤、疾病等原因引起的脊髓结构和功能损害,导致损伤平面以下运动、感觉、自主神经功能的障碍,是一种严重的致残性疾病,脊髓损伤可分为外伤性和非外伤性。

（一）身心评估

（1）评估患者的健康史，了解受伤史及既往病史。

（2）评估脊髓损伤的平面、程度、功能和预后；定时测量血压、脉搏、呼吸、体温；评估有无呼吸肌麻痹，有无自主神经功能紊乱引起的体温、血压调节失效；评估大小腿周径，观察肢体有无水肿，有无深静脉血栓形成；评估有无腹胀、排泄困难、失禁等排泄障碍。

（3）了解辅助检查结果，如 X 线平片、CT、MRI。

（4）评估患者的心理和社会支持状况。

（5）开展 ICF 通用组合项目评估，了解患者整体功能情况。

（二）康复护理目标

1. 短期目标

脊髓损伤发生后，早期以急救、固定制动、药物治疗及正确选择手术适应证，防止脊髓二次损伤及并发症的发生。

2. 长期目标

最大限度地恢复独立生活能力及心理适应能力，提高生活质量，并以良好的心态回归家庭与社会，开始新的生活。

（三）护理措施

1. 急性期的护理

（1）卧床期间给予良肢位摆放，一般急性期卧床 4—6 周，保证不稳定生物力学结构的安全稳定，根据患者脊柱稳定性评估离床活动时间，使用矫形器支具再保护 6 周，转运患者的整个过程应保证脊柱序列对齐。

（2）密切观察患者生命体征及神经系统的变化，保护受压区域。尽量保证 2—3 h 轴线翻身。保留导尿持续开放，准确记录 24 h 出入量。已发生休克的患者，进行抗休克治疗。

（3）保持呼吸道通畅，及时清除呼吸道分泌物，定时翻身拍背，指导患者防寒保暖，避免呼吸道感染，高位脊髓损伤者床边备好急救药品和器械，必要时行气管切开，减少呼吸道梗阻和防止呼吸道感染。

（4）伤后第一个 24 h，若无其他损伤禁忌存在，每天 2 次被动活动患者手、足关节，正确摆放体位，预防足下垂及指关节挛缩。

（5）急性期至少禁食 48 h，密切观察患者胃部有无不适，遵医嘱使用质子泵抑制剂预防应急性胃肠道溃疡，恢复肠鸣音后，清淡饮食或给予肠内肠外营养。

2. 恢复期的护理

（1）仔细询问患者的饮水、排尿习惯、既往病史、用药史。评估患者膀胱功能情况，分析膀胱功能障碍类型，帮助患者制定饮水计划，定时清洁导尿，每日 4—6 次，以及开展行为治疗、支持治疗、药物治疗等。住院期间教会患者及家属清洁导尿操作及尿路感染早期症状的发现，反射性排尿措施在监测下实施，避免引起上尿路感染，定时复查尿常规。

（2）根据对患者直肠和括约肌功能的评估，分析直肠功能障碍类型，进行有针对性的排便反射训练，帮助患者进行饮食结构、饮水量的调整，要定时、定质、定量多食含纤维素高的食物,养成定时排便的习惯,一般选择在餐后 30 min,尤以早餐后为最佳时间,采取坐位排便最为理想,可顺结肠走向进行按摩,促进肠蠕动,帮助排便。

（3）加强皮肤护理,定时变换体位,减轻骨突出部位受压;选择良好的坐垫和床垫;改善全身的营养状况,加强针对患者及家属的预防压力性损伤的健康教育。

（4）注意保持患者抗痉挛体位的摆放,避免诱发或加重痉挛的发生,患者体位改变的速度不易过快,以防发生体位性低血压,尤其是颈段高位损伤的患者。

（5）尿潴留、便秘、尿路感染、压力性损伤、衣物过紧、痉挛、疼痛等因素可诱发自主神经过反射的发生。当自主神经过反射出现时,立即采取头高位,并尽快排除诱因。检查膀胱是否充盈,有留置尿管的患者检查尿管是否通畅。如患者因为便秘不能排出大便,应立即协助排便。如不能缓解,可酌情给患者使用降压药。

（6）评估患者肢体周径、皮温、肢端血运情况,行血管彩超检查,无禁忌者配合康复治疗师行肢体的主、被动活动及压力治疗来预防深静脉血栓的发生。适当抬高患肢,每天进行下肢被动运动,如以踝关节为中心,做足的上下运动,上下不能超过 30°,发挥腓肠肌泵的作用,患肢避免静脉输液,密切观察病情。对已发生血栓的患者,严格制动、保暖抬高患肢,严密观察肢端血运和呼吸状况,警惕肺栓塞的发生,做好溶栓药的观察和护理,备好抢救药品和器械。

（7）根据评估患者心肺功能的情况,指导患者进行呼吸训练、咳嗽训练、体位排痰训练等,每日 2 次,每次 10—20 min。进行上述训练时应观察患者的生命体征,根据患者情况逐渐增加训练时间和强度,不要过度劳累。病室每天开窗通风 2 次,每次 30 min,保持空气流通。

（8）帮助患者选择合适的轮椅、支具、矫形器等康复器具,教会患者掌握其性能、正确的使用方法及注意事项,监督保护患者完成特定动作,发现问题及时纠正,在患者使用过程中加强安全防护,防止跌倒、压力性损伤等并发症的发生。

（9）加强病房管理,床间距保持在 1.5 m,病室内保证无障碍通道,卫生间水龙头应安装长柄,建造截瘫患者使用方便的洗澡设施,病区及治疗大厅应安装扶手,以利于患者行走训练。

（10）配合治疗师给予患者转移、站立、步行等训练,在训练过程中密切观察患者有无不适主诉,在训练过程中加强防护,防止意外的发生;并教会患者如有意外发生时应急的措施和方法。

（11）教会患者日常生活活动能力训练的方法,训练前应协助患者排空大小便,训练后对患者整体情况进行观察及评估,如有不适及时和医生联系,调整康复训练的内容及强度。

（12）心理护理:运用心理治疗方法减轻患者的心理障碍,减少焦虑、抑郁恐慌等神经症状,帮助患者建立良好的人际关系,促进人格的正常成长,充分利用残存功能去代偿致残部分功能,尽最大努力去独立完成各项生活活动,帮助其早日回归家庭和社会。

（13）加强家属教育,配合社会康复和职业康复部门,协助患者做好回归社会的准备,帮助家庭和工作单位改造环境设施,使其适应患者的生活和工作。

（四）健康指导与康复

（1）向患者及家属讲解本病的临床表现及诊治计划,取得良好配合。

（2）教会患者家属一些基本的康复知识、训练方法、技术以及注意事项,预防并发症。

训练原则：从易到难、循序渐进及持之以恒。

（3）加强营养，多食水果和纤维素高的食物；告知患者饮水计划及排尿计划的重要性，做好二便管理。

（4）在康复医生的协助下，对患者进行性教育，这是维持家庭和谐稳定的重要手段，家庭完整、家属支持是患者最大的精神支柱，能够鼓励患者勇敢地面对未来。

（5）教会患者和家属在住院期间完成以"替代护理"到自我护理的过渡，重点是教育患者学会如何自我护理，避免发生并发症。

（6）告知患者及家属居家环境对于脊髓损伤康复的患者有至关重要的影响，指导患者及家属做好居家环境改造的要求及方法。

十、骨关节炎的康复护理

骨关节炎(osteoarthritis,OA)，又称为退行性关节炎、骨关节病、增生性关节炎。骨关节炎是发生在滑液关节的一种发展缓慢，以局部关节软骨破坏为特征的并伴有相邻软骨下骨板骨质增生或骨唇形成为特征的骨关节病，好发于膝关节。骨关节炎好发于中老年患者，其中女性多于男性。

（一）身心评估

（1）评估患者病史，了解患者骨关节炎发生的诱因、时间。

（2）了解实验室及各项检查结果，结合 X 线或 MRI 判断骨关节炎发生的程度。

（3）评估患者疼痛的性质、持续时间以及平时缓解症状的方法。

（4）评估患者肌力、关节活动度、疾病活动性、日常生活活动能力。

（5）评估患者的心理状况以及家庭支持系统。

（6）开展 ICF 通用组合项目评估，了解患者整体功能情况。

（二）康复护理目标

1. 短期康复护理目标

控制炎症，减轻或消除疼痛，防止畸形，矫正不良姿势，维持或改善肌力、体力及关节活动范围，最大限度恢复患者正常的生活、工作和社交能力。

2. 长期康复护理目标

通过实施物理疗法、作业疗法等综合措施，最大限度地促进功能障碍的恢复，防止废用和误用综合征，争取使患者实现生活自理，早日回归社会。

（三）护理措施

（1）关节出现明显疼痛、肿胀时应以休息为主，避免上下楼梯、跑步等，帮助患者取舒适的体位，尽可能保持各关节的功能位。

（2）指导患者护膝的正确使用方法，嘱其注意膝关节保暖。

（3）患肢肿胀时给予抬高，改善血液循环，每天按摩 2—3 次，预防肌肉萎缩，适当加强日常生活活动。

（4）遵医嘱给予理疗，密切观察疗效，如有异常及时告知医生，调整治疗方案。

（5）在病情许可的情况下给予心肺耐力的训练,循序渐进。

（6）帮助患者选择合适的矫形支具,如手杖适用于步行时下肢负重引起关节疼痛明显或肌肉无力不能负重者,使用手杖辅助可减少关节的负荷,缓解疼痛,提高患者的活动能力;护膝适用于膝关节不稳定的患者,正确佩戴护膝能减轻关节或软组织的负荷,增进关节的稳定度和抗损伤能力,长时间使用护膝可以减少膝关节的退变,是康复护理中重要的方法;踝足矫形器适用于患踝关节骨关节炎,步行时疼痛剧烈的患者;轮椅适用于患髋关节骨性关节炎和膝关节骨关节炎,负重时疼痛剧烈,不能步行的患者。

（7）给予患者生活指导,如避免穿高跟鞋,控制体重等;有针对性地处理这些危险因素,多食高蛋白、高维生素、高热量、易消化的食物,建议患者多进行户外活动,增加日光照射,促进皮肤维生素 D 的合成和钙磷吸收。

（8）心理护理:介绍疾病相关知识,讲解情绪对疾病的影响,关心患者,加强沟通,调动患者治疗的积极性和内在潜力。

（四）健康指导与康复

（1）培养正确的生活和工作姿势,减少运动性损伤,可降低膝骨关节的发病率,男性尤为明显。

（2）告知患者屈膝搬运重物,错误的训练和运动方法、不加保护的工作方式是导致膝骨关节发病率高的因素。

（3）肥胖会加重关节面的负担,讲解控制体重的重要性,减轻关节负重。

（4）合理运动,以患者不感到疲劳为度,切忌突然做高强度的活动。

（5）向患者及家属讲解发病的原因及本病的特点,避免或减少屈膝活动。

（6）指导居家改造,部分关节炎患者因关节僵硬疼痛导致移位困难,可通过改善家庭环境来提高患者的生活自理能力,如髋膝关节炎的患者可考虑在椅子上添加坐垫或把椅脚垫高,加高马桶座会方便患者如厕,在车内加把手或在车上加装自动移位设施可方便患者进出车子等。

十一、神经源性膀胱康复护理

由于控制膀胱的中枢或周围神经发生病变而引起的排尿功能障碍称为神经源性膀胱(neurogenic bladder),表现为尿失禁或尿潴留,常见于脊髓损伤后。由于膀胱排尿障碍,尿潴留导致肾盂积水,并易导致尿路感染,感染反复最终导致肾衰竭,肾衰竭是神经源性膀胱患者的主要死因。

（一）身心评估

（1）评估患者的一般情况(询问病史、体格检查)、实验室检查(血/尿常规、细菌培养、细菌计数、肾功能等)、器械检查(尿动力学检查、简易膀胱容量与压力测定、测定残余尿量)。

（2）评估排尿障碍的特点,有无外伤、手术、糖尿病、脊髓炎等病史或用药史。

（3）了解患者的排尿及饮水习惯。

（4）实验室检查:血常规、尿常规、血尿素氮、血肌酐等检查。

（5）正确评估患者:血压,腹肌张力,下腹部有无包块,压痛,膀胱充盈情况,其他神经系统体征(肌力、肌张力、感觉、反射等),会阴部检查(肛门括约肌的张力和主动运动、会阴部感觉、球海绵体反射等)。

(6) 评估患者的生理、心理状况、日常生活能力、营养状况。

(7) 开展 ICF 通用组合项目评估,了解患者整体功能情况。

(二)康复护理目标

1. 近期康复护理目标

预防膀胱过度膨胀,保证储尿期和排尿期膀胱压安全,预防泌尿系感染,预防结石形成以及尿道损伤,提高控尿能力,提高生活质量。

2. 远期康复护理目标

保持上下尿路功能的安全和稳定,降低泌尿系并发症,帮助患者尽可能采用能自我主导的康复措施,提高生活质量。

(三)护理措施

(1) 配合医生积极治疗原发病,根据患者的症状及影像尿动力学检查为患者制定切实可行的康复计划。

(2) 在原发神经系统疾病的急性期一般采取短期的保留导尿,在此期间嘱患者多饮水,尿管不需夹闭,给予妥善固定尿管。

(3) 遵医嘱给予药物治疗,密切观察用药后的疗效及有无不良反应。

(4) 一般保留导尿 2—4 周后可根据患者情况给予拔出尿管,实施间歇性导尿,每 4—6 h 导尿一次,当残余尿量少于 80—100 mL 时,可停止导尿。

(5) 根据患者的饮水习惯帮助患者制定个性化的饮水计划,总量在 1500—2000 mL 为宜,定时、定量饮水和定时排尿是各种膀胱训练的基础措施,每次饮水量以 450—500 mL 为宜,饮水后 1—2 h 排尿,由于排尿时间与体位和气温有关,卧位和气温较低时排尿间隔缩短。

(6) 促使患者进行膀胱功能训练,恢复自行排尿,常用的方法:体位疗法、物理疗法、针灸和诱导排尿等。

(7) 根据不同情况的排尿障碍选择合适的方法。如潴留型排尿障碍患者,为了使膀胱内尿液彻底排出,在导尿前半小时,患者坐或卧于床上,通过寻找刺激点给予触发反射排尿;失禁型患者,帮助选择合适的接尿装置,并教会患者及家属使用,指导患者开展尿意习惯的训练、膀胱括约肌控制力训练等。

(8) 心理护理:向患者及家属介绍相关知识,建立良好的首因效应,加强沟通、交流,取得患者及家属的信任和配合;讲解情绪对疾病的影响和一些疾病成功预后的事例,使其保持良好、愉快的心情。消除紧张情绪,保持情绪稳定,增加患者康复的信心;做好家属的健康教育,增强家庭-社会支持系统支持力度。

(四)健康指导与康复

(1) 告知患者及家属神经源膀胱所致排尿障碍的康复过程很漫长,向患者及家属讲解疾病相关知识、治疗训练的方法,促进恢复和重建膀胱功能,提高患者的自我管理能力,减少并发症,最大限度地恢复身心、社会功能,提高生活质量。

(2) 在间歇性导尿前 1—2 日为患者制定个性化的饮水计划,并指导按饮水计划执行,告知膀胱容量过高或压力过大对患者的危害。

（3）教会患者及家属正确使用集尿器的方法，提高患者自信心及生活质量。

（4）告知患者尽量避免饮用茶、咖啡、含酒精等利尿性饮料，同时尽量避免摄入刺激性、酸辣食物。

（5）教会患者及家属观察并发症的方法，如遇到下列情况及时报告处理：血尿，尿管插入或拔出失败，泌尿系感染，排尿时尿道口疼痛、尿液混浊、有沉淀物、有异味，下腹部疼痛或背部疼痛及烧灼感等。

（6）患者出院前教会患者或家属清洁间歇性导尿操作全过程及注意事项，鼓励患者主动参与操作，出院后能够准确进行间歇性导尿。

（7）康复训练方法指导：

① 尿意习惯训练：每天规定患者的排尿时间，帮助患者建立规律性排尿的习惯，一般白天每 3 h 排尿 1 次，夜间排尿 2 次。

② 膀胱括约肌控制力训练：

a. 患者在不收缩下肢、腹部及臀部肌肉的情况下自主收缩盆底肌，每次收缩维持 5—10 s；重复 10—20 次/组；每日 3 组。

b. 在指导患者呼吸训练时，嘱其吸气时收缩肛门周围肌肉，维持 5—10 s，呼气时放松；重复 10—20 次/组；每日 3 组。

十二、神经源性直肠康复护理

神经源性直肠（neurogenic bowel）是指控制直肠功能的中枢神经系统或周围神经受到损害而引起的直肠功能障碍，主要表现为便秘，大便失禁少见。

（一）身心评估

（1）评估患者年龄、身高、体重、生命体征、职业以及对运动的喜好等，有无排尿困难和尿潴留，以及有无便秘等。

（2）询问患者既往史，了解患者的职业、工种、生活习惯及生活方式。

（3）评估患者排便习惯，如频率、时间、每次所用的时间、粪便的量及性状、排便的姿势、有无辅助用药、有无腹泻、有无刺激手法、两次排便间歇有无失禁、便秘评分以及布里斯托大便分型等。

（4）评估患者进水量、饮食结构、营养状况、每日运动量、损伤前的排尿习惯、规律及皮肤状况。

（5）体格检查：① 直肠体检：肛门有无随意收缩、有无粪便。② 腹部体检：是否膨隆，有无疼痛、肠鸣音有无亢进或减退。

（6）器械检查：肛肠动力学检查、腹部 X 线检查。

（7）评估患者的心理-社会及家庭支持系统情况。

（8）开展 ICF 通用组合评估，了解患者整体功能情况。

（二）康复护理目标

帮助患者建立一个定时排便的模式，解除或减轻患者排便的痛苦，减少或清除大便失禁给患者造成的难堪,预防并发症如便秘、大便失禁、腹泻所致肛周皮肤问题及感染的发生,从而提高患者生活质量。

（三）护理措施

1. 排便困难护理措施

（1）指导患者每天饮水 2000—3000 mL,进食高纤维素食物。

（2）排便前 30 min 饮热水,排便时采取坐位,建议排便时间依然定在以往时间,养成排便习惯和规律,提供合适的排便工具,使患者坐起,充分利用重力和腹肌力量,如使用带坐便器的轮椅,使患者能在座位利用重力协助排便。

（3）充分利用早晨起床引起的结肠运动(直立反射),养成每日定时的排便习惯,即使不是每次都有粪便排出,也要定时进行尝试。

（4）每日早餐后 30 min 腹部进行环形顺时针方向按摩,充分利用胃结肠反射引起的结肠运动,该反射在早餐后最为明显,因此如在晨起后未排便,应在早餐后进行排便。

（5）积极鼓励患者及家属参与大便管理,帮助患者形成定时排便的习惯,一般情况不超过 3 日。

（6）提捏脊柱旁穴,协助患者取俯卧位或侧卧位,嘱其腰、骶、背部放松按摩 1 min,操作者用拇指与食中指相对在脊柱两侧约 1.5 cm 处用力将皮肤捏起、轻轻按压、捻动,从尾椎至大椎呈一直线自上向下直推,2—3 遍/次,2—3 次/日。

（7）指导患者行直肠指力刺激,肛门直肠刺激能够利用颈椎或胸椎损伤患者保留的肛门直肠结肠反射来增加左半结肠的蠕动,从而促进大便排出。具体方法:协助患者取左侧卧位,在橡胶手套上涂按摩油,手指插入肛门,对患者肛周进行以 3、6、9、12 点方向刺激,刺激位置以入肛门 3—4 cm 为宜,每 10 圈后休息 1.5—2 min,刺激结束后将手指退出,以允许肛门直肠反射性收缩,促进粪便排出,后使用冰棉签在肛门皮肤上轻轻涂擦数次。轻度括约肌张力损伤,按摩时间为 4 min;中度括约肌张力损伤,按摩时间为 8 min;重度括约肌张力损伤,按摩时间为 15 mim。后使用冰棉签在肛门皮肤上轻轻涂擦数次。

（8）通过模拟排便的方式将排便反射诱发出来,可采用改良式牵拉肛门训练技术——球囊扩张技术。使用导尿管球囊冰刺激(球囊中注入 8 mL 冰水),反复机械扩张肛门括约肌,可降低肛门括约肌张力,缓解括约肌痉挛,减少粪便在直肠的传输时间,提高患者排便率。

（9）粪便干结或未排便时间超过 3 日时遵医嘱给予开塞露纳肛,保留 20—30 min,把肛门口的粪便抠出。症状严重者可使用灌肠;针对脊髓损伤患者可遵医嘱使用缓泻剂。

（10）配合康复治疗师行直肠电刺激生物反馈和盆底肌训练、直肠刺激等,密切观察治疗过程中患者的反应及疗效,告知患者配合方法及注意事项,如有异常及时告知医生,配合做相应处理。

2. 大便失禁护理措施

（1）制定合理的、持续的排便时间,训练每日排便,养成良好的排便习惯。

（2）帮助患者取舒适的排便体位,如:骶骨反射中枢完好的患者,可采取坐位或使用辅助用具,如功能不允许,取左侧位,戴指套进行刺激。

（3）对于无骶骨反射中枢的患者,制定排便时间,早晚用手帮助排出直肠内容物,功能许可采取坐姿或使用辅助器具、升高便桶座位及使用润滑剂。教会患者促进排便技巧。

（4）对于存便能力降低的患者，避免食用有腹泻作用和易产生气体的食物，限制饮食中纤维的含量。

（5）每次排便后及时给予肛周清洗，保证肛周皮肤的清洁、干燥，必要时涂用药膏保护。

（6）心理护理：由于排便训练需要坚持至数月，需要有一定的毅力和耐心，鼓励患者不能因训练效果不佳而产生排斥或心理压力以及情绪不安，注意心理疏导，讲述一些其他患者成功的案例，建立信心，有严重焦虑或抑郁的患者需要接受心理医生的治疗。

（四）健康指导与康复

（1）讲述饮食中富含纤维和大量摄入液体的重要性。

（2）解释使用灌肠剂和非容积性泻药的正确方法及长期使用的危害性。

（3）指导患者采用正确措施减轻直肠疼痛。

（4）教会患者如何防止产生肛门压力的方法，避免痔疮的形成。

（5）避免排便时坐位时间过长和过分用力。

（6）出院前教会家属直肠刺激以及教会患者自我行盆底肌训练的方法。

十三、截肢术后康复护理

截肢（amputation）是指通过手术将没有生存能力、没有生理功能、威胁人体生命的部分或全部肢体切除，包括截骨（将肢体截除）和关节断离（从关节处分离）。临床上以下肢截肢最为多见，约占截肢总人数的 85%。

（一）身心评估

（1）评估患者的一般情况：姓名、年龄、身高、体重、职业、截肢日期、截肢原因、截肢部位、是否安装假肢及其安装时间等。

（2）评估造成截肢的原发状况，如肢体末端血液循环障碍是否仍然存在、肢体肿瘤情况、感染的情况；若为外伤患者是否伴有其他严重外伤等。

（3）评估患者心肺功能是否适合佩戴假肢；评估神经系统功能，了解患者是否有学习和记忆能力以便学习使用假肢；评估患者有无足够的视力来看清自己的肢体位置。

（4）评估残肢外形、皮肤、长度、周径、关节活动度、肌力（肌力小于 3 级不适宜安装假肢）、疼痛、有无畸形等情况。

（5）临时假肢的评估：临时假肢接受腔适应情况、假肢悬吊情况、假肢对线、穿戴假肢后的残肢情况、穿戴假肢后患者步态情况；正式假肢评估：残端情况及日常生活活动完成能力等。

（6）了解患者各实验室检查结果及影像学检查结果。

（7）评估患者的心理和家庭-社会支持系统情况。

（8）开展 ICF 通用组合项目评估，了解患者整体功能情况。

（二）康复护理目标

1. 近期康复护理目标

穿戴假肢前，需改善残肢关节活动度，增强残肢肌力，增强残端皮肤弹性和耐磨性，消除残端肿胀,增强全身体能,增强健侧肢体和躯干的肌力;穿戴临时假肢后,需掌握穿戴假肢的正确方法,假肢侧单腿站立,不使用辅助用具独立行走,能上下台阶、左右转身。

2. 远期康复护理目标

穿戴正式假肢后,提高步行能力,减少异常步态,日常生活活动自理能力提高,提高对突然的意外做出反应的能力,跌倒后能站立。

(三) 护理措施

(1) 装配假肢前期保持合理的残肢体位:上肢截肢,在选择健侧卧位、平卧位休息时应避免残肢垫高,尽量将残肢向外伸展,可以将腰垫高以减轻残端肿胀。对前臂截肢者,站立位肘关节应保持在 $45°$ 屈曲位;下肢截肢,膝下截肢者残肢的关节应尽量处于伸直位,膝上截肢者髋关节应保持伸直位,且不要外展。

(2) 伤口愈合后,指导患者每日用中性肥皂清洗残肢,不能浸泡或在残肢上涂霜或油以免软化残肢的皮肤,也不可在残端涂擦酒精以防皮肤干裂。

(3) 密切观察患者病情变化及残端皮肤有无压痛发红及皮肤刺激等,包扎时骨突处用棉垫衬护,绷带包扎不宜过紧,不能在残端近端加压,以免远端缺血,引起疼痛、水肿等,残端包扎应每 4—6 h 放松一次,以免残端过度受压。

(4) 残端紧缩的护理:残端抬高,用弹力绷带包扎,不仅能控制水肿,而且能使脂肪组织缩小,便于日后能紧凑于假肢臼中,不再发生萎缩;臼状石膏可给残端坚实的压力,更好地控制水肿,裹紧和保护伤口,使残端萎缩。

(5) 配合康复治疗师尽早给予关节活动度训练和增强肌力训练,要求循序渐进;密切观察患者有无不适主诉,如有不适立即告知医生,调整康复计划强度。

(6) 一般术后 3 周左右,在康复医生、治疗师的评定下定做临时假肢,在穿戴前应协助患者穿袜套,对于壳式假肢,应先在残肢上涂滑石粉,再平整地穿好残肢袜,有内衬的穿好内衬,最后将残肢穿进接受腔中并协助调整至合适的位置;骨骼式假肢应将布带或丝带绕在残肢上,一端伸出阀门口外,一边拉残肢带,一边将残肢伸入接受腔,最后压上通气阀门;对于假手,穿戴时应先将假手放置在桌上或悬吊在墙上,先将吊带伸直,将残端伸入接受腔中,举高接受腔使吊带从背后垂下,健手伸入腋窝套环处将其装配起立。

(7) 穿戴长期假肢的训练护理:上肢训练护理必须进行将利手改变到对侧手的"利手交换训练",以便健手能完成利手的功能。下肢训练包括:站起、坐下训练;步行双杠内练习;交替伸屈膝关节;上下台阶训练;特殊情况下的训练。要求循序渐进,做好安全防护。

(8) 为了预防残肢水肿,减轻伤口疼痛,使残肢端尽早定形,以便日后适合装置假肢,截肢后越早进行残端弹力绷带塑形越好。但是在使用弹力绷带时应坚持每天包扎,每 4 h 松开一次观察皮肤情况,包扎时注意远紧近松,使残肢形成漂亮的圆柱形,八字包扎时只能在斜向缠绕方向施压,不可在环形方向施压,并且松紧适宜,压力均衡,包扎后不妨碍上位关节活动,不增加上位关节挛缩,保持弹力绷带的清洁。

(9) 加强观察并采取有效护理措施,防止并发症的发生,如残端感染、残端窦道和溃疡、残肢疼痛、关节挛缩、残端水肿或萎缩等。

(10) 佩戴假肢后应在康复治疗师的指导下进行日常生活活动能力的训练,佩戴假肢训练时间尽量不超过 1 h,训练后脱下假肢,注意观察残端情况,有无破损、颜色变化、感觉的改变等,训练后需做好患肢的卫生清洁工作,保持残端清洁、干燥。

（11）心理护理：运用心理治疗方法减轻患者的心理障碍，减少焦虑、抑郁、恐慌等神经症状，帮助患者建立良好的人际关系，促进人格的正常成长，充分利用残存功能去代偿致残部分功能，尽最大努力去独立完成各项生活活动，帮助患者早日回归家庭和社会。

（12）加强家属教育，配合社会康复和职业康复部门，协助患者做好回归社会的准备，帮助家庭和工作单位改造环境设施，使其适应患者的生活和工作。

（四）健康指导与康复

（1）佩戴假肢后应注意保持适当的体重，告知患者及家属现代假肢的接受腔形状、容量十分精确，体重每增减 3 kg 就会引起接受腔的过紧或过松。

（2）残留肌肉力量训练可防止肌肉萎缩，避免残端周径变小而导致的残端与接受腔不匹配，同时残肢肌肉力量的增强，也可使残肢的操控更加准确、灵便。

（3）指导患者及家属在脱掉假肢后，及时给予弹力绷带包扎，防止残肢肿胀、脂肪沉积，促进残端定型。

（4）告知患者及家属脱下假肢后需注意观察接受腔的完整性，有无破损和裂缝，以免皮肤损伤，同时教会患者及家属定期保养假肢的方法和注意事项。

（5）合理安排训练和休息的时间，既要积极投入到康复训练中，又不能急于求成，应循序渐进，训练中避免跌倒等意外事件的发生。

十四、颈椎病康复护理

颈椎病（cervical spondylosis）是一种以退行性病理改变为基础的疾患，是因颈椎间盘退行性变、老化及继发性椎间关节退行性变所致脊髓、神经根、椎动脉或交感神经受到刺激、压迫而表现出相应的症状及体征的疾病。多见于青壮年或老年。

（一）身心评估

（1）评估病史，询问患者的起病年龄及病情进展，了解患者起病初期有无诱发因素，如睡眠时头、颈位置不当，受寒或体力活动时颈部突然扭转，颈部外伤等。

（2）评估颈椎活动范围，了解颈肩痛、压痛、放射痛情况及行走、大小便功能状况；观察有无单侧或双侧肢体发紧、发麻，甚至无力、软弱或行走困难，有无头痛、头晕、眩晕、恶心、耳鸣甚至猝倒。

（3）了解各种实验检查结果，如颈椎运动检查、臂丛神经牵拉试验、椎间孔挤压试验、压顶试验、X 线平片、CT、脑脊液检查等。

（4）评估患者的生理、心理状况、日常生活能力、营养状况。

（5）开展 ICF 通用组合项目评估，了解患者整体功能情况。

（二）康复护理目标

1. 短期康复护理目标

疼痛得以解除，能够独立或部分独立进行躯体活动，焦虑有所减轻，心理舒适感增加。

2. 长期康复护理目标

加强锻炼，加强颈部姿势的调整，患者不舒适的症状减轻或得到控制。

（三）护理措施

（1）急性期患者,颈部给予颈托固定有利于损伤组织的修复;保证颈部损伤及失稳的修复;颈托佩戴处给予衬垫棉质毛巾,防止压力性损伤及湿疹的发生;佩戴颈托早期观察有无不适主诉,如疼痛、麻木加重等,如有轻度不适指导患者坚持,一般2—3日可适应。急性期过后颈围应去除,长期应用颈围会引起肌肉萎缩、关节僵硬,不利于颈椎的康复。

（2）改变体位时动作要缓慢,避免深低头、旋转等动作,眩晕严重者的坐椅、床铺应避免晃动,纠正头颈部的不良体位,避免处于过度屈曲位及长期保持同一姿势,保持正确体位。

（3）饮食护理:多食富含维生素丰富的食物,清淡可口,易于消化,保证足够的营养摄入,保持大便通畅,预防便秘。

（4）定时监测患者生命体征,观察疼痛部位及肢体麻木无力的变化,密切观察各种药物的作用和副作用。

（5）遵医嘱给予各种理疗处方,向患者详细介绍各种理疗的注意事项及配合方法,密切观察疗效及不良反应,如有异常及时通知医生。

（6）遵医嘱给予正确牵引,一般为微屈曲位或垂直位,不宜在饱餐时牵引,密切观察患者牵引过程中有无症状加重或不良反应,如头晕、恶心、心悸等情况,一旦发生立即停止牵引,并告知医生,急性期疼痛剧烈者及脊髓型颈椎病患者不宜牵引。

（7）帮助患者选择合适的枕头及指导患者良好的睡眠体位,仰卧位最佳,选择合适的枕头:长度40—60 cm,宽度10—16 cm,高度10—15 cm,或按公式计算:(肩宽－头宽)÷2。枕芯的内容物选择荞麦、蒲绒、绿豆壳等。

（8）心理护理:建立良好的首因效应,取得患者和家属的信任和配合。向患者讲解一些疾病知识及其他患者的成功预后案例,增加患者康复治疗的信心,使患者能够主动配合治疗。做好家属的健康教育,增强家庭-社会支持系统支持力度。

（四）健康指导与康复

（1）颈椎病的预防应始于青少年,避免诱发因素,防止外伤,一旦发生颈椎损伤,及时诊治,勿留后患。

（2）自我护理:睡眠和外出时应避免冷风的直接侵袭,注意颈部保暖,冬季可用围巾保护;喝水、刮胡子、洗脸不要过分仰头,手工劳作不要过分低头,避免长时间低头学习、工作或玩游戏,低头学习和工作1 h左右后可做短暂的颈椎运动,如前屈、后伸、左右旋转等活动,改善颈肌疲劳状况,行走时要挺胸抬头,两眼平视前方,坐要坐直,不要躺在床上看书;保持颈椎自然状态,勿长时间弯腰、屈背、低头操作等,从事切菜、剁馅、炒菜、洗碗等家务活动时间不宜过长,要经常改变姿势。

（3）让患者掌握如何配合治疗以及如何预防颈椎病发生和复发的知识。

（4）强调项背肌锻炼的意义,使患者能持之以恒进行锻炼,一般常用的医疗体操方法有左右旋转、伸颈拔背、与项争力、环绕颈项、擦颈按摩。

十五、慢性阻塞性肺疾病康复护理

慢性阻塞性肺部疾病(chronic obstructive pulmonary disease,COPD)是以气流受限为

特征,气流受限不完全可逆,呈进行性发展,与肺部对有害气体或有害颗粒的异常炎症反应有关。临床上以咳、痰、喘为主要表现。

(一)身心评估

(1) 询问患者发病前有无明显的诱因,有无吸烟史、家族类似病例。

(2) 评估患者的生命体征、意识状况、营养状况、皮肤和黏膜情况,判断呼吸形态及胸廓形状及活动度。

(3) 观察咳嗽、咳痰、气促的程度,观察痰的量及性状。

(4) 评估患者的心理状况以及家庭支持系统。

(5) 开展 ICF 通用组合项目评估,了解患者整体功能状况。

(二)康复护理目标

1. 近期康复护理目标

改善胸廓活动,获得正常的呼吸方式,教育引导形成有效的呼吸模式,支持和改善心肺功能,提高机体能量储备,改善或维持体力,提高患者对运动和活动的耐力,改善心理状况,建立"形成控制呼吸能力"的自信心。

2. 远期康复护理目标

积极开展呼吸和运动训练,发掘呼吸功能潜力,治疗和预防并发症,消除后遗症,提高机体免疫力,改善全身状况,提高日常生活自理能力。

(三)护理措施

(1) 病房每日通风 2 次,每次 30 min,保持室内空气新鲜,温度、湿度适宜。

(2) 选择舒适体位卧床休息,呼吸困难时抬高床头,取半卧位或坐位。

(3) 予以饮食指导,进食高热量、高蛋白、丰富维生素、易消化、无刺激的流质、半流质及软食,少食多餐。少吃产气食品,以免产气影响膈肌运动。鼓励多饮水。

(4) 持续低流量吸氧或者进行控制性氧疗,指导患者正确留取痰标本,同时注意痰液的颜色、性状、气味等。

(5) 指导患者有效咳嗽和排痰。即患者的身体前倾,采用缩唇式呼吸方法做几次深呼吸,在最后一次深吸气后,张开嘴呼气期间用力咳嗽,同时收缩腹部肌肉。排痰困难者可行雾化吸入或体位引流辅以叩击、摇法、震颤等手法促进痰液排除。

(6) 加强口腔护理,使口腔湿润、舒适,预防感染。

(7) 遵医嘱给予抗生素,有效控制呼吸道感染。

(8) 密切观察病情变化及药物不良反应。

(9) 给予患者心理支持,减轻心理压力,消除负面情绪。

(10) 制定呼吸运动训练计划,如渐进式上下肢运动、使用呼吸训练仪、做呼吸操等。指导患者进行腹式呼吸和缩唇呼吸,提高通气量,降低呼吸做功,改善呼吸功能。必要时予以肺功能康复训练。

(四)健康指导与康复

(1) 保持房间空气新鲜,温度控制在 20—22 ℃,湿度为 50%—70%,早晚通风换气,每次 15—30 min。

（2）根据气候变化随时增减衣服，避免受凉，指导患者少去人群拥挤的地方，可以减少感染的机会，并向患者及家属讲解发生呼吸衰竭等并发症的征象及简单护理方法，如出现气急、发绀加重等，应尽早就医。

（3）吸烟者应戒烟，避免吸入有害烟雾和刺激性气体。

（4）饮食上应多食高维生素（如绿叶蔬菜、水果）、高蛋白（如瘦肉、豆制品、蛋类）、粗纤维（如芹菜、韭菜）的食物，少食动物脂肪及胆固醇含量高的食物（如动物内脏）。

（5）指导患者正确使用定量雾化器如万托林气雾剂、舒利迭吸入剂等。

（6）指导患者掌握有效的呼吸技巧（腹式呼吸及缩唇呼吸），并鼓励患者积极咳出痰液，保持呼吸道通畅。

（7）避免剧烈运动，指导患者结合呼吸状况进行全身运动锻炼，如做呼吸操。坚持呼吸锻炼和有氧运动，每日 2—3 次，每次 10—20 min。

（8）配合家庭氧疗设备，必要时低流量吸氧。教会患者及家属用氧的知识及安全注意事项。

十六、自主神经过反射康复护理

自主神经过反射（AHR）是高位脊髓损伤的并发症之一，临床上比较常见。目前认为自主神经过反射是由于高位（T6 以上）脊髓损伤患者，损伤平面以下植物神经系统内部调节平衡障碍所致。损伤平面以下脊神经支配区受到刺激，可发生交感神经过度反射，主要表现：血压急剧升高、脉搏变慢、头痛、视物模糊、呼吸困难、出汗、鸡皮疹、神经功能正常部位皮肤潮红等症状。

（一）身心评估

（1）评估患者健康史，了解患者既往史。

（2）评估脊髓损伤的平面、程度、功能和预后。

（3）评估患者生命体征及疼痛情况，有无血压异常升高、头痛症状等。

（4）评估有无发病诱因：如膀胱过度充盈、腹腔内压增高、便秘、胃肠道扩张、泌尿系感染、肛门刺激或尿道及阴道检查等。

（5）评估患者心理、家庭支持系统。

（6）开展 ICF 通用组合项目评估，了解患者整体功能情况。

（二）康复护理目标

（1）近期康复护理目标。控制血压，寻找诱因，对症治疗，减少并发症发生。

（2）远期康复护理目标。最大限度恢复自理能力及心理适应能力，提高生活质量，以良好的心态回归家庭、社会。

（三）护理措施

（1）早期发现至关重要。一旦出现血压升高，同时伴有自主神经过反射的典型症状和体征时，即应明确自主神经过反射的发生。应首先把患者置于直立位，如不允许采用此体位,可抬高床头或取半卧位,诱导产生体位性低血压,同时除去患者身上任何紧身服装或限制性设备并及时通知医生。

(2)血压升高的治疗与护理。吸氧,每隔2—5 min测量血压并进行调节,如上述处理后收缩压仍高于150 mmHg时,可遵医嘱给予心痛定10 mg舌下含服,以快速降压、减轻症状和避免高血压引起的并发症。如高血压不能缓解,10 min后可再次给药并及时监测血压,并遵医嘱应用镇静药、阿托品等。

(3)血压稳定后应尽快、尽可能寻找和消除发病诱因。如存在膀胱过度充盈可改为留置导尿,1 h开放1次,以减少膀胱内尿量的刺激,但必须轻柔操作;如因插拔尿管引起,应轻柔操作,必要时可用含有黏膜麻醉剂的润滑止痛胶;如因腹胀、便秘引起,可清除粪便,必要时使用开塞露辅助通便或进行灌肠,便秘严重时将利多卡因2 mL加入20 mL石蜡油和温0.9%氯化钠溶液30 mL混合后灌肠;如因阴道、肛门检查刺激所致,应立即停止操作;如患者因情绪异常激动所引起,应保持环境安静,安抚患者不要紧张、与医护人员配合等。

(4)改善呼吸功能,保持呼吸道通畅。患者在咳痰时引起呼吸困难应给予氧气吸入,颈髓损伤患者由于呼吸肌的瘫痪,致使咳痰能力明显减弱,清除呼吸道分泌物相对困难,需要保持呼吸道通畅,应协助并指导、鼓励患者深呼吸运动、按腹咳嗽,用力有效咳嗽、咳痰,对咳嗽无力者,及时吸痰,鼓励患者做吹气球训练,增强肺功能。加强呼吸肌训练,增加肺活量,提高呼吸肌的耐受性。包括人工阻力呼吸训练和有效咳嗽训练。对于呼吸功能良好的患者,嘱其主动咳嗽,预防肺部感染,促进呼吸功能。

(5)防止自主神经过反射的再次发作。一旦患者出现一次自主神经过反射发作,即应考虑其是否有反复发作的可能。护理人员告知患者引起自主神经过反射发生的诱因并提醒注意,并床头备心痛定。

(四)健康指导与康复

(1)护士向家属和患者说明引起自主神经过反射的诱因,经常和患者谈心,解除其思想顾虑,使其保持心情舒畅。

(2)从急性期开始管理排尿,尽早实现间歇导尿,指导患者及家属进行膀胱功能训练,避免膀胱过度充盈,以减少自主神经过反射的诱因。携带尿管的患者要定时开放尿管;对于已建立反射性膀胱的患者要寻找膀胱区以外的新的叩击点帮助排尿。

(3)制定合理饮食方案,少食多餐(4—5次/日),多吃富含纤维素的水果及粗纤维食物;每日以肚脐为中心顺时针按摩腹部4—5次,每次10 min;必要时适当应用缓泻剂,以保持大便通畅。

(4)早期行胃肠功能训练,使患者建立定期排便习惯。

(5)通过耐心引导、鼓励、帮助和训练,患者将实现从替代护理到自我护理的过渡,使患者部分或全部自理,包括自我间歇导尿等,以利于患者出院返回社区后能及时预防和处理自主神经过反射的发生,适应新生活。

第二节 物理治疗康复护理常规

一、中频电疗法康复护理

(一)概述

中频电疗法是应用频率为 1000—100000 kHz 的脉冲电流治疗疾病的方法。目前临床上常用的中频电疗法有:音频电疗法、调制中频电疗法、干扰电疗法。中频电疗法的临床特点为吸收快、不良反应少、无痛苦、疗效持久。中频电疗法的治疗作用是镇痛、促进局部血液循环、锻炼骨骼肌、软化瘢痕。

(二)临床应用

1. 适应证

颈肩背腰腿痛,肌肉扭伤,肌纤维组织炎,腱鞘炎,滑囊炎,关节纤维性挛缩,瘢痕粘连,血肿机化,注射后硬结,面神经炎及肌萎缩,胃肠张力低下,尿路结石,慢性盆腔炎,术后肠麻痹等,中枢性瘫痪,小儿脑性瘫痪,肌强直,周围神经炎或损伤引起的弛缓性瘫痪,血管神经性头痛,胃十二指肠溃疡,慢性胆囊炎,尿路结石,脊髓损伤引起的神经源性膀胱功能障碍、张力性尿失禁、尿潴留等疾病。

2. 禁忌证

局部有恶性肿瘤、活动性肺结核、急性化脓性炎症、出血性疾患者,局部有金属固定物、植入心脏起搏器者,怀孕妇女腰腹部,有严重心肺、肾脏疾病者等。

(三)护理评估

(1)评估仪器性能是否完好,周围治疗环境是否安全。
(2)评估患者的病情、既往史,询问患者的不适主诉、疼痛程度。
(3)评估患者的心理状况,有无紧张、焦虑、烦躁不安等不良情绪。
(4)评估患者有无治疗禁忌。
(5)评估患者治疗前后治疗部位的皮肤情况。
(6)评估患者治疗部位或附近的金属物件情况。

(四)护理要点

(1)治疗前解释清楚,告知患者治疗应有的感觉(局部针刺、肌肉紧张感),出现异常感觉,如刺痛或灼烧感等,应立即告诉治疗师。

(2)充分暴露治疗部位,注意皮肤有无破损、赘生物等,如治疗部位有皮肤破损,应避开或处理后进行治疗。

(3)治疗前取出治疗部位或附近的金属物件,注意有类似心脏起搏器等体内埋入型医用电子仪器的患者应禁止使用本法。

（4）治疗时应先开机再将电极片接触皮肤，不要于此时切断或接通电源开关。注意导线与电极片紧密连接，治疗电极通过清水浸湿的衬垫必须与皮肤充分均匀接触，否则会有灼伤危险，治疗时电极摆放平坦并固定稳妥，严禁贴近患者胸部使用，严禁同时将两电极片置于心肺前后，否则会增加心脏纤颤的危险。嘱患者的手不要触及电极片，防止电击，两电极间无电阻时不可相碰，以防短路。

（5）治疗过程中患者不可随意自行调节仪器参数，如需调节及时告知治疗师。治疗时应逐渐增加或减小输出强度，避免电击伤。

（6）治疗中患者如有任何不适，应立即停止治疗。

（7）治疗完毕后先卸下电极片再关机，妥善放置导线，电极片贴置薄膜上，予患者妥善保管待下次使用。

（8）治疗后检查患者皮肤情况，皮肤容易干燥，多次治疗后皮肤可有痒感或出现小丘疹，此时叮嘱患者不要抓挠皮肤，可用温水清洗后涂擦润肤剂或用皮炎平涂擦局部皮肤。若出现皮肤电灼伤，按局部烧伤处理。

二、低频电疗法康复护理

（一）概述

低频电疗法是指应用频率在 1000 Hz 以下的脉冲电流治疗疾病的方法。常用的低频电疗法包括直流电疗法、神经肌肉电刺激疗法（NES）、感应电疗法、温热功能性电刺激疗法、经皮神经电刺激疗法（TENS）、功能性电刺激疗法（FES）、痉挛肌电刺激疗法等。其中经皮神经电刺激疗法（TENS）及功能性电刺激疗法（FES）最为常见。经皮神经电刺激也称为周围神经组纤维电刺激疗法，将特定的低频脉冲电流经皮肤作用于人体，利用所产生的无损伤性镇痛作用，来治疗以疼痛为主疾病的电刺激疗法。经皮神经电刺激疗法的主要治疗作用是镇痛、促进血液循环、加速骨折、伤口愈合、兴奋神经肌肉、促进神经肌肉功能恢复、治疗心绞痛等。功能性电刺激疗法是指利用低频脉冲电流作用于已丧失或部分丧失功能的器官或肢体，以产生的即时效应来代替或纠正器官或肢体功能的治疗方法。

（二）临床应用

1. 经皮神经电刺激疗法的适应证

各种急慢性疼痛：各种神经痛、头痛、关节痛、肌痛、术后伤口痛、分娩宫缩痛、牙痛、癌痛、肢端疼痛、患肢痛等，也可以用于治疗骨折后愈合不良。

2. 经皮神经电刺激疗法的禁忌证

带有心脏起搏器的患者、有血管意外史的患者，患者的颈动脉窦部位、眼部，以及孕妇的腹部和腰骶部。不要将电极对置于颅脑，不要让有认知障碍的患者自己做治疗。

3. 功能性电刺激疗法的适应证

上运动神经元瘫痪：脑血管意外、脑外伤、脊髓损伤、脑性瘫痪、多发性硬化；呼吸功能障碍；排尿功能障碍：尿潴留、尿失禁、特发性脊柱侧弯、肩关节半脱位。

4. 功能性电刺激疗法的禁忌证

带有心脏起搏器者及意识不清、肢体骨关节挛缩畸形、下运动神经元受损、局部对功能性电刺激无反应者。

（三）护理评估

（1）评估仪器性能、导线及电源是否完好，周围治疗环境是否安全。

（2）评估患者的病情，询问患者的不适主诉、疼痛程度。

（3）评估患者有无治疗禁忌。

（4）评估患者身上金属物件情况。

（5）评估患者的治疗处方及剂量。

（6）评估患者治疗前后治疗部位的皮肤情况。

（7）评估患者的心理状况，有无紧张、焦虑、烦躁不安等不良情绪

（8）评估患者治疗后的临床疗效。

（四）护理要点

（1）治疗前向患者及家属解释治疗原理、配合方法、适应证和禁忌证，并告知疗程、治疗中自我感觉、疗效等。

（2）充分暴露治疗部位，观察皮肤有无破损。

（3）治疗前嘱其患者取下治疗部位或附近的金属物件，防止灼烧。避免强电磁干扰，如靠近手机、微波炉等。

（4）综合治疗时，先采用温热治疗法，再行 TENS 进行镇痛。

（5）直流电离子导入可能发生过敏反应的药物前应遵医嘱先行药物过敏试验。

（6）治疗时不能接触仪器不能移动体位，以免电极板与皮肤分离。

（7）向患者交代治疗时有轻微的针刺感、紧束感、蚁行感为正常反应，若有烧灼感或疼痛感为异常反应，应立即告知医务人员查明原因并给予处理。

（8）治疗时应根据患者感受缓慢调大电流强度，约束时要缓慢调小电流强度。治疗过程中若患者治疗部位皮肤出现知觉丧失、破损或皮肤病，应立即停止治疗并及时告知治疗师。

（9）治疗过程中要预防烧伤，一旦发现患者有疼痛或烧灼感，应立即停止治疗，及时进行检查及处理。

（10）治疗后检查病患者皮肤情况，容易出现皮肤干燥，多次治疗后皮肤可有痒感或出现小丘疹，此时应叮嘱患者及家属不要抓挠皮肤，热水清洗后可用润肤剂或皮炎平外涂局部皮肤，若出现皮肤电烧灼，按局部烧伤处理。

三、高频电疗法康复护理

（一）概述

高频电疗法是指利用频率在 100 kHz 以上的高频正弦交流电流治疗疾病的电疗方法。高频电根据波长分为短波、超短波、微波，其中超短波应用最为广泛。

（二）临床应用

1. 适应证

超短波主要适用于急性及亚急性炎症、损伤疾病。

（1）炎症性疾病：面神经炎、气管炎、支气管炎、肺炎、胸膜炎、盆腔炎、膀胱炎、窦炎、黏液囊炎（可能伴随钙化）。

（2）疼痛性疾病：颈椎病、肩周炎、筋膜炎、急性腰扭伤、肌肉劳损、骨性关节炎、椎间盘突出症、神经痛、肌痛、灼性神经痛、患肢痛。

（3）血管及某些植物神经功能紊乱疾病：如闭塞性脉管炎。

（4）各期冻伤。

（5）胃肠系统疾病：胃肠功能低下、胃肠痉挛、结肠炎。

（6）各种创伤、伤口及溃疡、血肿、关节积液或积血、骨折、术后切口感染等。

（7）其他：周围神经损伤、支气管哮喘、痛经、急性肾衰竭、退行性关节病等。

2. 禁忌证

有恶性肿瘤（一般剂量时）、出血倾向、活动性结核、妊娠、严重心肺功能不全、体内局部金属异物、植入心脏起搏器、颅内压增高、青光眼者。

（三）护理评估

（1）评估仪器性能是否完好，周围治疗环境是否安全。

（2）评估患者的病情、既往史，询问患者的不适主诉、疼痛程度。

（3）评估患者的心理状况，有无紧张、焦虑、烦躁不安等不良情绪。

（4）评估患者有无治疗禁忌。

（5）评估患者治疗前后治疗部位的皮肤情况。

（6）评估患者治疗后的临床疗效。

（四）护理要点

（1）治疗前告知患者治疗的作用、适应证及禁忌证，女性患者经期不宜行高频治疗。

（2）治疗前嘱患者取下身上的一切金属物品，如腰带、手表、金属首饰、手机、助听器等。对体内植入金属物（气管导管、骨科固定钢锭、金属节育器等）的部位应慎用。

（3）幼儿及生活不能自理的患者治疗时应有人看护，当日行 X 线检查的部位不宜行高频治疗。

（4）治疗时衣物和皮肤保持干燥，穿吸汗、不含金属的衣服。患者的治疗部位出汗时及时擦干。若患者皮肤上有药物软膏，应彻底擦掉再做治疗；截瘫、偏瘫、昏迷及带管治疗者，应妥善放置导管，防止呕吐物或尿液流至治疗部位。

（5）在患者骨突部位治疗时，应注意防止烫伤。

（6）治疗期间患者不能睡觉，闲聊，随意挪动，触摸电极、仪器、墙体及接地的金属物。治疗时若有不适感及时告诉工作人员处理，切勿在未关机状态下擅自离开，否则易发生触电以及电火灾事故。

（7）慢性炎症、慢性伤口及粘连患者不宜进行过长疗程的超短波治疗，以免引起结缔组织增生过度而使局部组织僵硬、粘连加重。

（8）患者在治疗过程中如感到过热、灼热等不适，应立即切断电源，并告知工作人员妥善处理。

（9）治疗结束后将仪器调节至预热或关闭状态，整理导线，妥善放置电极片。注意观察皮肤反应，若剂量过大引起皮肤疼痛或斑状潮红，立即涂烫伤膏进行处理。

四、压力疗法康复护理

（一）概述

压力疗法是指对肢体施加压力，以达到治疗疾病的一种方法，包括正压疗法、负压疗法、正负压疗法、体外反搏、局部加压疗法。加压方式有间歇性、持续性和梯度连续性三种。主要治疗作用是在肢体外部加压，以促进组织间液体回流，阻止外渗，减轻肿胀，促进血液循环。

（二）临床应用

1. 适应证

（1）淋巴回流障碍性水肿。

（2）截肢后残端肿胀（长期肿胀会引起并发症）。

（3）复杂性区域性疼痛综合征（如神经反射性水肿、脑血管意外后偏瘫肢体水肿）。

（4）消肿止疼：促进下肢血液循环，快速消除肢体原发性继发性水肿，缓解疼痛，促进麻痹不适肢体的康复，还可缓解四肢麻木、手脚冰凉等供血不足的症状。

（5）静脉淤滞性溃疡。

（6）对于长期卧床或手术被动体位者，预防下肢深静脉血栓形成。

（7）对于久坐、久站或长期卧床的患者，帮助其预防静脉曲张。

（8）防治肌肉萎缩。

（9）间歇性跛行。

2. 禁忌证

（1）肢体重症感染未得到有效控制。

（2）近期下肢深静脉血栓形成。

（3）大面积溃疡性皮疹。

（4）有出血倾向者。

（三）护理评估

（1）评估仪器性能是否完好，周围治疗环境是否安全。

（2）评估患者的病情、既往史，评估患者肢体肿胀情况。

（3）评估患者的心理状况，有无紧张、焦虑、烦躁不安等不良情绪。

（4）评估患者有无治疗禁忌。

（5）评估患者治疗前后治疗部位的皮肤情况。

（6）评估患者治疗后的临床疗效。

（四）护理要点

（1）向患者解释压力治疗的作用及相关注意事项，解除其顾虑，鼓励患者积极参与配合治疗。

（2）治疗前检查设备是否完好，检查患者肢体皮肤，若有尚未结痂的溃疡或压力性损伤，应加以隔离保护后再进行治疗；若有出血伤口则应暂缓治疗。

（3）治疗过程中应注意观察患肢的肤色变化情况，并询问患者的感觉，如有疼痛麻木等不适感应及时告知治疗师，调整压力或者终止治疗。

（4）根据医嘱和患者的情况选定治疗参数，对老年人、血管弹性差的患者，压力值从小开始，逐步增加到耐受为止。

（5）患者如果暴露肢体/部位，穿一次性棉质隔离衣或护套，防止交叉感染。

（6）治疗结束后妥善放置压力袖带，关闭电源，整理导线。将患者置于舒适卧位，观察患者治疗后肢体的肿胀情况并做好病例的记录。

（7）深静脉血栓、急性感染、大的开放性伤口或引流伤口、失代偿性心力衰竭、高血压不稳定期患者禁用压力治疗。

五、磁疗法康复护理

（一）概述

磁疗法是一种利用磁场作用于人体的经络穴位或患处，以达到治疗目的的方法。磁场分为恒定磁场、交变磁场、脉动磁场、脉冲磁场。磁疗则是使磁体接触人体表面的穴位，使磁力线透入人体，患者无痛、胀等感觉。磁疗的主要作用包括止痛、镇静、改善睡眠、缓解肌肉痉挛、消炎、消肿、降压、止泻、促进创面愈合、软化瘢痕、促进骨折愈合、使良性肿物缩小或消失等。

（二）临床应用

1. 适应证

软组织损伤、外伤性血肿、臀部注射后硬结、颈椎病、腰肌劳损、腱鞘囊肿、盆腔炎、乳腺炎、静脉炎、风湿性关节炎、类风湿性关节炎、骨关节炎、肌纤维组织炎、耳郭浆液性软骨膜炎、颞颌关节综合征、前列腺炎、尿路结石、支气管炎、三叉神经痛、神经性头痛、高血压病、胆石症、婴幼儿腹泻遗尿、血管瘤、术后痛等。

2. 禁忌证

目前磁疗法尚无绝对禁忌，但对以下情况可不用或慎用，如严重的心、肺、肝及血液疾病，体质极度衰弱，副作用明显者或孕妇的下腹部。对于存在出血状态、下丘脑和脑下垂体疾病，有电子植入产品，存在甲状腺机体亢进、肾上腺孔内亢进、重症肌无力、恶性肿瘤、发作性神经系统疾病、张力减退或张力增高以及处于经期、妊娠的患者应特别注意。

（三）护理评估

（1）评估仪器性能是否完好，周围治疗环境是否安全。

（2）评估患者的病情、既往史，询问患者的不适主诉、头晕头痛情况。

（3）评估患者的心理状况，有无紧张、焦虑、烦躁不安等不良情绪。

（4）评估患者有无治疗禁忌。

（5）评估患者治疗前后治疗部位的皮肤情况。

（6）评估患者治疗后的临床疗效。

（四）护理要点

（1）治疗前解释磁疗的作用及相关注意事项，告知治疗过程中有热感、震颤感。

（2）治疗前取下患者的金属物品、手表、手机等易磁化的物品。

（3）治疗过程中嘱患者勿随意自行调节治疗参数、强度，以治疗部位有明显震颤感而不引起不适为宜。

（4）正确使用磁片。磁片不要相互碰击、加热，不同磁片分别旋转，使用磁片前后要使用 75％乙醇消毒。

（5）使用治疗器时，操作人员应远离患者正在使用的一侧，进行必要的操作时，应关闭相应的通道。

（6）磁疗的副作用较轻，偶见头晕、恶心、嗜睡、无力、失眠、心悸、血压波动等，一般不需处理，极个别不能耐受时，停止治疗后不适反应即消失。

（7）严重肝、心、肾病者慎用磁疗。高热、出血倾向、体质极度虚弱、不能耐受磁疗副作用者，孕妇及植入心脏起搏器者禁用。

（8）眼部磁疗时，应采用小剂量，时间不宜过长。

六、传导热疗法康复护理

（一）概述

传导热疗法是指以各种热介质（水、蜡、泥、中药），将热直接传至人体达到治疗疾病以促进康复的方法，又称为温热疗法。这里介绍的石蜡疗法，是一种利用加热溶解石蜡作为传导热的介质，将热能传至机体进行治疗和预防的方法。石蜡的温热作用可以镇痛；缓解痉挛；加强血液循环；促进炎症浸润吸收；加速组织修复，松解粘连，增加其弹性。其机械压迫作用利于水肿消散。敷蜡后皮肤润滑，可以软化瘢痕。

（二）临床应用

1. 适应证

（1）软组织扭挫伤、腱鞘炎、滑囊炎、腰背肌筋膜炎、肩周炎。

（2）术后、烧伤、冻伤后软组织粘连、瘢痕及关节挛缩，关节纤维性强直。

（3）颈椎病、腰椎间盘突出症、慢性关节炎、外伤性关节疾病。

（4）周围神经外伤、神经炎、神经痛、神经性皮炎。

（5）慢性肝炎、慢性胆囊炎、慢性胃肠炎、胃或十二指肠溃疡、慢性盆腔炎。

2. 禁忌证

（1）皮肤对蜡疗过敏者。

（2）高热、急性化脓性炎症、厌氧菌感染者。

（3）妊娠肿瘤、结核病、出血倾向、心功能衰竭、肾衰竭者。

（4）温热感觉障碍者、1岁以下的婴儿。小孩迁延性肺炎。

（5）甲状腺功能亢进，恶性肿瘤。

（三）护理评估

（1）评估仪器性能是否完好，周围治疗环境是否安全。

（2）评估患者既往病史，询问患者的不适主诉、疼痛程度。

（3）评估患者的心理状况，有无紧张、焦虑、烦躁不安等不良情绪。

（4）评估患者有无治疗禁忌。

（5）评估患者治疗前后治疗部位的皮肤情况。

（6）评估患者治疗后的临床疗效。

（四）护理要点

（1）治疗前嘱患者清洗治疗部位皮肤，剃去过长的毛发。

（2）石蜡治疗过程中患者不可随意活动治疗部位，防止蜡块、蜡膜破裂及蜡液流出致烫伤。

（3）治疗过程中及时查看患者皮肤情况，询问患者反应，如有疼痛、瘙痒应立即查找原因并及时处理，治疗过程中若出现皮疹应立即停止治疗，休息观察15 min后，对症处理。

（4）热疗出汗较多应擦干汗液，更换衣服，防止受凉并及时补充水分。治疗结束后，协助患者擦拭干净治疗部位皮肤的汗液，嘱患者保暖休息5—10 min后再离开。

（5）患者血液循环障碍等部位蜡疗时，温度可稍低，骨突处可垫软枕，防止烫伤。

（6）局部皮肤感觉障碍者慎用，高热、昏迷、急性化脓性炎症、风湿性关节炎活动期、结核、皮肤感染、恶性肿瘤、出血倾向、有周边血管疾病、体质虚弱、感觉障碍、甲状腺功能亢进者及孕妇禁用热疗。

七、牵引疗法康复护理

（一）概述

牵引疗法是指运用作用力与反作用力的力学原理，通过手法、器械或者电动装置产生的外力，作用于人体脊柱或四肢关节，使关节面发生一定的分离、关节周围软组织得到适当的牵伸，从而达到治疗目的的一种方法。临床上常用的牵引治疗有颈椎牵引、腰椎牵引和四肢关节牵引。牵引可以加大椎间隙、椎间孔和增加椎管容积，减轻对椎间盘内压力，解除神经根的刺激；纠正椎间小关节的紊乱，恢复脊椎的正常排序；解除肌肉痉挛，缓解疼痛，改善肩部血液循环，促进炎症消退，有利于损伤的软组织修复；增加关节活动范围，调节和恢复已破坏的颈椎和腰椎平衡；牵伸挛缩的关节囊和韧带，松解软组织粘连，改善或恢复脊柱和四肢的关节活动范围；脊椎外伤时的早期制动和复位。

（二）临床应用

1. 颈椎牵引适应证

各型颈椎病,包括颈型、神经根型、椎动脉型、轻度脊髓型但脊髓压迫症状不明显;颈椎关节紊乱、颈椎侧弯、后突畸形、颈椎骨折、脱位的固定;颈部肌肉痉挛、颈椎退行性椎间盘疾病、肌筋膜炎等引起的严重颈肩痛;儿童的自发性寰枢关节半脱位。

2. 颈椎牵引禁忌证

（1）颈椎结构完整性受损害时。

（2）颈椎活动绝对禁忌的疾病。

（3）牵引治疗后症状(疼痛)易加重的疾病。

（4）相对禁忌:椎动脉硬化、畸形,心肌梗死恢复期,脑动脉硬化,高血压和心脏病患者。脊髓型颈椎病脊髓受压较明显者应慎用或不主张采取牵引治疗。

（5）年迈椎骨关节退行性变严重、椎管明显狭窄、韧带及关节囊钙化骨化严重者。

3. 腰椎牵引适应证

腰椎间盘突出症、腰椎管狭窄症、腰椎小关节紊乱、腰椎小关节滑膜嵌顿、腰椎退行性疾患、神经根粘连、腰椎假性滑脱、无并发症的腰椎压缩性骨折、早期强直性脊柱炎等;脊柱前凸、侧弯、后凸畸形;腰扭伤、腰肌劳损、腰背肌筋膜炎等。

4. 腰椎牵引禁忌证

急性腰挫伤、急性椎间盘突出、脊髓疾病、腰椎结核、肿瘤、有马尾神经综合征表现的腰椎管狭窄症、急性化脓性脊柱炎、腰椎峡部不连、严重腰椎滑脱、椎弓根断裂、椎板骨折;重度骨质疏松、严重高血压、心脏病、出血倾向、全身显著衰弱者;孕妇及经期妇女。

（三）护理评估

（1）评估仪器性能是否完好,周围治疗环境是否安全。

（2）评估患者的病情、既往史;患者的不适主诉,体重。

（3）评估患者的心理状况,有无紧张、焦虑、烦躁不安等不良情绪。

（4）评估患者有无治疗禁忌。

（5）评估患者治疗前后治疗部位的皮肤情况。

（6）评估患者治疗后的临床疗效。

（四）护理要点

（1）治疗前告知患者治疗目的及相关注意事项,取得患者配合。

（2）根据治疗处方和患者病情选择牵引方式,予以准确的治疗剂量,对于首次牵引的患者应小剂量、低强度进行,观察牵引肢体感觉、血液循环情况,发现异常,及时报告医生及处理,并在治疗结束后休息观察 5—10 min。

（3）颈椎牵引时调整好枕颌牵引套的松紧度,两侧悬吊带要等长,作用力要相等。枕带的受力部位应集中在枕骨粗隆中下部,颌带应兜住下颌正下方。可用毛巾做垫以预防牵引对下颌软组织压迫引起疼痛,枕颌带要注意避开颈动脉窦和喉部,防止压迫颈动脉窦引起晕厥或发生意外。

（4）颈椎坐位牵引结束时,应逐渐地减轻重量,再取下牵引套。休息 1—2 min,同时缓慢、轻柔地活动颈部数次,再离开治疗室。避免突然解除重量站立,可能会引起头痛或头晕等不适反应。

(5)综合治疗时应先采用温热、光疗、电刺激疗法,再进行牵引治疗,可增加局部血液循环,放松肌肉韧带,增加治疗作用。

(6)治疗时将紧急关闭开关放置于患者身旁,告知患者使用时机,避免治疗不耐受或不良反应造成机体的损伤。嘱患者不要擅自改变体位,保持牵引所需的体位和力线。

(7)治疗结束后协助腰椎牵引患者平卧休息,告知日常活动的相关注意事项,避免频繁弯腰活动及腰部负重,注意腰部保暖,使用硬质板床休息等。

八、生物反馈疗法康复护理

(一)概述

生物反馈疗法是利用现代生理科学仪器,通过人体形成病理信息的自身反馈,使患者经过特殊训练后,进行有意识的"意念"控制和心理训练,从而消除病理过程,恢复身心健康的新型心理治疗法。目前生物反馈疗法主要用于周围神经或者脊髓损伤患者肌力增强训练,尤其是选择性的肌力训练,还可以用于偏瘫的控制训练和协调训练、肌肉张力增高的放松训练等。比如神经功能重建治疗,通过表面电极收集肌电信号,仪器可以描记显示肌电的数值和曲线,并可以同时发出声音信号进行提示,患者通过视听信号进行肌肉紧张和放松训练。

(二)临床应用

1. 适应证

(1)消化道疾病及恢复骨骼肌正常运动功能的康复治疗。

(2)儿童多动症、慢性精神分裂症患者社会功能的恢复。

(3)某些心身疾病:支气管哮喘、原发性高血压、书写痉挛等。

(4)各种睡眠障碍。

(5)各类伴紧张、焦虑、恐惧的神经症,心因性精神障碍。

(6)上运动神经元的损害:如脑血管意外、颅脑损伤、脊髓不全性损伤、脑性瘫痪。

(7)下运动神经元的损害:主要是周围神经损伤和中毒引起的神经疾患;癔症性瘫痪。

(8)原因不明的肌肉痉挛,如冻结肩、急性腰背痛、痉挛性斜颈、肌腱移植固定术、假肢活动的功能训练等。

2. 禁忌证

(1)不愿接受训练者,变态人格不能合作者。

(2)5岁以下儿童,智力缺陷者,精神分裂急性期患者。

(3)严重心脏病患者,心梗前期或发作期间患者,复杂的心律失常者。

(4)青光眼或治疗中出现眼压升高者。

(5)训练中出现血压升高、头痛、头晕、恶心、呕吐、失眠、幻觉、妄想或具有精神症状时也应停止治疗。

(6)感觉性失语的患者。

(7)有自杀、自伤观念,冲动、毁物、兴奋不合作的患者。

（三）身心评估

（1）评估仪器性能是否完好，周围治疗环境是否安全。

（2）评估患者的病情、既往史；评估治疗肢体肌力及活动度。

（3）评估患者的心理状况，有无紧张、焦虑、烦躁不安等心理反应。

（4）评估患者有无治疗禁忌。

（5）评估患者治疗前后治疗部位的皮肤情况。

（6）评估患者治疗后的临床疗效。

（四）护理要点

（1）治疗前向患者解释该疗法的原理、方法以及要求达到的目的，解除疑虑，取得患者合作。

（2）保持环境安静，让患者躯体和精神完全放松，配合治疗。

（3）事先告知患者在松弛状态下可能出现一过性的躯体感觉，如沉重感、暖和感、飘荡感等，以免引起患者的担心和不安。治疗过程中如果出现刺痛、灼烧感应告诉治疗师，调整治疗强度，观察治疗部位皮肤情况，避免因治疗强度过大引起电击伤。

（4）治疗前要找好最合适的电极放置部位。治疗后在皮肤上做好记号，以便提高以后治疗的效果。

（5）治疗过程中，要有医务人员陪伴，及时给患者以指导和鼓励，树立患者对治疗的信心，并可同时施行心理治疗。训练中不能使患者有疲劳和疼痛的感觉。

（6）治疗时指导患者集中注意力，仔细体会肌肉放松和紧张的感觉，注意视听信号和治疗人员或录音带的指导语。

（7）治疗结束后，要与患者讨论治疗体验，肯定治疗效果，鼓励其在日后的治疗中不断进步，增强患者恢复健康的自信心。

九、Motomed 运动治疗康复护理

（一）概述

Motomed 是一款电动的运动治疗系统。在电动的辅助下进行主动的肌力训练，包括三种训练模式：① 被动训练模式：当患者无法自己运动时，Motomed 可以通过电机带动患者进行上肢、下肢活动，从而缓解缺乏运动引起的不良后果，如关节僵硬、肌肉萎缩以及挛缩、骨质疏松、静脉血栓等。② 助力训练模式：训练患者的残存肌力，通过 Motomed 的协助，用自己的力量进行运动。它不仅能发现患者肌肉的残存肌力，并且可以通过经常训练来提高肌肉的残存肌力，激活患者的潜力，最终自如地完成自主运动。③ 主动训练模式：那些有较大的残存肌力的患者可以用自己的力量进行有阻力的主动运动，维持及增强肌肉强度，促进行走能力，长期降低肌张力放松肌肉。

（二）临床应用

1. 适应证

痉挛、中风、多发性硬化、三瘫一截（偏瘫、截瘫、脑瘫、截肢）、肌肉萎缩、脑部损伤、脊髓

损伤、帕金森氏综合征、骨质疏松症等。

2. 禁忌证

膝关节和臀关节病变、近期关节损伤、近期韧带重建、人工关节替换早期、近期髋或膝关节手术、膝关节僵硬、严重的骨质疏松症、肢体严重畸形、严重肌肉短缺、关节疼痛、髋关节或者肩关节脱臼、急性血栓症、皮肤压力性损伤、心率与血压异常患者等。

（三）身心评估

（1）评估仪器性能是否完好,周围治疗环境是否安全。

（2）评估患者的病情、既往史,评估患者治疗肢体的肌力及关节活动度。

（3）评估患者的心理状况,有无紧张、焦虑、烦躁不安等心理反应。

（4）评估患者有无治疗禁忌。

（5）评估患者治疗前后治疗部位的皮肤情况。

（6）评估患者治疗后的临床疗效。

（四）护理要点

（1）治疗前告知患者治疗作用及相关注意事项,取得患者配合。

（2）治疗前评估患者肢体活动情况,根据治疗处方选择治疗模式和运动剂量,如佩戴颈托的患者,注意保持颈托正确位置,固定其头部勿左右摇晃。

（3）请务必先进行被动训练(让电机带动四肢运动),开展热身活动,如患者锻炼前服用降压降糖药物,应注意有无低血压和低血糖的发生。

（4）患者进行主动训练时,先使用低的阻力,避免过度训练。以低阻力进行长时间、高频率的主动训练,并观察患者训练的节奏、速度、角度和用力大小,时间是否与仪器同步。

（5）下肢运动治疗时对患侧肢体予以衬垫保护,调整适宜体位避免膝过屈或过伸,观察每个动作是否协调、流畅,有无出现疼痛及异常运动模式。

（6）监测脉搏变化,一般脉率在 144 次/min 左右为高强度运动量,108 次/min 以下为中强度运动量。每次锻炼的运动量要适度,开始时运动量要小,以稍觉疲劳为度,坚持一段时间后不感到疲劳时再逐渐增加运动量。

（7）将停止开关放置患者身旁,告知患者及家属使用时机,避免治疗过程中频繁的异常运动(如痉挛,僵硬)造成损伤。

（8）治疗过程中询问患者的主诉,观察患者的神志、面色、情绪变化及出汗情况,如患者出现疼痛和痉挛立即调整数据,必要时停止训练。若患者出现心慌、头晕、恶心及平衡功能下降等不适症状时,停止训练。

（9）治疗结束后,观察患者治疗部位的皮肤情况,如发现患者皮肤破溃及时予以处置并加强保护。

十、站立训练康复护理

（一）概述

站立训练是指通过电动起立床的训练,预防患者的体位性低血压、骨质疏松,控制痉挛,增强心肺耐力,预防便秘。主要是改善下肢功能障碍患者的血液循环,增强下肢肌肉的力量,防止肌肉的萎缩以及长期卧床引起的皮肤压力性损伤等,同时对患者的神经系统起刺激的作用,恢复神经系统对肌肉的控制能力,为接下来的步态训练打下良好的基础。

(二)临床应用

1. 适应证

中枢神经系统疾患或损伤所致的瘫痪者(偏瘫、截瘫、脑瘫);长期卧床或长期使用轮椅需要辅助站立者;中老年腿部行动不便需要辅助站立者;下肢骨骼肌肉功能障碍者;重型颅脑外伤有意识障碍或处于昏迷、植物状态者。

2. 禁忌证

参与运动部位有器质性疾病、不愿接受训练者,严重躁动不安的患者,有高热、低血压休克危险的患者,下肢扭伤、挫伤者,骨折后骨连接欠稳定及开放性骨折者,严重心脏病患者,心梗前期或发作期间且心律失常者,严重身体衰弱者。

训练中出现血压升高、头痛、头晕、恶心、呕吐、妄想或具有精神症状时也应停止治疗。

3. 注意事项

(1)转移患者时注意安全,防止患者发生意外跌倒。

(2)由低站立角度逐渐增加站立角度,密切观察患者站立过程中的情况,如出现头晕、出冷汗、烦躁、下肢瘀紫等不适感时放平站立床使患者平卧休息,暂停治疗。

(3)确保各固定带及上肢支撑板妥善固定,定时检测仪器性能,避免因仪器故障产生的不良问题。

(三)身心评估

(1)评估仪器性能是否完好,周围治疗环境是否安全。

(2)评估患者的病情、既往史及日常生活能力。

(3)评估患者的心理状况,有无紧张、焦虑、烦躁不安等心理反应。

(4)评估患者有无治疗禁忌。

(5)评估患者治疗后的临床疗效。

(四)护理要点

(1)向患者解释治疗的目的、注意事项和配合方法。

(2)用绑带固定好患者的胸部和下肢,固定于双膝关节、髂前上棘连线、胸部3处,两脚掌尽量贴近脚踏板并纠正足掌于功能位,足跟尽可能往后移,以充分牵伸小腿三头肌,确保各固定带及上肢支撑板妥善固定,检测仪器性能,避免因仪器故障产生相关问题。

(3)初次进行站立训练的患者根据治疗处方及患者情况,由30°开始,逐渐增加站立角度(在能耐受治疗强度的情况以每天增加10°—15°为宜),并于站立前、站立中、站立后密切监测患者血压、脉搏等生命体征变化。

(4)长期卧床的患者由30°开始,逐渐增加角度坐起来及站立,站立过程中要询问患者是否有不适、头晕,不能言语者可让其点头或眨眼示意,昏迷者可观察其面色、情绪是否躁动及是否出汗,还需要注意关节情况,避免关节被扭曲或者出现其他意外。绑带不宜过紧或过松等,根据情况调整站立角度;如无不适,可加5°至10°,再观察,再调高,逐渐增加角度;如有头晕、不适,应迅速将患者放平,监测生命体征,做好记录,平稳后进一步观察治疗。

(5) 严格控制患者站立的时间,避免久站导致身体无法耐受治疗强度而产生的不良后果,一般每次 20—30 min。如患者在站立过程中出现头晕、恶心等不适感时,需要降低站立角度或暂停站立训练。

(6) 对于有足下垂的患者应根据患者情况调整脚踏角度,从而牵伸跟腱,纠正足下垂。

(五) 注意事项

(1) 转移患者时注意安全,防止患者发生意外跌倒。

(2) 由低站立角度逐渐增加,密切观察患者站立过程中的情况,如出现头晕、出冷汗、烦躁、下肢瘀紫等不适感时放平站立床使患者平卧休息,暂停治疗。

(3) 确保各固定带及上肢支撑板妥善固定,定时检测仪器性能,避免因仪器故障产生的不良问题。

十一、光疗法康复护理

(一) 概述

光疗法是指利用日光或人工光线防治疾病和促进机体康复的方法。光疗包括红外线疗法、紫外线疗法、激光疗法、可见光疗法。

(二) 临床应用

1. 红外线疗法

(1) 适应证。软组织扭挫伤恢复期、肌纤维组织炎、关节炎、神经痛、软组织炎症感染吸收期、伤口愈合迟缓、慢性溃疡、压力性损伤、烧伤、冻伤、肌痉挛、关节纤维性挛缩等。

(2) 禁忌证。恶性肿瘤、高热、急性化脓性炎症、急性扭伤早期、出血倾向、活动性结核、局部感觉或循环障碍者慎用。

2. 紫外线疗法

(1) 适应证。风湿性疼痛、骨质疏松症疼痛、急性神经痛急性关节炎、皮肤皮下急性化脓性感染、感染或愈合不良的伤口、佝偻病、软骨病、银屑病白癜风、变态反应性疾病(如支气管哮喘、荨麻疹)等。

(2) 禁忌证。恶性肿瘤、心肝肾衰竭、出血倾向、活动性肺结核、急性湿疹、红斑性狼疮、光过敏性疾病、应用光敏药物(除外光敏治疗)者。

3. 激光疗法

(1) 适应证。低强度激光用于皮肤皮下组织炎症、伤口愈合不良、慢性溃疡、窦道、口腔溃疡、脱发、面肌痉挛、过敏性鼻炎、耳软骨膜炎、带状疱疹、肌纤维组织炎、关节炎、支气管炎、支气管哮喘、神经炎、神经痛、外阴白色病变、女性外阴瘙痒等。

(2) 禁忌证。恶性肿瘤(光敏治疗除外)、皮肤结核、活动性出血、心肺肾衰竭等。

(三) 身心评估

(1) 评估仪器性能是否完好,周围治疗环境是否安全。

（2）评估患者的病情、既往史。询问患者的不适主诉、疼痛程度。

（3）评估患者的心理状况,有无紧张、焦虑、烦躁不安等不良情绪。

（4）评估患者有无治疗禁忌。

（5）评估患者治疗前后治疗部位的皮肤情况。

（6）评估患者治疗后的临床疗效。

（四）护理要点

（1）治疗前应告知患者治疗作用、注意事项及局部皮肤反应,并检查治疗部位知觉,感觉障碍者一般不予红外线治疗。

（2）治疗颜面部时注意保护眼睛,治疗时需佩戴护目镜,照射期间停用化妆品。

（3）红外线疗法:

① 红外线照射眼睛可引起白内障和视网膜烧伤,故照射头面部或上胸部时应 让患者戴深色防护眼镜或用棉花沾水敷贴于眼睑上。

② 急性创伤 24—48 h 内局部不宜用红外线照射,以免加剧肿痛和渗血。

③ 下列情况照射时要适当拉开照射距离,以防烫伤:植皮术后;新鲜瘢痕处;感觉障碍者,如老人、儿童、瘫痪患者。

④ 治疗过程中患者不得随意移动,以防触碰灯具引起灼伤,医护人员应随时询问患者的感觉,观察局部反应。治疗中患者如诉头晕、心慌、疲乏无力等不适,应停止治疗并对症处理。

⑤ 多次治疗后,治疗部位皮肤可出现网状红斑,以后会有色素沉着。

（4）紫外线疗法:

① 照射时应注意保护患者及操作者的眼睛,以免发生电光性眼炎。

② 严密遮盖非照射部位,以免超面积超量照射。

（5）激光疗法:

① 烧灼治疗后应保持局部干燥,避免局部摩擦,尽量使其自然脱痂。

② 照射治疗时,不得直视光源,治疗时医务人员须戴护目镜,患者面部治疗时也应戴护目镜。

③ 治疗过程中,医护人员应随时询问患者的感觉,以舒适温度为宜,并根据患者的感觉随时调整照射距离,患者不得随意变换体位,或移动激光管。

（6）治疗中及治疗后询问患者并观察皮肤反应,如皮肤出现灼痛感,考虑照射量过大,及时涂凡士林或硼酸软膏处理,防止起水泡。治疗中嘱患者不得移动体位或拉动灯头,以防身体触及灯具引起烫伤。若照射后红斑反应过强,可用 2.5% 消炎痛霜涂于局部。

（7）治疗结束后若患者治疗部位出汗较多,应及时予以擦拭,嘱患者保暖休息 5—10 min 后再离开。及时关闭仪器,并使其处于备用状态,防止火灾事故。

十二、中药熏蒸疗法康复护理

（一）概述

中药熏蒸治疗疗法又叫蒸汽治疗疗法、汽浴治疗疗法、中药雾化透皮治疗疗法,是以中医理论为指导,利用药物煎煮后所产生的蒸汽,通过熏蒸达到治疗目的的一种中医外治治疗疗法。实践证明,中药熏蒸治疗疗法作用直接,疗效确切,适应证广,毒副作用小。

(二)临床应用

1. 适应证

(1)失眠症、抑郁症、焦虑症、头痛症、精神障碍、精神分裂等精神类疾病。

(2)风湿类疾病:风湿、类风湿性关节炎,肩周炎,强直性脊柱炎。

(3)骨伤类疾病:腰椎间盘脱出症、退行性骨关节病、各种急慢性软组织损伤。

(4)痹症导致的关节肿胀、疼痛和活动受限等。

(5)脑血管意外后遗症常造成肢体功能障碍。

(6)肾衰竭尿毒症的中药熏蒸治疗。

(7)哮喘。

(8)皮肤类疾病:银屑病、硬皮病、皮肤瘙痒症、脂溢性皮炎等。

(9)妇科:痛经、闭经等。

(10)五官科:近视、远视、泪囊炎、过敏性鼻炎、鼻窦炎等。

(11)伤风感冒、恶寒发热。

2. 禁忌证

(1)高血压、心脏病、心衰、肾衰竭、急性脑出血、重度贫血、动脉硬化症、动脉瘤等患者。

(2)饭前饭后半小时内、饥饿者、过度疲劳者。

(3)妇女妊娠及月经期者。

(4)急性传染病者。

(5)有开放性创口、感染性病灶、年龄过大或体质特别虚弱者。

(6)有温热感觉障碍者。

(三)护理评估

(1)评估仪器性能是否完好,周围治疗环境是否安全。

(2)评估患者的病情、既往史,询问患者疼痛程度。

(3)评估患者的心理状况,有无紧张、焦虑、烦躁不安等不良情绪。

(4)评估患者有无治疗禁忌。

(5)评估患者治疗前后治疗部位的皮肤情况。

(6)评估患者治疗后的临床疗效。

(四)护理要点

(1)治疗前应告知患者中药熏蒸疗法的目的、作用、方法及注意事项,观察局部皮肤反应,充分做好心理指导工作,并检查治疗部位知觉,感觉障碍者一般不予熏蒸治疗。

(2)治疗前遵照药物使用的基本原则,对皮肤有刺激或腐蚀性的药物不宜使用。

(3)治疗时注意控制药物温度,不可太热或太冷,以免产生不良刺激。

(4)治疗中如有对药物过敏者,及时停止熏蒸,并告知治疗师。

(4)治疗中观察患者有无心慌、胸闷、头晕等不适症状。

(5)治疗结束后若患者治疗部位出汗较多,应及时予以毛巾擦拭,嘱患者保暖休息 5—10 min 后再离开。

(6)及时关闭仪器,使其处于备用状态,防止火灾事故。

第九章 中医科护理常规

第一节 中医科病症一般护理常规

一、中医科一般护理

（1）患者入院后先察色按脉、审阴阳、辨寒热，视其病邪性质带到相应床位，随即测量体温、脉搏、呼吸、血压、体重，观察舌苔脉象等并逐一记录，通知医生进行诊治。

（2）病室保持安静、整齐、清洁、舒适、光线充足，并根据四时气候及不同证型，适当调节病室温度及湿度。

（3）入院后前3日，每日测量生命体征2次，体温超过37.5℃者，每日测量体温3次，直至体温完全正常3日后，改为每日1次。每天下午观察舌苔，并记录大便情况。便秘3日者，通知医生并根据医嘱进行相应治疗。

（4）按医嘱进行分级护理，并严格按照分级护理的要求巡视病房，了解患者的病情变化，发现并及时解决问题。

（5）按医嘱给予饮食指导，进食要寒热协调，五味平和，软硬、冷热适宜，并要严格掌握饮食禁忌，如腹泻忌油腻，水肿忌盐，寒证忌生冷，热证忌辛辣等。

（6）入院次日晨常规留取血、大小便标本，并送检到相应科室。

（7）住院期间，密切观察患者神色、脉象、舌象、皮肤及排泄物情况，发现异常及时通知医生，并做好记录。

（8）根据中医相关理论，进行辨证施护，以达到整体护理的要求。

二、服用中药护理

（1）坚持查对制度：查对床号、姓名、药品、用法，并仔细检查有无发霉变质等情况，若出现异常情况，及时通知药房并做相应处理。

（2）热证用寒药宜冷服，寒症用热药宜热服，一般汤剂和对胃肠道有刺激性的药物，宜在饭后温服。

（3）汤药中若有丸剂、散剂并用，必须用布袋包装按照医嘱进行。

（4）发汗药宜趁热服用，服后卧床保暖，必要时服药后喝热粥以助药效。一般微汗即可，不要大汗淋漓。

（5）攻下药、驱虫药宜在空腹时服用。

（6）补养煎剂宜空腹趁热服用,便易于运化得益。

（7）安神镇静剂宜睡前2 h服用;治痫药宜在发作前2—3 h服用;病在膈上者饭后服,在膈下者饭前服。

（8）注意观察服药后的疗效、副作用和毒性反应。

三、饮食护理

（1）根据中医对饮食卫生的原则(有节、清淡、杂食、富有营养),向患者解释各种治疗的作用。

（2）了解中医食物一般属性及饮食禁忌:服发汗药后禁食酸及生冷。发热者予清淡、易消化饮食,忌食油腻、辛辣之物。服补养药后,禁食茶叶及萝卜等。

（3）对患者家属送来的饮食,护士应了解情况,予以指导。

四、风温护理

风温多因人体正气虚弱,或过分劳倦起居不当,感受风热毒邪所致。以发热、恶风、头痛、咳嗽、咳痰、烦渴、胸痛为主要临床表现。病位在肺,涉及心、肾。流行性感冒、肺炎、急性气管炎等可参照本病护理。

（一）身心评估

（1）观察患者体温、脉搏、呼吸的变化。

（2）观察咳嗽、咳痰的程度和性质。

（3）评估心理-社会支持系统情况。

（4）辨证:风热犯肺证、痰热壅肺证、肺胃热盛证、热闭心包证、气阴两虚证、邪陷正脱证。

（二）护理措施

按中医科一般护理常规护理。

1. 一般护理

（1）风温初期,注意保暖防寒,避免病情加重。邪入营血者,有条件的安置在单人病室,避免强光刺激。

（2）发热时,多饮温开水,卧床休息。密切监测体温变化。汗出热退时,用毛巾擦干,及时更换湿衣和床单。

（3）气息喘促不能平卧者,取半卧位,并遵医嘱给予低流量氧气吸入,必要时给予背部叩击,协助排痰。

（4）用药时,中药汤剂宜温服,实热证可偏凉服,服药后密切观察效果及反应。

（5）饮食宜清淡、易消化、富含营养;高热多汗烦渴时,给予生津清热之品。忌辛辣、刺激性强的食物。

（6）情志护理,为患者创造舒适、和谐的生活环境,避免不良刺激。

2. 病情观察

（1）密切注意患者生命体征、神志、咳嗽、胸痛、汗出以及痰的性状、颜色、气味及量。

（2）热入心包，出现神昏、谵语等症时，报告医生，及时处理。

（3）邪陷正脱、体温骤降、汗出肢冷、面色苍白时，报告医生，配合处理。

（4）邪热内陷、津气枯竭、皮肤等部位出现斑疹或瘀斑连成大片、色紫时，立即报告医生，配合处理。

3. 临证施护

（1）高热多汗时，或遵医嘱用鲜芦根煎水代茶饮。

（2）痰热壅肺、咳痰不爽者，遵医嘱给予雾化吸入，以稀释痰液，必要时吸痰。

（3）大便秘结时，遵医嘱服用清热通便的中药，或给予番泻叶泡水代茶饮。必要时以淡盐水灌肠。

（4）高热不退无汗者，可物理降温或遵医嘱针刺。

（5）呼吸困难、紫绀者遵医嘱给予吸氧。

（三）健康指导与康复

（1）起居有常、劳逸适度、饮食有节。加强锻炼以增强体质。

（2）注意四时天气变化，随时增减衣服，避免受凉。

（3）流感流行期间减少去公共场所的次数，服用预防药物。

（4）避免对呼吸道的不良刺激，鼓励患者戒烟。

五、感冒护理

感冒是因外感风邪客于肺卫所致，以鼻塞、流涕、咳嗽、恶寒、发热、头身疼痛不适等为主要临床表现。病位在肺卫。上呼吸道感染可参照本病护理。本病一年四季均可发生，但以冬春季节多见。

（一）身心评估

（1）评估患者体温、寒热、汗出情况，有无咳嗽、咳痰，心理-社会支持系统情况。

（2）辨证：风寒束表证、风热犯表证、暑湿袭表证、气虚感冒证、阴虚感冒证。

（二）护理措施

按中医科一般护理常规护理。

1. 一般护理

（1）重症感冒者宜卧床休息，热退后可适当下床活动。

（2）若汗出热退者，宜用温热毛巾或干毛巾擦身，更换衣服，避免受凉。

（3）饮食宜清淡，富含营养，忌油腻之品。鼓励患者多饮热水。

2. 病情观察

（1）密切观察患者体温、寒热、汗出、咳嗽、咳痰、痰色、舌脉及服解表药后的体温、汗出情况。

（2）严密观察患者心律、心率、脉象等变化，如出现心悸、胸闷等先兆时，应及时报告医生。

(3) 观察患者头痛的部位、性质及程度。

3. 临证施护

(1) 风寒感冒、发热无汗,遵医嘱针刺。

(2) 鼻塞流涕者,可用热毛巾敷鼻额部或按摩迎香穴。

(3) 风热感冒口渴者,可给予温开水或清凉饮料或遵医嘱给予鲜芦根煎汤代茶饮。

(4) 便秘者,遵医嘱服用中药或中药泡水代茶饮。

(5) 暑湿感冒、头身疼痛者,遵医嘱针刺或采用刮痧疗法。

(6) 体虚感冒者,遵医嘱艾灸。

(三) 健康指导与康复

(1) 起居有常,饮食有节,加强锻炼及增强体质。

(2) 自我穴位按摩,坚持每日用凉水洗脸,预防感冒。

(3) 注意四时天气变化,天暑地热之时,切忌坐卧湿地,汗出勿当风。

六、眩晕护理

眩晕是因风阳上扰、痰瘀内阻,使脑窍失养、脑髓不充所致,以头晕目眩、视物旋转为主要临床表现。病位在肝、脾、肾。内耳性眩晕、颈椎病、椎基底动脉供血不足等可参照本病护理。

(一) 身心评估

(1) 评估眩晕发作的时间、程度、诱因、伴发症状、自理能力、心理-社会支持系统情况。

(2) 辨证:风阳上扰证、痰浊上蒙证、气血亏虚证、肝肾阴虚证。

(二) 护理措施

按中医科一般护理常规护理。

1. 一般护理

(1) 眩晕发作时,应卧床休息,闭目养神,保持心情舒畅,情绪稳定。

(2) 改变体位时动作要缓慢,避免过度做旋转、深低头的动作。避免晃动。

(3) 眩晕伴有恶心、呕吐、出冷汗、头痛、肢体麻木、语言不利、心悸、全身乏力时,应及时报告医生。

(4) 饮食宜清淡、低脂、低盐。肝阳风动而致眩晕时,饮食宜清淡,宜食海带、山楂、萝卜、瓜果蔬菜等。气血亏虚而致眩晕者,饮食宜进补,以富含营养、易于消化的食物为佳。

(5) 情志护理上则保持心情舒畅、情绪稳定。须介绍有关疾病的预防知识及相关治疗的成功经验,以增强患者信心。

2. 病情观察

(1) 观察眩晕发作的时间、程度、性质、伴随症状、诱发因素以及血压、脉象的变化。

(2) 严密观察病情变化,定时监测血压,若出现血压升高、头晕加重、头痛、肢体麻木、言语不利等症状时,应及时报告医生。

（3）中药汤剂宜温服。眩晕伴呕吐者中药宜冷服，或姜汁滴舌后服用，并观察用药效果。

3. 临证施护

（1）眩晕而昏仆不醒人事，应急按人中穴，并立即报告医生，积极抢救。

（2）眩晕伴恶心、呕吐者，遵医嘱针刺或用梅花针叩刺穴位。

（三）健康指导与康复

（1）保持病室安静，避免噪音和强光刺激。外出时佩戴变色眼镜。

（2）注意劳逸结合，避免发作诱因。切忌过度劳累。

（3）保持心情舒畅、乐观。

（4）加强体育锻炼，增强体质。

（5）不宜从事高空作业，有高血压病史者要坚持服药，定期测血压。

七、胃脘痛护理

胃脘痛因胃气郁滞、气血不畅所致。以上腹部近心窝处经常发生疼痛为主要临床表现。病位在胃，涉及肝、脾。急慢性胃炎、胃与十二指肠溃疡可参照本病护理。

（一）身心评估

（1）评估腹痛的部位、性质、时间、程度、疼痛有无规律性及与饮食的关系。

（2）评估患者饮食、生活习惯及既往病史。

（3）评估患者心理-社会支持系统情况。

（4）辨证：寒邪客胃证、饮食停滞证、肝气犯胃证、肝胃郁热证、瘀血停胃证、胃阴亏虚证、脾胃虚寒证。

（二）护理措施

按中医科一般护理常规护理。

1. 一般护理

（1）患者取半卧位或屈膝仰卧位，以缓解胃部疼痛，采用音乐疗法，转移患者的注意力。

（2）保持病室安静、清洁、整齐，避免强光刺激等。

（3）饮食以软、烂、热、易消化、富含营养、少量多餐为原则。注意饮食卫生，切忌暴饮暴食。

（4）情志护理上则注意避免精神紧张，可用转移注意力、做深呼吸等方法，以利于缓解疼痛。

2. 病情观察

（1）密切观察胃痛的部位、性质、程度及诱发因素，结合病史，分清虚证、实证，属寒、属热，未明原因前，勿随便使用止痛剂。

（2）密切观察患者生命体征的变化，如血压、脉搏、出汗等情况，如面色苍白、汗出肢冷、血压下降、脉搏细数，要立即报告医生，做好输液、输血、止血、升压等抢救准备工作。

3. 临证施护

（1）食滞胃痛者，暂时禁食；缓解后逐渐给予流质或半流质饮食。

（2）胃痛发作可遵医嘱用针刺止痛。

（3）虚寒性胃痛者，遵医嘱热敷或药熨胃脘部，或艾灸，或贴敷中药膏。

（4）呕血、黑便者，按血证护理常规护理。

（三）健康指导与康复

（1）给患者讲解引起胃痛的常见原因，帮助患者寻找并及时祛除发病因素，从而有效预防胃痛的发作，并控制病情的发展。

（2）注意保暖、休息，避免劳累。

（3）指导患者养成良好的饮食卫生习惯，合理、有规律地进食。

（4）调节患者的情志，保持良好的心态，正确地对待疾病。鼓励患者适当地参加有益的集体活动。

（5）教给患者指压止痛的方法，胃痛发作时，可指压内关、足三里等穴位以减轻疼痛。

（6）胃痛日久反复发作，尤其是中、老年患者，应定期检查，以防癌变。

八、不寐护理

因脏腑机能紊乱，气血亏虚，阴阳失调所致，以不能获得正常睡眠为主要临床表现。病位在心。失眠症可参照本病护理。

（一）身心评估

（1）评估患者睡眠史及产生睡眠障碍的原因。

（2）评估患者心理-社会支持系统情况。

（3）辨证：心虚胆怯证、心脾两虚证、阴虚火旺证、肝郁化火证、痰热内扰证。

（二）护理措施

按中医科一般护理常规护理。

1. 一般护理

（1）心理护理：安慰、关心患者，了解患者工作、生活环境，使之心情平静后能安然入寐。

（2）活动指导：每日睡眠前做放松气功，在病情允可的情况下可睡前散步，做头部按摩或穴位按摩。

（3）饮食：晚餐不宜过饱，宜进清淡、易消化的食物。

2. 病情观察

（1）观察不寐的轻重、诱发因素和伴随症状，是否与环境影响、卧具不适、心绪不宁、气血亏虚、阴阳失调等有关。

（2）观察患者睡眠状态，询问是否有其他身体疾患。

3. 临证施护

（1）睡前用热水泡脚，或热水浴。

（2）心脾两虚者，睡前按摩背部夹脊穴。

（3）心气虚弱者,予酸枣仁粉睡前冲服,或遵医嘱指导患者用安神补心类药物。

（三）健康指导与康复

（1）环境:环境宜清洁、空气新鲜,避免强光、噪音刺激。

（2）饮食指导:饮食宜进清淡、易消化食物。气血不足者,需适当进补,如红枣莲子粥等。阴虚火旺者每晚睡前需饮一杯牛奶,宜进补阴作用食品,忌辛辣动火食品。

（3）其他治疗方法:指导患者坚持使用促进睡眠的各种方法,树立信心。可采用诱导方法,如数数字、听催眠曲等。

第二节　中医科常见疾病症状护理常规

一、高热护理

因外感六淫、疫疠之毒及饮食不洁等所致。以体温升高到39 ℃以上为主要临床表现。病位在表或在里。急性感染性发热和非感染性发热可参照本病护理。

（一）身心评估

（1）评估患者生命体征变化。

（2）评估伴随症状及生活自理能力。

（3）评估患者心理-社会支持系统情况。

（4）辨证:表热证、半表半里证、里热证。

（二）护理措施

1. 一般护理

（1）按中医内科急症一般护理常规护理。

（2）高热期间应卧床休息。

（3）烦躁不安者,应实施保护性措施。

（4）对于时行疫疠引发的高热,按呼吸道传染病隔离。

（5）持续高热不退或汗出较多者应避风,及时更换衣被,用温水擦身,定时变换体位。

2. 病情观察

（1）是否出现体温骤降、大汗淋漓、面色苍白、四肢厥冷、烦躁不安等情况。

（2）是否出现神昏谵语、肢体抽搐等情况。

（3）是否出现吐血、咯血、衄血、便血、溺血等情况。

（4）是否出现高热不退、大吐、大泻等情况。

（5）是否出现高热、喘促、不能平卧等情况。

3. 给药护理

汤剂一般温服,高热有汗烦渴者可凉服。服解表药后,宜少量饮温热开水或热粥,以助汗出。

4. 饮食护理

(1) 饮食宜清淡、细软、易消化,宜食高热量、高蛋白、高维生素食物。多吃蔬菜、水果,忌食煎炸、油腻食品。

(2) 外感高热,宜进热汤,多饮温开水以助汗出。

(3) 鼓励患者多饮水及果汁饮料,亦可选用芦根汤、淡盐水等以养阴增液。

5. 情志护理

内伤发热多病程长,患者常有烦躁、焦虑等情绪改变,应安慰患者树立信心,提高对自身疾病的认识,积极配合治疗。

6. 临证施护

(1) 发热恶寒重、头痛、四肢酸痛、无汗者,遵医嘱给予背部刮痧,以助退热。

(2) 壮热者,遵医嘱用物理降温、药物降温或针刺降温。

(三)健康指导与康复

(1) 保持心情舒畅,怡养情操,利于康复。

(2) 注意病愈初期的休养,避免过劳,适当活动。注意保暖,慎风寒,以免复感外邪。

(3) 饮食宜清淡、少油腻、易消化。多食蔬菜、水果,忌食辛辣、油腻之物,忌烟、酒。

(4) 根据自身条件进行适当的体育锻炼,以增强机体抗病能力。

(5) 积极治疗原发病。

(6) 坚持遵医嘱服药、治疗,定期到门诊复查。

二、咳嗽护理

因邪客肺系,肺失宣肃,肺气不清所致。以咳嗽、咳痰为主要临床表现。病位在肺,涉及脾、肾。呼吸道感染、急性及慢性支气管炎、肺炎、支气管扩张、肺结核、肺脓肿等可参照本病护理。

(一)身心评估

(1) 评估咳嗽的声音、时间、性质及伴随症状。

(2) 评估咳痰的性状、颜色和气味。

(3) 评估患者心理-社会支持系统情况。

(4) 辨证:风寒束肺证、风热犯肺证、燥邪伤肺证、痰热壅肺证、肝火犯肺证、痰湿蕴肺证、肺阴亏虚证、肺气亏虚证。

(二)护理措施

1. 一般护理

(1) 按中医内科一般护理常规护理。

(2) 咳嗽严重者卧床休息,痰多者取侧卧位,经常变换体位,将痰排出,必要时协助翻身拍背。

2. 病情观察

（1）注意观察咳嗽声音、时间、性质、节律和咳出痰的性状、颜色、气味等特征，以及有无恶寒发热、紫绀、汗出等伴随症状。

（2）胸痛气促、久咳、痰中带血，立即报告医生，配合处理。

（3）痰呈黄绿色脓性痰，或大咯血时，立即报告医生，配合处理。

（4）年老久病，痰不易咯出，出现体温骤降、汗出、尿少、头昏、心悸、嗜睡、四肢不温等脱证时，立即报告医生，配合处理。

3. 给药护理

（1）中药汤剂一般宜温服。

（2）风寒、阳虚者中药宜热服，服药后加盖衣被，以助微微出汗。

4. 饮食护理

（1）饮食宜清淡、易消化、富营养，忌肥甘、油腻、煎炸、辛辣刺激性饮食，禁烟、酒。

（2）风热、燥邪犯肺咳嗽宜食清热润肺化痰之品。

（3）肺肾阴虚咳嗽宜食生津、润肺、止咳之品。

5. 情志护理

强调对患者情志的疏导，避免其郁结难疏，影响脏腑运转。教会患者学会自我调节情绪，尤其注意保持精神愉快，对久咳不愈和肝火犯肺咳嗽的患者，做好情志调护，避免情绪波动，加重咳嗽程度。

6. 临证施护

（1）风寒束肺咳甚者，遵医嘱给予背部拔火罐或镇咳药。

（2）风热、燥邪犯肺咳嗽，干咳少痰，黏稠难咳，遵医嘱用中药雾化吸入。

（三）健康指导与康复

（1）采用中医运动方式达到每日锻炼效果，例如八段锦、太极拳等。

（2）鼓励患者适当户外活动，平时注意身体锻炼，以增强体质，改善肺功能。

（3）注意四时气候的变化，随时增减衣服，注意冷暖，预防感冒。

三、痛证护理

因外感六淫之邪、内伤七情、饮食不节或遭受某些伤害等因素，或脏腑气机不畅、气滞血瘀所致。以出现某一部位不同程度的疼痛为主要临床表现。头痛、心痛、胁痛、腹痛等，可参照本病护理。

（一）身心评估

（1）评估疼痛部位、性质、程度、发作时间及诱因。

（2）评估呕吐物、二便等伴随症状。

（3）评估患者疼痛承受能力。

（4）评估患者心理-社会支持系统情况。

（5）辨证：头痛、胸痹（心痛）、胁痛、急腹痛。

（二）护理措施

1. 一般护理

（1）按中医内科急症一般护理常规护理。

（2）伴有发热、出血时，绝对卧床休息。

（3）疼痛未明确诊断时，尤其是腹痛者，禁用镇痛剂。

2. 病情观察

（1）观察疼痛部位、性质、程度、发作时间、面色、生命体征等。

（2）观察呕吐物、二便及伴随症状。

（3）给药护理：汤药一般宜温服。

3. 饮食护理

（1）饮食宜清淡、富含营养。

（2）热证忌辛辣饮食，忌烟、酒；头痛、胸痹（心痛）、胁痛等忌油腻饮食；急性腹痛诊断未明确时应暂禁食。

4. 情志护理

（1）稳定患者的情绪，解除思想顾虑、配合治疗。

（2）多与患者交流，取得患者的信任，安心养病。

（三）分症护理

1. 头痛

因风寒温热等邪外侵、风阳火毒上扰、痰浊瘀血阻滞，致经气不利、气血逆乱，或气血营精亏虚、清阳不升、脑神失养等所致。以患者自觉头部疼痛为主要临床表现。病位在经络、气血及脑髓。脑血管意外、颅内占位性病变、血管神经性头痛、三叉神经痛等，可参照本病护理。

（1）观察头痛部位、性质、程度、头痛发作时间及有无伴随症状。

（2）观察患者瞳孔、体温、二便、舌脉。

（3）头痛加重，出现口眼歪斜、瞳孔大小不等、肢体麻木震颤时，立即报告医生，配合处理。

（4）饮食护理：以清淡、利湿、易消化为原则，勿过饱，忌食肥腻、黏滑及烟酒刺激之品。

（5）临证施护：

① 头痛剧烈时，遵医嘱给予针刺止痛。同时予以刮痧法刮拭印堂、神庭、百会、四神聪、头维、太阳、风池、行间、复溜。

② 高热性头痛可用冷毛巾敷前额部。

③ 出现壮热、项背强直喷射性呕吐、抽搐时，立即报告医生，并配合抢救。

④ 伴有恶心、呕吐者，遵医嘱给予针刺。

2. 胸痹（心痛）

因邪痹心络气血不畅所致，以心胸部位呈现发作性憋闷、疼痛，甚则心痛彻背、短气喘息不得卧等为主要临床表现。病位在心、血脉。冠心病、心绞痛、心肌梗死等，可参照本病护理。

（1）遵医嘱安置患者在CCU，卧床休息采取止痛措施。

（2）观察患者病情，做好护理记录：

① 密切观察疼痛的性质、部位及生命体征等变化。

② 心痛剧烈、面色苍白、四肢厥冷、表情淡漠者，立刻报告医生，配合处理。

③ 咳嗽、气喘、心律失常者，立即报告医生，配合处理。

④ 保持大便通畅，多食蔬菜和水果。大便秘结者，遵医嘱给予中药灌肠或用中药煎水代茶饮。

（3）饮食护理：

① 饮食宜清淡、细软，多食水果、蔬菜。

② 不宜过饱或过咸，忌食生冷、油腻之物，禁烟、酒。

③ 多食杂粮、粗粮。

（4）情志护理：消除患者的紧张、恐惧、不安等心理，保持心情平静，安心治疗。

（5）临证施护：

① 心脏骤停者，立刻心肺复苏。

② 心痛发作者，遵医嘱给予急救药物，如速效救心丸、硝酸甘油片舌下含服或遵医嘱针刺止痛。

③ 寒凝心脉者，宜保暖，中药热服。

3. 胁痛

常因饮食失调、情志不遂所致，以一侧或两侧胁肋部位疼痛为主要临床表现。病位在肝、胆、经络。肋间神经痛、胸膜炎、肝炎、胆囊炎、胆石症、胆道蛔虫症等，可参照本病护理。

（1）卧床休息，病情缓解后可逐渐恢复正常活动。

（2）观察病情，做好护理记录：

① 疼痛部位、性质与咳嗽、饮食的关系。

② 伴有上腹部及肩背痛、呕吐、黄疸、寒战、发热等症状，应立即报告医生。

（3）饮食宜清淡，多食清热利湿的蔬菜、水果，忌油腻、辛辣、酒浆之品。

（4）临证施护：

① 高热者给予物理降温。

② 疼痛重者遵医嘱取中药熨胁痛区。

③ 呕吐者遵医嘱针刺或穴位注射药物止呕。

4. 腹痛

因六淫外感，内外损伤，火、食、石类痹阻，气滞血瘀或气血亏虚等所致，以腹部疼痛为主要临床表现。病位在大肠、小肠、胞宫、膀胱。胰腺炎、阑尾炎、消化道肿瘤、肠梗阻或肠寄生虫等引起的腹痛，可参照本病护理。

（1）按外科一般护理常规护理。

（2）观察腹痛性质、部位及伴随症状，发现异常，立即报告医生，并配合处理。

（3）急性腹痛未明确诊断时暂禁食，禁用镇痛剂。

（4）临证施护：

① 虚寒型腹痛，注意保暖避寒，腹部用腹带或置热水袋，忌生冷饮食。

② 腹痛剧烈者，遵医嘱针刺、艾灸或中药热熨腹部止痛。

③ 腹胀痛者，遵医嘱采用耳穴埋籽或肛管排气。

④ 腹痛伴大便秘结者，遵医嘱保留灌肠或中药泡水代茶饮。

（四）健康指导与康复

（1）保持乐观情绪、心情舒畅，防止七情内伤。

（2）注意气候冷暖之变化，避免六淫外袭。生活起居有规律，保证充足睡眠。

（3）饮食以营养、易消化、无刺激为宜，禁烟，忌辛辣、油腻食物及酒、浓茶等。

（4）多食新鲜蔬菜、水果、豆制品等。肥胖者，适当减少食量；高脂者，减少动物脂肪及含胆固醇丰富的饮食，养成定时排便习惯，防止便秘。

（5）坚持体育锻炼，增强体质。

（6）早期发现，早期诊治。

四、急性出血护理

因脏络受伤、血溢脉外所致，以血液不循常道，上溢于口外诸窍，下出于二阴或渗出肌肤为主要临床表现。临床常见咯血、吐血、便血、尿血等。消化道、呼吸道、血液病等出血，可参照本病护理。

（一）身心评估

（1）评估出血部位、方式、量、颜色、性质及伴随症状。

（2）评估患者有无不良生活习惯，有无机械损伤消化道、泌尿道、皮肤等情况。

（3）评估患者生活自理能力及心理-社会支持系统情况。

（4）评估患者饮食习惯、卫生习惯、发病经过、病程长短。

（5）辨证：咯血、吐血、鼻衄、便血、尿血。

（二）护理措施

1. 一般护理

（1）按中医内科急症一般护理常规护理。

（2）根据患者出血原因和出血量分别安置于抢救室或观察室，避免不必要的搬动和检查，并保持适宜体位。

（3）迅速建立有效的静脉通路，为及时输血、输液做好准备。

（4）定时测量血压、体温、脉搏、呼吸。

（5）做好口腔护理，每日用盐水或遵医嘱给予中药液口腔护理。

2. 病情观察

（1）观察出血部位、色、质、量及出血诱因和时间。

（2）注意患者神志、面色、唇甲、舌脉及汗出等情况。

（3）观察患者生命体征的变化，如出现面色苍白、大汗淋漓、血压下降时，立即报告医生，并配合抢救。

3. 给药护理

（1）按医嘱准确给药。

（2）中药汤剂温服，服药后观察效果及反应。

（3）凡中西药同用者，间隔服用，以利观察。

4. 饮食护理

（1）饮食宜清淡富含营养、易消化,忌辛辣、煎炸食物,禁烟、酒。

（2）呕血者暂时禁食。

（3）实热证者,可给予清热、凉血、止血的蔬菜和水果。

（4）虚证者,饮食应温热,但出血期仍不宜过热,食物取平性为好,血止后再补益。

5. 情志护理

安慰患者,消除其恐惧和焦虑情绪,使其积极配合治疗与护理。

（三）分症护理

1. 咯血

咯血是肺络受伤、血溢脉外所致,以咳嗽、咯血或痰中带血为主要临床表现。病位在肺。支气管扩张、肺结核、肺脓肿、肺癌以及二尖瓣狭窄、肺梗死等引起的咯血,可参照本病护理。

（1）卧床休息,尽量少翻身、少语。

（2）大量咯血者应取头低脚高位,头偏向侧,保持呼吸道通畅,防止血凝阻塞气管而窒息。

（3）嘱患者不要用力吸气、屏气、剧咳,如喉间有痰,应鼓励患者轻轻咳出。

（4）病情观察,做好护理记录:

① 观察咯血的色、质、量以及伴随症状,有无胸痛、咳嗽等情况。

② 如见面色苍白、汗出肢冷、气短神倦等症状,立即报告医生,并配合抢救。

（5）饮食护理:服用汤药时,宜偏凉服,同时可食用梨、甘蔗等润肺之品。

（6）遵医嘱做好支气管镜术前准备。

（7）临证施护:

① 外邪袭肺所致咯血兼口鼻干燥者,可遵医嘱中药煎水代茶饮。

② 肝火犯肺、咯血量多者,随时观察生命体征,做好抢救准备。

③ 脾肺虚衰所致咯血者,多食补气养血食物。

④ 咯血时可遵医嘱给予针刺止血。

2. 吐血

吐血系胃络受伤、络伤血溢所至,以血从口中呕吐而出,色红或紫黯,以夹有食物残渣为主要临床表现。病位在脾、胃。上消化道出血或血液病、尿毒症引起吐血等可参照本病护理。

（1）吐血期间绝对卧床休息,头偏向一侧,防止血液流入气道,病情稳定后可以适当活动。

（2）病情观察,做好护理记录:

① 严密注意吐血量、质、色、味以及大便性质及颜色,观察有无腹痛、心悸、出冷汗等情况。

② 若见面色苍白、气息短促、出冷汗、四肢厥冷等症状,应立即报告医生,并配合抢救。

（3）饮食护理:大量吐血者暂禁食。血止后宜给流质或半流质饮食,忌食辛辣、煎炸等动火之品;恢复期应多食蔬菜、水果等清淡而富有营养的食物。

（4）给药护理:

① 服药期间,饮食不宜过凉,可配合健脾开胃之药膳,以调理脾胃,提高药效。

② 胃火炽盛所致吐血,服药时宜凉服。

(5) 临证施护:

① 肝火犯胃之呕血多见暴吐如涌,遵医嘱采用三腔管压迫止血,并做好三腔管护理。

② 吐血后用盐水漱口,保持口腔清洁。

3. 衄血

鼻衄是由肺热上蒸迫血妄行或燥气外袭所致,以鼻腔出血为主要临床表现;齿衄是因脏腑虚损、邪犯牙床所致,以血从齿龈而出为主要临床表现。病位在鼻、齿,涉及肺、胃、肝。某些急性传染病、血液系统疾病、肝脏疾病、尿毒症等引起鼻出血和齿龈出血者,可参照本病护理。

(1) 鼻腔大量出血者应取坐位,头部仰起。鼻部置冷毛巾或冰袋,向鼻中隔方向压迫鼻翼止血,血不止者遵医嘱用干棉球蘸云南白药或吸收性明胶海绵或三七粉纱条等填塞鼻腔,压迫止血;仍不止者,请耳鼻喉科医生诊治。

(2) 齿衄者,每日可用中药液漱口。遵医嘱如取中药五倍粉加白糖调成糊状涂擦或用棉球压迫止血。

(3) 指导患者平时注意口腔、鼻腔卫生,纠正挖鼻孔、剔牙缝等不良习惯。

(4) 病情观察,做好护理记录:

① 观察出血部位、色、质、量及全身情况。

② 若见面色苍白、气息短促、出冷汗、四肢厥冷时,应立即报告医生,并配合抢救。

(5) 饮食护理:注意饮食调理,食用能帮助止血的食物。忌食辛辣刺激及肥甘厚腻之物,禁烟、酒,防止动火生热。

(6) 临证施护:

① 胃热雍盛者,中药宜偏凉服,多饮清凉饮料,如橘子汁、西瓜汁等。

② 肺经热盛者,室内空气应湿润,避免燥热而加重鼻衄。

③ 肝火上逆、阴虚火旺者,易致心烦恼怒,应劝其克服急躁情绪,以免加重病情。

④ 脾不摄血所致衄血者,嘱注意休息,避免劳累,多食补益气血之品。

4. 便血

便血因胃、肠络脉受损,以血随大便而下,在大便前后下血,或大便呈柏油样为主要临床表现。病位在脾、胃、大肠。消化道出血、某些血液病、急性传染病、寄生虫病等凡见大便带血者,可参照本病护理。

(1) 血量多者,应卧床休息,切忌下床排便,注意排便时勿用力,以免增加腹压损伤血络。

(2) 保持大便通畅,做好肛门及周围皮肤的护理。

(3) 病情观察,做好护理记录:

① 观察便血的色、量、质,以判断出血的部位及全身情况。并准确记录,必要时可保留标本送检。

② 如出现柏油样大便、血压下降、面色苍白、呼吸急促、脉细微而数、头晕、心慌、汗出、面色苍白、四肢厥冷时,应及时报告医生,并配合抢救。

③ 如痔疮、肛裂出血,可按有关护理常规护理。

(4) 给药护理:

① 药物宜温偏凉服。

② 服药期间，饮食不宜过凉，可配合健脾开胃之药膳，以调理脾胃。

（5）饮食护理：饮食宜清淡、易消化，忌辛辣、煎炸等食物及烟、酒。

（6）临证施护：

① 口渴者遵医嘱，以中药煎水代茶饮。

② 大便干燥者遵医嘱，给予润肠通便中药。

5. 尿血

因湿热下注、阴虚火旺、疫毒或药毒伤肾所致，以小便中混有血液或夹有血块而出为主要临床表现。病位在肾与膀胱。泌尿系统疾病以及全身出血性疾病等出现的血尿，可参照本病护理。

（1）严重血尿者，宜卧床休息。

（2）遵医嘱做尿细菌培养、尿三杯试验，以了解出血病因。

（3）病情观察，做好护理记录：

① 观察尿血的色、质、量、有无血块以及尿频、尿痛、恶寒、发热、腰腹疼痛等情况。

② 观察患者生命体征、神志、面色、汗出、舌脉等情况。

③ 如见面色少华、汗出肢冷、气短息微、脉沉细弱时，立即报告医生，并配合抢救。

④ 如出现无痛性血尿时，也应报告医生。

（4）饮食护理：

① 饮食宜清淡，多吃新鲜水果，忌食膏粱厚味之品。

② 肾阳虚者，可适当给以温补食物。阴虚火旺，忌食肥腻香辣动火之品。

（5）临证施护：

① 口渴、心烦、尿频、尿急、尿痛者，宜多饮温开水。

② 肢寒腹痛者，可以将炒热的盐用布包裹，敷下腹部，或遵医嘱给予针刺止痛。

（四）健康指导与康复

（1）向患者讲解尿血的诱发原因，以防复发。保持乐观情绪，避免情志过激。

（2）生活起居有常，注意休息，避免过劳。

（3）养成良好的饮食习惯，平素饮食宜清淡，多食新鲜水果、蔬菜，进食有规律，勿暴饮暴食。忌食辛辣生冷刺激之品，戒烟、酒。

（4）指导患者自行观察二便情况，有异常及时就医。

（5）注意个人卫生，保持外阴清洁。

（6）避免外感邪气以耗伤正气，随季节气候变化及时增减衣被。

五、呕吐护理

因胃失和降、胃气上逆所致，以胃内容物从口吐出为主要临床表现。病位在胃，涉及肝、脾。急性胃炎、幽门或贲门痉挛、胆囊炎、肝炎、胰腺炎等出现呕吐时，可参照本病护理。

（一）身心评估

（1）注意呕吐物内容、颜色、气味、次数和时间。

（2）评估患者饮食、生活习惯。

（3）评估患者心理-社会支持系统情况。

（4）辨证：寒邪犯胃证、食滞胃肠证、痰饮停胃证、肝气犯胃证、脾胃虚寒证、胃阴亏虚证。

（二）护理措施

1. 一般护理

（1）按中医内科一般护理常规护理。

（2）呕吐严重者，卧床休息，不宜过多翻身，吐后不宜立即进食。

（3）呕吐时宜取侧卧位，轻拍其背，吐后用温水漱口。对卧床不起或神志不清者，可将头偏向一侧，以免呕吐物呛入气道而窒息。

（4）必要时将呕吐物留样送检。

2. 病情观察

（1）注意和记录呕吐物内容、颜色、气味、次数和时间。

（2）呕吐剧烈、量多，伴皮肤干瘪、眼眶下陷、舌质光红时，报告医生，并配合处理。

（3）呕吐呈喷射状，伴剧烈头痛、颈项强直、神志不清时，立即报告医生，并配合处理。

（4）呕吐物中带咖啡样物或鲜血时，立即报告医生，并配合处理。

（5）呕吐频繁，不断加重或呕吐物腥臭，伴有腹胀痛、拒按、无大便及矢气时，报告医生，配合。

（6）呕吐频作、头昏头痛、烦躁不安、嗜睡、呼吸深大时，立即报告医生，并配合处理。

3. 给药护理

中药汤剂宜小量渐进热服。

4. 饮食护理

（1）进食时保持心情舒畅，宜少食多餐。

（2）肝气犯胃者，可给予理气降气食物。

（3）食积者应节食。

（4）虚寒性呕吐宜温热性饮食，忌生冷不洁和肥甘厚味之品，尤忌甜食。

5. 情志护理

消除患者恐惧、紧张心理，肝气犯胃者，保持心情舒畅。

6. 临证施护

（1）寒邪犯胃，可用鲜生姜煎汤加红糖适量热服。

（2）食滞肠胃，欲吐不得吐者，可先饮用温盐水，后用压舌板探吐。

（3）肝气犯胃，稳定患者情绪，遵医嘱针刺。

（4）脾胃虚寒者，胃脘部要保暖、热敷或遵医嘱隔姜灸或按摩胃脘部。

（5）胃阴亏虚者遵医嘱给予中药泡水代茶饮。

（三）健康指导与康复

（1）注意生活起居，避免受寒或过于劳累。

（2）讲究饮食卫生，做到饮食有节。

（3）饮食一般宜软、易消化，切忌过饱。

六、便秘护理

因气阴不足或燥热内结、腑气不畅所致,以排便间隔时间延长、大便干结难解为主要临床表现。病位在大肠。各种疾病引起的便秘均可参照本病护理。

(一)身心评估

(1)观察排便间隔时间、大便性状、便后有无出血。
(2)评估患者既往饮食习惯。
(3)评估患者心理-社会支持系统情况。
(4)辨证:肠道实热证、肠道气滞证、脾虚气弱证、脾肾阳虚证、阴虚肠燥证。

(二)护理措施

1. 一般护理
(1)按中医内科一般护理常规护理。
(2)鼓励并指导患者根据病情做适当腹肌锻炼,有利于促进肠蠕动。
(3)指导患者进行通便的腹部按摩、刮痧或耳穴贴压。

2. 病情观察
观察排便间隔时间、大便形状、便后有无出血、腹部有无硬块、有无腹痛等情况。

3. 给药护理
中药汤剂应在清晨或睡前服用,观察服药后的效果及反应。

4. 饮食护理
(1)饮食宜富含粗纤维,多饮水,忌食辛辣、煎炸食物,勿过食生冷。
(2)脾气虚弱者,可食用山药粥、黄芪粥、人参茶等;脾肾阳虚多食核桃仁、肉苁蓉粥;阴虚肠燥多食用百合蜂蜜水、栀子粥、山药粥等。
(3)肠道实热、肠道气滞者,可每日晨饮冷开水 1 杯,多吃白萝卜、柑橘、佛手等调气之品。

5. 情志护理
便秘患者常有焦虑烦躁心理,要多给予心理疏导,消除疑虑,保持乐观情绪,积极配合治疗。

6. 临证施护
(1)实秘者,遵医嘱给予中药泡水代茶饮。
(2)虚秘者,注意防寒保暖,可予热敷、热熨。
(3)因肛肠疾病而致便秘者,遵医嘱便后可用中药熏洗。

(三)健康指导与康复

(1)指导患者正确选择食谱,改变既往不良饮食习惯。
(2)养成定时排便的习惯,即使无便意,也坚持定时蹲厕。
(3)便秘时切忌滥用泻药。
(4)适当运动,避免久坐、久卧。

七、泄泻护理

因感受外邪,或饮食内伤,使脾失健运,传导失司所致,以大便次数增多,便稀溏或如水样为主要临床表现。病位在大、小肠,涉及脾胃。急慢性肠炎、肠结核、肠功能紊乱等可参照本病护理。

(一)身心评估

(1) 注意大便的量、色、质、气味及次数,有无传染性。

(2) 评估患者饮食习惯和生活习惯。

(3) 评估患者心理-社会支持系统情况。

(4) 辨证:寒湿困脾证、肠道湿热证、食滞胃肠证、肝气郁滞证、脾气亏虚证、肾阳亏虚证。

(二)护理措施

1. 一般护理

(1) 按中医内科一般护理常规护理。

(2) 急性泄泻者,应卧床休息。

(3) 具有传染性者,执行消化道隔离。

(4) 长期卧床者,应定时翻身,泄泻后清洁肛门。

(5) 遵医嘱及时、准确地留取大便标本送检。

2. 病情观察

(1) 注意大便的量、色、质、气味及次数,有无里急后重等情况。

(2) 观察体温、脉搏、舌苔、口渴、饮水、尿量和皮肤弹性等变化。

(3) 泄泻严重、眼窝凹陷、口干舌燥、皮肤干枯无弹性、腹胀无力时,立即报告医生,并配合处理。

(4) 如有呼吸深长、烦躁不安、精神恍惚、四肢厥冷、尿少或无尿时,立即报告医生,并配合处理。

3. 给药护理

中药汤剂趁热服用,服后盖被静卧。

4. 饮食护理

(1) 以清淡、易消化无渣及营养丰富的流质或半流质饮食为宜。忌食油腻、生冷、辛辣等刺激食物。

(2) 肠道湿热者,饮食宜清淡,忌食生热助湿之品。

(3) 食滞胃肠者,暂禁食,待好转后再给予软食。

(4) 脾气亏虚者,以清淡饮食为宜,可食健脾食物。

5. 情志护理

(1) 慢性泄泻患者常有焦虑、恐惧心理,应给予安慰,消除疑虑,保持心情愉快。

(2) 肝气郁滞者,忌恼怒,保持心情舒畅。

6. 临证施护

（1）寒湿困脾、腹痛者，可作腹部热敷或火龙罐施灸大椎、大杼、膏肓、神堂、中脘、天枢、气海、足三里、阴陵泉、脾俞、大肠俞等穴。

（2）肠道湿热、肛门灼热疼痛者，遵医嘱中药熏洗，并及时做好肛门部的护理。

（3）食滞胃肠、腹痛者，遵医嘱给予针刺。

（三）健康指导与康复

（1）注意饮食清洁、有节。

（2）生活有规律，劳逸结合，保持心情舒畅。

（3）指导患者遵医嘱正确服药。

（4）起居有节，保证充足睡眠，注意腹部保暖，根据时节适当增减衣被。

八、心悸护理

心悸为中医病症名，其发病与外感或内伤引起的心失所养或气血亏虚相关，以心跳异常、自觉心悸为主要临床表现。病位在心。神经官能症、心律失常、甲状腺功能亢进等可参照本病护理。

（一）身心评估

（1）评估患者心率、心律情况。

（2）评估患者对疾病的认识程度及生活自理能力。

（3）评估患者心理-社会支持系统情况。

（4）辨证：心虚胆怯证、心脾两虚证、心阳虚弱证、阴虚火旺证、心血瘀阻、水气凌心证。

（二）护理措施

1. 一般护理

（1）按中医内科一般护理常规护理。

（2）重者卧床休息，轻者适当活动。

2. 病情观察

（1）观察患者心律、心率、血压、呼吸神色、汗出等变化。

（2）观察心悸发作与情志、进食、体力活动等关系。

（3）患者出现面色苍白、汗出肢冷、口唇青紫时，立即报告医生，并配合处理。

（4）患者出现脉结代及脉促、心前区出现剧烈疼痛时，立即报告医生，并配合处理。

（5）患者出现呼吸表浅，频率、节律发生改变时，立即报告医生，并配合处理。

3. 给药护理

（1）中药汤剂宜温服，心阳不振者应趁热服用。

（2）观察并记录服药后的效果及反应。

4. 饮食护理

（1）注意营养、水分和钠盐的摄入量，尤其对于水气凌心水肿者，应限制水和钠盐的摄入。

（2）饮食有节制,宜清淡可口,忌食辛辣食物及醇酒、咖啡。

（3）便秘者给予润肠通便之物,多食含纤维素的食物。

5. 情志护理

（1）心悸发作时有恐惧感者,应有人在旁陪伴,并予以心理安慰。

（2）平时多向患者讲解紧张、恐惧、激动、思虑对病情的不良影响。

（3）指导患者掌握自我排解不良情绪的方法,如自慰法、转移法、音乐疗法、谈心释放法等。

6. 临证施护

（1）心阳虚弱、水气凌心、喘促不能平卧者,取半卧位,并给予吸氧。

（2）心血瘀阻、心阳虚弱、脉结代者,应正确测量短绌脉。

（3）心悸时,遵医嘱给予针刺内关、心腧、肺腧和足三里等穴位,结合中医特色穴位贴敷、艾灸、耳穴压豆等特色护理。

（4）水气凌心伴水肿者,做好皮肤护理,避免皮肤损伤。

（三）健康指导与康复

（1）积极治疗原发病,避免诱发因素。

（2）起居有常,避免过劳。开展增进体质的保健锻炼,要适量、适度。

（3）教会患者监测脉搏和听心率的方法。

（4）指导患者正确选择低脂、易消化、清淡、富含营养的饮食,少食多餐。

（5）控制食盐摄入量,少饮浓茶咖啡。

（6）保持大便通畅,切忌排便时因用力过度而发生意外。

（7）使患者了解坚持服药的重要性。

第十章 皮肤科疾病护理常规

第一节 皮肤科一般护理常规

（1）按内科疾病一般护理常规护理。

（2）根据病种、病情安排病室。病室环境清洁、舒适、安静，保持室内空气新鲜；根据病情调节室内温、湿度。

（3）密切观察全身和局部病情变化。注意观察皮损的程度，有无皮疹、瘙痒、红肿、渗液、化脓、糜烂、结痂等情况。

（4）正确使用各种外用制剂，外用药者须经常注意其敷料包扎是否妥善舒适，有无过敏、刺激式呼吸中毒情况，如有不适应及时处理并报告医生。

（5）按医嘱准确给药，选择适宜的用药时间、温度与方法，解释、观察服药后的效果与反应。

（6）给患者外涂药物时，要注意室温，夏季防中暑，冬季防受凉感冒，痂皮应先湿润后再去除。

（7）药浴治疗者，应注意水温，严格掌握药浴时间。对年老或患有各种心血管疾病者，应多加巡视，以防意外。

（8）光敏性皮炎、红斑狼疮、皮肌炎、着色性干皮病、叶蛉病等病须防止日光和紫外线照射，个别敏感者甚至应避免强人工光线的照射。

（9）保持床铺清洁、平整、衣被宜柔软。宜选择深色内衣及床单，患者衣服、床单如有沾污、浸湿，应及时更换。

（10）督促患者定期修剪指甲，并嘱避免搔抓及热水烫洗，避免损伤皮肤引起感染。

（11）严重皮损者，直接接触皮肤的床单、被套等，须经消毒后方可使用；继发感染者，应按烧伤患者护理，床上用品每天更换并灭菌。

（12）注意饮食护理：疱疹样皮炎禁食谷胶食物，过敏性疾病应注意鱼、虾、浓茶、酒、辛辣刺激性食物的影响。禁止使用明确过敏的药物和食物，避免进食鱼虾、蟹、辛辣及刺激性食物。

（13）严格执行消毒隔离制度，做好床单的终末消毒处理，预防交叉感染。对传染性皮肤病应按传染病护理常规护理。

（14）药物性皮炎患者应建立药物禁忌卡，详细告诉其不能使用的药物。

（15）心理护理：多与患者交流，鼓励家人一起对患者进行心理疏导，使其树立战胜疾病的信心。

第二节　皮肤科疾病护理常规

一、大疱性皮肤病护理

大疱性皮肤病是指一组以水疱、大疱为基本损害的皮肤病,如天疱疮、类天疱疮等。这些病的主要原因是自身免疫反应,他们大都是自身免疫性疾病。临床表现:全身泛发大小不等的、充满液体的水疱,水疱周围的皮肤潮红或肿胀,一般有瘙痒,口腔可有破溃,并形成疼痛性溃疡。

(一)身心评估

(1)注意评估患者水疱的大小、形态、部位、分布情况,疱壁的完整性和紧张度。

(2)评估患者的神志、面色及渗液、糜烂、水肿等变化,注意有无皮肤黏膜出血点、巩膜黄染等。

(3)评估患者有无恐惧、紧张、焦虑等不良情绪。

(二)护理措施

(1)保持病室内空气清新,温度、湿度适宜。

(2)急性期应卧床休息。

(3)保持床单位清洁、干燥,为减轻患者痛苦可使用支被架以免被服接触;患者穿着质地柔软的棉质衣物。

(4)皮肤瘙痒时避免搔抓、摩擦,不宜将胶布直接粘贴在皮肤破损处,以免撕破表皮,导致感染发生。

(5)大疱护理:对于大疱患者用一次性注射器将疱液抽吸出来,保持局部皮肤清洁卫生。炉甘石洗剂摇匀后涂抹在皮损处,每日3次,注意保护疮面,避免压迫。

(6)保持口腔清洁,餐前、餐后漱口,做好口、鼻、眼、会阴的护理,预防并发症。

(7)给予高蛋白、高热量、高维生素、低盐低脂饮食,鼓励患者多饮水。

(8)观察用药不良反应。

(9)鼓励患者克服心理障碍,振作精神,配合治疗。

(10)病情监测:患者皮肤破溃时,测量血压及体温时应注意避开皮损。选择激素泵免疫治疗的患者需要监测血压、血糖和血钾,此外还要观察患者是否存在感染、消化道出血及出血性膀胱炎等并发症。

(三)健康指导与康复

(1)指导患者饮食宜清淡、易消化,进食高维生素、高热量、高蛋白、低盐、低脂饮食,避免食用油炸、辛辣等刺激性食物。

(2)交代遵医嘱用药,特别是皮质激素类药物,不得擅自增减药量或停药。

（3）定期门诊随访。

二、带状疱疹护理

带状疱疹是由水痘-带状疱疹病毒感染引起的一种以沿单侧周围神经分布的群集疱疹和以神经痛为特征的病毒性皮肤病。临床特点为群集疱疹、带状分布、单侧性发病、疼痛剧烈。好发于头面部、胸部、腰部、四肢等。

（一）身心评估

（1）注意评估患者皮损形态、部位、性质、程度。
（2）严密观察、评估患者的神志、面色、生命体征等变化。
（3）评估患者心理情况。

（二）护理措施

1．一般护理
（1）保持病室内空气清新，温度、湿度适宜。
（2）积极治疗疱疹，防止破损、溃烂发生。
（3）局部如有破损应及时换药、保护创面不受感染。
（4）清淡饮食，避免食用刺激性食物。

2．对症护理
（1）疼痛护理：
① 同情、安慰患者，使患者感到温暖。
② 分散注意力，年老患者让其家属陪伴。
③ 穿宽大衣裤，防止衣服过小，摩擦患处增加疼痛。气温高时可暴露患处，免去衣服摩擦。
④ 协助患者采取保护性体位以减轻疼痛。
⑤ 遵医嘱应用止痛药及营养神经药。
（2）头面部带状疱疹患者眼部护理：
① 眼部分泌物多时可外用生理盐水冲洗眼部，如有角膜溃疡禁用冲洗，可用棉签擦除分泌物，每日 2—3 次，防止眼睑粘连。
② 角膜、结膜受累时，注意做好眼部护理，嘱患者不宜终日紧闭双眼，应活动眼球，并交替使用抗生素眼药水和抗病毒阿昔洛韦滴眼液滴眼，2 h 滴一次。告知患者滴药后闭眼 1—2 min，以利于药物吸收。
③ 洗脸毛巾要保持清洁，勿让污水溅入眼内。
④ 角膜疱疹有破溃，要防止眼球受压，滴药时动作轻柔。
（3）皮损区护理：皮损仅红斑、丘疹者，可用阿昔洛韦软膏涂抹，有水泡/血泡时，在无菌技术下抽取疱液，保留疱壁，若继发感染，可涂擦红霉素、百多邦软膏，并严密观察患者体温及病情变化，以便及时处理；口周和颌面皮肤疱疹或溃破者，用纱布浸消毒防腐类药水湿敷，可减少渗出，促进炎症消退，待无渗出并结痂后可涂少量阿昔洛韦软膏，口腔黏膜有糜烂溃疡者，可用消毒防腐类药物含漱，如氯己定或西瓜霜等；疱疹累及角膜时，可用氯霉素/金霉

素等眼药反复交替点眼,夜间使用眼药膏。

3. 心理护理

带状疱疹患者会因疼痛的影响而极易出现急躁、恐惧等不良情绪,护士应加强与患者沟通,耐心地疏导、解释,把疾病知识、病情的发展及转归等及时告诉患者,帮助患者认识疾病的症状及发生发展规律,以同情、安慰和鼓励的态度支持患者,增强患者战胜疾病的信心。

(三)健康指导与康复

(1)告知患者须注意休息,加强营养,增强机体抵抗力。

(2)告知患者及家属本病经治愈后可获得较持久的免疫,故一般不会再发,解除其后顾之忧,积极配合治疗。

(3)介绍治疗的效果及皮肤不会出现永久性瘢痕。

(4)告知患者避免接触儿童或未出过水痘或带状疱疹的人群。

三、过敏性紫癜护理

过敏性紫癜是一种系统性毛细血管和细小血管的变态反应性炎症。导致血液外渗至皮下、黏膜下和浆膜下,主要表现为皮肤黏膜淤点、瘀斑、关节酸痛、腹部不适和肾脏损害等改变。本病多见于儿童和青少年,春季发病率较高,发病前有上感症状,或有某种食物、药物服用史。

按内科及本系统疾病一般护理常规护理。

(一)身心评估

(1)注意观察患者紫癜的程度及疼痛的性质、部位、程度。

(2)严密观察患者的神志、面色、大小便的颜色及生命体征等变化。

(3)观察用药不良反应。

(4)评估患者心理情况。

(二)护理措施

(1)皮肤型的护理:嘱患者不用手搔抓皮肤,加强心理护理。注意观察皮肤情况。嘱患者不要碰触和挠抓紫癜部位的皮肤,并告诉其皮肤损伤会引起感染,按时清洁皮肤,保持皮肤清洁、干燥,穿宽松棉质衣物,并定期更换床单及贴身衣物。

(2)腹痛型的护理:

① 协助患者满足生活需要,提供充足的休息时间。

② 观察患者腹痛的部位、持续时间、诱发因素等。密切观察大便的颜色。

③ 遵医嘱给予激素类药物。

(3)关节痛的护理:协助患者满足生活需要,适当按摩关节,降低肌张力。

(4)**肾脏的护理**:密切观察尿的颜色,应绝对卧床休息,给予激素控制病情,必要时给予止血药物,同时加强生活护理。

（三）健康指导与康复

（1）注意饮食调节，禁忌辛辣刺激及海鲜、羊肉、生冷硬的食物。避免进食过敏原检测阳性的食物。

（2）日常活动：急性期应卧床休息，抬高患肢，病情控制后逐渐增加活动量。

（3）紫癜性肾炎：注意休息。

（4）注意预防感冒。

（5）注意坚持按时用药。

（6）定期复查，再次出现腹痛、黑便的症状应及时就诊。

四、急性荨麻疹护理

急性荨麻疹是由于皮肤、黏膜小血管扩张及渗透性增加而出现的一种局限性水肿反应，起病急，病情严重时可引起过敏性休克、窒息等。临床特点：皮损以风团为主，突起突消，消退后不留痕迹。严重时可伴发其他器官的症状甚至休克。

（一）身心评估

（1）注意评估患者皮损形态、部位、性质、程度。

（2）严密观察患者的神志、面色、生命体征等变化。

（3）评估患者用药不良反应。

（4）评估患者心理情况。

（二）护理措施

（1）寻找过敏原：应结合病史，如发现对某种食物或者药物过敏时，应立即停用，必要时可服缓泻药物，以促进致敏物排泄。

（2）饮食宜清淡，禁食辛辣刺激食物及鱼虾。成人应禁饮酒及浓茶。禁用促使肥大细胞脱颗粒、释放组胺的药物，如咖啡、阿托品等。

（3）病室内禁放花卉，也不应喷洒化学物品，以免致敏。室内保持通风、干燥，温湿度舒适，避免潮湿过冷，无蚊虫，被褥要勤晒。

（4）对急性荨麻疹有呼吸道、消化道症状的病例，应密切注意病情变化，发现急性喉头水肿、血压下降应及时报告医生处理，防止过敏性休克的发生。

（5）遵医嘱及时使用有效的外用药物，减轻瘙痒症状，避免过度搔抓，预防继发感染；对幼儿患者，为了防止搔抓，需要加以约束。告诉患者疾病发作时不可抓挠皮肤，可以手指按压或使用棉签按压等方式减轻瘙痒感。此外，指导患者保持规律生活习惯，合理进行体育锻炼，增强机体抵抗力。

（6）患者出现腹痛时，暂禁食、禁水，注意保暖，必要时可按摩或热敷腹部。

（7）患者如出现胸闷、气短、呼吸困难应及时告知医务人员，避免发生喉黏膜水肿。

（8）严重者应密切观察生命体征，积极进行抗过敏治疗。

（9）稳定患者情绪，疾病发作与患者心理状态也有关系，患者心情烦躁、紧张可加重病情，增加复发率。安慰患者，避免患者由于精神紧张引起组织胺、乙酰胆碱、五羟色胺等过敏物质的过多释放及消化系统功能紊乱而导致腹痛、恶心、腹泻等症状的发生。

（三）健康指导与康复

（1）进食易消化、清淡食物，禁食生冷、刺激性食物。

（2）向患者介绍疾病有关知识，了解治疗方案，减少思想顾虑，增强治疗信心。

（3）注意个人卫生，避免化纤类及毛织品衣服直接接触皮肤。

（4）查出过敏原后，避免接触相关物，勿食用含过敏原的食物或者药物。

五、性传播疾病护理

性传播疾病是以性行为为主要传播方式、与性接触密切相关的一组传染病，包括梅毒、淋病及艾滋病等20余种疾病。由于性行为方式等的改变，其皮损部位不仅见于外生殖器，也见于口腔、肛门等处。临床表现：皮损局限于一处，或泛发于全身，以红肿、瘙痒、丘疹、糜烂等多种形态损害为特征。

按内科一般护理常规护理。

（一）身心评估

（1）注意评估患者皮疹大小、形态分布情况。

（2）严密评估患者的神志、面色、生命体征等变化。

（3）评估用药不良反应。

（4）评估患者心理情况，有无隐讳、负罪、恐惧、悲观、自卑、疑病心理。

（二）护理措施

1. 一般护理

（1）保持病室内空气清新，温度、湿度适宜。

（2）严格执行消毒隔离制度，切断传播途径。

（3）做好自我防护，接触患者时戴口罩、手套，必要时穿隔离衣，戴防护镜。

2. 对症护理

（1）使用的物品须经消毒灭菌后方可丢弃。

（2）劝说患者不再与异性或同性发生不洁性行为，并嘱其做好个人防护，建议对其配偶或性伴侣同时进行检查及治疗。

（3）严禁使用不洁的血液制品或其他生物制品。

（三）心理护理

（1）尊重患者的人格。要尊重患者的人格，理解患者的心理处境，不能挖苦和歧视，要持有同情和帮助的态度，帮助患者走出心理误区，消除或减轻患者的不良心理问题，以解除患者不必要的疑虑和恐惧，有利于患者对治疗的配合。

（2）认真倾听患者的倾诉。要认真倾听患者的倾诉，使其缓解压力，排除紧张情绪，增加患者的信任感，并强调要对患者的病情保密，使患者能放心地讲述病史和接受检查，以得到及时、正确的治疗。

（3）帮助患者树立战胜疾病的信心。耐心、详细地向患者客观正确地讲解其患性传播疾病的情况及注意事项，使患者了解所患疾病以及具体治疗的方法，帮助他们树立战胜疾病的信心，建立健康的行为方式。

（4）合理治疗。严格按正规的治疗方案进行治疗，做到合理检查、合理诊断、合理治疗，要将社会效益放在首位，不能增加患者的经济负担和心理压力。

（5）做好对患者的健康教育工作。使其掌握一定的自我防护知识，使他们认识到性传播疾病对个人、家庭和社会的危害，自觉抵制放纵思想，杜绝再次感染性传播疾病。

（四）健康指导与康复

（1）普及安全性行为的基本知识，远离毒品。

（2）鼓励无偿献血，使用血液制品时，必须进行人类免疫缺陷病毒、梅毒血浆反应素快速试验检测。

（3）女性患者避免妊娠，对已出生的婴儿应避免母乳喂养。

（4）做到不在公共浴室沐浴，不与他人共用剃须刀、牙刷等。

六、药疹护理

药疹是通过注射、内服、吸入等途径进入人体后引起的皮肤、黏膜反应。临床表现：发病急，伴高热等全身中毒症状；皮损分布广泛，以红斑、丘疹、水疱、大疱、糜烂和结痂为主。常位于口腔周围，并严重侵及黏膜。可出现肝、肾功能障碍，并伴发肺炎等并发症。其中大疱性表皮松解坏死型药疹属于重症药疹，死亡率高，皮损及全身症状严重，早期诊断、及时治疗、精心护理是降低死亡率关键。

（一）身心评估

（1）注意评估患者皮疹和水疱大小、颜色、分布情况，有无细菌或真菌继发感染。

（2）严密评估患者的神志、面色、生命体征变化及有无喉头水肿等情况。

（3）评估用药不良反应。

（4）评估患者的心理状况。

（二）护理措施

1. 对症护理

（1）皮损的护理：小水疱或松弛、渗液少的水疱让其自然吸收，水疱疱壁尽量保持完整，勿使其破溃。疱液多时用消毒液消毒，再用无菌空针低位穿刺抽吸。糜烂面无感染涂灭菌紫草油，糜烂面有感染（渗液多或脓性分泌物）用3％硼酸液或溶液湿敷，6—8层灭菌纱布作湿敷垫，一般皮损湿敷2—3次/日，每次30 min，严重者还可持续湿敷，但面积不宜过大，一般不超过体表的1/3，并避免受凉感冒。剥脱性皮炎型药疹均有全身脱屑，呈鳞片状或落叶状，手足部则呈手套或袜套状剥脱。应扫净鳞屑，勤换大单被套，对大块鳞屑用消毒剪刀剪掉，并嘱患者勿撕、扯鳞屑。

（2）眼部护理：重症药疹常有眼的损害，表现为结膜炎、角膜炎，若处理不当，易并发角膜溃疡甚至失明的危险。每天用生理盐水或3％的硼酸溶液洗眼，每隔2—3 h用适当的眼药水(洁霉素眼液、氢化可的松眼药水)交替滴眼,睡眠时用抗生素眼膏(如红霉素眼膏)涂眼和用无菌纱布覆盖,防止结膜粘连。对已有睑结膜粘连者,用无菌玻棒分离,2—3次/日,并嘱患者转动眼球。

(3)预防及控制感染。药疹住院患者治疗中需使用激素。皮损面积较大,广泛免疫力低下,创面易发生感染。患者尽量住单独病房,保持室温20—24 ℃,定时消毒及通风。皮损严重应用暴露疗法时患者的病房温度保持在28—30 ℃,保持接触物品整洁、干燥,必要时使用无菌垫单,定时翻身,及时去除渗出物、坏死物及脱落物。

2. 一般护理

(1)发热患者按发热护理常规护理。

(2)饮食护理:根据患者黏膜的损伤情况指导患者采用不同的饮食,从流质－半流质－软食－普食。不吃生硬不易消化的食物,不能吃得过饱,可少食多餐。选用高蛋白、高维生素、高热量、低脂的流质或半流质饮食,如菜汤、鸡汤、稀饭、牛奶等。

3. 心理护理

患者病情重时,常常出现恐惧、绝望、情绪低落、悲观失望等消极情绪,又因经济负担,往往自暴自弃,拒绝治疗,患者的情绪不稳定也会严重影响医疗和护理的质量,解决心理上负担是顺利接受及配合治疗的关键,因此我们对患者要有高度的同情心和责任心,关心其疾苦,以饱满的热情、耐心仔细做好解释、安慰、鼓励工作。建立良好的护患关系,开展护患心理交流。让患者从心理上消除对治疗的紧张、恐惧感,增强战胜疾病的信心,使患者以最佳心理状态积极配合治疗和护理。

(三)健康指导与康复

(1)指导患者寻找过敏源,避免再次使用过敏药物、食物等。

(2)交代患者遵医嘱服药,不得擅自减量或停药。

(3)定期门诊随访。

七、银屑病护理

银屑病俗称牛皮癣,是一种常见的皮肤病,基本损害为具有特征性银白色成层鳞屑的丘疹或斑丘疹。临床特点:鳞屑性红斑、丘疹,病程漫长,易复发。

按内科及本系统疾病一般护理常规护理。

(一)身心评估

(1)注意评估患者皮损形态、部位、性质、程度。

(2)严密评估患者的神志、面色、生命体征及心理的变化。

(二)护理措施

1. 皮肤护理

选择正确的清洁剂;一般选择清水洗浴,保温清洁剂,或清洁方式;沐浴水温以35—37 ℃为宜,洗澡时间不宜大于15 min。避免使用肥皂水,避免用力揉搓。光疗时做好眼睛、面部等自我防护。男性应保护生殖器,光疗后立即使用皮肤屏障修护剂,避免日晒。给患者换上清洁、柔软的棉质衣服,瘙痒或鳞屑较多时,嘱患者不要用手或硬物搔抓,按医嘱给予软膏外擦,注意观察用药后皮肤不良反应。

2. 高热护理

高热时慎用解热镇痛药。应尽量采用物理降温,用冰袋置于患者前额、腋下、腹股沟等体表大血管处,及时更换冰袋,待体温降至正常撤去冰袋,注意保暖。及时更换被汗浸湿的衣服,嘱患者多饮水,并注意卧床休息。

3. 饮食护理

患者每天都有大量脱屑造成大量蛋白质的丢失,而且咽部充血、吞咽困难影响进食,也会造成蛋白质丢失,严重时可导致低蛋白血症及水、电解质紊乱,应积极鼓励患者少食多餐,进食高维生素、高蛋白、营养丰富、易消化的食物及新鲜蔬菜水果,以满足机体需要,防止低蛋白血症的发生,少吃牛羊肉,忌食辛辣和海鲜等易引起过敏的食物,对可疑食物尽量避免食用,勿饮酒、吸烟,以免加重皮肤瘙痒。

4. 预防继发感染

病室每天定时开窗通风换气,注意保暖,限制探视,严格执行无菌操作规程,对医疗器械或用物要严格消毒,一旦出现感染,及时遵医嘱采取有效的抗感染治疗。

5. 心理护理

本病因病情重、病程长、病情反复等以及发病后全身皮肤渗出、干裂、脱屑,使患者疼痛、瘙痒、异常痛苦,既担心难以治愈,又担心传染别人,因大量脱屑,患者怕别人嫌弃,所以往往对疾病的恢复缺乏信心,容易产生抑郁、焦虑、悲观失望的情绪。针对这些情况,护士要经常巡视病房,以诚恳的态度与患者交谈,了解其心理反应,提供精神支持。向患者讲解疾病的发病原因,发展趋势及预后,从而增强患者对疾病的认识。向患者解释和介绍治疗效果,消除患者对疾病的恐惧和顾虑,使其树立信心,积极配合治疗,促进机体早日康复。通过接受心理护理,患者对自己所患疾病有充分认识,能够积极配合医护人员的治疗,树立战胜疾病的信心。

（三）健康指导与康复

（1）鼓励患者保持积极、乐观的生活态度。

（2）保持皮肤的清洁卫生。

（3）严格按医嘱坚持治疗,防止滥用药物。

（4）保持居室环境的整洁、干燥、通风良好,避免潮湿;气候变化时,注意增减衣服,防止寒冷刺激。

（5）注意休息,避免过度劳累,戒烟、酒。

（6）因此病容易复发,故要定期复查,坚持长期治疗。

八、湿疹护理

湿疹,属于比较常见的由多种内外因素引起的表皮及真皮浅层的炎症性皮肤病。其特点为自觉剧烈瘙痒,皮损多形性,对称分布,有渗出倾向,慢性病程,易反复发作。

（一）身心评估

（1）注意观察患者皮损形态、部位、性质、程度。

（2）观察用药不良反应。

（3）评估患者的心理状况。

（二）护理措施

1. 一般护理

（1）寻找病因，去除可疑的致病因素。清除体内慢性病灶及其他全身性疾病。

（2）注意皮肤卫生，避免搔抓及肥皂、热水烫洗，内衣应全棉，勿过度保暖。

（3）休息：注意劳逸结合，避免过度劳累和精神过度紧张。应保证充足睡眠。

（4）饮食：忌辛辣刺激性饮食，避免鱼、虾等易致敏和不易消化的食物，多食蔬菜、水果，注意观察饮食与发病的关系，保持大便通畅。

（5）环境：环境定时通风、消毒，保持合理温度和湿度，从而减少感染。

2. 对症护理

（1）皮损护理：根据皮损特点选用适宜的外用药。局部皮损增厚者局封，或封包。

（2）瘙痒护理：酌情给抗组胺类药物，必要时选用镇静催眠药。顽固性瘙痒可用普鲁卡因静脉封闭，注意滴速缓慢。

（3）继发感染者如发热、淋巴结肿大者，应通知医生，选用抗生素。

（4）反复发作者，选用免疫抑制剂，如环磷酰胺。应定期查血象及肝、肾功能。

3. 心理护理

应同情、关心患者，多沟通，让其了解湿疹的病因和预防方法，解释精神因素对治疗效果的直接影响，树立信心，积极配合治疗护理。

（三）健康指导与康复

（1）避免自身可能的诱发因素。

（2）避免各种外界刺激，如热水烫洗，过度搔抓、清洗及接触可能致敏的物质，如皮毛制剂等。少接触化学成分用品，如肥皂、洗衣粉、洗涤剂等。

（3）避免可能致敏和刺激性食物，如辣椒、浓茶、咖啡、酒类。

（4）在专业医生指导下用药，切忌乱用药。

第十一章 感染科疾病护理常规

第一节 感染疾病科护理常规

（1）按内科一般疾病护理常规护理。

（2）患者入病区后，按照隔离种类安排病室。根据要求备防护用品、洗手设备等。严格执行消毒、隔离制度，病室定时通风换气和紫外线消毒，减少陪护及探视，防止交叉感染与传染病播散。

（3）心理护理：根据病情做好和患者的沟通工作，注意沟通技巧，建立良好的护患关系，尊重患者的人格，稳定患者情绪，使其配合隔离和治疗。

（4）保持病室清洁、安静。根据各类传染病的特点，指导患者合理休息与活动。

（5）根据病情或医嘱给予饮食指导。高热患者须补充水分。呕吐、腹泻较为严重的患者应补充水与电解质。肾衰竭、肺水肿、脑水肿、心力衰竭患者，应严格限制入量和输液速度，准确记录出入量。

（6）根据各类传染病病原体的特点及实验室检查的要求，正确采集标本，送检要及时。

（7）加强巡视，密切观察患者病情变化，根据感染性疾病科常见疾病的临床表现，重点观察体温、热型变化及伴随症状；观察皮肤的颜色、皮疹的出疹特点、毒血、菌血、脓毒血症及脱水和呼吸衰竭的临床表现，发现异常及时报告医生。

（8）根据病情给予对症处理：高热患者可用冰袋冷敷头部或用温水擦浴（出疹的发热患者，一般不用冷敷或擦浴）；出现高热、昏迷、休克、出血、惊厥等情况，按常见症状护理常规进行护理。

（9）做好基础护理和安全管理，防止并发症。

（10）做好疾病健康指导工作。积极宣教预防和治疗感染性疾病的知识，宣教消毒隔离和安全防护知识，指导患者养成良好的个人卫生习惯和饮食习惯。

第二节 感染科疾病护理常规

一、病毒性肝炎护理

病毒性肝炎是由多种肝炎病毒引起的，以肝脏炎症和坏死病变为主的一组传染病。临床上以疲乏、食欲减退、肝大、肝功能异常为主要表现，按病原分类，有甲、乙、丙、丁、戊五型。

（一）身心评估

（1）身体评估：开展流行病学评估，应询问当地有无肝炎流行；是否与肝炎患者有密切接触；个人饮食及饮水卫生情况；是否有注射、输血及使用血制品的病史，家族中特别是母亲是否患有肝炎，是否进行过肝炎疫苗的预防接种等。

（2）心理-社会评估：评估患者对肝炎一般知识的了解情况、对预后的认识、对所出现的各种症状的心理反应及表现，评估患者对患肝炎后住院隔离的认识，是否有被歧视、嫌弃，有无孤独感，是否有意回避他人；患病后是否对工作、学习、家庭造成影响，家庭经济情况；社会支持系统对肝炎的认识及家庭成员对患者的关心程度；患者的应对能力。

（二）护理措施

（1）病情观察：

① 注意观察患者的精神、食欲及疲乏程度，有无意识障碍及其程度。

② 观察患者皮肤、巩膜、尿、粪的颜色及黄疸消退情况。

③ 观察患者皮肤、黏膜有无出血点，消化道有无出血等。

（2）症状护理：

① 乏力时指导患者卧床休息，进行简单的日常生活活动，避免重体力劳动。

② 皮肤瘙痒者剪短指甲，避免搔抓，穿棉质衣服，勤更换衣被，遵医嘱做好用药护理。

③ 观察有无出血表现：观察患者皮肤黏膜、牙龈、大小便有无出血情况。避免自行服药。

④ 患者神志及精神状态改变时加强防护，防范意外事件发生。

（3）心理护理：告知患者及家属肝炎传染的途径，给予心理支持。

（4）休息与活动：急性肝炎和重型肝炎需卧床休息，慢性肝炎注意劳逸结合，要避免过度劳累。

（5）消毒隔离：病毒性肝炎患者均接触隔离。有条件时按病原学分型分室收治。患者使用的食具、大小便器和排泄物，均按规定消毒处置。

（6）饮食护理：选择清淡、易消化、高维生素、高蛋白质、低脂肪、适量糖类和热能的饮食，少食多餐，忌暴饮暴食，多食含纤维素食物、蔬菜和水果。肝性脑病患者严格限制蛋白质的摄入。腹水者记录出入液量，控制液体入量，记录腹围。

（三）健康指导与康复

（1）禁烟、酒。生活要有规律，要注意劳逸结合，可适当参加体育运动。

（2）疾病知识教育。急性肝炎多为甲型、戊型肝炎，主要通过粪-口途经传播，生活中要养成良好的个人生活习惯，勤洗手，防止病从口入，保持物品卫生。贝壳类不能生吃。慢性肝炎主要为乙型、丙型肝炎患者。应注意休息，随访病情，坚持按医嘱用药，避免睡眠不足、过度疲劳、饮酒、精神刺激等因素，避免肠炎、上呼吸道感染等，以免增加肝脏负担。

（3）指导患者及家属日常消毒方法和常用消毒液配制，患者餐具、水杯、洗漱用具、剃须刀等要单独使用并经常消毒，被褥要常晒，每日通风2次，家人可注射疫苗预防感染。HBsAg携带者和乙型肝炎患者不能献血及从事饮食业、托幼机构的工作。密切接触者包括配偶及家庭其他成员应进行相关检查,确定是否需要进行疫苗的免疫预防接种。所有献血人员在献血前,应常规做 HBsAg 检查。

(4) 乙型肝炎病毒对外界环境抵抗力很强。30—32 ℃可存活至少 6 个月,−20 ℃可存活 15 年。100 ℃煮沸 10 min 可使病毒灭活。

二、感染性腹泻护理

感染性腹泻是指各种急性、慢性的细菌、病毒、真菌、寄生虫病感染引起肠道炎症所致的腹泻。通常把除霍乱、细菌性和阿米巴痢疾、伤寒和副伤寒以外的感染性腹泻称为感染性腹泻,为狭义上的感染性腹泻,是《中华人民共和国传染病防治法》中规定的丙类传染病。其定义为:由病原微生物及其产物或寄生虫所引起的、以腹泻为主要临床特征的一组肠道传染病。

(一) 身心评估

(1) 身体评估:评估患者大便次数、性状、量;有无恶心、呕吐、食欲不振、发热等全身症状。评估患者有无腹痛、腹部压痛、反跳痛情况。

(2) 心理-社会评估:评估患者生活方式、家庭状况和职业,评估患者和家属对疾病的认识程度,评估患者有无焦虑或恐惧等心理。

(二) 护理措施

(1) 病情观察:

① 严密观察患者大便的次数、颜色、量及性状,判断脱水程度,观察皮肤弹性以及有无口干、出汗等症状。

② 严密观察患者体温、脉搏、血压、呼吸、神志,警惕休克先兆。

③ 观察患者有无恶心、呕吐、食欲不振、发热、腹痛及全身不适等症状。

④ 记录 24 h 出入量。

(2) 休息与体位:急性期与发热期应卧床休息,注意保暖。

(3) 肛周皮肤护理:腹泻频繁者,注意用软纸擦拭,避免损伤皮肤,便后可用温水坐浴或肛门热敷,必要时涂无菌凡士林或抗生素软膏。注意个人卫生,饭前便后洗手,保持内裤、床单位清洁干燥。

(4) 口腔护理:因极度脱水,应经常用漱口水或生理盐水漱口,以保持口腔清洁湿润。

(5) 饮食护理:少食多餐,禁生冷荤腥、油腻、煎炸以及有刺激性的食物;腹泻初期,予流质饮食,情况好转后改进半流质饮食、普食,切忌过早给予多渣、多纤维的食物。

(6) 在标准预防的基础上,采取接触隔离。隔离期限为至急性期症状消失、粪检阴性。

(三) 健康指导与康复

(1) 搞好环境卫生:管理好水源、粪便,消灭苍蝇。

(2) 搞好食品卫生:厨房用具应生熟分开,不吃过期食物,改善饮用水和食品卫生。

(3) 搞好个人卫生:饭前便后洗手,婴幼儿玩具应定期清洗、消毒,避免病菌污染玩具而感染。

（4）患者的食具、用具要单独使用，要有专用便盆。

（5）生活要有规律，注意劳逸结合，适当参加体育活动，增强抵抗力。

三、水痘护理

水痘是由水痘-带状疱疹病毒初次感染引起的经呼吸道和直接接触传播的急性病毒性传染病。临床以皮肤黏膜分批出现斑丘疹、水疱和结痂，而且各期皮疹同时存在为特点。为自限性疾病，病后可获得终身免疫。

（一）身心评估

（1）身体状况评估：询问患者有无水痘病史，近期是否接触过水痘患者，是否服用过糖皮质激素、免疫抑制剂等药。评估患者出疹部位、范围、性质，有无破溃、渗出及体温变化。

（2）心理状况评估：评估患者焦虑程度、依从性、对疾病的了解程度、对医护人员的信任度、性格、沟通能力、家庭状况及支持程度。

（二）护理措施

（1）病情观察：

① 观察出疹情况，注意疱疹有无破溃或继发感染。

② 观察体温变化，体温升高者首先物理降温，必要时用药物降温，避免使用水杨酸类药物。

③ 注意观察有无水分丢失，避免引起水、电解质紊乱和脱水。

④ 观察并发症，患者伴有咳嗽、胸痛、咯血、呼吸困难等肺炎的表现，或有头痛、抽搐、谵妄、昏迷等脑炎症状时，应积极救治。

（2）症状护理：

① 体温大于 38.5 ℃可行药物降温，出汗较多时应及时更换衣裤及被服。

② 皮肤瘙痒者，剪短指甲，避免抓伤皮肤，局部可涂炉甘石洗剂。

（3）保持皮肤清洁，注意衣物和用具的清洁消毒，勤换衣服。疱疹破溃或继发感染时使用碘伏或涂百多邦，皮肤未破溃瘙痒难忍时用炉甘石洗剂涂抹，指导患者勿挤压皮疹。

（4）为防止皮肤破损引起继发感染，隔离期间禁止洗澡、擦浴。

（5）饮食护理：给予易消化、营养丰富的流质及半流质饮食，忌油腻、辛辣、刺激性食物，多饮温开水，鼓励进食。

（6）标准预防的基础上实行呼吸道隔离，接触疱疹液时执行接触隔离。隔离期为出疹后 7 日或全部疱疹干燥结痂为止。

（三）健康指导与康复

（1）接触水痘的易感者应观察 3 周，也可早期应用丙种球蛋白或带状疱疹免疫球蛋白。

（2）正常易感儿童可接种水痘病毒活疫苗。

（3）做好环境、食品及个人卫生，物品做好消毒处理，保持病室通风及空气消毒。

（4）逐渐增加活动量，生活要有规律，注意劳逸结合，适当锻炼以增强体质。

四、流行性腮腺炎护理

流行性腮腺炎是由腮腺炎病毒所引起的继发性呼吸道传染病,常见于春季,主要发生在儿童和青少年,主要表现为腮腺的非化脓性炎症性肿胀、疼痛、发热。腮腺炎病毒除侵犯腮腺外,还能引起脑膜炎、脑膜脑炎、睾丸炎、卵巢炎和胰腺炎等。本病为自限性疾病,大多预后良好,极少死亡。

(一)身心评估

(1)身体评估:根据流行病学资料,特别是在流行季节,评估患者有无与流行性腮腺炎患者的接触史,评估患者发热和局部腮腺肿胀情况。

(2)心理评估:评估不同年龄阶段患者的心理需求,给予必要的帮助和心理支持。

(二)护理措施

(1)病情观察:

① 观察有无头痛、嗜睡和脑膜刺激征。

② 观察有无恶心、呕吐和中上腹疼痛和压痛等症状。

③ 观察腮腺导管开口有无红肿及分泌物,及时清除口腔内残留食物,每次进餐后用温盐水漱口。

④ 观察睾丸有无明显肿胀和疼痛。

⑤ 定时监测患者体温变化,如体温下降后又升高,更应警惕脑膜脑炎、睾丸炎、急性胰腺炎等并发症的发生。

⑥ 急性期不论有无并发症均应卧床休息至腮腺肿完全消退,并发脑膜炎应绝对卧床休息。

(2)症状护理:

① 体温大于 38.5 ℃时可行药物降温,出汗较多应及时更换衣服及被服。

② 腮腺肿,可行局部冷敷,或用如意金黄散外敷;头痛时摇高床头 30°,取头正卧位,限制头部活动,必要时应用脱水药;睾丸肿,可用棉花垫和丁字带托起。多与患者沟通,转移其注意力,减轻疼痛。

(3)保持口腔清洁:坚持早晚刷牙,使用 2% 淡盐水漱口,每日 3—4 次。

(4)饮食护理:科学合理安排饮食,多食含营养、易于消化的半流质或软食。并发胰腺炎的患者予低脂饮食;出现腹痛、呕吐时,应暂停进食。

(5)在标准预防的基础上,采用飞沫隔离。隔离期限为从发病开始至临床症状消失为止,一般不少于 10 日。

(三)健康指导与康复

(1)恢复初期多卧床休息,保证休息和睡眠。活动须循序渐进,适度去户外晒太阳。

(2)在呼吸道疾病流行期间,尽量减少到人群拥挤的公共场所。

(3)告知患者适当增加体育锻炼,增强抵抗力。避免感冒、劳累。

(4)对适龄儿童进行疫苗接种。

五、麻疹护理

麻疹是由麻疹病毒引起的急性呼吸道传染病,临床症状有发热、咳嗽、流涕、眼结膜充血,以皮肤出现红色斑丘疹和颊黏膜上有麻疹黏膜斑为特征,传染性强。

(一)身心评估

(1)身体评估:根据流行病学资料,特别是在流行季节,评估患者有无与麻疹患者的接触史,是否进行过麻疹疫苗的预防接种等,评估患者皮疹的发生时间、部位、顺序、性质、痒痛及体温情况等。

(2)心理-社会评估:评估患者生活方式、家庭状况和职业,评估患者和家属对疾病的认识程度。评估患者有无焦虑或恐惧等症状。

(二)护理措施

(1)病情观察:

① 注意观察体温、脉搏、呼吸及神志状态,如出现体温过高或下降后又升高、呼吸困难、发绀、躁动不安等,均提示可能出现并发症。

② 皮疹变化:出疹期应注意观察出疹顺序、皮疹颜色及分布情况,如出疹过程不顺利(发热 3—5 日或以后仍不出疹;出疹先后无序,分布不均匀;疹色暗紫等),提示可能发生并发症,须报告医生及时处理。

③ 观察有无脱水、酸中毒及电解质紊乱的表现。

④ 观察有无支气管肺炎、喉炎等并发症,若患者咳嗽频繁、呼吸急促或伴有鼻翼翕动、口唇发绀等缺氧症状,应给予持续低流量吸氧。

(2)症状护理:

① 降体温:大于 39.5 ℃者用温水缓慢降温,体温不能骤降,勿使用乙醇擦浴、冷敷。

② 待皮疹出齐后每日用温水擦洗皮肤,勤换内衣,剪短指甲,患儿可戴手套,以免抓破皮肤继发感染。

③ 及时清除眼鼻分泌物,使用温盐水擦洗双眼,早晚刷牙或口腔护理以保持口腔清洁。

④ 指导患者进行深呼吸并进行有效咳嗽;定时翻身、叩背,协助排痰,若痰液黏稠可行雾化吸入。

⑤ 保暖。

(3)休息与体位:卧床休息至皮疹消退、体温正常。

(4)饮食护理:清淡、易消化,避免食用刺激性食物。

(5)消毒隔离:实施呼吸道隔离,一般患者隔离至出疹后 6 日,合并肺炎者隔离期延长至 10 日。

(三)健康指导与康复

(1)保持心情愉悦,加强体育锻炼,提高抗病能力。

(2)卧室多通风换气,充分利用阳光和紫外线进行照射。注意保持室内外的清洁卫生,家中避免养宠物。避免私自用药。

（3）提高人群免疫力是预防麻疹的关键,一年四季都可为易感者普种麻疹疫苗,流行地区可在流行季节前1个月完成普种。

（4）发现麻疹患者应立即做疫情报告,并进行呼吸道隔离至出疹后6日,有并发症者延至10日。凡接触麻疹者应检疫3周,并根据情况,给予自动免疫或被动免疫,接受免疫制剂者,应延长检疫至4周。

（5）在麻疹流行期间,患者不出门,医药送上门,易感儿不串门、不去公共场所,集体机构加强晨间检查,对可疑者应隔离观察。

六、艾滋病护理

艾滋病,即获得性免疫缺陷综合征,英文名称 AIDS。是人类感染人类免疫缺陷病毒后引起的一种严重的传染性疾病。病毒主要侵犯并毁损 $CD4^+ T$ 淋巴细胞,造成机体细胞免疫功能受损。至今尚无有效防治手段,但适时进行抗病毒治疗,生命可延长3年以上。

（一）身心评估

（1）身体评估:评估患者生命体征、身高、体重、神志状态、营养情况、皮肤及黏膜有无感染破损、淋巴结有无肿大、肝脏和脾脏大小、肝脏有无压痛及叩痛、有无关节疼痛变形等。

（2）心理-社会评估:评估患者对艾滋病一般知识的了解情况、对预后的认识、对所出现的各种症状的心理反应及表现;评估患者对患艾滋病后住院隔离的认识,是否被人歧视、嫌弃或有孤独感,是否有意回避他人或有仇视社会等过激心理反应;患病后是否对工作、学习、家庭造成影响,家庭经济情况;社会支持系统对艾滋病的认识及家庭成员对患者的关心程度;患者的应对能力。

（二）护理措施

（1）病情观察:
① 严密观察患者生命体征变化。
② 严密观察患者有无淋巴结持续肿大、肌肉关节疼痛情况。
③ 观察患者皮肤、口腔和生殖器黏膜的破损情况。
④ 注意观察药物疗效及副作用。
（2）症状护理:体温过高者按高热护理常规护理;乏力时减少活动,必要时卧床休息。
（3）休息与体位:艾滋病患者发生条件致病菌感染时应严格卧床休息,以降低机体能量消耗。症状减轻后可逐渐起床活动。病室应安静、舒适、空气清新。
（4）饮食护理:给予高热量、高蛋白、高维生素等易消化饮食。腹泻患者应鼓励患者多饮水、少量多餐、少食含纤维素多的食物;不能进食者给以静脉输液,注意维持水、电解质平衡。
（5）心理护理:科学告知患者及家属艾滋病传染的途径。取得家属理解配合。对初次确诊患者,应密切关注心理变化,防止发生意外。
（6）消毒隔离:采取血液、体液隔离。患者抵抗力低下,需要双向隔离。

（三）健康指导与康复

（1）用药指导:因为本病需要长期联合用药,所用的抗艾滋病药物毒副反应较大,并可出现抗药性,所以应让患者充分了解常用药物的用法、剂量及可能出现的药物副反应(神经系统症状、胃肠道反应、骨髓抑制、脂肪代谢障碍等),指导患者定时、定量、规律服药。

(2) 日常作息指导:建立健康的生活方式,避免劳累,保证充足的睡眠和休息。适当加强锻炼和运动,增强机体免疫功能。

(3) 家庭消毒、隔离知识的指导:① 污染物品及环境的处理:凡患者的排泄物、分泌物、呕吐物等均要经消毒处理(如用含氯消毒液浸泡 30 min)后再倒入下水道;地板、墙壁、桌椅、患者专用的洗脸池、便池每日用 2%含氯消毒液消毒 1—2 次。② 被血液或体液污染的衣物及被服用含氯消毒液浸泡 30 min,再清洗处理。

(4) 预防知识的指导:① 预防人类免疫缺陷病毒(HIV)在家庭中传播,注意个人卫生,不要共用个人物品,如牙具、剃须刀;外伤后应包扎伤口;由于艾滋病患者的机体抵抗力较低,应避免接触患有结核病及其他感染性疾病的患者。② 放弃不良行为,建立健康生活方式。艾滋病的传播途径主要以性传播、血液传播为主,故应避免或减少危险行为,不要共用针具,不与他人进行无保护的性行为。夫妻间节制性生活,正确使用避孕套,防止交叉感染。③ 艾滋病病毒感染者禁止捐献器官、血液、精液等。④ 母婴传播是艾滋病的另外一种传播方式,受艾滋病病毒感染的妇女应避孕,已怀孕者应终止妊娠。⑤ 一般生活接触,如空气、握手、拥抱不会传染艾滋病。加强宣传,使广大群众对艾滋病有正确的认识。注意个人卫生,不共用牙具、刀片、食具、盆及毛巾等物品。

(5) 指导患者定期复诊。

七、肾综合征出血热护理

肾综合征出血热(hemorrhagic fever with renal syndrome, HFRS),是一种由汉坦病毒引起的自然疫源性疾病,临床上以发热、休克、出血和急性肾衰竭为主要表现。啮齿类动物如鼠类为主要宿主动物。具有流行范围广、病情突发性高、危重程度高、致死率高等特点。

(一) 身心评估

1. 身体评估

评估患者在流行季节,病前 2 个月内是否有疫区野外作业、留宿史,与鼠类等啮齿类动物或其排泄物直接或间接接触史,或食用未经充分加热的被鼠类污染的食物史;评估患者发热、出血和肾脏损害的情况。

2. 心理评估

评估患者及家属对疾病的认知程度,有无因疾病而出现紧张、情绪低落、恐惧等情绪,了解患者家庭和社会支持情况如何。

(二) 护理措施

1. 病情观察

(1) 观察患者有无全身酸痛、头痛、腰痛和眼眶痛等全身中毒症状,有无食欲减退、恶心、呕吐、腹泻、腹痛等胃肠道中毒症状,有无嗜睡、烦躁不安、谵妄或抽搐等神经症状。

(2) 观察患者生命体征及意识状态的变化,尤其注意体温及血压的变化。体温热型以弛张热多见,多持续 3—7 日。

（3）观察充血、渗出及出血的表现。皮肤充血潮红主要见于颜面、颈、胸部等部位,重者酒醉貌;黏膜充血常见于眼结膜、软腭和咽部;皮肤出血呈点状、条索状、搔抓样瘀点,多在腋下和胸背部;内脏出血表现为咯血、黑便、血尿等。

（4）了解实验室检查结果,判断患者有无氮质血症及水、电解质、酸碱平衡紊乱。

（5）观察并发症。有无腔道出血及颅内出血、心功能不全、肺部并发症及中枢神经系统并发症。

2. 症状护理

（1）高热以物理降温为主,可放置冰袋,禁用乙醇擦浴,以免加重皮肤的充血、出血损害。必要时可配合药物降温,忌用退热药,监测血压变化,以防大量出汗诱发低血压,促使患者提前进入休克期。

（2）加强皮肤护理,预防压力性损伤,保持口腔清洁、湿润,防止皮肤出血及继发感染。

3. 休息与活动

早期要绝对卧床休息,避免过多活动加重血浆外渗及脏器出血;恢复期可逐渐增加活动量,但不可过早下床活动。

4. 饮食护理

给予清淡易消化、高热量、高维生素的流质或半流质饮食;发热时应注意适当增加饮水量,少尿期严格限制水、钠和蛋白质的摄入,以免加重钠水潴留和氮质血症,患者口渴时可漱口或用湿棉签擦拭口唇;多尿期宜进高蛋白、高糖、富维生素软食,尤应注意摄取含钾多的食物。

5. 消毒隔离

采取严密隔离,进出患者房间的医务人员做好防护,患者所有的分泌物、排泄物都要严格消毒,房间进行消毒处理。隔离期为 10 日。

（三）健康指导与康复

（1）指导患者出院后仍应休息 1—3 个月。生活要有规律,保证足够睡眠,合理安排力所能及的活动,逐渐增加活动量。

（2）预防措施:防鼠灭鼠是预防本病的关键措施,应搞好环境卫生、个人卫生、食品卫生。野外作业、疫区工作时应加强个人防护,不用手直接接触鼠类及其排泄物。

（3）重点人群可注射疫苗,提高免疫力。

八、流行性乙型脑炎护理

流行性乙型脑炎（epidemic encephalitis type B）,简称乙脑,是由乙型脑炎病毒经蚊虫叮咬而传播的以脑实质病变为主的急性传染病,临床上以高热、意识障碍、惊厥或抽搐、病理反射及脑膜刺激征为主要特征。流行于夏秋季,多发生于儿童。

（一）身心评估

1. 身体评估

（1）评估居住地有无病猪、有无乙脑流行、蚊虫密度及被蚊虫叮咬史、近期是否接种过乙脑疫苗、以往是否患过乙脑。

（2）评估患者有无头痛、呕吐、抽搐、嗜睡、发热，观察呼吸频率、节律、深度的变化及意识障碍程度，瞳孔是否等大、对光反射是否存在，有无脑膜刺激征、病理反射、吞咽困难、失语、听觉障碍、瘫痪、精神异常。

2. 心理评估

评估有无因起病突然、症状明显、担心病情恶化而出现紧张、焦虑不安、急躁等不良情绪。

（二）护理措施

1. 病情观察

（1）观察患者生命体征，特别是体温及呼吸的变化，每 1—2 h 监测体温一次，观察患者的呼吸频率、节律、幅度的改变，及时判断有无呼吸衰竭。

（2）观察患者意识障碍是否加重。

（3）观察惊厥发作先兆、频率、发作持续时间、间隔时间以及抽搐的部位、方式及伴随的症状。

（4）观察颅内压增高及脑疝的先兆，重点观察瞳孔的大小、形状等。

（5）观察尿液色、量、性质，准确记录尿量。

2. 症状护理

（1）高热：对症处理，以物理降温为主。

（2）惊厥或抽搐：仰卧头偏向一侧；保持呼吸道通畅；防舌咬伤、舌后坠；防坠床，必要时使用镇静剂。

（3）呼吸衰竭：昏迷患者头偏向一侧，保持呼吸道通畅；呼吸道痰堵者，及时吸痰，给予氧疗，必要时行气管切开或以人工呼吸器辅助呼吸。

（4）休息与安全：应卧床休息，病室安静、光线柔和，防止强光、强声的刺激，避免诱发惊厥或抽搐。注意患者安全，防止坠床，必要时用床档或约束带约束。

（5）饮食护理：初期及极期给予清淡、流质饮食，昏迷及有吞咽困难患者给予鼻饲或静脉补充营养，恢复期应逐渐增加高蛋白、高热量饮食。

（6）消毒隔离：采取虫媒隔离，病室内应有防蚊设备和灭蚊措施。

（三）健康指导与康复

（1）有后遗症、功能障碍者，应向患者及亲属说明积极治疗的意义，尽可能在 6 个月内恢复，鼓励患者坚持治疗和康复训练，以防成为不可逆的后遗症。

（2）教会家属切实可行的护理措施及康复疗法。如按摩、肢体功能训练及语言训练等，协助患者恢复健康。

（3）加强家畜的管理，搞好饲养场所的环境卫生。大力开展防蚊、灭蚊工作。对 10 岁以下儿童和初进入流行区的人员进行疫苗接种。

九、发热伴血小板减少综合征护理

发热伴血小板减少综合征(SFTS)是由一种新型布尼亚病毒感染引起的急性传染病，是一种主要经蜱虫传播的自然疫源性疾病。临床表现主要为发热、血小板减少、白细胞减少、消化道症状及多脏器功能损伤等。

（一）身心评估

1. 身体评估

评估患者有无山区、林区旅居史,发病前 2 周内有无被蜱虫叮咬史;有无持续性高热、全身不适、乏力、头痛、肌肉酸痛以及呕吐、厌食、腹泻等情况。

2. 心理评估

评估有无因起病突然、症状明显、担心病情恶化而出现紧张、焦虑不安、急躁等不良情绪。

（二）护理措施

1. 病情观察

（1）严密观察患者体温、脉搏、呼吸、血压的变化,发现异常,及时报告医生处理。

（2）注意观察有无出血倾向,有无皮肤、口腔黏膜鼻及牙龈出血,有无呕血、黑便,有无意识改变、瞳孔变化等颅内出血情况。

（3）监测患者白细胞、血小板计数及肝肾功能、电解质等生化指标的变化。

2. 症状护理

（1）对于高热患者可行物理降温,必要时使用药物降温。出汗较多时应及时更换衣服及被服,鼓励患者多饮水,同时调整室温和避免噪音。

（2）蜱虫叮咬部位常出现红斑、皮疹、瘀斑,使用温水轻擦洗皮肤,多翻身,保持衣物、床单元清洁、干燥。

3. 休息与活动

急性期卧床休息,减少活动。

4. 饮食护理

给予高蛋白、高维生素、易消化的流质或半流质饮食,少食多餐;对不能进食者,遵医嘱予静脉补充液体、营养物质和电解质。

5. 消毒隔离

执行虫媒隔离和血液、体液隔离,重型患者免疫力低下采取保护性隔离,避免诱发各种继发感染。

（三）健康指导与康复

（1）注意休息,不参加高强度劳动或运动;饮食要富有营养,多吃蔬菜、水果,可食高热量、高蛋白食物,但避免辛辣刺激性食物,戒烟、酒。

（2）搞好环境和个人卫生,尽量少在草地和树林长时间静卧,如需要进入这些地区,必须穿紧口长衣长裤,避免媒介传播及与宿主动物接触,避免被蜱虫叮咬。

十、猩红热护理

猩红热是一种急性溶血性链球菌感染以后,造成以发烧为主伴有红色点状皮疹的急性疾病。儿童感染该种细菌以后,会出现持续的高热,体温在 38—39 ℃。持续发烧 2—3 天以后,皮肤会出现一些改变。比如舌头会出现像草莓样改变,口唇周围略显苍白。在疾病的后期,一周以后或更长时间后会出现手指、脚趾的指端脱皮的现象。

(一)身心评估

1. 一般评估
(1)评估患者的生命体征,观察有无发热等。
(2)观察患者皮肤情况。

2. 心理评估
评估患者对疾病的认知程度,树立战胜疾病的信心,做好心理疏导。

(二)护理措施

1. 病情观察
(1)密切观察患者生命体征变化。
(2)观察患者全身皮疹情况,本病特点有全身弥漫性鲜红色皮疹和退疹后明显的脱屑。
(3)观察患者咽部疼痛情况及舌头的颜色情况。

2. 常规护理措施
(1)宜食高热量、高蛋白质的流食,如牛奶、豆浆、蛋花汤、鸡蛋羹等含优质蛋白高的食物,还应多给藕粉、杏仁茶、莲子粥、麦乳精等补充热量。
(2)恢复期应逐渐过渡到高蛋白、高热量的半流质饮食,如鸡泥、肉泥、虾泥、肝泥、菜粥、小薄面片、荷包蛋、龙须面等。
(3)病情好转可改为软食。
(4)高热注意补充水分、饮料、果蔬。
(5)如合并急性肾炎,应给少盐、低蛋白质、半流质饮食。饮食宜细、软、烂、少纤维素,并注意从饮食中补充维生素 B_{12}。
(6)忌辛辣刺激、生冷、油腻的食物。
(7)禁用碱性肥皂洗澡,穿宽松衣服,减少皮肤摩擦,保护创面,防止感染。脱皮时可涂液体石蜡或凡士林保护皮肤。

3. 对症护理
(1)发热的护理:
① 急性期嘱患者绝对卧床休息 2—3 周以减少并发症,并做好一切生活护理。
② 给予适当物理降温,可头部冷敷、温水擦浴或遵医嘱服用解热止痛剂。忌用冷水或酒精擦浴。
③ 急性期给营养丰富的含大量维生素且易消化的流质、半流质饮食,恢复期给软食,鼓励并帮助患者进食。供给充足的水分,以利散热及排泄毒素。
④ 遵医嘱及早使用青霉素 G 治疗,亦可选用氯霉素、林可霉素或头孢菌素等。
⑤ 用温生理盐水或稀释 2—5 倍的朵贝尔溶液漱口,每天 4—6 次。
(2)皮肤护理:
① 观察皮疹及脱皮情况。
② 保持皮肤清洁,衣被勤洗换。可用温水清洗皮肤(禁用肥皂水)。

③ 剪短患儿指甲,避免抓破皮肤。脱皮时勿用手撕扯,可用消毒剪刀修剪,以防感染。

4. 并发症护理

（1）中毒性肾炎:

① 患者居室应清洁、安静、阳光充足、空气新鲜;肾炎患者免疫功能差,要注意防寒保暖,外感常可使病情加重;居室内应定期消毒,可用食醋熏蒸,感冒流行季节减少外出及外人探访。

② 劳逸结合。病情不稳定时应尽量卧床休息,病情稳定后可适量活动,切不可疲劳,可慢节奏散步、练静气功、做简单的广播操等。

③ 合理膳食。饮食既要营养丰富,又要容易消化,可食用瘦肉、鱼、蛋等高蛋白饮食,但肾衰竭者应控制蛋白质的摄入,否则会加重病情;宜多吃赤小豆、冬瓜、西瓜及鲤鱼、甲鱼等以利小便、消除水肿;限制盐的摄入,一般低盐饮食,以免加重水肿;忌辛辣、生冷食物,尿少者控制饮水量。

④ 不宜随意服药,药物会加重肾脏负担,部分药物甚至对肾脏有损害作用,所以患者必须在医生指导下根据病情调整用药。

（2）中毒性心肌炎:

① 活动期或伴有严重心律失常、心力衰竭者应卧床休息,并给予吸氧。症状好转后,方能逐渐起床活动,病室内应保持新鲜空气,注意保暖。

② 宜高蛋白、高维生素、富于营养、易消化饮食;有心衰者,限制钠盐摄入;忌烟、酒和刺激性食物;宜少量多餐,避免过饱。

③ 遵医嘱及时准确地给药,观察用药后的效果及副作用。

④ 注意劳逸结合,避免过度劳累,可进行适量体育锻炼,提高机体抗病能力。

5. 严密隔离消毒护理措施

按感染病科疾病一般护理常规护理,执行呼吸道隔离,使用黄色"空气传播隔离"标志。

6. 心理护理与支持

（1）为患儿营造一个清洁、安静舒适的环境,病室注意通风换气,每日地面喷洒含氯消毒液。房间用紫外线照射,2 次/日。床单位铺无菌床单和纱布垫。床旁置红外线烤灯,室温控制在 28—32 ℃,使创面暴露在温暖、干燥、清洁的空气中。

（2）血压计、听诊器、体温计专人使用,定时消毒。医护人员接触患儿时戴无菌手套,严格执行无菌操作。

（3）积极向患儿家长解释病情及治疗方案,给予必要的健康及卫生知识指导,增强战胜疾病的信心,同时在生活上、情感上对患儿给予关心,取得家长的信任,配合治疗,从而促进患者康复。

（4）在做各种治疗时应稳、准、轻、快地完成操作过程,把痛苦减少到最低限度。

（三）健康指导与康复

（1）患儿在家休息,不要与其他儿童接近。隔离期限自发病之日起,不少于 7 天。

（2）患儿如有化脓性并发症者,应隔离至炎症痊愈。

（3）患儿居室要经常开窗通风换气,每天不少于 3 次,每次 15 min。

（4）患儿的痰、鼻涕要吐或包裹在纸里烧掉。用过的脏手绢要用开水煮烫。

（5）日常用具可以暴晒,至少 30 min。食具煮沸消毒。

（6）患儿痊愈后，要进行一次彻底消毒，玩具、家具要用肥皂水或来苏水擦洗一遍，不能擦洗的，可在户外暴晒 1—2 h。

（7）托幼机构要在流行期认真做好晨、午检工作，早期发现可疑者。

十一、新型冠状病毒肺炎护理

新型冠状病毒肺炎（novel coronavirus pneumonia），简称"新冠肺炎"（NCP），是指 2019 新型冠状病毒感染导致的肺炎。2020 年 2 月 11 日，世界卫生组织总干事谭德塞宣布，新型冠状病毒肺炎被正式命名为"COVID-19"。新冠肺炎患者临床以发热、乏力、干咳为主要表现，约半数患者在一周后出现呼吸困难，严重者快速进展为急性呼吸窘迫综合征、脓毒症休克、难以纠正的代谢性酸中毒和出凝血功能障碍。部分患者起病症状轻微，少数患者病情危重，甚至死亡。

（一）身心评估

1. 一般评估

（1）评估患者的生命体征，观察有无发热、咳嗽等。

（2）观察患者有无腹泻、胸闷等。

2. 心理评估

评估患者对疾病的认知程度，树立战胜疾病的信心，做好心理辅导。

（二）护理措施

1. 病情观察

（1）严密监测患者生命体征变化。重点监测体温，呼吸节律、频率、深度及血氧饱和度等。

（2）观察患者咳嗽、咳痰、胸闷、呼吸困难及紫绀情况。

（3）观察患者意识及全身症状，如全身肌肉疼痛、乏力、食欲下降、嗅觉、味觉减退或丧失等。

（4）观察患者体温变化，发热患者根据医嘱给予退热处理，使用退热药物后应密切监测体温变化和出汗情况。

2. 常规护理措施

（1）重症肺炎患者须卧床休息。

（2）合理营养：进高蛋白质、高维生素、适量糖类、高热能的饮食，适当补充维生素。

（3）保持每日定时排便的习惯，预防便秘，多吃含纤维素食物、蔬菜和水果。

（4）新型冠状肺炎主要经呼吸道飞沫、密切接触传播，接触病毒后污染的物品也可造成感染，生活中要养成外出佩戴口罩、勤洗手的习惯。注意个人卫生，养成良好的个人生活习惯，坚持按医嘱用药。应避免睡眠不足、过度疲劳、饮酒、精神刺激等因素。

3. 对症护理

（1）新型冠状肺炎患者用药时进行密切观察，观察疗效的持久性和复发率。

（2）保持皮肤完整性，每天可用温水清洗或擦洗；选择清洁、柔软、吸水性强的棉制衣裤，减轻皮肤瘙痒；修剪指甲，防止抓破皮肤。加强基础护理（口腔护理、皮肤护理等），尽量减轻患者的不适。

（3）卧床休息，加强支持治疗，保证足量的热量和水分，以保证充分能量及蛋白质的摄入，补充维生素、微量元素等营养素，注意保持水、电解质平衡，维持内外环境稳定。

（4）定时测体温，如有发热，了解发热的原因、诱因及发热的伴随症状。观察有无因体液丧失而出现的低血容量症状，特别是药物降温后患者大量出汗，易发生虚脱。

（5）根据病情监测生命体征、血常规、尿常规、C-反应蛋白（CRP）、血清淀粉样蛋白 A（SAA）、生化指标（肝酶、心肌酶、肾功能等）、凝血功能，必要时行动脉血气分析，复查胸部影像学等，有条件者可行细胞因子检测。

（6）根据血氧饱和度的变化，及时给予有效氧疗措施，包括鼻导管、面罩给氧，必要时经鼻高流量氧疗、无创或有创机械通气等。有条件可采用氢氧混合吸入气（H_2/O_2 为 66.6%/33.3%）治疗。

4. 并发症护理

（1）呼吸功能衰竭。

（2）脓毒症休克。

（3）酸碱平衡失调。

（4）凝血功能障碍。

（5）全身多脏器功能衰竭：

① 评估病情变化，监测生命体征，注意呼吸、心悸、意识状态等的变化；开展护理体检，如瞳孔、呼吸音、心音、肠鸣音等的改变；了解血气分析的结果；记录 24 h 出入量。

② 急性呼衰患者应绝对卧床休息，取半卧位，减少耗氧量。躁动不安、神志不清者，应派专人守护，注意安全，加用床档，防止意外情况发生。

③ 保持呼吸道通畅，予以半卧位，鼓励有效的咳嗽、咳痰，可予物理疗法协助排痰或吸痰；做好氧疗和机械通气患者的护理。

④ 慢性呼衰代偿期，可进行适当的床上活动，活动量以不引起气短和其他不适为宜；失代偿期绝对卧床休息，协助生活护理，满足生活需要。神志清醒的患者，鼓励自行进食，给予高蛋白、高热量、易消化、少刺激性、富含维生素的饮食。

⑤ 建立静脉通道，做好药物治疗及护理，如呼吸兴奋剂点滴不宜过快，注意用药后呼吸频率、幅度、神志的变化。

⑥ 对于昏迷或有吞咽障碍的患者，应首选鼻饲，鼻饲液的选择应在营养师的指导下进行，鼻饲期间，观察患者有无腹胀、腹泻或便秘等不适症状。

⑦ 伴有心功能不全者，宜少量多餐，同时限制钠盐的摄入。预防口腔炎，经鼻气管插管或气管切开的患者，每日用朵贝尔漱口水漱口；经口气管插管的患者，由于导管和牙垫占据口腔，护理不方便，可将牙垫取出，把开口器放于一侧牙齿，进行口腔护理后，再放入牙垫，固定好导管，同时注意防止气管插管脱出。在进行口腔清洁时，要将气囊封闭，以防清洁液进入气管。

⑧ 应用机械通气的患者，活动受到限制，长期卧床容易发生皮肤压力性损伤，可应用交替式或充气气垫床预防。

5. 严密隔离消毒护理措施

（1）针对新型冠状病毒肺炎通过呼吸道飞沫、密切接触、气溶胶传播的特点进行相应隔离。

（2）患者使用的食具、大小便器和排泄物，均按规定消毒。接触新型冠状病毒肺炎患者的血液/体液后要立即洗手，工作中注意避免碰伤皮肤。

（3）物体表面、地面、空气消毒：物体表面可选择1000 mg/L的含氯消毒液或75％酒精，采用擦拭或喷洒消毒。室内空气消毒在无人条件下，可选择过氧乙酸、过氧化氢和二氧化氯等消毒剂，采用超低容量喷雾法进行消毒。可配备循环风空气消毒设备（医用）进行空气消毒。

6. 心理护理

（1）患者入院时，护士接待患者要热情、周到，认真向患者讲解医院的环境、病区基本设施，主管医生、主管护士。认真听取患者的疑虑，耐心地给予解答，帮助患者了解疾病知识，增加患者的安全感和归属感，使患者尽快适应角色的转变，积极配合治疗，同时建立良好、和谐的护患关系。

（2）隔离易产生恐惧、焦虑、愤怒、孤独、睡眠障碍等问题，护士应正确评估患者认知改变、情绪反应和行为变化，给予患者心理调适等干预措施。

（3）提供恰当情感支持，鼓励患者树立战胜疾病的信心。

（4）提供连续的信息支持，消除不确定感和焦虑。

（5）患者在治疗过程中非常关注临床各项检验指标，并随指标的变化引起强烈的情绪起伏。遇到此种情况护士应配合医生耐心地向患者讲解疾病知识和用药知识，密切注意患者的思想动态，及时给予引导，告知患者良好的心理状态对疾病恢复的影响，正向的情绪对免疫功能有正向影响，并对神经系统和内分泌系统进行调节，从而维持机体的稳态。

（6）当治疗不顺利时，患者会出现急躁、忧郁、焦虑、恐慌、情感反应异常，医护人员尤其应注意自己的语言和行为，避免对患者造成不良影响，安抚患者的情绪，同时做好家属的思想工作，获取家属的支持和理解，使患者恢复战胜疾病的信心。

（7）新型冠状病毒肺炎患者的心理障碍情况往往与文化程度有关系，文化程度高的患者，他们会经常通过各种途径收集疾病相关知识，反而更易患得患失，产生各种心理问题。护士应多与患者及家属沟通，用专业知识让患者及家属正确了解疾病。

（8）新型冠状病毒肺炎患者易产生孤独、自卑心理。有些患者甚至认为是死期快到而产生绝望心理，不愿配合治疗。护理老年患者应先了解其职业，给予恰当尊称，举止文雅，讲话态度和蔼亲切，主动关心体贴和安慰患者，并给予细心的照顾、治疗和护理，在非原则性问题上尽可能地满足他们的要求。老人易怀旧，要与其多谈人生、志趣、旧友等往事，借此与患者沟通。做好亲属工作，使患者儿女在规定探视时间内经常网络探视，使患者逐渐心情开朗，安心配合治疗。

（三）健康指导与康复

（1）指导患者出院解除隔离后可恢复日常活动及工作，但仍应避免过度劳累及重体力劳动。

（2）指导患者遵医嘱按时服药，不得随意停服或自行加、减药，一旦出现药物不良反应，应及时与医生联系。

（3）平时注意劳逸结合，保持心情开朗，注意饮食营养，多进食低盐低脂、高蛋白、高维生素的食物。戒除一些不良嗜好，养成良好的生活习惯。

（4）指导患者及家属日常消毒方法，常用消毒液配制，患者餐具要单独使用并经常消毒，被褥要常晒，每日通风2次，家人可注射疫苗预防感染，患者定期复查核酸。同时设立咨询电话，回答患者的问题并及时与医生联系进行指导。

十二、肺结核护理

肺结核是指由结核分枝杆菌引起的肺部慢性传染病。结核分枝杆菌可侵犯多个脏器，其中以肺最为常见，人体感染结核菌后不一定发病，当抵抗力降低或细胞介质的变态反应增高时，方可引起发病。临床多呈慢性过程，表现为消瘦、低热、乏力等全身症状与咳嗽、咯血等呼吸系统表现。

（一）身心评估

（1）评估体温变化情况及有无乏力、食欲减退、盗汗和体重减轻等全身毒性症状。
（2）评估咳嗽、咳痰、咯血、胸痛及呼吸困难情况。
（3）观察有无自发性气胸、脓气胸等并发症。
（4）评估有无紧张、焦虑等不良情绪。
（5）观察抗结核药物的疗效和副作用。

（二）护理措施

（1）采取呼吸道隔离措施，每日紫外线消毒病室，保持室内空气新鲜，定时开窗通风，保持适宜的温度和湿度。
（2）急性活动期患者应卧床休息，胸痛时取患侧位，病情好转后可增加活动量，但应注意劳逸结合。
（3）给予高蛋白、高热量、多维生素、易消化的饮食，多食水果、新鲜蔬菜等。每周测体重一次并记录，了解营养状况是否改善。
（4）正确留取痰标本，通常出诊患者应留3份痰标本（即时痰、清晨痰和夜间痰），夜间无痰者，应在留取清晨痰后2—3 h再留1份，必要时留24 h痰液送检。复诊患者应每次送检2份痰标本（夜间痰和清晨痰）。
（5）督促患者按医嘱服药，观察疗效及药物反应。定期检查肝功能及听力情况，如出现肝区疼痛、巩膜黄染、耳鸣、眩晕等不良反应时应及时通知医生，给予相应处理，不要自行停药。
（6）盗汗者防止受凉，保持皮肤清洁，勤换衣被，严重盗汗者应多饮水。
（7）观察患者体温、脉搏、呼吸等变化，如出现高热、咳嗽加剧，应注意有无结核播散。
（8）咯血患者，应注意有无窒息先兆表现，一旦发现应及时抢救。
（9）高热患者按高热护理常规护理。
（10）指导患者注意咳嗽礼仪。

（三）健康指导与康复

（1）开放性肺结核患者单独使用餐具并消毒；不随地吐痰，接触痰液后用流动水清洗双手；衣物、书籍等污染物可在烈日下暴晒进行杀菌。

（2）避免去公共场所。

（3）合理安排休息，恢复期逐渐增加活动，保证营养的摄入，增强机体免疫力。

（4）坚持规律、全程、合理用药，保证督导短程化疗（DOTS）顺利完成；定期复查胸片和肝、肾功能，若出现药物不良反应及时就诊。

（5）加强心理咨询，帮助患者树立治疗康复信心。

十三、传染性非典型性肺炎护理

传染性非典型性肺炎（严重急性呼吸综合征，又叫 SARS）是一种传染性强的呼吸系统疾病，其病原体为一种新型的冠状病毒，主要传播途径为近距离飞沫和密切接触传播。

其临床表现潜伏期一般为 1—12 日，多数患者在 4—5 日发病。起病急，以发热为首发症状，多数体温高于 38 ℃，偶有畏寒，伴有头痛、关节痛、肌肉酸痛、腹泻，常无上呼吸道卡他症状，可伴有咳嗽、少痰，偶痰中带血，严重者出现呼吸加速、气促，部分患者发展为 ARDS 或 MODS。

（一）身心评估

（1）密切观察病情变化，观察皮肤色泽，监测体温、血压、呼吸频率、SpO_2 或动脉血气分析等。若出现气促、PaO_2 小于 70 mmHg 或 SpO_2 小于 93％，给予持续鼻导管或面罩吸氧。

（2）注意有无休克、ARDS、MODS、DIC 等并发症，若发生异常，及时协助医生处理。

（3）观察有无腹泻现象，注意粪便颜色和形状，若出现腹泻，应及时给予处理，并留取标本。

（4）密切观察药物的疗效及其副作用，如抗病毒药、抗生素、免疫增强药、糖皮质激素等。

（5）评估患者有无焦虑、恐惧等情绪。

（二）护理措施

1. 常规护理措施

（1）主动热情接诊，采取严密隔离。

（2）保持病室内整洁、舒适、通气，温、湿度适宜。

（3）休息：卧床休息，避免劳累，根据病情选择适当体位。

（4）心理护理：支持、安慰、鼓励患者，尽快稳定患者情绪，并给以有效信息。当病情危重时应安抚患者，使其镇静，要注意与患者的情感交流。

（5）饮食：给予高热量、高蛋白、多维生素易消化饮食，避免食用刺激性食物。

（6）保持口腔及皮肤清洁，预防并发症发生，保持呼吸道通畅，协助患者翻身拍背，促进排痰，避免剧烈咳嗽。咳嗽剧烈者给予镇咳药，咳痰者给予祛痰药。

2. 重症护理措施

（1）动态监测：

① 监测生命体征，尤其是呼吸频率的变化，如呼吸频率大于 25 次/min，常提示有呼吸功能不全，有可能是 ARDS 先兆期的表现。

② 观察意识状态、皮肤温湿度和黏膜的完整性;观察有无出血倾向、发绀有无加重以及球结膜有无充血、水肿。

③ 准确记录出入量,必要时监测每小时尿量,并注意电解质尤其是血钾的变化。

④ 观察血气变化和血氧饱和度的变化。

(2) 氧疗护理:给予高浓度吸氧,记录吸氧方式、吸氧浓度及吸氧时间,密切观察氧疗的效果。

(3) 机械通气护理:

① 使用无创正压机械通气(NPPV)。模式采用持续气道正压(CPAP)的通气方式。压力水平一般为 4—10 cmH_2O;吸入氧流量一般为 5—8 L/min;维持血氧饱和度 93%;应持续应用 NPPV(包括睡眠时间),暂停时间不宜超过 30 min,直至病情缓解。其护理按无创正压机械通气护理常规护理。

② 若患者不耐受 NPPV 或氧饱和度改善不满意,应及时进行有创正压机械通气治疗。采用压力支持通气加呼气末正压(PSV+PEEP),PEEP 水平一般为 4—10 cmH_2O,吸气压力水平一般为 10—20 cmH_2O。其护理按有创正压机械通气护理常规护理。

(4) 保持呼吸道通畅,按时翻身、拍背,及时吸痰。

(5) 维持体液平衡及适当营养,鼓励患者进食高蛋白、高热量、多维生素富含营养食物,按医嘱做好鼻饲或全胃肠外营养护理。

(6) 注意有无气胸、纵膈气肿、多器官功能障碍综合征、消化道出血、二重感染等并发症。

3. 严密隔离护理措施

(1) 介绍疾病知识、个人卫生要求、隔离病区的管理规定、消毒隔离制度等。

(2) 告知患者在住院期间佩戴口罩的目的、方法及注意事项。

(3) 向患者解释住院期间不开放亲友探视及陪护的意义,以取得患者的理解和合作。嘱患者住院期间不要随意离开病室,防止交叉感染。

(4) 基本消毒隔离知识介绍:

① 病室开窗通风,门应随时关闭,传递窗口应单向开放。

② 与其他患者或医务人员接触时要佩戴口罩。

③ 介绍大小便、痰液的处理方法。

④ 介绍用物、污物的处理方法。

(三) 健康指导与康复

(1) 强调与患者有密切接触者要接受监测和隔离,医学观察 14 日后方可解除隔离。强调家庭环境和工作环境进行消毒处理的重要性。

(2) 患者出院后实施家庭医学隔离观察 2 周,每日测体温 2 次,并按时服药。如体温超过 38 ℃并伴有其他不适时,应及时到原治疗医院就诊。

(3) 注意休息,保证充足睡眠,生活要有规律,注意劳逸结合并进行自我心理调整,消除紧张、恐惧情绪,防止出现情绪低落和心理疲劳。

(4) 天气变化时应注意防寒保暖,少去人群密度高或不通风的场所,必要时戴口罩。

(5) 加强营养,合理膳食,可适当多食高蛋白、多维生素等富有营养食物,每日饮用 1—2 杯牛奶,食用肉、鱼、豆、蛋类 200—250 g,食用 3 种以上蔬菜,加 2 种以上水果,可搭配少量油脂,获取均衡营养。避免食用辛辣、刺激性食物。

（6）保持良好的卫生习惯,勤洗手,勤洗脸,勤饮水,勤通风。

（7）适当进行锻炼,通过增强体质改善各系统的功能,提高机体免疫力。

（8）出院时外周血象、肝功能等各项检查和胸部 X 片已正常者,出院后 1 周内复查一次;不正常者每周复查一次,直至正常为止。